近代日本の乳食文化

その経緯と定着

江原絢子・平田昌弘・和仁皓明＝編著
一般社団法人 Ｊミルク＝企画編集

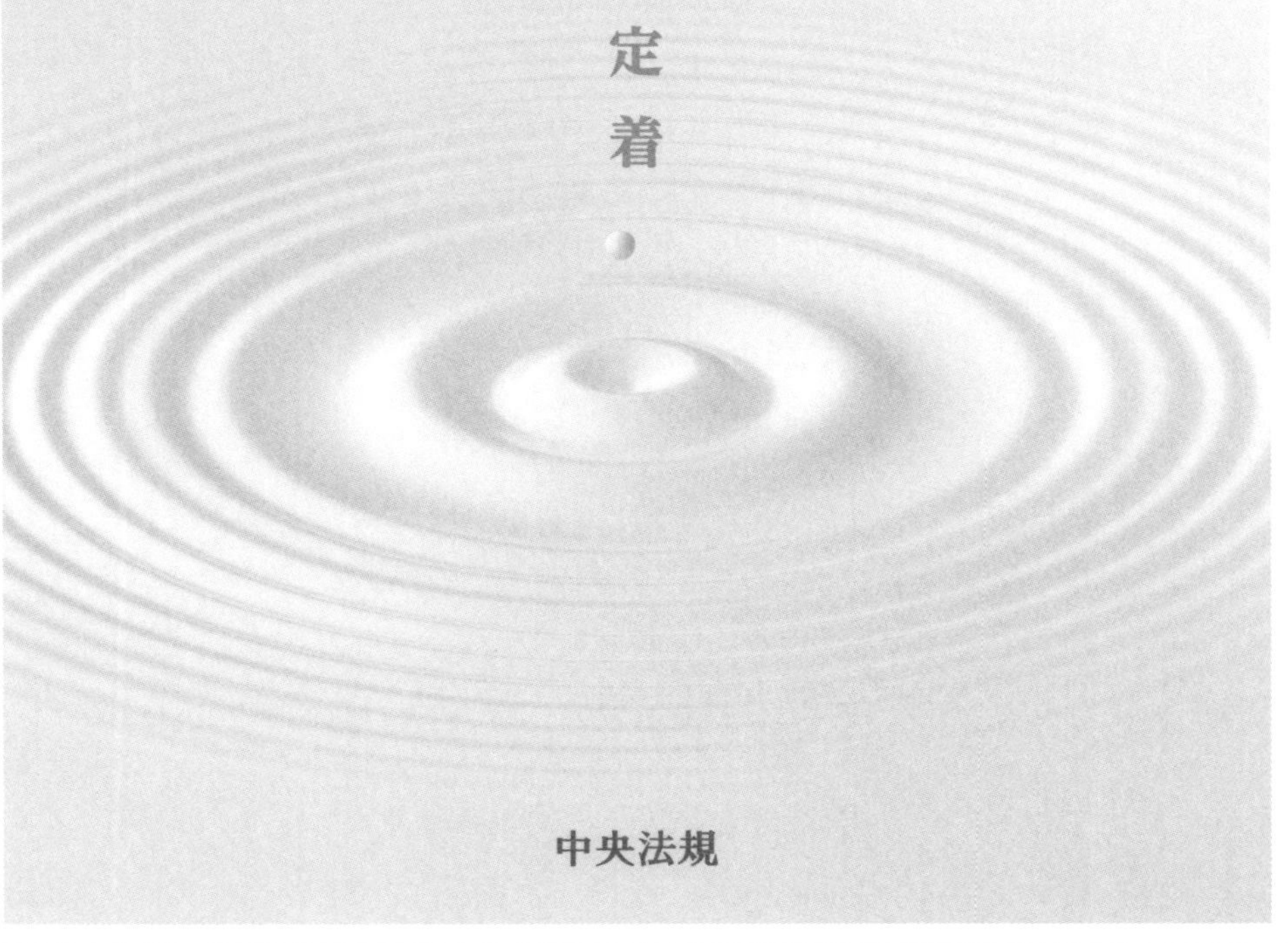

中央法規

はしがき

この編著本を編纂するきっかけとなったのは、2016年4月、東銀座にあったJミルクのオフィスにて、Jミルクの前田浩史氏（以下、敬称略）、西日本食文化研究会の和仁皓明、そして帯広畜産大学の平田昌弘の3人で日本の酪農史や乳文化の特徴について話したことであった。当時、前田は、「乳の学術連合」を組織し乳・乳製品の栄養学的・文化的・教育的価値について調査研究し、その知見を広く蓄積、公開するための学術コンソーシアムを発足させたばかりであった。

ちょうどその時、日本の食文化の研究をしてきた和仁と海外の乳文化を追い続けてきた平田が集まり、外来文化である乳文化が日本にどのように伝わり、どのように日本食文化に広がり、どのように受容され、定着していくかを問うことは、極めて意義あることであり、ぜひ研究会を立ち上げて体系立てて調査しようということになった。

乳文化の日本への受容、定着を問うことは、日本の国策、社会情勢、敗戦の余波、高度経済成長、国際化、豊かさ、飽食などの諸相と密接に関係しており、日本における酪農乳業発展の経緯と特徴、さらには日本近現代の産業、経済のあり方をも問うことになる大きなテーマである。それを研究の対象にすることの意義、そして、その課題の大きさと重要さに、身震いしたことを今でも新鮮に覚えている。

ここに、「近代以降の日本の食文化形成における乳の役割と今後の可能性に係る研究手法の検討」と題して勉強会（「乳と日本食の勉強会」）が発足することになった。勉強会のメンバーは、橋爪伸子、宇都宮由佳、平田昌弘がタスクチームとして中心メンバーとなり、アドバイザーに江原絢子、矢澤好幸、和仁皓明、オブザーバーとして篠原久枝と布川美穂が、そして、Jミルク職員である前田浩史と百木薫とで組織された。さらに、本書の性格上、東四柳祥子と細野明義に寄稿をお願いした。

「乳と日本食の勉強会」は、メンバー内勉強会と公開講座によって進められた。勉強会では日本近現代の酪農や乳の生産・流通に関わる文献を読み込んでいった。加瀬和俊「牛乳供給と衛生行政―煉乳大企業の市乳業進出過程」や、尾崎智子「高度経済成長と消費生活の変化―コープこうべの牛乳販売事業から」などの論文を題材に勉強会を繰り返し、近代日本における乳文化の需要と展開の諸相などを検討した。近代以降の乳の利用や生産の導入が、これまで日本における食生活や食料生産などの展開、食文化の形成にどのような影響を与えてきたのか、日本食（和食）と乳の文化的融合の可能性とその文脈は何かについて検討を深め、学術的視点でアプローチする場合の論点と研究手法について整理していった。乳文化や日本食文化に興味のある者にとって実に面白い研究会の連続であった。

公開講座は、定期的に開催を行い、日本の食文化の特徴についての把握に努め、日本における乳文化の位相について検討していった。国士舘大学21世紀アジア学部の原田信男氏とフードジャーナリストの畑中三応子氏を講師として、公開講座は合計7回実施された。スケジュールは下記のとおりである。

原田信男講師：

第1回「日本食文化史の前提と初源」（2016年9月30日）

第2回「日本料理史の展開」（2016年11月24日）

第3回「江戸における食文化の展開」（2017年1月26日）

第4回「近現代における食文化の発達」（2017年4月27日）

畑中三応子講師：

第5回「「牛乳言説」の変遷を中心にたどる日本人の牛乳受容―幕末から第二次大戦まで」（2017年8月2日）

第６回「出来事や事件、流行現象を中心にたどる牛乳と乳製品の戦後史」（２０１７年11月29日）
第７回「はやりの食べ物の興亡、ファッションフード１９７０～２０１７」（２０１８年３月23日）

このような近現代日本における乳文化の特徴を把握しようという意思のもと、勉強会と公開講座を繰返した結果が、この編著本の誕生に帰結した。この編著本は、日本で発展してきた乳文化をさまざまな視点から概述することを第一の目的とした。さらに、単に日本における乳・乳製品の生産や利用の状況を説明するだけでなく、日本での乳製品の受容、定着、さらに今後の展開について、それぞれの立場から問うことで、乳文化の日本的な特徴を浮き彫りにすることを第二の目的としている。日本乳文化論の特質を具体的史実に即して多面的な検討を試みたところに、この編著本の特徴がある。

この編著本では、それぞれの関心分野を基礎としながら、日本乳食文化を論考することになる。長い食文化研究の結晶のような瑞々しい文言が随所に並ぶ。酪農乳業史では、乳業企業の展開経緯や酪農の現場に精通した乳業界人ならではの論考が続く。そして、丁寧な古記録解析や日本近現代の酪農史・酪農科学史研究の論考が続く。さらに、教育現場の視点から、日本食に牛乳を受け入れている事実をありのままに伝えることになる。このように、各著者はそれぞれの視点からアプローチし、近現代日本における乳文化の受容と定着というこれまでに論じられてこなかった新しい分野について検討を試みている。

この編著本の各論考を通していえることは、現在の日本社会は、外来の乳文化と日本の伝統食とが融合し始めつつある時期ということである。各論考では、乳や乳製品は、当初は偏見から日本社会に受け入れ難かったことを指摘している。そのため、居留外国人への需要、母乳代替食や病人食として滋養に富んだ栄養価のある食料、嗜好品としての菓子という位置づけで日本社会に当初導入されていったことを伝えている。そして、特に戦後から急速に、学校給食、酪農振興の国策、高度経済成長、国際化が進み、日本社会は乳文化を受容したことを報告している。しかし、乳製品と日本食が融合した全体像とその特徴については言及しきれておらず、混沌の中での試行錯誤を経て、次第に定着の形が浮き上がっていくであろうとの予測にとどまっている。日本での乳文化の定着の構図は未開拓の分野なのである。乳文化が日本社会に定着し、明確に形づくられていくには、もう少し時間がかかるかもしれないという現実を予測させる。現代日本における乳食文化が、これからどのように日本の伝統食に融合定着していくか、もう少し様子を見守る必要があり、それが楽しみでもある。これから先は、この編著本を手にする読者の方々と一緒に日本乳文化論を問うていきたいと寄稿者一同願っている。

平田昌弘

目次

日本の食生活における乳の受容と定着に関する一考察

—他の食品との比較を通して—

東京家政学院大学　名誉教授
一般社団法人Ｊミルク・乳の学術連合　乳の社会文化ネットワーク幹事
江原　絢子

はじめに

日本人は、各時代に海外の食材およびその生産技術、調理・加工技術、食事形式、食事作法など、食の生産から消費に至るまでのさまざまなことを受容し、それまでの日本の食生活に合う形で選択的に取り入れ、改良、工夫を重ね独自のスタイルを生み出してきた。

食材について見ると、コメをはじめダイコン、ゴボウ、ニンジンなど農産物のほとんどは、海外から伝来し、各地域の自然環境に合わせて品種改良されてきた（熊倉ほか２０１５：26～27頁）。例えば、ゴボウを野菜として栽培し独自の食材としたのは日本であり、日常食、菓子類、行事食、神事まで広く使われてきた（注１）。

このように、各時代に導入された食材は、時代の変化により、少しずつ日本人の食生活に浸透した。どの程度浸透すれば、定着したといえるのかの判断は難しいが、都市部だけでなく各地域の人々が日常的に享受するようになる時期を定着時期と考えたい。

牛乳・乳製品は、伝来後、古代の貴族による利用は見られるものの、その後は、史料から消えてゆき、明治以降、積極的に導入されるまで長く忘れられていた（和仁２００９：３頁）。本草書では江戸時代初期に取り上げられているが一般に受容されるのは明治以降である（注２）。

本稿では、乳の受容以降の流れが、他の食品の受容や定着の形とどう異なるのか、共通する点は何かなどを明治以降の史料から見ることで、乳の受容や定着の特徴を少しでも明らかにすることを目指したい。なお、ここで扱う乳は、牛乳およびその乳製品を中心とする。

（注１）冨岡典子『ものと人間の文化史　ごぼう』（法政大学出版局、２０１５年）では、ゴボウの日本伝来から発展まで詳細に記されている。

（注２）例えば、『和歌食物本草』（１６３０年）には、「うしの乳はあまくひえもの年久に、かはきのやまひ、とまらぬにのめ」などとある。

1. 乳の受容・定着に関する先行研究

乳の日本人の食生活への受容や定着に関する先行研究は、最近の例では、平田昌弘「日本の食文化における乳・乳製品の浸透拡大可能性の検討―海外の乳文化を参考にして」がある（平田２０１４：79～112頁）。海外の乳文化とその定着についての特徴を中心に日本など米食地域についても論じられている。

また、石毛直道は「明治になって、肉食が復活し、牛乳を飲用し、乳製品を食べることがはじまり、欧米起源の料理や中国料理が食べられるようになる。しかし、これらの新しい食事の様式が民衆の家庭での日常の食生活に定着するのは、１９５０年代後半になってからのことであり、それまでは、都市における一部の人びとに採用されたにすぎない」と述べている（石毛２０１２：16頁）。筆者同様、「日常の食生活」に浸透することを定着と考えているといえよう。

さらに、鼎談《ていだん》「日本の乳食文化への提言」（雪印乳業健康生活研究所１９９２：２９０～２９２頁）において、司会者（和仁皓明）が「乳食文化の定着形式であるが、アマルガマイズ（融合化）するかモザイク形式でいくという問題がある」と述べた際に、石毛は「カステラはモザイク形式の典型だ。やはり米食と同調できるものでなければ、アマルガムにはならない」と述べている。このように、乳の受容と定着の形について、以前から課題となっていたことがわかるが、その後、十分議論されて解決されているとはいえず、これらの課題に取り組むことは意義あることと考える。

そこで、海外から伝来した乳以外の食品例を取り上げ、その受容と定着への過程を概観し、明治以降の乳の受容と定着への過程を他の食品と比較することで、乳の受容と定着の形の特徴を明らかにしたい。

2. 乳以外の外来食品の受容・定着の経緯

日本に伝来した食材・加工食品などは極めて多いが、受容から定着までスムーズに進んだとはいえない。その受容・定着の経緯について特徴あるタイプごとに、代表例をあげ概要を述べる。

1 受容後継続して発展が促進された食材―コメを例に

現在、主食の代表であるコメは、古代以降、支配階層によるコメへの集中管理体制が継続して実施された。原田信男は、近世のコメ社会の成立について、「社会のすべてに米が行き渡るようになることを指すのではなく、米の生産と分配のシステムを武士階級が完全に掌握し、米が経済的な価値基準と見なされて運営される社会体制の創出を意味するに過ぎない」（原田1993：259～260頁）と述べ、農民には、コメの消費を抑制して雑穀食中心の食生活を強いたとしている。

明治以降、農務局による明治13（1880）年の全国調査「人民常食種類比例」（農務局1881：第14）（注3）は、14の都市部と78の地域別の主食の内訳を図示したものである。都市部の金沢市、新潟市、長崎市などは主食の100％がコメであるが、東京市や京都市ではムギがわずかに含まれている。全国平均では、主食のうちコメは53％、ムギが27％である。しかし、78の地域別の比率を見ると、地域差の大きいことがわかる。その一部を**図1**に示した。図によると、羽前は90％以上がコメであるが、琉球は90％以上が甘藷でコメはごくわずかである。また、現在同じ県に含まれる美濃と飛騨、伊賀と志摩、出雲と石見もそれぞれかなり異なる。自然環境や歴史的経緯が異なるためである。

その後、コメが、六大都市で配給通帳制となった昭和16（1941）年から翌年にかけて行われた全国の「食習調査」（注4）によると、主食の9割が甘藷だった沖縄県では、コメの比率が上がり、他

（注3）ページ数がないため、目次の表示による。この調査結果は農務局『第二次農務統計表』に所収されている。

（注4）成城大学民俗学研究所編『日本の食文化―昭和初期・全国食事習俗の記録』（岩崎美術社、1990年）同書は、1941年に調査された各地域の食事調査の結果をまとめている。

図1　明治初期の主食食材比率

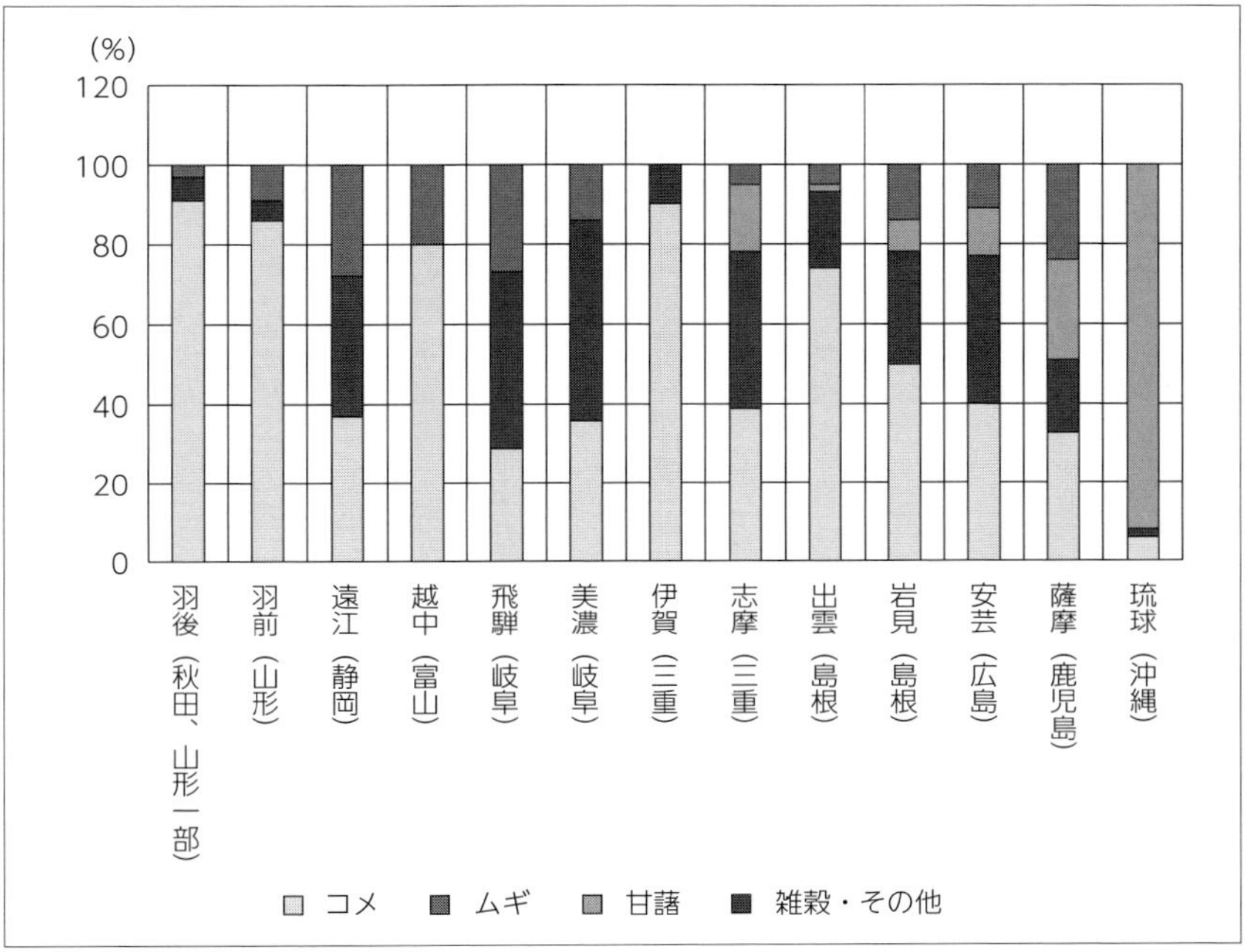

（　）は現在の県名で筆者記入。　出典：「人民常食種類比例」（農務局1881）の一部をもとに筆者作成

地域も同様の傾向にある。昭和25（1950）年以降になると、コメの摂取量は急速に増加し、各地域でもコメを日常食とすることが可能となった。

2　受容時とは異なるイメージが加わり発展した食材―ジャガイモを例に

ジャガイモは、江戸初期に伝来（注5）し、飢饉の救荒作物として利用された。肥料の少ない土地でも育つイモとして山間部や比較的冷涼な地域で栽培され、「甲州イモ」などとも呼ばれた。ほぼ同じ頃伝来したサツマイモは、江戸時代後半期には料理書でも扱われたが、ジャガイモは救

（注5）天正4（1576）年に伝来したなど諸説ある。

荒書（注6）には見られるが、料理書では見かけない。

しかし、近代以降には、北海道をはじめ、各地のジャガイモ生産やでんぷん加工などが、商業的に行われ、栽培方法の普及や料理書などによるジャガイモ料理も広がる。

明治11（1878）～明治14（1881）年のサツマイモとジャガイモの生産量のデータ（農商務省農務局1883）では、サツマイモの生産量13億9600石（注7）に対し、ジャガイモは5400石と、サツマイモの3・9％にすぎないが、次第に増加する。総務省の統計によれば、ジャガイモの生産量は、明治16（1883）年に4万8千tであったのが、明治33（1900）年には、26万9千tと、5・6倍となった。さらに、大正8（1919）年には108万tと最大の生産量となった（総務省統計局2019閲覧）。サツマイモは、昭和34（1959）年、698万tと生産量が最大となった後、急速に減少したが、ジャガイモは、戦後も増加し、昭和43（1968）年以降、ジャガイモの生産量がサツマイモの生産量を上回った。

一方、摂取量で見ると、昭和30（1955）年の一人1日当たりの摂取量は、サツマイモ33・7g、ジャガイモ33・6gとほぼ同じになる。その後、サツマイモは減少し、平成29（2017）年の摂取量は、ジャガイモ25gに対して、サツマイモ8gと逆転した（厚生労働省1955、2017）。

調理面で見ると、ジャガイモは、強い香りもなく、つぶして使うことも可能、他の食材やどの調味料ともなじみやすいといった特徴も普及しやすい要素で、肉じゃが、おでんなどから、カレーライス、コロッケなど和食・洋食への発展にもつながった。

1930年頃の各地域での食生活の聞き書史料（注8）から、開拓当初から栽培が奨励された北海道、飢饉の食物として栽培された山梨、料理書や西洋料理店を経験できる東京、海外との接触があった長崎について見ると、東京では、コロッケ、シチュー、ライスカレー（現在のカレーライス）を家庭で食べることもあったが、日常では、ジャガイモは伝統的な料理である味噌汁、煮物、ゆでものな

（注6）例えば、高野長英『救荒二物考』（1836年）などで、ジャガイモとソバについて記されている。

（注7）石は尺貫法による容量の単位。米1石は10斗、100升、1000合（約180L）、総務省の統計では1石を0・135tと換算している。

（注8）『聞き書　日本の食生活全集』（全50巻、農文協、1984～1993年）は、1930年頃の各地の食生活を当時主婦だった人たちに、後に聞き書きした史料で、県ごとに各地域の食生活をまとめてある。

どの材料に使われるほうが多く、他地域も同様の傾向が見られたが、北海道では、いもすり団子、いもお焼き、いも餅など、すりおろしたりつぶしたりした料理として工夫されたうえ、バター焼き、牛乳煮など洋風のアイデア料理も見られた。先行研究からみても大正期には、ジャガイモ利用は、全国に普及していたといえよう（注9）。

3　加工食品の選択的受容―豆乳を例に

豆腐が中国から伝来したのは、古代とされるが史料に見られるのは、鎌倉時代である。江戸時代には、その製造方法も詳述される。ダイズを浸漬し、水とともに磨砕し、加熱後の搾汁にニガリなど凝固剤を加えて製造されるのが一般的で、搾汁の豆乳は「豆汁《ごじる》」（注10）と呼ばれた。豆乳を加熱して表面の凝固物を集めた湯葉の製造法や利用も見られるが、豆乳の飲用は管見の限り見られない。

近代以降、前述の1930年頃の食生活の聞き書き史料には、秋田、福岡、長崎各県に飲用例が見られる。いずれも豆腐製造の過程で得られる豆乳を一部飲用にあてた例で、「滋養」があるので妊婦や子どもを中心に飲むという、牛乳と同様の意図があったといえる。長崎の例では、独特の風味が好まれていた。しかし、これらの例は、商業的な豆乳飲用ではない。

最近の研究によると、ダイズの磨砕後、加熱して温度が上昇するまでに酵素（リポキシシナーゼ）が働き、脂質の酸化によるヘキサナールという物質などを生成することで、不快臭が生じ、飲用には適さないと説明している（小野2017：220～225頁）。その物質の生成を抑えるためには、酵素を失活させる必要があり、ダイズを熱湯中で磨砕し、ろ過して豆乳を調製している。これらの方法が開発され、各国で実施されたのは、ごく最近、1960年代後半のことであるという。

「食品用大豆の用途別使用量の推移」（農林水産省）により、平成9（1997）年のダイズの用途別利用率をみると豆腐・油揚げの利用率が48・5％と最も高く、次が味噌16・2％、納豆12・0％、

（注9）近代日本におけるジャガイモの普及などについては、関本美貴「大正末期から昭和初期におけるジャガイモの位置づけ」（『日本調理科学会誌』第52巻・第3号、2019年）に詳しい。

（注10）中国で「豆汁《とうじゅう》」と呼ばれるものは、緑豆からつくる豆乳状の発酵飲料。

煮豆、その他3・2%、醤油2・6%と続くが、豆乳は、最も少なく0・3%にすぎない。しかし、平成27(2015)年になると、豆腐・油揚げには大きな変化はないが、豆乳は、0・3%(3千t)から4・9%(4万7千t)と、16倍に増加している。また、豆乳類の日本農林規格(農林水産省)が制定されるのが昭和56(1981)年である。

以上のことからみるとダイズは、豆腐類、納豆、味噌、醤油、煮豆、きな粉などに重点が置かれた歴史が長く、健康飲料として牛乳が各地で広がった一方で、豆乳は長くにおいの課題も解決されず産業化が遅れたといえよう。

4 タブーから受容・定着へ—肉と卵を例に

肉食については、稲作との関係で、肉食がしばしば禁止されたものの、野生動物の肉は、各時代を通してほぼ食された(注11)。そのため、牛肉、豚肉の受容にそれほどハードルは高くなかったともいえる。しかし、細かくみると、一般に定着するまでには、さまざまな抵抗の歴史が見えてくる。

近代以降の肉食も西洋医学、栄養学などから見た評価、富国強兵を進めるうえで肉食が奨励されるなど、ここでもコメ同様、その発展を促す国策と関わっている。東京の牛鍋の流行を描いた『安愚楽《あぐら》鍋《なべ》』(仮名垣1871:72頁)には、味噌、醤油味の牛鍋のほか、牛生肉の薄切りをワサビ醤油で食べる場面がある。牛肉を魚と同様の調理法と調味料で食べるなど、食べ方を模索していたともいえる。

しかし、幕末から明治にかけては、肉食への怖《おそ》れはかなり深刻だったようだ。幕末の聞き書『増補幕末百話』によれば、幕末には牛肉を病人などの薬として家の中で食べる場合には、神棚や仏壇に目張りをしたうえ、肉を煮た鍋を庭に持ち出し、煮え湯をかけて2日間もさらしたという。タブーとされた肉食への怖れは、すぐには払拭《ふっしょく》されなかったことを示している。しかし、明治後期には「牛肉はそのにおいも旨さもたまらないほど」と述べられている(篠田1996:222~223頁)。この変化

(注11)原田信男『歴史のなかの米と肉』(平凡社、1993年)に米と肉食の関係が詳述されている。

も約30年を要している。

ただ、明治後期以降も地域によっては、簡単に受容されたとはいえない。前述の１９３０年頃の聞き書史料では、北海道で、高等女学校の実習で学んだシチューなど肉を使う西洋料理を家庭でつくる記述がある。肉を買いにいくのは、使用人だが、彼らは肉屋に行くのをとても嫌がっているし、母親は娘が肉を切るのに使ったまな板を神経質なほど何度もごしごしとこすって洗っている様子が記されていることから、同じ家庭の中でも世代によっては受け入れが難しかったことを示している。

また、肉を使う西洋料理が都市部以外の家庭で日常つくられる例もある。島根県石見地方の一官吏「和田久米吉日記」（明治41（１９０８）年6月）には、「風雨ノ為在宅。ライスカレーヲ作ラシム」とあり、また、同年4月には、「熊本県人カステーラ及ビパン軽便製法伝授ニ来ル。職員一同之ヲ見ル無料ニ付ナリ」とあり、2日後にそれを自宅でつくっている（注12）。このような講習会も新たな食材や料理を広めるきっかけとなったであろう。

しかし、肉の消費量からみると日常化するのは、戦後のことで、昭和45（１９７０）年以降といえよう（**図2**）。

卵食は、江戸時代以前はほとんどなかったとされるが、天明５（１７８５）年には、卵料理と鳥料理を集めた料理書『万宝料理《まんぽうりょうり》秘密箱《ひみつばこ》』前篇（別名、卵百珍《たまごひゃくちん》）が出版された。しかし、実生活で知られるのは、煮抜き卵（ゆで卵）や錦糸卵、卵焼きなどであろう。

幕末の大名、安部信発《あんべのぶおき》の食事日記（１８６６年）（注13）によると、卵は1年間の献立中１８０回見られる（宮腰１９９７：40頁）。１日１個と仮定すれば、年間約１８０個になる。半個だとしてもかなりの数である。江戸中期の大名真田幸弘の隠居後の食事記録（１８００〜１８０１年）（注14）でもほぼ同様で（江原２００９：６頁）、上層階級には現在並みに普及していたともいえよう。ゆで卵売りもあり、大１個20文とある（喜田川１９９６：２９２頁）。蕎麦１杯16文よりやや高価で、庶民が手を出せないもので

（注12）「和田久米吉日記」は、明治期、裁判所書記官として勤務していた慶応3（１８６７）年生まれの筆者の祖父の日記で、明治18（１８８５）〜45（１９１２）年までほぼ休みなく記されている。

（注13）岡部藩（埼玉県）最後の藩主。江戸上屋敷の食事記録。

（注14）松代藩第6代藩主の隠居後の江戸中屋敷（赤坂）における食事記録。

図2　肉食の消費量の変化（一人1日当たり/g）

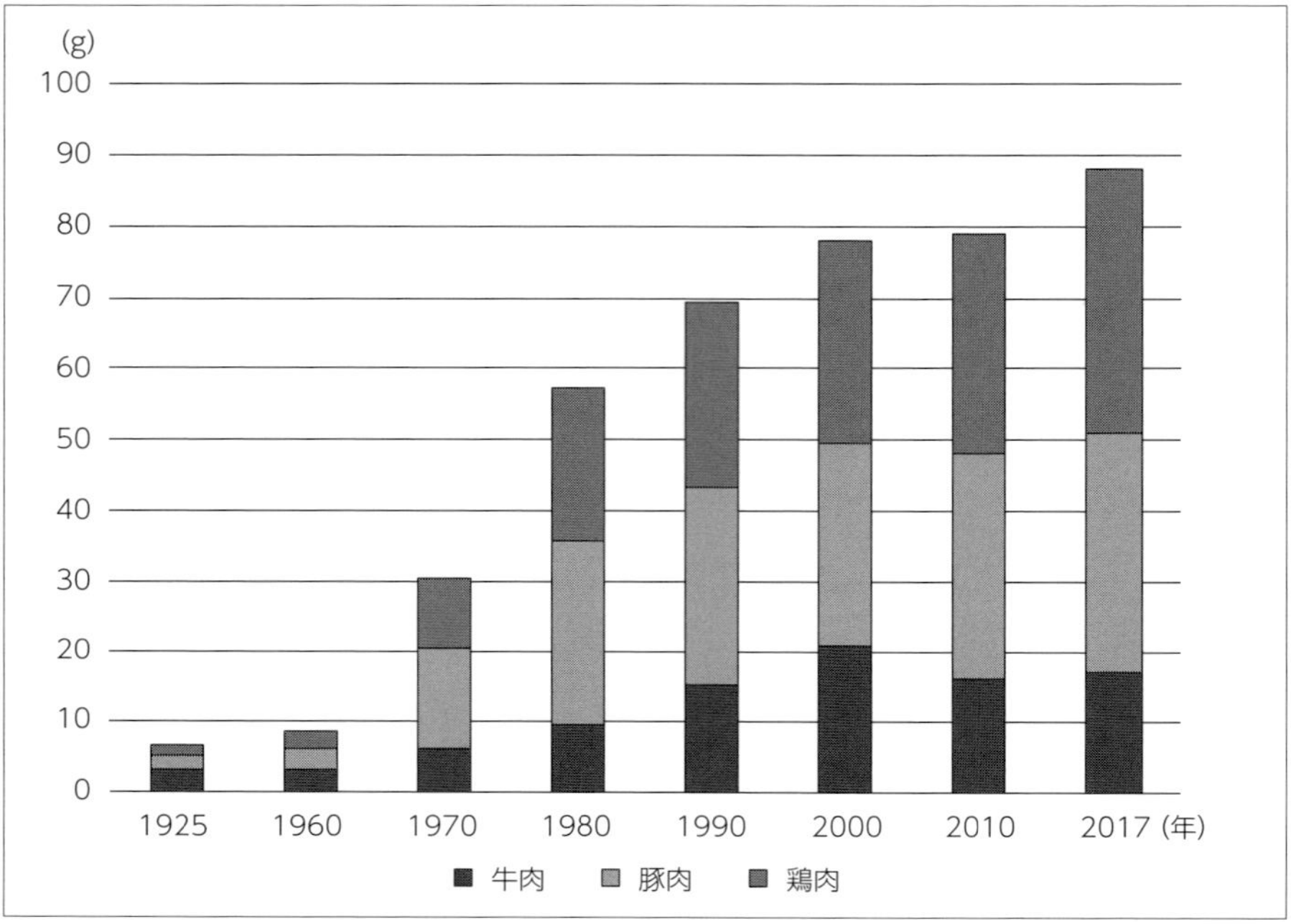

1925年のみ「主要畜産物ノ需要供給概況」の消費量（匁）を一人1日当たり（g）に換算。

出典：農林水産省「食料需給表」をもとに筆者作成

はなくなりつつあったが、多くの人々には、まだ日常のものではなかった。

明治以降、全国各地でニワトリを飼い始めると、卵食の比率は上がったようだ。『家禽業ニ関スル調査』（農商務省農務局1910a：84〜87頁）によれば、農家の副業として飼育が奨励され、明治41（1908）年の全国での農家戸数の55％が家禽《かきん》を飼養し、年間約7億6500個を生産している。同年の人口は5170万人なので、一人分を単純計算すると、年間一人約15個となる。この時期、需要に対応できず、中国、韓国などから輸入していた。それを合わせても、年間17個弱にすぎず、毎日食べるものだったとはいえない。

昭和5（1930）年頃の前述の聞き書史料によると、島根県の例では300羽飼育する家でも、卵を食べるのは男と子どもだけで、埼玉や山形の例でも、行事食や病人のためのものだった。山形では、年に一人5～6個食べる程度とある。一方、ニワトリを飼っている家では、朝食に生卵を時々食べているところ（神奈川、宮城など）もある。作家、大原富枝は1930年頃、郷里四国の山村で療養生活を送った際、病人を抱えた家の必須条件として、ニワトリとヤギを飼ったという。その頃の農家では、病気以外、自家産の卵を決して食用にしなかったと記している（週刊朝日1981b：128～130頁）。

大正14（1925）年の調査（農林省畜産局1929：28頁）によると、鶏卵の一人1年間の消費量は平均34個で、明治43（1910）年の調査時の倍以上であるが、各都市の年間一人当たりの個数は、宮崎市146個、東京市70個、富山市4個と地域差が大きかった。

これらから、病人や行事食にはかなり浸透していたが、卵はまだまだご馳走だったといえよう。しかし、前述の農林省畜産局の史料では他の畜産物に比べ、「比較的普及セラレ居ルモノト謂フベシ」と記されている。

以上から見る限り、一つの食材や料理などが受容され、定着するまでにはかなりの時を要していることがわかるとともに、地域による差が大きいことにも留意が必要である。乳についてはどうか。明治・大正期の事情および戦後の学校給食から、牛乳を中心に検討したい。

3. 乳・乳製品の受容と定着に向けた動き

1 乳の受容期から明治後期・大正期の乳・乳製品の生産動向

(1) 酪農乳業草創期から明治後期・大正期の概要

矢澤好幸『酪農乳業の発達史』によれば、明治以降の酪農乳業は、明治10(1877)年までに始まっているところが多い(矢澤2018)。そこで、明治初期の状況を見てみると、明治4(1871)年の廃藩置県後に出された全国的産物統計(除く北海道、沖縄)『明治七年府県産物表』がある。牛乳、牛酪《ぎゅうらく》、乾酪《かんらく》(注15)などの記載がある府県は、3府60県のうち東京、京都、大阪を含め15府県である(内務省勧業寮1875)。

東京府のデータが最も詳しく、年間生産量は「牛酪66貫、乾酪5貫、牛乳72石」とあり、京都府は「牛酪1貫、煉乳1貫、生乳42石」とある。しかし、他の地域の多くは牛乳のデータがなく、牛酪、神奈川117石、島根9石、広島9石などとある。おそらく牛乳の間違いと思われる。このように、データとしての信頼は十分とはいえないが、明治初期から各地で乳の産業化に向けて積極的に推進しようとしていた生産者側の様子をうかがうことができる。

そして明治後期には、牛乳のみならず乳製品の生産量も少しずつ増加する。明治39(1906)年の牛乳の搾取高は、全国では17万3540石、2年後の明治41(1908)年には、搾乳高は20万9440石(注16)とやや増加したが、年間一人当たりの平均の牛乳量は、約4合(720mL)と極めてわずかである(農商務省農務局1910b:55~57頁)。もちろん各自がこの量を飲んだわけではないので、牛乳を飲む人がごく限られていたことを示しているといえよう。

(注15)牛酪はバター、乾酪はチーズを示す。しかし『安愚楽鍋』(1871年)では、乾酪(チーズ)、乳油(バター)とあり、農商務省のデータ(明治40年代)では、チーズ、バター(乳油)と表記。明治期には、表記は統一されていなかったようだが次第にチーズ、バターの表記となった。

(注16)換算等は注7を参照。

その後、牛乳の生産量はさらに増加し、大正14（1925）年の全国の牛乳消費量は44万2400石となる（農林省畜産局1929：27頁）。しかし、一人1年分の消費量は、まだ平均で7合（約1・3L）にすぎない。しかも地域差が著しく、都市で見ると最も多い四日市（4・8升）から最も少ない青森（0・08升）と（農林省畜産局1929：33～36頁）、かなりの差がある。また、粉乳、バターの消費量も年間一人当たりでは、粉乳7匁《もんめ》（約26g）、バター5匁（約19g）とあるが、これもまた地域差が大きい（注17）。しかし、乳製品は、牛乳と異なり、消費はしていても生産はしていない地域が多い。

さらにその後、各地の牛乳・乳製品の生産はより盛んになるが、前述の史料から見ても地域差が大きい。そこで、大都市からは遠く離れ、『明治七年府県産物表』では乳の記載がある数少ない県の一つである島根県を事例として明治期から昭和初期の状況を見ることにしたい。

(2) 島根県における明治期の牛乳および煉乳の生産

① 松江市における牛乳搾取業のはじまりと利用者

前述した大正14（1925）年の農林省畜産局の調査から、牛乳について、全国の主要都市（一部）の一人当たりの年間消費量を**図3**にまとめた。島根県松江市の年間生産量は、中国地方の他の市では最も少ない255石であるが、移入量は、生産量の4・7倍の1200石と、ほかでは見られないほど多い（農林省畜産局1929：7～13頁）。その結果、年間一人当たりの消費量が3・45升（6・2L）と、中国地方では最も多く、東京市（3・0升）より多い。図からもわかるとおり、全国的に見ても松江市の一人当たりの消費量は多いといえよう。このような松江市の特徴から、明治以降、牛乳を必要とする状況が早くからあったのではないかと推察される。

どのような対象者に牛乳が供給されたのかを検討するために、明治以降の最も早い公文書と思われる『島根県歴史付録　旧松江藩、旧松江県』を見ると、早くから西洋に目が向けられた松江市の状況

（注17）煉乳については、東京、大阪などからの回答がなく、一人当たりの消費量の算出が行われていない。

図3　都市による年間一人当たり牛乳消費量（1925年）

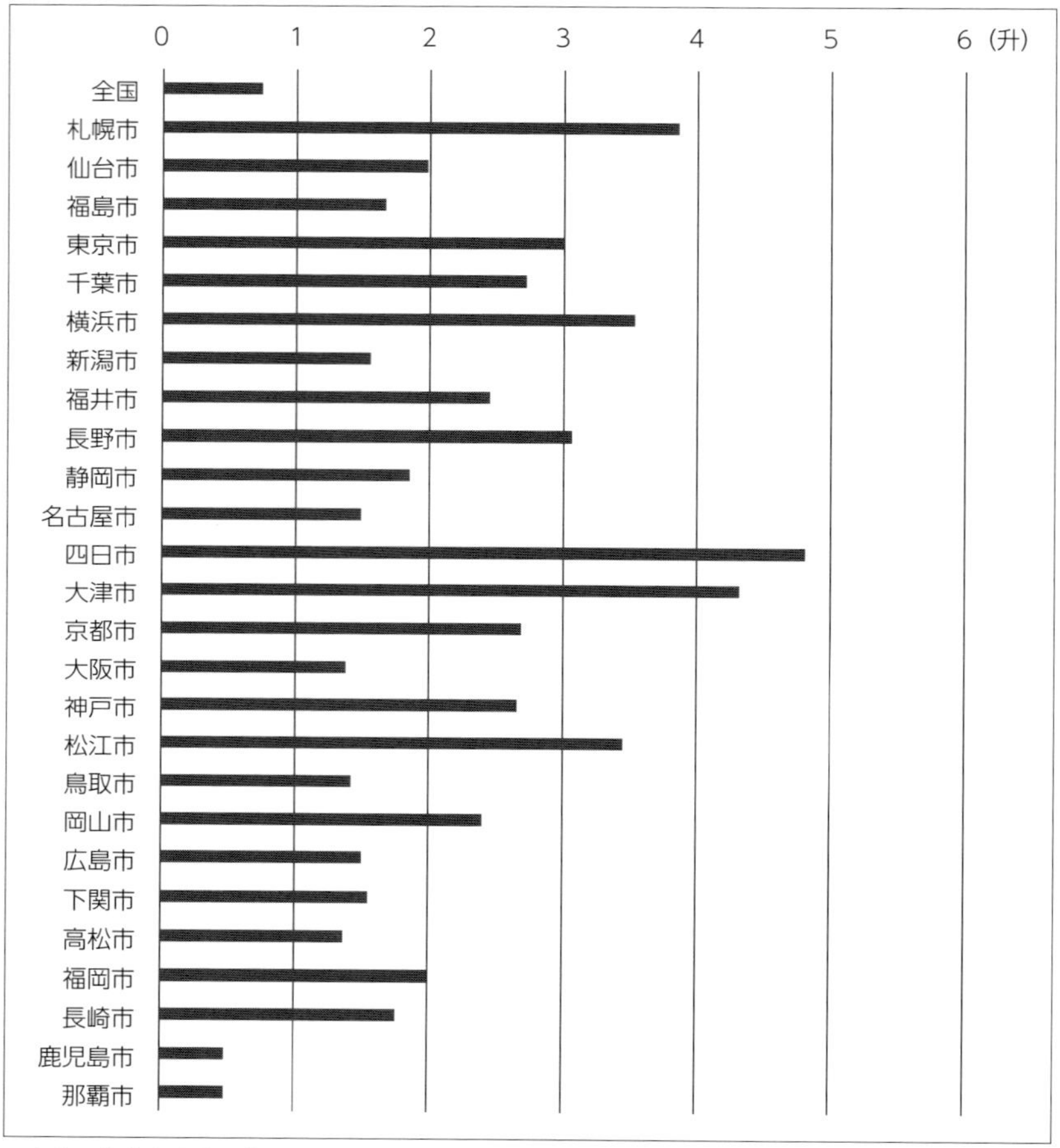

出典：農林省畜産局『全国各都市ニ於ケル主要畜産物ノ需要供給概況』1929年をもとに筆者作成

が見えてくる（注18）。

明治2（1869）年、松江藩の知事に任じられた松平定安は、幕末から文武諸家の教場をまとめ、1865年「修道館」として開館していた。同史料によれば、1869年、館外に洋医学校と漢医学校があり洋医学校内に病院を設置したとある。さらに、翌1870年、フランス人フレデリック・ワレットとベリゼール・アレクサンドルを雇用し、語学、医学、砲兵などを修道館で教授させた。

その後、松江県となった明治4（1871）年、「学制」公布以前に、松江に女学校4カ所を置き、そこに修道館教官を担当させるなど、早くから新しい教育の場を整え、さらには新しい医学に基づく病院を設置するなどの動きを見せている。修道館などの学校は、明治5（1872）年の学制発布を機に閉館となったが、西洋医学など洋学の導入は、その後の松江市をはじめとする島根県に影響を与えたと考えられる。

『島根県産業牛馬沿革誌』（1889年）によれば、原文平が大阪において搾乳と製乳方法を学び、明治6（1873）年出雲国松江母衣町で搾乳業を創業すると記されており、維新後の島根県の牛乳搾取業の始めとしている（島根県1966：569~596頁）。しかし、初めは売り上げも少なく困難をきわめたが、明治20（1887）年になると需要が増えて利潤を得ることができたとある。これは「鴻《こう》生舎《せいしゃ》」と呼ばれた。鴻生舎は、明治9（1876）年に松江市に設立された松江病院に牛乳を配達していた。『山陰道商工便覧』（1887年）には、放牧している牛乳搾取販売所が描かれ、そこには「松江病院用達鴻生舎」とあり、牛乳券も発売していたことがわかる。同書には、ほかに益元舎《えきげんしゃ》という搾乳販売所も見られる（川崎1887）。

また、明治7（1874）年の『島根県史』（注19）には、「士族多田本一郎外三名、牧牛及び製乳会社ノ設立ヲ請フ」とあり、その後許可されたのかどうかははっきりしないものの、明治の早い時期から牛乳販売への関心が少しずつ広がっていた様子が読み取れる。

（注18）府県史料の『島根県歴史付録　旧松江藩、旧松江県』（明治2~4年）による。太政官達第147号（明治7年）により各府県に沿革の編集を命じ、各府県では主題別に集めた史料を編集し、太政官に提出した。国立公文書館所蔵。

（注19）注18と同様の府県史料で「島根県史自明治四年至同八年」の「勧業」部分にある。

明治18（1885）年に島根県知事となった籠手田安定は、ラフカディオ・ハーン（後の小泉八雲）を松江に招き、ハーンは、明治23（1890）年から1年3カ月間、松江中学校で教鞭をとった。最初に滞在した冨田旅館の女将が残した史料に、「朝ハ牛乳、卵デ澄マサレタ」とある（松江市文化協会2019：71頁）。配達先については記されていないが、鴻生舎を創設した原文平の子孫の聞き書史料からも、また距離的に冨田旅館からも近いことなどから、牛乳は鴻生舎から配達されていたと考えられる（松江市文化協会2004：18～19頁）。

ハーン以外にも大正8（1919）年までに、主に英国からの教員たちが松江中学校に着任している。さらに、明治24（1891）年から11年にわたり、英国から家族や家政婦など9人を伴い宣教師バークレーが滞在し、ほかにも土木技師などが海外から来日し松江に滞在した（池橋2010：24～29頁）。彼らの食生活にも牛乳は必要なものであったと思われるし、それに影響を受けた日本人たちもいたと考えられる。

また、現在、松江市に含まれる熊野村では、明治35（1902）年、牛馬組合を設立し、明治43（1910）年には搾乳場、煉乳場を設置するが、順調に拡大するのは、大正14（1925）年以降で、生産量は448石となり、松江処理場で瓶詰めして市内および郡部に配達し、石見地方にも出荷している。牛乳だけでなく、牛乳せんべい、バター、クリームなども製造された（八雲村誌1998：525～529頁）。松江市の移入牛乳には、このような地域からのものが含まれるのかもしれない。

また、松江の益元舎については、松江市城北公民館が発行している「お城の北　道しるべ」の地図上に益元舎跡がある。筆者も現地を訪ねたが、2019年、新築の家が跡地に建てられた際に、跡地の碑などもなくなったようだと同公民館長からうかがった。牛乳搾取所の中には発展して成功したところばかりではなかった。

②島根県各地の乳・乳製品の生産状況

明治19（1886）年、石見国梅月村（現、島根県益田市梅月町）の斎藤勝広は、同志12人と共同で牧場を設け、放牧を始めた。共同飼育は失敗だったが、斎藤は独自の研究を続け、明治22（1889）年牧場を設置し、翌年、数頭のウシを購入し搾乳を始めた。しかし、乳用種ではなかったために乳量は少なかったという。明治24（1891）年から余剰乳を利用して煉乳の製造を試み、明治30（1897）年（注20）には、同志40人と梅月搾乳組合を設立した。また、斎藤の甥である山口県広瀬の隅猪太郎の経営にならい、同氏の指導を受けて蒸気煉乳機を新設した（益田市誌1978：761頁）。

斎藤は『農業林業方法』を著し、その中で畜牛飼育、搾乳業の収支などについて述べ（斎藤1906）、『老農斎藤勝広翁農事講話筆記』の中では、コンデンスミルク簡易製造法について、二重鍋の外鍋に湯を、内鍋に牛乳を入れ練りながら炭火にかけ、「最初は華氏二百度ニテ廿分間煮詰メ」などと説明している（島根県大原郡役所1901：38頁）。さらに『島根県産業案内』によれば、大原郡の項に海潮村の大塚煉乳でも農家畜牛の余乳を利用していると述べている（島根県内務部1912：111頁）。少しずつ煉乳製造も広がっていったことがうかがえる。島根県全域の牛乳搾取高の変化をみると、明治33（1900）年のデータでは、島根県の乳牛数は173頭、牛乳搾取量372石であったが、明治42（1909）年には、352頭、1252石と、頭数は倍増、搾乳量は約3倍となり、少しずつ生産が増加している。これにより、牛乳搾取業者数も明治43（1910）年には71カ所に達している（島根県内務部1911：23～24頁）。

③牛乳・乳製品販売企業の事例にみる発展の経緯

現在、県西部で唯一牛乳・乳製品の製造販売を続けているのは、大正3（1914）年創業の有限会社クボタ牛乳で、浜田市にある。筆者はその四代目、久保田政男会長にインタビューした（注21）。

（注20）後述の『農業林業方法』では明治35年の設立であるとされており、後者のほうが正しいと思われる。

（注21）久保田政男氏へのインタビューは、平成30（2018）年8月2日、島根県浜田市原井町の有限会社クボタ牛乳において筆者が行い、さらに令和元（2019）年5月16日追加のヒアリングを行った。

ここでは概要を紹介し、地方の乳・乳製品販売業の創業にいたる要因や発展の経緯を見てみたい。

初代の久保田茂吉は、江戸後期の安政6（1859）年に、島根県三隅町古市場村に生まれる。その後、茂吉が40代となった明治後期、村をあげて耕作牛の飼育に取り組み、茂吉もウシを購入したが失敗。

しかし、茂吉の長男政市が南樺太（現、サハリン島南部）の炭鉱で2年働いた後、偶然立ち寄った札幌近郊の牧場で、乳牛飼育、牛乳製造技術を見聞した。これをきっかけに、帰郷後、乳牛エアシャー種1頭を購入し、大正3（1914）年に久保田牧場の名で牛乳の製造販売をスタートさせた。蒸し器で殺菌した牛乳を瓶詰めして、同村の富裕層や病人への宅配を中心に牛乳を配達し、その後、ホルスタインを購入し、生乳の生産を拡大したという。

大正12（1923）年には、村から約20㎞東の浜田市の陸軍衛戍病院《えいじゅびょういん》に、自転車に牛乳を積み毎日納入するようになり、間もなく浜田市に本拠を移した。その後、山陰線の列車と自転車を利用して、宅配エリアを浜田よりさらに東に伸ばした。その後太平洋戦争により、縮小を余儀なくされたが、戦後は、新しい変化に対応した工夫を加え今日にいたっている。

以上、見てきたように、島根県の初期の乳業は、松江などのようなお雇い外国人や健康意識の高い富裕層、各地の病人、病院などを主な販売対象として発展していったことがうかがえる。

(3) 病人用飲料として発展した牛乳

『チチヤス百年』によると、明治19（1886）年、野村保は、広島ミルク会社を創設した。1890年頃から、病院や師範学校の注文により、牛乳の販売網が拡大したが、中でも明治28（1895）年に開発したソップ（注22）を牛乳とともに広島陸軍衛戍病院に納入することになって、会社が安定したと記されている。大八車《だいはちぐるま》に「ソップ　牛乳」と書いた看板をつけて販売に歩く様子が写真に残

（注22）牛肉や鶏肉などを煮出した汁でスープと同じ。後述するとおり、病人の治療食にも使われた。

されている（チチヤス乳業1985：12頁、105頁）。

ソップと牛乳の組み合わせは、広島市の他の牛乳搾取所でも見られる。ある家の史料に、その販売所の領収書が残っている。明治31（1898）年7月のもので、「ソップ牛乳配達記」とある用紙に牛乳1合4銭、牛肉ソップ1合4銭、鶏肉ソップ1合8銭と印刷されており、配達日と分量が記入されている。牛乳は毎日午前中に2～5合配達され、ソップは時々配達されているが配達日には、午前午後、それぞれ1合ずつ配達されているようだ（八田家文書1898）。

牛乳とソップは、病人にとって重要な飲料だったようで、『食道楽』にも「毎日ソップを配達させてソップと牛乳計り沢山飲んで居るが、中々まだ快方に向かはん」とある（村井2005：126～127頁）。

さらに牛乳とソップについて具体的な利用について見てみたい。夏目漱石は明治43（1910）年、修善寺に湯治に出掛けた際に胃病が悪化し生死の間をさまよい療養のため2カ月間旅館に滞在することになった。「修善寺大患日記」には、頻繁に牛乳、ソップが登場する（夏目1990：145～185頁）。症状がやや安定すると、「今朝漸く乳五勺、ソップ五勺を飲む」とある。ソップは、鶏肉を買ってきてもらい火鉢で湯煎にかけてつくっている。薬を煎じる感覚でもあろう。朝食にソップとビスケット、間食にミルクとビスケットなどを摂取し、「余は日に三百目の湯煎にソップを飲む」とあり、時々アイスクリームも食べている。このように、ソップや牛乳は治療食として重要だった。

2　実生活への乳の啓発と家庭での受容

家庭などへ乳の受容を啓発する動きについては、東四柳祥子の論考に詳述されている（東四柳2014）。とりわけ、1880年代には、牛乳を母乳の代用品として推奨する書物が増加するとの指摘は重要である。このことについては後述する。

表1　一世帯当たり月平均支出

単位：円

	米	肉類	鶏卵	牛乳類	調味料	飲食費総額
札幌市	13.60	1.11	0.75	0.41	4.17	40.25
仙台市	12.14	0.72	0.89	0.24	3.61	37.20
東京市	13.26	1.20	1.17	0.46	3.78	44.13
金沢市	13.28	0.88	0.71	0.18	2.65	36.87
京都市	14.04	1.44	0.64	0.37	3.00	37.20
長崎市	13.49	1.30	0.64	0.17	3.26	36.46
埼玉県（農）*	25.30	0.15	0.24	0.07	5.93	49.13
新潟県（農）*	26.67	0.15	0.22	0.08	5.50	44.91

＊：（農）とは農業者を示す。その他は給料生活者を示す。

出典：内閣統計局『家計調査報告（自大正十五年九月　至昭和二年八月）』第二・三・四巻、東京統計協会、1929年をもとに筆者作成

さらに、高等女学校等における女子教育も家庭に新しい食材や料理をもたらすきっかけとなった。大正6年度の群馬県の高等女学校の事例では、カスタードプディング、アイスクリーム、ホワイトソースに牛乳を使い、トースト、オムレツにバターが使われているなど高等女学校の調理実習ではその地域の食生活にはなじみのなかった新しい料理を積極的に取り入れて教授した（江原1998：137〜157頁）。

家庭での牛乳利用を量的に見るため、昭和初期の内閣統計局『家計調査報告』から、大正15（1926）年9月から1年間の家計調査の結果の一部を**表1**にまとめた（内閣統計局1929）。飲食物費の項目は、米・麦類のほか、牛乳類、肉類、鶏卵、魚介類に加え、豆及蔬菜類、乾物類、豆腐佃煮煮物漬物類、嗜好品（菓子果物など）、調味料、弁当、出前に分類されている。牛乳類が独立した項目となっているのは興味深い。

いずれの地域も、牛乳類にかける支出はまだ少ないが、札幌市と東京市は、金沢市や長崎市の約2倍以上を支出している。一方、農業者の場合は、米の支出が給料生活者の約2倍で肉類、鶏卵、牛乳類への支出は低く、特に牛乳類は極めて低い。

さらに、神奈川県秦野市の農家の『農事日誌』から、『家計調査報告』と同様の大正15（1926）年9月から1年間の牛乳代の記録を見ると、1カ月分の平均は、1円43銭であった（秦野市市史編纂所1982：490～538頁）。『家計調査報告』の3倍以上である。さらに、前年の1月分の支払いから算出すると、牛乳1合は約6銭ほどだったようだ。

配達用牛乳の変遷を見ると、明治20（1887）年に1合3銭だった牛乳は、明治34（1901）年には4銭、1926年には8銭とある（週刊朝日1981a：225頁）から、秦野の例は安価なほうかもしれない。ヒアリングによれば、牛乳を飲んでいたのはこの家の当主であったという（注23）。これらから、家庭に少しずつ受容する動きは見られるが、まだまだ病人や健康のための貴重なものだったことがうかがえる。

以上のように、さまざまな乳の拡大への努力が見られたが、乳が日常に広がるのは第二次世界大戦後のことである。中でも影響が大きかったのが学校給食であろう。そこで、戦後の学校給食における牛乳の位置づけについて検討する。

3 戦後の学校給食と牛乳の役割

⑴ミルクとパンでスタートした戦後の学校給食

まず、第二次世界大戦後の学校給食の概要を文部省『学校給食の歴史』から見てみたい（文部省1976：23～68頁）。昭和21（1946）年、文部省通達により、学徒の体位向上のために、各学校の実情に応じた学校給食施設の普及奨励を図ることとされた。翌年、GHQ（連合国最高司令官総司令部）と協議のうえ、保管食料やララ（Licensed Agencies for Relief in Asia：アジア救援公認団体）による供与食料などをもとに、全国都市の児童約290万人に対して学校給食が開始された。

通達では、都市部の学校では、配給された動物性蛋白食品を副食物として調理し、週2回以上の実

（注23）北村悦子の卒業研究「明治期から昭和初期における秦野農民の食生活―榎本庄五郎の金銭出納簿を通して」（東京家政学院大学、2001年）は、『農事日誌』に明治の史料を加えて行った研究で、榎本庄五郎の遺族や近所の方々にヒアリングした結果明らかになった。

施を、町村の学校では副食物の給食を週1回以上実施することが奨励された。

さらに昭和24（1949）年には、ユニセフから脱脂粉乳の無償提供があり、同年10月よりユニセフミルクによる給食を開始したが、寄贈ミルクは一人50g、このほか政府からさらに50gが支給されたため、ユニセフ指定校では、一人100gを消費するために、パンの中にも大量に入れるなど大変な苦労もあったという。

脱脂粉乳の学校給食への導入については、GHQのサムス准将の熱狂的「ミルク主義」も影響し、小児科医からは多量の飲用では下痢をするとの反論もあったが、学者、医師なども脱脂粉乳の支給に賛同したためその支給は長く続けられた（藤原2018a：113～114頁）。

昭和25（1950）年、パン、ミルク、おかずの完全給食が、八大都市から始まり、翌年、全国的な規模へと発展させた。しかし、昭和27（1952）年、米国の援助資金であるガリオア資金が打ち切られたため、政府は給食継続のため、コムギ、ミルクの費用などを計上したが、家庭の負担もあったため、給食を中止する学校も増加した。

昭和29（1954）年には「学校給食法」が公布された。そこでは、学校給食の目標に「日常生活における食事について、正しい理解と望ましい習慣を養うこと」とある。しかし、栄養的内容を満たすことが優先されたので、「飯」（注24）を中心とした日本の日常食とは異なり、家庭になじみのなかった学校給食独特の献立が長く提供された。

昭和32（1957）年から牛乳・乳製品の供給が始まったが、7年後の昭和39（1964）年の文部省の報告では、脱脂粉乳のみの小学校は、まだ85・4％と多く、牛乳との混合が10％、牛乳のみはわずかに4・5％であった。そのためか、ミルク攪拌機を設置している学校が小学校全体の約8割に上っている（文部省調査局1964：8頁、13頁）。

翌年、昭和40（1965）年の東京都の調査から小学校の牛乳類・脱脂粉乳の平均摂取量をまとめ

（注24）この頃までの日本の日常食の主食は米飯だけでなく、麦や雑穀などを加えて炊く飯類があり、「飯」はそれを総称している。

表2 東京都の学校給食における牛乳類・脱脂粉乳摂取量（1965年）

数値：一人1回当たり摂取量（g）

	5月		11月	
	脱脂粉乳	牛乳・乳製品	脱脂粉乳	牛乳・乳製品
区部	22.3	1.0	19.4	20.1
市部	20.4	3.5	18.3	26.6
郡部	22.4	6.1	20.2	38.8

出典：東京都教育庁体育部給食課『昭和40年度　東京都学校給食実施状況』東京都教育庁体育部給食課、1966年をもとに筆者作成

てみると**表2**のとおりとなる。5月の牛乳・乳製品の一人1回当たり平均摂取量は、区部ではわずか1gにすぎない。11月には牛乳・乳製品は20～39gと増加しているが、脱脂粉乳の供給も続いていた（東京都教育庁1966：32～43頁）。

さらに10年後の昭和50（1975）年になると、小学校の郡部に脱脂粉乳が5・4g（3％）あったものの、区部、市部ともほとんどが牛乳に切り替わっている。このように脱脂粉乳の摂取はかなり長く続いたといえる（東京都教育庁1976：80～81頁）。

(2) 学校給食経験者の乳への評価とその後の牛乳摂取状況

① 学校給食経験者へのアンケート資料から

戦後の学校給食がスタートしてから約70年になり、その間脱脂粉乳から牛乳に変化し、ほとんどの学校給食で牛乳が提供され、昭和51（1976）年に正式に米飯が導入されて以降、食事内容も大きく変化した。さらに、平成25（2013）年、和食文化がユネスコ無形文化遺産に登録されて以降、文部科学省の通達も加わり、米飯給食を週3回以上提供することが推奨された。その結果、米飯回数は増加し、平成26（2014）年から現在まで全国の学校給食は、平均週3・4回の米飯を提供している。そのためか、牛乳は和食に合うのかどうかの議論が起こった。

給食を経験した人々へのアンケート調査は、これまで何度も、各地

で実施されてきたと思われるが、ここでは2種の資料（アスペクト編集部1998、磯本2014）から、乳に関わる自由記述について表3の①と②にまとめた（注25）。

まず、脱脂粉乳については、まずいうえに飲むことを強制された記憶がミルクへのイメージを悪くしていたようで、牛乳も嫌いになったという人もいたようだ。

脱脂粉乳のまずさと消化不良の問題は昭和25（1950）年の国会でも取り上げられ、下痢を起こしやすく味も悪いため学童の間の評判が悪く半量以上も残り、あるクラスでは、3、4人しか飲まないとの発言があり、この給食を続けるかどうかが議論となった。しかし、文部省は、全員一斉の飲用を敢行し、全校飲用に導くのが教師の務めだとした（藤原2018b：117頁）。

次に牛乳について見ると、牛乳が大好きという児童もいる一方、牛乳の苦手な子どももかなり見られ、強制されることで一層増幅された様子がうかがえる。アンケートの中には、「完食が求められることで、嫌いな食材に対する嫌悪の念が増幅され、克服に時間を要した」ともある。一方で、少しずつでも飲む教育が行われた事例では、牛乳に対するイメージが悪くならず、それを克服し、その後も牛乳に愛着をもつようになったと考えられる。牛乳だけでなく、他の食材や料理もプラスのイメージをどれだけもつことができるか、それをおいしいと思い、自ら選択してでも摂取したいと思えるとき、それは個人の中で受容し定着したともいえるのではないかと思う。

筆者らの調査（注26）で小学校を訪ねた経験から見ると、同学年では、発育程度やその日の体調が異なっていても、ほぼ同量の食事が提供されている。牛乳に限らず現在では、強制はされていないようだが、完食を前提としており、流れに乗れない子どもたちにとっては、食事が「食べたいもの」というより「食べなければならないもの」となり、教師も短時間に食べさせなければならないという焦りもあって楽しさを共有できるゆとりも少ないように思う。

また、においの記憶は、かつてそれを経験した状況を思い起こすという報告がある（伏木2018：

（注25）磯本宏紀の論文では、乳に関する回答者の生年は1943〜1991年とあり、もう一方の資料は年齢での記述であり、こちらは生年を推察して算出した。

（注26）2014〜2015年にかけ、調査した学校給食の報告書。ただし、牛乳を課題としたものではない（味の素食の文化センター編『2015年度 和食文化の保護・継承に貢献する研究支援事業報告書』2016年）。

表3 学校給食の乳・乳製品に関する思い出

①脱脂粉乳についての思い出

地域	経験内容	生年	性別
徳島	十分溶けていなくて冷めなくてうまくなかった。鼻をつまんで飲む女子もいた	1948	男
徳島	パンも脱脂粉乳もおいしかった	1951	女
徳島	飲めずに居残りを命じられた。ココア味は救われた	1954	男
徳島	祖母や母の伝統食が旨く、パンに脱脂粉乳は餌だと認識した	1954	男
徳島	まずく、がまんして飲んだ	1955	男
東京	ココア味の脱脂粉乳のほうが良かった	1955	女
徳島	脱脂粉乳のせいで牛乳が嫌いになった	1956	男
徳島	においには耐えられなかった	1956	男
東京	とにかくまずかった。無理して飲んだら先生にお代わりはといわれ死ぬ思いで飲んだ	1958	女
徳島	臭くておいしくなかった	1961	女
群馬	アルミボールにいっぱいに入れられて迷惑だった。友達にワイロをつけて飲ませた	1965	女

②牛乳についての思い出

地域	経験内容	生年	性別
徳島	和風のおかずにミルクというのは、今考えると味覚の発達を阻害していたかも	1957	女
神奈川	プレーンではまずいので、インスタントコーヒーを持っていき、コーヒー牛乳にして飲んだ	1958	男
大分	近くに工場がありおいしかった	1960	男
新潟	ご飯と一緒に牛乳が出た時は子供ながらに不思議だった	1962	女
群馬	給食の残りの牛乳を部活の後に飲んだのは美味しかった	1964	男
長崎	味のない牛乳で薄めたのかと思った	1964	女
栃木	ご飯の時の牛乳は最悪。味噌汁を出してほしかった	1964	女
徳島	家の牛乳より薄い感じで飲めるようになった	1962	男
徳島	チーズが苦手だった	1966	男
徳島	牛乳嫌いのクラスメートが涙を浮かべて飲んでいたのを覚えている	1967	女
徳島	嫌いなものは大好きな牛乳で飲み込んでいた	1967	女
東京	バカ薄い牛乳でまずかった。残すと叱られるので、男子にあげた	1968	女
徳島	チーズ嫌いな友人が机に長く隠していた	1968	女
千葉	牛乳メーカーが食中毒事件を起こし牛乳を飲むのが怖かった	1971	女
徳島	牛乳を飲めない男の子が飲めるまで残されていた	1975	女
徳島	お腹の弱かった私は先生と一緒に牛乳を窓際に並べて置いて少しでも温かくしてから飲んでいた	1975	女
徳島	クリームシチューが腐った臭いがして、今でも吐きそうになる	1991	女
徳島	牛乳が嫌いな子が少しずつでも飲み、高学年では嫌いが直った	1991	女

出典：磯本宏紀「学校給食における経験と認識に関するアンケート調査報告」『徳島県立博物館研究報告』第24号、45～68頁、2014年、およびアスペクト編集部編『なつかしの給食　献立表』アスペクト、1998年をもとに筆者作成

図４　年齢別　牛乳・乳製品摂取量（2017年）

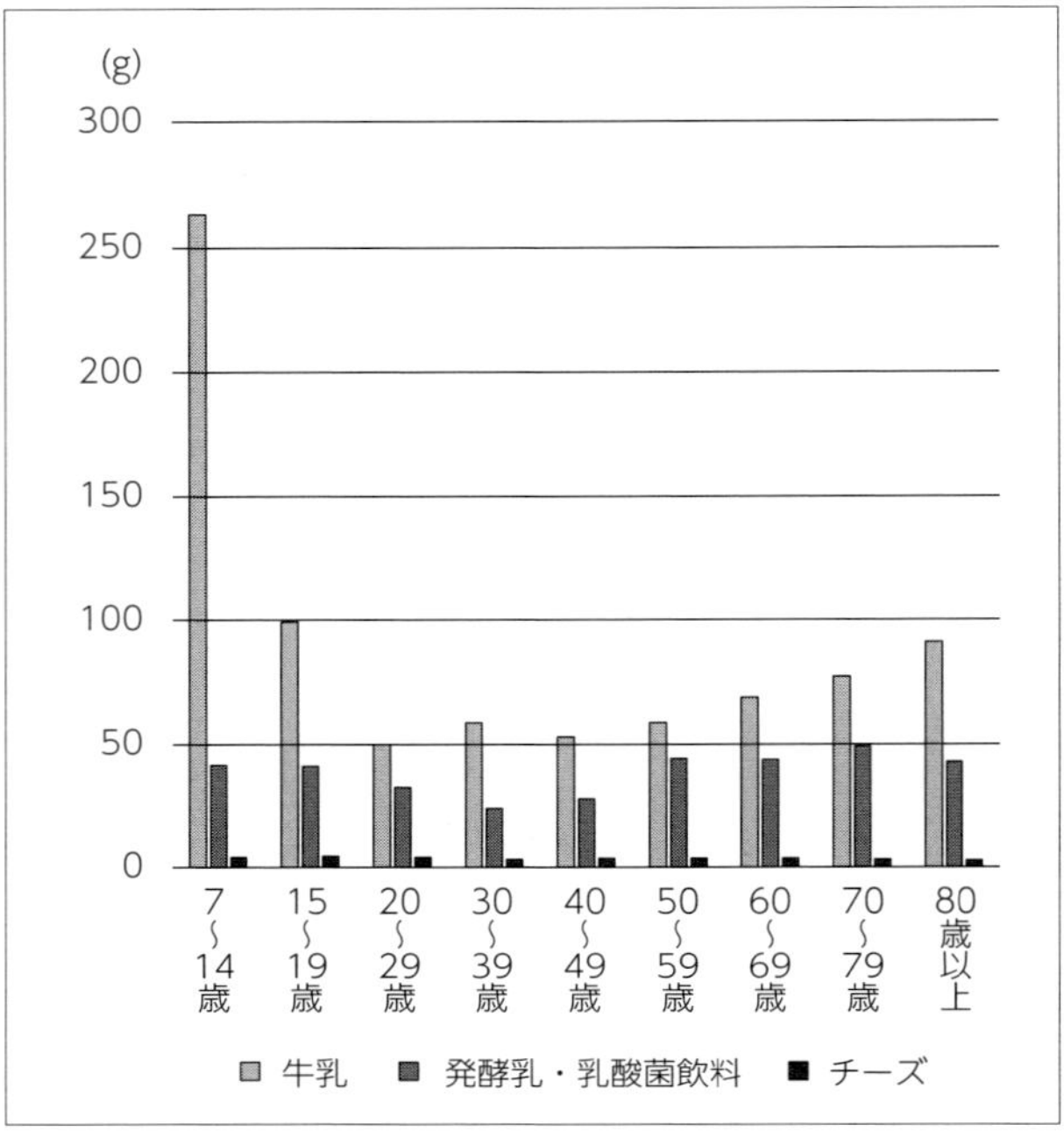

出典：厚生労働省「国民健康・栄養調査」2017年をもとに筆者作成

69頁）ことからも、乳のにおいを含めて、よいイメージができることで主体的に選択したいと思える環境を学校の中にもっとつくることができたらと期待している。

②学校給食後の牛乳摂取動向

現代（２０１７年）の「国民健康・栄養調査」から年齢別牛乳摂取量について見ると、学校給食の期間ともいえる７〜14歳では、一人１日２６３ｇと多いが、学校給食がなくなる高校生の年代では99ｇと４割以下である（**図４**）。チーズ、ヨーグルトなどについては、年齢による差はそれほどではないが、牛乳を学校給食で毎日飲んでいたにもかかわらず、その後習慣化されていないとすれば、その要因をもう少し検討する必要があろう。

おわりに―乳の受容と定着の特徴

これまでいくつかの例について外来食品が受容され普及する過程を見てきた。コメは、受容当初から為政者に重視されその主食となったが、多くの人々にとって、特別の日のものだった期間が長く続いた。コメは歴史的にみて日本の食文化の上で重要な位置づけであるが、その分配が長い間支配階層のコントロール下にあったため、日本各地の人々の日常的食材となるまでには、他の食品以上の長い時を要したと見ることもできる。

ジャガイモの定着までの期間は比較的短い。導入後のイメージの悪さが、西洋料理の影響で払拭されたのかと予想したが、むしろそれ以前の飢饉の食をきっかけとして人々に認識され、これに西洋の影響が徐々に加わったと考えるべきであろう。それは、フランスやドイツなどヨーロッパのジャガイモの普及に似ているようだ（山本２００８：66～68頁）。前述したように普及は近代以降である。

豆乳が最近になって急速に飲用されるようになるのは、においの課題が解決したことに加え、健康ブームの影響がある。産業として製造されるようになってからまだ年月も浅く、現在も十分普及しているとはいえないように思う。

卵は、江戸時代には上流階層では日常化していたが、一般に広がるのは、近代以降である。病人食としての位置づけや行事などの特別なときのものという意識も残っていたが、各地域でニワトリを飼育していたところでは、比較的身近なものとなっていた。

一方、牛肉は、肉食禁忌を経て、怖《おそ》れの感覚から特別な日のご馳走へ、さらに日常のものへと変化をとげたといえよう。近代以前から薬食いとしての肉食経験があり、肉食への素地はあったと考えられるうえ、醤油や味噌ともなじむことなどが忌避するものから積極的に求めるものへと変化したと思われる。日常化するのは前述の通りである。

牛乳以外の乳として、ヤギ乳についてもふれておきたい。

明治後期から『山羊全書』（1892年）や『山羊の勧め』（1907年）などが出版され、ヤギ乳が奨励された。しかし、『本邦ニ於ケル山羊』（1932年）では、「山羊乳搾取業者の調査を通し、乳用牛の増加に伴い牛乳より高価になった」と述べられており（農林省畜産局1932）、次第に衰退していくことが予想される。

前述の「和田久米吉日記」にもヤギを飼い、乳しぼりをしたことがたびたび記録されており、1回1合程度をしぼっている（明治40年頃）。その当時家族に病人がいたためである。また、ミルクの缶（煉乳であろうか?）やバターも贈答品としているなど、明治後期には、乳に接していた。

また、作家の畑中博の回想に、戦争中、信州の山村で母親が農家の手伝いをした駄賃で購入した温めたヤギ乳の思い出がある。「わたしたち兄妹は、手をたたいて、ちゃぶだいの周囲を踊りまわり、ふわあっと鼻孔にとける湯気の一すくいもむだにすまいとばかり深呼吸をし合った」と描写している。母親への感謝の気持ちと、おいしいヤギ乳の温かさが伝わってくる。一方、その後の小学校給食での脱脂粉乳については、「あまり旨いものと言えたものではない。風呂桶の残り湯でも飲まされているような感じだ」と散々酷評している（週刊朝日1981a：223～226頁）。ヤギ乳はより身近なものだったようだ。

さて、これまでの結果から乳についてその受容の特徴と定着の形について整理しておきたい。まず、乳の受容には、他の食品のそれとは異なる二つの特徴を挙げることができる（注27）。その一つは、治療食として病院や病人のいる家庭に重要な役割を期待されて早くから受容されたことである。むしろ健康飲料としても在日外国人やその効用に関心のある知識人などにも重用されたが、初期の牛乳販売では、病人のためにソップと牛乳を合わせて病院へ配達することで牛乳の販路を拡大していた事実

（注27）菓子への利用も比較的早くからみられるがこれについては別稿「橋爪論文」を参照いただきたい。

や漱石の療養の例などからもうかがえる。

それは、幕末から明治以降導入された西洋医学の影響が背景となっている。例えば幕末から松本良順による著書にそれが見られる。松本は、安政4（1857）年に来日して長崎で西洋医学教育を行ったオランダの軍医ポンペに師事し、その講義を翻訳した。その翻訳書『薬性学』には、多くの薬とともに石灰水と牛乳を合わせた使用が記されている（注28）。また、明治の初めに設立した早稲田の私立病院でウシを購入して搾乳し、患者に牛乳を与えるとよい結果が得られ、次第に病院外の患者にも供したという。松本は、牛乳を奨励することが将来の日本人に有益と考え、阪川の伯母に牛乳店の開業をすすめ、在留外国人や陸軍病院に紹介し販売網を広げた。やがて軍部病院に採用し、各病院も患者用に競って使用したことなど、『蘭疇自伝』や伝記に見られる（注29）。

さらに、松本順（注30）の『新撰医療便方』（1892年）では、熱病者の食として、「鶏の煮出したる汁（ソップ）、牛羊の乳」などを与えるとあり、結核についても「牛羊の乳、鶏卵、すっぽん汁、うなぎ、鯉等がよい」とある（松本1892：18、35頁）。ところで、治療の場という意味では、江戸時代以前から温泉や海水浴（潮湯治《しおとうじ》）による湯治がある。『蘭疇自伝』でも松本自身が僂麻質《リョウマチス》（現、リウマチ）の治療のため温泉に湯治に出かけたことを記している。水戸（茨城県）近くの『潮湯治案内』（1897年）には、毎朝7時までに新鮮な生乳を1合当たり3銭で配達するとの宣伝がある（小池1897：10頁）。

湯治と牛乳の関係では、さらに興味深い記述がある。熱海において湯治客の治療を経験した山口久四郎が著した『牛乳論』（1892年）の内容である。牛乳が肺結核の治療に有効なことや肉羹汁（ソップ）と飲用することなど、前述した内容と同様の記事も見られるが、熱海の鉱泉と白糖を牛乳に加味することで「消化を助け栄養分の吸収を旺盛ならしむ」と記述されている。内容の真偽はともかく山口ならではの記述であろう。このように、治療食として病院などに早くから受容された牛乳は、初期

（注28）東京大学医学図書館デジタル史料室所蔵。

（注29）小川鼎三、酒井シヅ校注『松本順自伝・長与専斎自伝』（平凡社、1980年）に所収。また伝記は、鈴木要吾『蘭学全盛時代と蘭疇の生涯』（東京医事新誌局、1933年）を参考にした。

（注30）松本順は良順の改名後の名称。

の牛乳拡大の大きな要因となったといえよう。

また、もう一つの特徴は、母乳の代用品としての牛乳・乳製品の受容である。明治初期の翻訳書にも哺乳瓶の紹介もあり、利用が広がっていくことは、先に述べた東四柳論文に紹介されている。ただ、明治初期には、乳母制度が継承されており、それに反対する論説もあるものの、乳母が見つからない場合の解決策として牛乳が奨められていたことも前述の論文に見られる。家庭の例ではないが多くの乳児を養う必要があった施設の事例を挙げる。

明治政府は、殖産興業や富国強兵政策を推進し、社会変革を実施したが、貧困層も拡大したため、特に子どもたちへの救済施設が必要となった。初期の施設には、日田養育館（大分、1869年創設）がある。そこでは当初、乳母の手で養育していたが、次第に乳児の数が増え、乳母の増員が困難となった。そこで、県知事の松方正義は、居留地で見聞した牛乳使用を思いつき、長崎から乳牛を購入し、哺乳瓶は、フランス領事に依頼して上海から手に入れ、牛乳を供したという（高橋1966：40～44頁）。その後設立された東京（1879年創設）や愛知（1886年創設）の育児院では、乳母を公募したり、一定期間、里子に出したりして乳児を育てている（野口ほか2011：129～133頁、小泉2016：134頁、菅田2016：23～32頁）。前述したとおり、母乳代用品に関する本は1880年代に増加するとある。一方、前述のとおり、酪農乳業は各地で明治10（1877）年までに始まっているところが多い。実際の牛乳の受容は、まず病気の治療や療養の使用を目的に広がり、その後哺乳瓶が普及すると、母乳の代用品としての役割が広がったと推察される。

最後に、乳についての定着について述べる必要がある。明治、大正期などを中心に見た限り、牛乳は、かなり広がる様子もうかがえたが、日常的なものとはいえない。戦後の学校給食が定着への契機となったことは、一般的にも認められていることであろう。

アイスクリームは、抹茶、アズキ餡《あん》入りアイスクリームなど、日本独自のものが早くから工夫され、今では醤油、ワサビ、サツマイモ、コメ、酒粕など各地の特産物を加えたものもある。また、チーズの味噌漬けや粕漬け、牛乳やチーズの茶わん蒸しなど和風料理や加工品への利用が見られる。しかし、現在は、ピザやサンドイッチなどでチーズを楽しむことは日常化している。それも一つの定着と考えてよいのではないかと思う。

例えばコーヒーは、今では多くの日本人になくてはならない飲料として定着しているといってもよいが、紅茶と同様、外来から受容した形に大きな変化はない。ここで先行研究で紹介した鼎談の議論を思い出してほしい。そこでは定着の形に、融合とモザイク形式があると述べている。牛乳・乳製品は、後者のモザイク形式に近い、言い換えれば並立あるいは共存の形の定着といえるであろう。

150年以上前、日本に酪農を取り入れ、乳を発展させようとした取り組みは、すぐには実らなかったが、今日、日本人の食生活に牛乳・乳製品は、かなり身近なものとなっている。明治初期から生産を始め、各地での積極的な発展の積み重ねをおこなってきたという歴史が、現在の乳文化をつくっているといえよう。この経緯を見ると、他の食品に比べてもその普及は遅いとはいえない。ただ、日本独自の乳文化が形成されているかといえばどうであろうか。おそらく、今後、さらなる工夫が加えられ、定着の形や内容も変化していくと思われる。

引用文献

アスペクト編集部編『なつかしの給食　献立表』アスペクト、1998年
池橋達雄「松江中学殿町時代のこども」『湖都松江』第19号、2010年
石毛直道「食事文化」『日本の食―石毛直道自選著作集第6巻』ドメス出版、2012年
磯本宏紀「学校給食における経験と認識に関するアンケート調査報告」『徳島県立博物館研究報告』第24号、2014年
江原絢子『高等女学校における食物教育の形成と展開』雄山閣出版、1998年

江原絢子「江戸に暮らす大名の食事と野菜」『FOOD CULTURE』第18号、２００９年
小野伴忠「豆腐および豆乳のための豆乳コロイドの生成」『日本食品科学工学会誌』第64巻・第4号、２０１７年
仮名垣魯文『牛店雑談―安愚楽鍋』須原屋ほか、１８７１・１８７２年
川崎源太郎『山陰道商工便覧』竜泉堂、１８８７年
喜田川守貞著、宇佐美英機校訂『近世風俗志―守貞謾稿（1）』岩波書店、１９９６年
熊倉功夫、江原絢子『和食とは何か』思文閣出版、２０１５年
小泉亜紀「明治期から昭和戦後期までの日本における児童養護実践自立事例の検討―福田会育児院における修行・独立退院・就職事例を通して」『専修大学社会科学年報』第50号、２０１６年
小池長吉編『東海三ケ浜並多賀郡沿海　潮湯治案内』小池長吉ほか、１８９７年
厚生労働省「国民健康・栄養調査」１９５５・２０１７年、https://www.mhlw.go.jp/bunya/kenkou/kenkou_eiyou_chousa.html（閲覧 2019/1/10）
斎藤勝広『農業林業方法』斎藤勝広、１９０６年
篠田鉱造『増補　幕末百話』岩波書店、１９９６年
島根県大原郡役所『老農斎藤勝広翁農事講話筆記』島根県大原郡役所、１９０１年
島根県『島根県史　資料編５』島根県、１９６６年
島根県内務部『島根県之畜産』島根県内務部、１９１１年
島根県内務部『島根県産業案内』島根県内務部、１９１２年
週刊朝日編『値段の明治大正昭和風俗史』朝日新聞社、１９８１年a
週刊朝日編『続値段の明治大正昭和風俗史』朝日新聞社、１９８１年b
菅田理一「愛知育児院創立期における貧孤児の受け入れと里親委託」『鳥取看護大学・鳥取短期大学研究紀要』第73号、２０１６年
総務省統計局「農作物面積及生産量」、https://www.stat.go.jp/data/chouki/07.html（閲覧 2019/1/10）
高橋梵仙「日田県知事〝松方正義〟の養育館」『大東文化大学紀要』第5号、１９６６年
チチヤス乳業『チチヤス百年』チチヤス乳業、１９８５年
東京都教育庁体育部給食課『昭和40年度　東京都学校給食実施状況』東京都教育庁体育部給食課、１９６６年
東京都教育庁体育部給食課『昭和50年度　東京都における学校給食の実態』東京都教育庁体育部給食課、１９７６年
内閣統計局『家計調査報告（自大正十五年九月　至昭和二年八月）』第二・三・四巻、東京統計協会、１９２９年
内務省勧業寮編『明治七年府県産物表』勧業寮、１８７５年

夏目漱石著、平岡敏夫編『漱石日記』岩波書店、１９９０年
農務局『第二次農務統計表』農務局、１８８１年
農商務省農務局『第三次農務統計表』農商務省農務局、１８８３年
農商務省農務局『農務彙纂第拾五　家禽業ニ関スル調査』農商務省農務局、１９１０年ａ
農商務省農務局『農務彙纂第六　第二次畜産統計』農商務省農務局、１９１０年ｂ
農林省畜産局『全国各都市ニ於ケル主要畜産物ノ需要供給概況』農林省畜産局、１９２９年
農林省畜産局編『本邦ニ於ケル山羊』農林省畜産局、１９３２年
農林水産省「豆乳類の日本農林規格」、http://www.maff.go.jp/j/kokuji_tuti/kokuji/k001426.html（閲覧 2019/6/10）
農林水産省「食品用大豆の用途別使用量の推移」、http://www.maff.go.jp/j/seisan/ryutu/daizu/d_data/（閲覧 2019/5/20）
野口武悟、宇都榮子、菅田理一、土井直子「福田会育児院設立初期の規程・組織等の検討」『専修大学社会科学年報』第45号、２０１１年
八田家文書「ソップ牛乳配達記」広島県立文書館所蔵、１８９８年
秦野市市史編纂所編『秦野市史史料叢書　農事日誌』秦野市、１９８２年
原田信男『歴史のなかの米と肉』平凡社、１９９３年
東四柳祥子「牛乳・乳製品の家庭生活への定着・新党に尽力した人びと―明治・大正期を中心に」『平成26年度「乳の社会文化」学術研究　研究報告書』乳の社会文化ネットワーク、２０１４年
平田昌弘「日本の食文化における乳・乳製品の浸透拡大可能性の検討―海外の乳文化を参考にして」『平成25年度「乳の社会文化」学術研究　研究報告書』乳の社会文化ネットワーク、２０１４年
伏木亨編『匂いの時代―食の文化フォーラム』ドメス出版、２０１８年
藤原辰史『給食の歴史』岩波書店、２０１８年
益田市誌編纂委員会『益田市誌　下』益田市誌編纂委員会事務局、１９７８年
松江市文化協会「冨田家秘蔵文書　冨田旅館ニ於ケル小泉八雲先生」『湖都松江』第37号、２０１９年
松江市文化協会「小泉家御用達の牛乳屋鴻生舎」『湖都松江』第8号、２００４年
松本順『新撰医療便方　完』松壽堂、１８９２年
宮腰松子「幕末のさる大名家の「御献立帖」」芳賀登、石川寛子監『日常の食―全集日本の食文化　第十巻』雄山閣出版、１９９７年
村井弦斎『食道楽』岩波書店、２００５年

文部省、学校給食会『学校給食の歴史』文部省、学校給食会、１９７６年
文部省調査局統計課『学校給食報告書　昭和39年度』文部省調査局統計課、１９６４年
八雲村誌編集部『八雲村誌』八雲村、１９９８年
矢澤好幸『酪農乳業発達史―47都道府県の歴史をひも解く』Jミルク、２０１８年
山本紀夫『ジャガイモのきた道―文明・飢饉・戦争』岩波書店、２００８年
雪印乳業健康生活研究所編、石毛直道、和仁皓明編著『乳利用の民族誌』中央法規出版、１９９２年
和仁皓明「古代日本の乳文化」『酪農乳業史研究』第2号、２００９年

明治150年
日本酪農乳業近代化への歩み

東北森永乳業株式会社　常務取締役
百木　薫

はじめに

2018年、明治時代が始まってから150年が経過した。この年月は、これまでの日本の酪農乳業の歴史とそのまま重なっている。しかしながら8千年以上も前から家畜を飼養してきた牧畜先進国の中央アジアや西欧諸国に比べると実に短い歴史しか経験していない。

古くから乳を生産・利用してきた西欧諸国においては、乳は食文化としてしっかりと根付いている。その活用のあり方は、飲用乳のほか、発酵乳、クリーム、バター、チーズなどの形で継承されている。一方で、日本における乳の活用は飲用から始まったが、西欧諸国のように生乳→クリーム→バター・チーズという乳の物理的性状を生かした加工には向かわなかった。時に余ってしまう牛乳の処理は、変敗させないために殺菌する必要があることから、砂糖を加えて煮詰め、缶に密封し煉乳として活用した。煉乳製造の技術から発展してゆく道筋をたどったことが、日本の乳加工における特異性であった。

このように畜産先進国とは異なる形で始まった日本の酪農乳業は、どのように発展を遂げてきたのか。時代ごとの特徴と役割を検討しながら、明治以降における日本酪農乳業の変遷を概観する。

1. 明治時代の日本酪農乳業

1 牛乳搾取業の始まり

近代日本における酪農乳業は明治期に入る以前から始まっていた。黎明《れいめい》期といえるこの時代の発展の系譜には、大きく二つの流れがある。一つは横浜の外国人居留地から始まり、東京府内の牛乳搾取業として関東を中心に発展した流れであり、もう一つは明治維新以降の北海道の開拓使を出発点とするものである。明治政府設立前から一時早く、先んじて動き始めたのが東京における牛乳搾取業である。

(1) 明治期以前に始まった搾取業

嘉永6（1853）年のペリー来航をきっかけとして日米の国交交渉が始まり、安政5（1858）年には「日米修好通商条約」（注1）が締結され、その翌年には横浜・長崎・箱館の各地が開港された。貿易量は横浜が抜きん出ており、条約により定められたその居留地には、多くの外国人が住むことになった。欧米人にとって、乳製品を始めとする畜産物は食事に欠かすことのできないものであり、それまで日本国内にはなかったこれらの畜産物の需要は、このように突如として生まれた。

冷蔵技術のなかったこの時代、一定程度の畜産物は保存できる加工品の形で海外から持ち込むことは可能だったが、鮮度が求められる飲用の牛乳や畜肉は現地で生産する以外に方法がなく、乳・肉製品ではなく乳肉兼用牛などの家畜そのものが持ち込まれた。当時日本人の間には、畜産物を食すことに対して「穢《けが》れる」といった忌避感があり（加茂1976：218頁）、日本人の需要は皆無であった。

（注1）日米修好通商条約：開港と自由貿易、領事裁判権、片務的関税協定、居留地設定などを内容とした不平等条約。

したがって、これらの輸入の畜産物は、もっぱら居留する外国人に対して供給されていた。

居留民への牛乳の販売は、技術と才覚に長けた外国人が乳牛の飼養と搾乳を主導し行っていた。慶応2（1866）年2月に、カリフォルニアから6頭の牝牛を導入したリチャード・リズレーがその始まりである（斎藤2008：24〜25頁）。リズレーは米国生まれのサーカス芸人で、その2年ほど前に曲馬団《きょくばだん》を率いて来日し、旅館や乗馬教室、劇場などを開設している。乳牛を輸入した2カ月後には居留地の外国人向けの英字新聞「ジャパンタイムズ・デイリー・アドヴァタイザー」に、日本で初めての牛乳の売り出し広告を掲載している。

(2)明治維新後の市乳販売

居留地では牧夫として搾乳技術を学ぶ日本人も現れた。その先駆的な役割を果たしたのが前田留吉といわれている。上総国（千葉県）出身の前田留吉は18歳となった安政6（1859）年、身を立てることを志して横浜に出て、いくつかの職に就いたが、そこで外国人の体格のよさは畜産物の食事によるものと確信し、その畜産業を生業とすることを決意して搾乳業を営むオランダ人ペローに雇われ搾乳を学んだという。その後、その技術を買われて江戸の神田雉子橋《きじばし》の幕府御厩《おうまや》（注2）へ招かれ、乳牛の飼い方や搾乳方法において指導的役割を果たした。彼は明治2（1927）年に御厩が廃止されるに伴い、これを継承し明治政府が設立した築地牛馬会社へ移っている。明治4（1929）年頃にもなると日本人の間にも徐々に牛乳の飲用が広がり始めたことから、前田は会社を辞して東京で自ら牛乳販売業を始めている（足立ほか2014：11頁）。

明治初（1926）年の頃は維新による社会の大変革により、旧体制下の武士たちが失職する時代であった。江戸旧藩邸である多くの屋敷は、幕府の瓦解とともに不要のものとなり、多くは土地と併せてそのまま払い下げられた（横山2018：64頁）。江戸から名前を変えた東京府内のあちこちには、

（注2）御厩とは、18世紀末に江戸幕府が将軍家のために牛乳・乳製品を供することを目的に設置し、嶺岡牧の乳牛を飼養した厩舎のこと。神田雉子橋近く（現在の首都高速道路竹橋ジャンクション下）に位置していた。

そのような経過で一時たくさんの活用可能な土地が生まれた。そこで元侍たちが、当時海外から導入された最先端産業としての「搾取業」に取り組んだのである。「武士の商法」と揶揄されたように、多くの経営が行き詰まっているが、中には大きく成功した者もあった。後に東京府内きっての牛乳販売の規模を誇った阪川牧場も、当主の當晴は元旗本だった。阪川當晴は、牛乳の飲用を広く推奨したことで知られる蘭学医・松本良順（松本順）の親戚で、松本から牛乳搾取所の開設を勧められ農業の道に入っている（海沼2001：13頁）。始めは神田雉子橋御厩の余乳を販売していたが、維新を機に自ら牧場経営に乗り出して大きく成長させ（矢澤2019：70頁）、揺籃《ようらん》期の市乳業界において指導的役割を果たしている。

(3) 牛乳販売への法的規制

当初牛乳搾取販売業は自由に行われていたが、新政府の体制が整うに従い営業取締規制のための法律も整備される。まずは明治6（1873）年、「東京府内の人家周密の場所での牛豚の飼育を禁ずる」とする太政官布告第163号と、東京府知事達「牛乳搾取人心得規則」の二種の布達《ふたつ》が出された。太政官布告は家畜飼育を原因とした町場での異臭を規制するものだったが、牛乳販売に供する搾乳牛については係留が許可された。

府知事達「牛乳搾取人心得規則」では、鑑札を受けることと牛乳の衛生的な取り扱いを求め、違反する場合は相当の措置を課する旨を述べている。

明治11（1878）年には府知事達が改訂され、警視庁甲第45号布達「牛乳搾取人取締規則」として、牛乳への異物の混和や銅製器具の使用禁止、病気のウシからの搾乳を禁じている。さらに明治18（1885）年には45号布達に替えて警視庁甲第17号「牛乳営業取締規則」を制定し、牛乳搾取業・販売業を免許制とし、製造高の届け出、乳汁の臨時検査などを規定している。

明治33（1900）年にはわが国の食品衛生行政の基本となる「飲食物其の他の物品取締に関する法律」が施行され、この法律に基づいて内務省令「牛乳営業取締規則」を制定、全国統一した規制にいたっている。この内務省令は、牛乳を全乳と脱脂乳、乳製品を煉乳と粉乳と定義し、比重や脂肪量の基準値、煉乳の水分・蔗糖《しょ》含量などを定めている。示された基準値はこの当時確立されていた検査技術に基づいたもので、現代の規制に準じる値となっていた。

さらに明治43（1910）年にはこれが一部改正となって、乳製品として脱脂煉乳が加わり、全乳の脂肪量は3％以上、脱脂乳の固形量は8・5％以上、煉乳の脂肪量は8・0％以上、脂肪測定の方法はマルシャン法（注3）から精度の高いゲルベル法によることと規定された（海沼2001：23頁、森田2010：13〜21頁）。しかしながら、牛乳乳製品の品質に大きく関わる殺菌の温度と時間が義務づけられるのは、昭和に入ってからのことである（和仁2017：25頁）。

明治6（1873）年の太政官布告では当初、種牡牛の係留は一切禁止となっていた。それでは受精繁殖ができず、搾取業が成り立たなくなると、驚いた搾乳業者たちが代表を立てて所管する警視庁へと説明に出向いたところ、担当官も理解を示し一業者当たり一頭に限り認められた。このことをきっかけに明治7（1874）年、阪川當晴を始めとした搾乳業者たちは「東京牛乳搾取組合」を発足させ、組織としてさまざまな業界事案へ対応する体制をつくった。初代頭取に就任したのは阪川であった。

このように黎明期の酪農乳業は、衛生管理等に関する規制も徐々に強化される中、組織も整えつつ産業としての基盤を強化していった。年ごとに進む洋食文化の拡大とともに徐々に牛乳の消費は伸長し、それに併せて府内の牛乳搾取業も四十余年をかけて大きく発展したのである。

（注3）日本における最初の公定乳脂肪率容量法。1859年にフランスの薬剤師マルシャンらが確立した。

2　安房（千葉）、田方・三島（静岡）を中心とした酪農振興

牝牛が妊娠して子を産むことで乳は生産される。搾取業を営むためには、繰り返し妊娠させるとともに、老牛は入れ替えるため、種牡牛も牝の後継牛も必要になる。しかしながら、先の太政官布告１６３号により、東京府内では育成牛や必要以上の牡牛は係留できないことになった。後継牛は生まれた子牛が担うが、これらを育成する場所も必要であり、搾取業の発展に伴い乳牛飼養は東京府内だけでは対応できなくなった。その代替役を請け負ったのは東京近郊県であり、主体となったのは牛馬の飼養を盛んに行ってきた江戸幕府がかつて所有していた嶺岡牧《みねおかまき》を中心にした安房《あわ》地方（千葉県）であった。

⑴ 嶺岡牧と煉乳の事業化

嶺岡牧は１６００年代に滅亡した里見氏が馬牧《うままき》（注４）として開いたのが始まりとされているが、徳川８代将軍吉宗が白牛《はくぎゅう》を海外から導入したことに始まって牛牧《うしまき》としても機能し始め、明治時代にまで継続している。嶺岡牧はその後、明治政府の御料牧場《ごりょうぼくじょう》（注５）になったり、嶺岡牧舎、嶺岡畜産株式会社など民間企業に移行しやがて解散したりと、紆余曲折の経過をたどる（安房郡畜産農業協同組合１９６１：37～50頁）が、地域としてはウシを主体とした畜産への意識は常に高いものがあったようだ。そのような背景もあって、東京に距離的にも近く民間の牛牧があった安房地域が、乳牛の育成と供給・係留を担うことになった。

ウシを預かり飼養する農家が増えたことで、自ら搾乳を始める者が出てくるのも自然な流れであり、やがて生産された乳の処理が必要となってきた。

煉乳製造の初めの頃は、牛乳を直火で煮詰める方法で「平鍋」を使ってつくっていたが、焦げ付き

（注４）官営牧場のうち馬を育てる牧場を馬牧、牛を育てる牧場を牛牧と称した。

（注５）皇室で用いられる農畜産物を生産する農牧場。

やすく失敗を繰り返した。これを解決するために、下総種畜場（注6）に勤めていた井上謙造が二重底湯煎式の「井上釜」を、明治15（1882）年頃に開発している。この種畜場は内務卿・大久保利通（旧薩摩藩士）の命により、同じ薩摩出身の岩山敬義が羊毛生産を目指して明治8（1875）年に開設した下総牧羊場が前身だった。岩山は留学生として海外の畜産技術を学んでおり、岩倉使節団にも関与している（友田2007：13～26頁）。井上は、当時場長だった岩山の指示により、お雇い外国人（注7）リチャード・ケエーと共に、煉乳製造のために二重底湯煎鍋という当時としては画期的な道具を生み出したのだった（山内1941：10～11頁、和仁2017：41～45頁）。手工業ではあるものの煉乳製造を事業化できたのは、この「井上釜」の出現によるといわれているが、その背景には畜産振興に努めた岩山ら指導者たちの存在があったのである。

「井上釜」普及に伴って明治26（1893）年、安房地域で最初の煉乳製造所である安房煉乳所が設立される。その後多くの小規模家内工業的な製造所が乱立し興亡を繰り返し、大正期にかけて三原煉乳所、高橋煉乳所、藤井煉乳、磯貝煉乳所など合わせて約40カ所の小資本経営による煉乳製造業が創業することとなった（佐藤2013：36～39頁）。

しかし、煉乳製造が本格的な食品工業の規模としての発展を見せるのは、品質の高いものを安定的に効率よく生産できる「真空濃縮釜」が導入普及し、煉乳を製菓原料として利用するために明治製糖や森永製菓などの大資本が参入してくる大正時代に入ってからのことになる。

(2) 静岡の酪農と煉乳製造

静岡県においても独自の発展があった。仁田《にった》大八郎（注8）、川口秋平らによる田方《たがた》地方での酪農振興の動きと、花島兵右衛門《ひょうえもん》による三島での煉乳製造事業の立ち上げである。

田方郡仁田村（現、函南町）で代々領主の代官を務めてきた家系の仁田大八郎は、早くからウシの

（注6）下総羊牧場、取香種畜場を前身として明治11（1878）年に設立した官営牧場である。明治21（1888）年に御料牧場となる。現在の成田市取香、三里塚周辺に位置していた。

（注7）お雇い外国人とは幕末から明治にかけて、欧米の技術、学問、制度導入を目的として政府や府県などによって雇用された外国人のことをいう。

（注8）仁田大八郎は明治から昭和前期に静岡県田方郡で活躍した実業家。代々、家主名である大八郎が襲名されていた。

飼養と関わり、明治2年には伊豆牛の改良などにも取り組んでいた。明治14（１８８１）年には息子の第36代目大八郎、川口秋平らが伊豆産馬会社を設立し、軍馬と乳牛の繁殖に取り組み、これらの活動の積み重ねが、その後の田方地方の酪農振興の大きな力となった（函南町誌編集委員会１９８４：44～45頁）。

田方・三島地方の生乳生産量も徐々に増えつつある状況で、三島の造り酒屋の長男として生まれた花島兵右衛門は、39歳になった明治18（１８８５）年、乳牛８頭を導入して「豊牧社」を立ち上げ、牛乳搾取販売業へ参入した。周囲の農家にも乳牛の飼育を奨励・支援しつつ、増え始めた生乳を煉乳に加工することを目指し、明治23（１８９０）年から実際に取り組んでいる。煉乳製造方法の研究を重ねた花島は、明治29（１８９６）年には真空装置をもつ濃縮釜を日本で初めて稼働させた。摂氏１００度以下で濃縮することが可能なこの真空釜は、煉乳の品質を著しく向上させることになった。花島のブランドである金鵄《きんし》印の煉乳は、高品質との評価を得て広く市場に受け入れられた（和仁２０１７：45～47頁）。

⑶西日本における取り組み

山口県においても、早くから煉乳製造の取り組みが見られた。隅猪太郎は、明治24（１８９１）年から煉乳製造に取り組んでいた叔父・斎藤勝広の影響を受け、明治28（１８９５）年には独自に考案した真空装置を用いて山口県広瀬村（現、岩国市）で煉乳製造に取り組んだ。真空釜の完成度は高くはなかったが「鶴印煉乳」として製品化を実現し、その発展の可能性を育んだが間もなく急逝してしまった。その後明治末期までに、幾人かの者が煉乳製造の再興を目指して努力したが成功にはいたらず、山口県においては煉乳業の発展を見ることはできなかった（和仁２０１７、日本乳製品協会１９６０：17～18頁）。

3 北海道における展開

北海道における酪農発展は、明治３（１８７０）年に開拓使次官に任命された旧薩摩藩士・黒田清隆が翌明治４年に渡米し、米国大統領グラント将軍と面会、開拓使顧問として農務省長官だったホーレス・ケプロンの招聘《しょうへい》を実現させ、北海道開拓の中心に酪農を据えたところから始まる。ケプロンは多くの種畜・種苗、数人のスタッフと共に来日、黒田は東京青山に第一と第二、麻布に第三官園を設けてこれら種畜・種苗を受け入れ、さらに北海道に七重《ななえ》官園（現、七飯町）を開設し、ケプロンの紹介で、後に「北海道農業の父」と称されるエドウィン・ダン（注９）を招いた。ダンは当初東京の官園に勤めており、次いで七重に滞在し、その後札幌に本格的に赴任する。

⑴ 北海道の先人たち

江戸時代、稲作不適であり不毛の地と見られていた北海道の農業開拓の礎は、エドウィン・ダンの指導により形づくられることとなるが、それを実現するために黒田清隆はケプロンの提唱に従い明治９（１８７６）年、札幌農学校（注10）を設置するとともに、同年同じ札幌に真駒内《まこまない》牧牛場を開設した。この牧場は七重官園から移ったダンの設計と指導による全国屈指の大牧場であった。そこでは後に場長となる町村金弥が開拓使御用係として採用され、ダン直々の指導を受けることになる。町村は福井県の出身で、新渡戸稲造、内村鑑三らを同期生とする札幌農学校第二期卒業生であった。後にダンから指導を受けた技術を買われ、雨竜《うりゅう》華族組合農場、十勝開墾合資会社農場といった明治期に流行した華族組合大農場経営に携わることになる。

明治19（１８８６）年、この時すでに、ダンはお雇い外国人の地位を辞任していたが、彼が創設した牧牛場は真駒内種畜牧場と改称され、牧夫として大分県生まれの宇都宮仙太郎が働いていた。彼は

（注９）１８４８年米国オハイオ州チリコシの畜産農家生まれ、明治６（１８７３）年に来日した。北海道では６年余り活躍し、日本人と結婚し日本で生涯を終えている。

（注10）明治９（１８７６）年に札幌農学校として創立。明治40（１９０７）年東北帝国大学農科大学、大正７（１９１８）年北海道帝国大学、昭和22（１９４７）年北海道大学。

福澤諭吉に心酔する政治家志望の青年で、東京の予備学校で学んでいたが、その分野では競争相手の多いことに気づき、また必ずしも強健でなかった自らの健康に資する牛乳生産に将来の希望を見出して、明治18（1885）年に北海道にわたった。体格が貧弱で当時の牧場主任の町村からは長続きしないだろうといわれながらも牧夫として採用され、町村の指導のもとで牧場経営を目標に酪農修得に励んだ。その取り組みの中で本場での実習の必要を痛感し、明治20（1887）年に渡米し、ウィスコンシン州の試験場や大学で最新の酪農技術を学び3年後に帰国した。

その翌年の明治24（1891）年、宇都宮は町村の支援を受けて、札幌で酪農場を開設する。町村は、それまで自分で関与した大農場経営の取り組みにさまざまな理由で挫折していて、集約的な農業経営の必要を感じるようになっており、小中農型の牧場開設を勧めて宇都宮を支援した。宇都宮は、飲用牛乳の販売と民間人では初めてのバター製造に取り組んだ。彼の米国仕込みの酪農技術と乳牛改良への熱意、さらに酪農家の任意団体「札幌牛乳搾取業組合」（注11）での活動などを通じ、やがて札幌近郊の酪農家たちのリーダーとなった。日本で初めての煉乳株式会社、北海道煉乳の立ち上げにも参加する。

この宇都宮仙太郎に深い薫陶を受けたのが、町村の長男で後年町村農場主となる町村敬貴であり、また雪印乳業の前身である北海道製酪販売組合連合会（通称、酪連）の創業者メンバーである黒澤酉蔵（注12）、佐藤貢（注13）らであった。これらの北海道酪農を築き上げた人々の中心にいた宇都宮は「北海道酪農の父」と呼ばれることになる（蝦名1971：49～56頁、高宮2008：30～36頁）。

⑵デンマーク式農業の導入

北海道では当初から、エドウィン・ダンの指導に象徴される米国式の大型で粗放な農場経営がモデルとして導入されてきた。しかしながら、この方式は無肥料で土地改良を考慮していないことから、

（注11）通称「四日会」。開拓使札幌麦酒醸造所からビール粕を共同購入する十数名で構成された。その精算を毎月4日に集まってカレーライスを食べながら行ったという。

（注12）明治18（1885）年茨城県常陸太田市生まれ。北海道製酪販売組合連合会の設立および酪農学園大学創立者の一人。

（注13）明治31（1898）年北海道札幌市生まれ。北海道製酪販売組合連合会の設立者の一人・佐藤善七の長男であり、雪印乳業初代社長。

北海道のような寒冷かつ泥炭地地帯では、数年のうちに幾度も凶作に見舞われるなど「収奪農業」としての側面が指摘されるようになった。

宇都宮仙太郎は米国留学時より恩師から米国型粗放酪農の限界を知らされ、家畜を利用して地力を高める「有畜農業」の典型であったデンマーク式農業の有用性を勧められていた。そのため、大正10（1921）年、その導入を強く行政に進言するとともに、酪農経営に従事していた娘婿の出納陽一をデンマークに2年間派遣し実態調査をさせている（松原1962：14～15頁）。

また、当時の北海道長官・宮尾俊治もデンマーク農業に造詣が深く、その宇都宮の意向を受け入れ、道としても調査のための要員を1年間にわたり派遣し、その後導入を決めている。大正12（1923）年には『丁抹（デンマーク）農業』と題する書籍を刊行し、酪農民対象に講習会を開いた。さらにデンマークより2戸、ドイツより2戸の酪農家を招聘し、モデル農家として営農させて普及定着を図ることになる（佐藤1985：66～67頁、和仁2017：70頁）。

なおデンマーク式農業とは、家族経営の規模で家畜糞尿や緑肥を用いて地質を改良し、牧草地の生産性を高めるというもので、青年学校方式で酪農経営の実質を教育するという考えも内包していた。この方式は日本の風土や農民の意識にうまく合致したようで、後に施行される「酪農振興法」にもその考え方が生かされており、新規の酪農就業者への指導要領はこの方式に準拠している。酪農教育学校として昭和8（1933）年に創立された北海道の「酪農義塾」（現、酪農学園大学）や昭和21（1946）年に福島県で設立された「日本酪農講習所」（注14）などもデンマーク式の思想を受け継いでいると考えてよいだろう。

(3) 道東における展開

北海道の開拓使酪農は札幌近郊を出発点として拡大していったが、道央から離れた各地においても

（注14）日本酪農講習所：森永乳業初代社長・松崎半三郎の強い意向で現福島県矢吹町に創立された。昭和45（1970）年閉所までに修了生1573名、通信・短期コースを含めると全国で1万8千人余りの受講者を数えた。

それぞれ酪農乳業発展の萌芽が芽生えてゆく。晩成社（注15）の創立で知られる依田勉三は、明治16（1883）年に十勝へ入地し営農のための基盤づくりに着手、明治22（1889）年より牧場経営に取り組み始め、明治38（1905）年頃から大正7（1918）年まで南十勝の大樹町のオイカマナイ牧場でバターや煉乳を製造している。バターは「マルセイバタ」として東京本郷の舶来食品店などで販売された（小林2019）。同じく十勝地方の清水町では明治31（1898）年に渋沢栄一が十勝開墾合資会社を設立、同年塩野谷辰造も牧場を開いている。

根室においても酪農への取り組みは早く、明治初期に「開拓使牧畜場」が設置され、明治19（1886）年には廃止されたが、明治27（1894）年に事業家の山縣勇三郎がその地に山縣牧場を設立し、明治29（1896）年からは煉乳・バターの製造に取り組んでいる。その後明治43（1910）年、山縣が事業に失敗して銀行に譲渡され、以後「根室牧場」と名前を変えて経営され、大正3（1914）年には北海道帝国大学出身の技術者で後に明治製菓に入社する松山潜蔵の努力で煉乳製造のための真空釜を北海道で初めて完成させている（山内1941：94～96頁）。

これまで見てきたとおり、幕末から明治期にかけての日本酪農乳業発展の起点は、横浜の外国人居留地における搾乳、神田雉子橋にあった幕府の御厩、同じく幕府の遺産を継承した嶺岡牧、そして北海道開拓使の4点を挙げることができる。

雉子橋の御厩の乳牛は幕府の嶺岡牧からのものであり、その御厩は横浜の外国人居留地で培った搾乳技術で支えられた。御厩の廃止後は牛馬会社が設立され、その役割と人材を継承し、東京府内の市乳事業を発展させた多くの人材を輩出している。また、嶺岡牧の存在は安房（千葉県）における酪農業を拡大し、煉乳事業を勃興・発展させることに貢献している。

北海道においては、開拓使主導によりお雇い外国人エドウィン・ダンが米国の農業技術を指導し、

（注15）晩成社は北海道十勝開拓を目的に静岡県出身の依田勉三が設立した会社。

これを受けて町村金弥、宇都宮仙太郎といった先駆者たちが基礎を固め、その後デンマーク農業方式を取り入れ着実な発展につなげている。

酪農乳業の揺籃期であったこの時代、酪農乳業を拡大する取り組みの多くは記録に遺《のこ》ってはいない。しかしながら、酪農乳業を独立した産業として発展させるためのさまざまな試行錯誤が、全国各地において繰り返されたに違いない。

2. 近代酪農乳業の誕生

1 資本主義経済を背景とした煉乳業の発展

明治政府は当初から「富国強兵」を掲げて、西欧諸国に負けない近代国家へ生まれ変わる努力を始めた。「文明開化」の掛け声とともに積極的に西洋の衣食住文化を導入し、「殖産興業」により封建社会から資本主義社会への転換を図り、憲法をはじめとする法制度を整え近代国家体制の実現を目指していた。

このような背景で日本における資本主義経済は、明治19（1886）年頃から始まり、明治23（1890）年以降進んだ国内の明治期産業革命により、産業基盤を固めることで発展してきた。始まりは鉄道業の拡大、次いで紡績業、鉱山業において次々に企業体が生まれ、同時にこれらの産業を支える銀行が金融業として急拡大を見せた（石井1997：130～131頁）。

(1)西洋文化の積極的受容

日本は芽生え始めた経済力を支えに、明治27（1894）年に勃発した日清戦争に勝利して、多額の賠償金と台湾・朝鮮半島の領土割譲を得る。明治34（1901）年には国内の近代製鉄業の先駆けとなる官営八幡製鉄所が設立され、明治36（1903）年には横須賀・呉・佐世保・舞鶴の海軍四工《こう》廠《しょう》を整備し、軍艦の国内生産力を強化している。さらに軍備強化を実現した日本は明治38（1905）年、日露戦争において、苦難の末に勝利を収めた。海外強国との戦争における立て続けの勝利は、日本に大きな自信を与え、国の発展への期待を生んだに違いない。この二度の戦争の後、日本人の意識が大きく変革したといわれている（山崎ほか1976：189〜192頁）。

その具体的な顕れの一つとして、西洋文化の定着につながる生活様式や洋装・洋食の積極的な受容と、これらを生産する産業の振興を挙げることができよう。これらの社会変化を原動力に、食品製造業においては明治29（1896）年に日本精糖、明治33（1900）年には台湾製糖、明治39（1906）年には明治製糖と大きな製糖会社が、食品工業の先駆けとして順次設立されている。この時期が産業革命の動きとまさに重複しているのは、時代の変化の節目において象徴的といえるだろう。

(2)近代化の始まり

酪農乳業が本格的な近代産業への変貌を見せ始めるのは、煉乳会社が設立され始めた明治の終わりから大正初期にかけてであり、明治期産業革命が一段落したあとになる。この頃の食品製造業は、味噌、醤油、酒、製粉、和菓子、豆腐など限られたものであったが、すべて手工業的な形態であり衛生的にも課題が多かった。けれども、欧米における工業化の情報を得ることで、最新技術の導入を目指す機運が生まれ、その投資のために食品業界においても徐々に株式会社が誕生し始めた。

北海道における煉乳事業は、明治37（1904）年、札幌農学校教授・橋本左五郎が製造技術研究に取り組み始め、明治43（1910）年、左近彦四郎による札幌煉乳場など、複数の煉乳会社が設立された。特筆されるのは、橋本による日本で初めての煉乳を製造する株式会社の実現であり、大正3（1914）年の北海道煉乳株式会社の立ち上げであった。この事業には、橋本左五郎の養嗣子・橋本直也、後に帯広畜産大学初代学長となる宮脇富《あつし》、フルヤ製菓の社長となる古谷辰四郎のほか、宇都宮仙太郎も参加している。

明治32（1899）年に森永太一郎（注16）により創立された森永商店（注17）は、ミルクキャラメルのヒットを基盤にして事業を大きく拡大したが、明治43（1910）年には三井物産出身の北浜銀行頭取・岩下清周の助言で株式会社森永商店へ改組している。

また、明治製糖の創業者・相馬半治（注18）の方針は「多角的経営」であり、砂糖需要創出につながる製菓事業の起業は重要課題であった。相馬は、国内の菓子需要の伸びも見込まれることに加えて国産菓子の海外進出を図ることも念頭に、大正5（1916）年に東京菓子株式会社（後の明治製菓）を買収する形で製菓業に参入している（久保2014：7頁）。

菓子原料としての乳は、生産が少なく日本の煉乳製造技術が未熟だった時代には海外からの輸入煉乳を使っていたが、大正3（1914）年に勃発した第一次世界大戦の影響により困難になりつつあったことで、国内での本格的な調達が必要となった（森永乳業50年史編纂委員会1967：25～26頁）。

この状況から明治製糖は森永に先んじて大正6（1917）年4月、その1年前に地元資本により設立された房総煉乳（注19）を買収して煉乳事業に進出した。同年10月、森永製菓は安房にある愛国煉乳を買収すると同時に日本煉乳株式会社（後の森永乳業）を設立し、3カ所の製酪所で操業を始めている。この大手資本参入をきっかけに、零細だった安房における煉乳製造は、大規模化に向かって動き始めた。

（注16）慶応元（1865）年佐賀県伊万里市生まれ。森永製菓・乳業の創業者。渡米して11年かけて製菓技術を習得し、明治32（1899）年森永西洋菓子製造所を創設した。

（注17）森永商店は森永西洋菓子製造所として創立された。大正元（1912）年に森永製菓株式会社へ改称。

（注18）明治2（1869）年愛知県犬山市生まれ。東京工業学校卒業後同校の教授を経て明治製糖・製菓の創業に携わった。

（注19）房総煉乳は大山村の竹沢太一が中心となり磯貝煉乳所など複数の小さな煉乳所を併合して設立した。

(3) 房州における明治・森永の競合

同じ安房地域で煉乳製造の操業を始めた明治・森永の二社は、原料乳調達で激しく競合することになった。乳牛を他の地域から自由に運搬調達できないこの時代、牛乳の生産は簡単には増やすことはできなかった。そのため、限られた乳量をめぐり競合し争奪戦となることは必然的だった。

酪農家と乳加工業者は、車の両輪であるといわれる。酪農業がなければ乳業は製品がつくれず、また乳業がなければ生乳を売ることができない。そのために乳業は酪農家を応援し、酪農家はそれに応えるよう努力するので、結果として相互に支え合う固い関係となる。

明治製糖が資本参加して当地の小規模煉乳会社統合の母体となった房総煉乳は、地元の零細な煉乳製造企業の集合体だった。創業者の一人でもある地元の実力者・竹沢太一は、彼の父である竹沢弥太郎の時代から安房における酪農振興に取り組んでおり、人脈も強固であったことは間違いない。後発の日本煉乳は、地元の煉乳製造所を買収する形で参入しており、すでに地元の酪農民と強固な関係にあった房総煉乳に比べて、集乳を拡大するのは容易ではなかったことが推察される。それでも生乳が確保できなければ事業が成立しないため、日本煉乳は懸命に集乳活動をしたことであろう。

大正8（1919）年、過当な集乳競争によりその不効率性を思い知った両社は協議の場を設けて、森永は安房を撤退、早くから酪農基盤が築かれ、前年に乳製品工場を開設していた静岡県錦田村（現、三島市）へ製造拠点を移すことにし、一方の明治は安房を独占的地盤としつつ静岡には進出しないことを約束した。一言で表すならば、集乳テリトリーの交換である。

このような判断の背景には、自らの企業の利益ばかりでなく効率的な事業運営により公益に資することで、日本が一日も早く「一等国」になることを望んだ当時の経営者達の、極めて高い公共意識があったと伝えられている（森永乳業50年史編纂委員会1967）。

(4) 札幌農学校と近代化の進展

安房における日本煉乳の製造拠点である3カ所を譲渡された房総煉乳は、煉乳製造を従来からの主力である滝田・主基の2工場に集約しコスト低減を図ることで体制を強化した。撤退した日本煉乳は静岡県錦田村の工場へ、バフロバック社ドラム・ドライヤーなどの最新鋭機器を米国より輸入設置し、大正9（1920）年、日本初の粉ミルクの製造を開始している。しかし、この当時始まったばかりの製乳事業の経営は必ずしも安定せず、同年日本煉乳は森永製菓、房総煉乳は東京菓子と、それぞれ親会社と合併する形で経営継続を図っていく。

森永と明治、雪印の前身で大正14（1925）年に設立された北海道製酪販売組合連合会（以下、酪連）、およびその他独立系の製乳事業会社の工場展開は**表1**のとおりであるが、大正6（1917）年から20年ほどで、北海道から九州にわたる全国各地で50カ所以上の乳製品・飲用牛乳工場が開設されている。それに合わせて生乳生産量も6万3千tから30万t超へ大きく伸長している。この期間は、生乳を加工販売する製乳業が近代工業としての基礎を固める、非常に重要な時期にあった。

これらの工場展開は、酪農生産現場においても生乳の処理・製造現場においても、さまざまな技術的課題に向き合いながら進められた。ウシの飼養管理、牛乳の品質管理など、技術的には発展途上の段階で、試行錯誤が繰り返されたに違いない。特に煉乳の品質としての「粗大結晶化」の問題（注20）は明治期から長く業界を苦しめた。明治41（1908）年には解決の糸口をつかむことができた（山内1941：56~57頁）が、その際に大きな力になったのは農商務省から各メーカーに派遣され後に移籍した、あるいは学者として現場で直接指導にあたった技術者たちであった。

彼らの多くは、札幌農学校の出身である。結晶問題に取り組んだ森永製菓の湯地定武、明治製菓の岩波六郎、北海道帝国大学の里正義、宮脇富らは酪農乳業の現場で指導者として先駆的な役割を果たしている。日本の酪農乳業の技術基盤形成には、橋本左五郎にさかのぼる札幌農学校を起源とした系

（注20）牛乳中の乳糖は水への溶解性が低い。当初煉乳製造における牛乳濃縮の際、乳糖が粗大に結晶化する現象に悩まされた。

表1　乳業大手各社の工場展開動向（明治～昭和初期）

年	企業名	森永系	明治系		雪印メグミルク㈱その他
		森永乳業㈱	㈱明治	北海道煉乳㈱・極東煉乳㈱	
1890	明治23年			花島煉乳所創業（静岡）（極）	隅猪太郎（山口）煉乳製造開始
1897	明治30年				藤井煉乳（千葉）創業
1899	明治32年	森永西洋菓子製造所創業			
1906	明治39年		明治製糖㈱創立		真田煉乳所創業（千葉）
1910	明治43年	㈱森永商店創立		札幌煉乳場創業（極）	平群製酪所創業（千葉）
1912	大正元年	森永製菓㈱へ改称			愛光舎那古出張所開設（千葉）
1914	大正3年			**北海道煉乳㈱創業**（札幌市苗穂）	和光堂創立（東京）
1916	大正5年		明治製糖が東京菓子㈱を創立	木古内工場開設（北）	愛国煉乳（合）創業（千葉）
1917	大正6年	森永製菓が**日本煉乳㈱を創立**	東京菓子が**房総煉乳㈱を創立**（千葉滝田工場）	三井物産が**極東煉乳㈱創立**（東京本社、札幌・三島工場）	藤井煉乳所淡路工場（兵庫）開設、町村農場（北海道）創業
1918	大正7年	錦田工場（静岡）開設	主基工場開設		日本コナミルク㈱創立（千葉）
1919	大正8年	冨士煉乳・駿東煉乳（沼津）合併関西煉乳合併	館山工場開設、日本煉乳より吉尾・田原・勝山各工場を買収		日本製乳㈱創立（山形）
1920	大正9年	森永製菓㈱に合併	房総煉乳を東京菓子煉乳部へ改編		札幌酪農信用購買販売生産組合設立
1921	大正10年	福崎工場開設、岡山煉乳・東洋煉乳系列化			
1922	大正11年	伊万里煉乳工場（佐賀）開設		函館貿易㈱合併（北）	
1923	大正12年	八丈煉乳㈱設立、空知工場（北海道奈井江）開設		八雲、根室、当別工場開設（北）	
1924	大正13年	平塚工場（神奈川）開設	明治製菓㈱へ名称変更、東京市乳仮工場開設（京橋）		
1925	大正14年		川崎工場開設		**北海道製酪販売組合連合会創立**（雪印乳業前身）野津幌仮工場開設
1927	昭和2年	森永製菓より森永煉乳㈱分離設立（空知・平塚・錦田・福崎・伊万里工場）	両国工場開設	北海道煉乳は大日本乳製品㈱へ改称	札幌工場開設（雪）
1928	昭和3年		旭川工場開設	外資ネッスルとの提携問題浮上（北）、ミルクプラント設置（本所）（極）	後志（倶知安）名寄各工場開設（雪）

（次頁へ続く）

年	企業名	森永系	明治系		雪印メグミルク㈱ その他
		森永乳業㈱	㈱明治	北海道煉乳㈱・極東煉乳㈱	
1929	昭和4年	岡山煉乳㈱合併（岡山工場）、野付牛工場（北海道北見）開設			
1930	昭和5年	滝野川（市乳）工場開設（東京）	清水工場開設（北海道）		
1932	昭和7年		大日本乳製品㈱系列化	明治製菓㈱へ経営権譲渡（北）	木古内、八雲各工場開設（雪）
1933	昭和8年	横浜（市乳）工場開設、胆振工場開設、市乳事業を森永牛乳㈱へ分離	横浜工場、上ノ山工場（山形）開設、大日本乳製品との合併により札幌、八雲、木古内工場を開設	明治製菓㈱へ合併（北）	遠浅工場開設（雪）藤井煉乳所が外資傘下に入る（第三次ネッスル問題）
1934	昭和9年	昭和煉乳㈱設立（極東煉乳三島工場と錦田工場統合）	大阪（市乳）工場、名寄工場開設		函館工場開設（雪）
1935	昭和10年		極東煉乳㈱系列化	明治製菓㈱へ経営権譲渡（極）	野付牛工場開設（雪）
1936	昭和11年		明治製乳㈱他合併、岩泉（岩手）、笠岡（岡山）、函館各工場として開設	新田帯革製造所止若、釧路の各工場を買収（極）	品川工場開設（雪）
1937	昭和12年	森永東北農産工業㈱設立、森永下田煉乳㈱設立、森永関西牛乳㈱大阪・京都各工場設立	大島煉乳㈱を設立、栃木工場を開設	昭和煉乳㈱の持株を森永煉乳㈱へ譲渡（極）	
1938	昭和13年	徳島工場開設（共同国産煉乳㈱より買収）	五日市工場開設		幌延工場開設（雪）
1939	昭和14年	森永岳麓農業科学研究所開設（静岡）、森永秋田煉乳㈱、天草工場開設	平賀工場開設（長野）		
1940	昭和15年	鹿児島工場、愛知工場開設	極東煉乳㈱合併、明治乳業㈱発足	明治乳業㈱へ合併（極）	
1941	昭和16年	松本、大阪各工場開設、森永乳業㈱へ改称、**北海道興農公社へ4工場現物出資**	**北海道興農公社へ10工場現物出資**		**北海道興農公社設立**
1942	昭和17年	他3社と森永製菓㈱へ合併、森永製菓第二生産部となる。戦時合同の市乳会社・東京乳業設立参加	石岡工場（茨城）草津工場（群馬）開設、東京乳業設立参加		
1943	昭和18年	森永製菓は森永食糧工業㈱へ改称	八戸市乳㈱設立		

筆者作成

譜が大きく貢献している。

2 国際化の影響

国内の製乳業会社が酪農を育成し市場を育てながら全国で工場展開を図りつつあった昭和2（1927）年、外資企業進出問題がもち上がった。それは世界的な食品会社ネスレ（注21）が、大日本乳製品株式会社を実質的には買収する契約案件であった。ネスレは今日同様、すでに国際的な巨大食品会社であり、各国に製造拠点をもつグローバル企業として世界を席巻していた。

当時の煉乳製品の市場は、世界地図上において東がシンガポールを中心とする南洋市場、西がキューバを中心としたカリビヤン市場を、輸出向け国際二大市場として位置づけ（日本乳製品協会1960：127～129頁）ており、煉乳製造の先駆けとして知られる米国のボーデン社（注22）や欧州を本拠地とするネスレ社が、市場確保に動いていた。ネスレの日本進出の背景には、南洋市場における日本の国産煉乳とネスレのシェア争いがあった。

⑴外資ネスレとの競合

昭和2（1927）年頃より、全国の煉乳製造者の業界団体である大日本製乳協会は、ネスレが高いシェアを占めていた南洋市場へ日本産煉乳製品の輸出拡大を企て仲介に入り、その数量を拡大しつつあった。ネスレはそのシェアを守るべく、低コストでの製品製造が可能な日本国内への進出を図ろうとしたのである。もともと安価な中米産の砂糖を使用することでコスト的にも有利なネスレが、よりコストを低減しその強力なブランド力と併せて東アジアにおけるシェアを拡大すれば、日本のメーカーは多大な影響を受けることになる。この事態は、国内メーカーにとって死活問題であるといえた。

さらに日本においては、日露戦争の戦費調達のときまでは外資の導入を努めて避ける方針をとって

（注21）スイス・ベニーに本社をもつ、公称資本金1億8千万円（当時）の世界的な食品会社。米国・英国・ドイツ・スペインなど各地に70カ所以上の工場をもち、煉乳のほかチョコレート製品販売を展開していた。当時はネッスル・アンド・アングロスイス煉乳会社と称していた。

（注22）ボーデン・カンパニー。アメリカの実業家ゲール・ボーデンが世界で初めて真空釜を用いて煉乳製造に成功し事業化した。南北戦争の際、北軍の食糧として採用され成長している。

きた。それまでの間、やむを得ず外資に頼ったのは版籍奉還の際の士族らへの秩禄《ちつろく》処分のための公債発行と、新橋横浜間に国内最初の鉄道を含む利権買収の際だけだったといわれている（杉山1996：182頁）。外資を積極的に導入した結果、植民地として蹂躙《じゅうりん》された隣国・清の轍《てつ》を踏まないためとの判断だった。この時代においても、外資導入への抵抗感が、社会の底流に営々と流れ続けていたと考えられる。

また、大正12（1923）年に発生した関東大震災の復興対策として、政府は生活必需品、建築資材の輸入税を免除し、煉乳粉乳輸入は無税となり、国内煉乳製造業者は大きな影響を受けていた。免税はその後4年にわたって継続されたが、この間国内メーカーは業界団体である大日本製乳協会を中心にして関税引き上げ運動を展開し、昭和2（1927）年9月にようやく引き上げ実現にこぎ着けたところだった。

国内メーカー相互においても、集乳・販売の競合も激しく、このとき大日本乳製品株式会社（以下、大乳社）は経営危機に陥っていた。大乳社は旧北海道煉乳社であり、経営不振に陥ったことで経営者が交代し社名も変更されていた。大乳社のネスレ提携の動きに対し、国内の既存メーカーは一斉に反対し、製乳協会を中心に対応に動いた。反対声明を発信し、大乳社を協会から除名した。また煉乳業保護を目的に施行されている砂糖戻し税法（「煉乳原料砂糖戻税法」）（注23）について、その恩恵が外資企業に及ばないよう改正運動を展開した。やがて同法の改正の見通しも立ち、ネスレ、大乳社は共に提携を断念、外資問題はいったん終息を見た。しかしアジア市場の死守の必要から、ネスレは進出をあきらめなかった（神戸新聞1933）。

昭和6（1931）年、やはり厳しい経営を強いられていた酪連との間で、提携交渉に動き出した。酪連による乳製品製造は、バターからスタートし、他社との差別化の重点もバターであった。そこで酪連はバター、ネスレは煉乳にそれぞれ特化する形で住み分け、独占的な集乳体制を組んで有利に展

（注23）国内で砂糖を使用して製品を製造し輸出する場合、国際競争力付与のため、一度支払った砂糖消費税を還付することを定めた法律。

開する考えだった。しかし、この取り組みも、前回同様の国内の強い反発に加えて、世界恐慌の余波による欧米での経済的混乱などを背景に、ネスレは酪連との提携を断念せざるを得なかった。

最終的に、ネスレは昭和8（1933）年、兵庫県淡路島の藤井煉乳株式会社を買収する形で、日本進出を果たしている。この事態に大日本製乳協会は昭和10（1935）年、明治・森永・極東（注24）を始め各煉乳会社が共同出資する共同国産煉乳株式会社の設立で対抗する。藤井ネスレ工場の至近である広田村に新たな工場を建て、原料生乳を流さない計画だった。これが功を奏したが、藤井ネスレはさらに鳴門海峡を越えて徳島県に原料乳を求めた。しかし、協会側は昭和11（1936）年、ここにも共同国産煉乳株式会社徳島工場（後の森永乳業徳島工場）を設立して対抗した。

ネスレは三度にわたって進出を工作したが、結果として工場は確保したものの企図した量の原料乳を集めることができず、海外への輸出拠点として機能させるにはいたらなかった（日本乳製品協会1961：174〜175頁、窪田1965：251頁）。

（注24）極東煉乳株式会社は静岡県三島の花島兵右衛門による花島煉乳所と左近彦四郎による札幌煉乳場が、三井物産の仲介で合併し、大正6（1917）年設立された。昭和16年に明治乳業に吸収合併されている。

3　戦時下の酪農乳業

満州事変をきっかけとして昭和8（1933）年に国際連盟を脱退した日本は、この頃から次第に戦時色を深めていった。「国家総動員法」が施行された昭和13（1938）年には「飼料配給統制法」、翌昭和14（1939）年には「酪農業調整法」（以下、酪調法）が公布・施行されている。世界から孤立し資源の輸入もままならなくなり、経済活動は統制が必要な状況だった。

酪調法は生乳と乳製品の取引を統制するための法律で、乳製品の製造や出荷の割り当てを規定することによって、育児用乳製品など必需品を始めとした乳製品を確保し適正な配給を目指すものであった。加えて利益が相反しがちな生産者側と乳業者側との対立的な状況を緩和することも目的としていた。

大日本製乳協会は活動休止となり、替わって酪調法に基づき大日本製酪業組合が創立され、それらの関連団体・機関の活動により、乳牛用飼料、ブリキなどの包装資材や燃料である石炭なども優先的に配給を受けることができたという。このような状況から、心配された牛乳・乳製品が不正流通品となる「ヤミ化」も、当初散見された程度にとどまり、牛乳乳製品は正規ルートで適正に配給された。このように特定の産業に単独の法律を制定する事例はほかになく、酪調法は酪農関連産業の重要性に基づく法律だった。

また北海道においては酪調法施行に伴い、それまで道庁内に設置されていた「乳価評定委員会」が「北海道酪農協議会」に改組され、公正な取引のための法の運用が志向されている（窪田1965：205~206頁）。

⑴北海道の動向

物資不足の状況で、制度として国の支援を得て酪農・製乳業は各地で生乳と製品の増産に努めた。北海道では飼料条件は比較的恵まれていたものの、主産地が変動し各地で問題が生じた。当初の主産地は札幌を中心とした道央地区から道南にかけての一帯だったが、旭川地域での水田開発などにより、酪農地帯は次第に道東方面に展開した。その結果、旧主産地では生産量に比べて生乳処理施設が過剰となる一方で、新たな主産地では逆に処理施設が不足する事態となった。

この頃道内で工場を運営していたのは、バター製造を主業とする酪連を主体として、大正期に本州から進出した森永煉乳、明治製菓、極東煉乳などの煉乳会社であり、全道で大小合わせておよそ100カ所の加工施設が稼働していた。

余剰期でも生乳廃棄をさせないことを目標とする酪連を支持する生産者がいる一方で、長い間手厚い奨励措置で生産者を支援してきた煉乳会社を支持する生産者もまた存在した。考え方と立場の異なるこれら二つの生産者の派閥は、酪連と煉乳会社のそれぞれの立場から道内各地で激しく対立した。旧主産地では少ない生産乳量や生産資材を競い、新たな主産地ではどちらの工場を誘致するかで競合したことが推察される。

これらの対立の歴史は、大正期にさかのぼる。関東大震災に対する海外からの救恤品《きゅうじゅつひん》（注25）として大量に輸入された煉乳製品は、この頃大きく市況を乱すことになった。その影響で滞貨を抱えた煉乳会社は、乳価を引き下げたり、生乳の品質検査を強化したりするなどの実質的な生乳買入制限に及んだ。この時、海外製品との競争力を維持するために煉乳会社がとった方策は、結果的に生産者に負担を強いる形となっていた。稚拙な技術から二等乳の発生が頻発する実態も手伝って、販売がままならない多量の生乳が生じるなど、厳しい状況が多くの酪農生産者を苦しめた。

この状況を背景に、農業協同組合としての酪連設立の中心を担った宇都宮仙太郎、黒澤酉蔵らは、この状況に鑑み、煉乳会社に頼ることなく、自ら生乳処理ができる体制構築の必要性を痛感して組織を立ち上げたのだった。このように生産者と煉乳会社との対立は、すでに一定の市場を形成していた煉乳に特化しない、新たにバター製造を主業とする大きな組織を生み出す要因になったといえる。

なお、戦時下における煉乳会社との生乳の取引は、酪連が生乳を酪農生産者から一括して買い上げ、酪連から煉乳会社へ販売する「一元集荷多元販売」（注26）の仕組みをとっていた。これは現代の生乳取引形態と同様のものであるが、この時は大正期から始まる昭和初期の大不況で煉乳会社が生乳の買入拒否に及んだ時期であり、酪連が生乳廃棄などを避けるために煉乳会社と折衝して実現させたものである（雪印乳業1960：165～167頁）。

⑵北海道興農公社の設立

札幌近郊の江別で独自の酪農場を営んでいた町村敬貴は、このような農民同士が対立する状況を憂

（注25）救恤品とは援助品のこと。

（注26）一元集荷多元販売：一つの事業者がすべての生産物を集荷し窓口となって、多くの事業者に対して販売する取引形態。

いた。米国で9年にわたる農業実習を経験した町村は、その後もしばしば乳牛導入のため渡米していて、常に世界の実勢を肌で感じており、戦争勃発が近いこの期に及んで、国内での無益な競合は避けなければならないと考えていた。そのための方策は、道内製乳会社の統合だった。町村は若き日に宇都宮牧場で共に働いた酪連専務・黒澤酉蔵にも相談し、まずは自ら動くことにした。

昭和15（１９４０）年正月、町村は北海道長官に赴任したばかりの戸塚九一郎に製乳会社の統合を訴えた。戸塚はネスレ対応の際に指揮を執った元徳島県知事であり、酪農に対する見識も高かった。この時期検討されていた北海道総合計画の一環として、強い興味と賛意を示した。

課題は、明治、極東、森永の各煉乳会社の理解を得ることだった。このとき明治製菓はグループ会社の極東煉乳と併せて北海道内に10カ所、森永煉乳は同じく4カ所の工場をもっていた。これらを手放し、一社に統合することは、両社にとって北海道における事業拠点を失うことを意味していた。そこに大きな障壁があると町村は考えていた。

しかし、最初に面談した森永煉乳社長・松崎半三郎（注27）は、町村には意外に感じるほどの理解を示した（蝦名１９７１：１３５〜１３６頁）。松崎は、町村のいう「循環農業」（注28）としての真の酪農を実現するためには、危機的な時局でもあり、会社の利益に優先して協力すべきとの考えであった（森永乳業50年史編纂委員会１９６７：94頁）。これを皮切りに話は進むことになる。明治製菓社長・相馬半治もその流れに乗らざるを得ない状況であった（酪農学園２０１５：１６１頁）。こうして町村の仲介の労と道庁の支援により、酪連を母体として明治製菓（系列の極東煉乳を含む）、森永煉乳がすべての道内工場を現物出資する形で乳業が一つに統合され、昭和16（１９４１）年4月、戦時下における国の命令によらない自主的な形の企業合同が実現し、北海道興農公社が発足した。北海道総合計画の一角に位置づけられた興農公社は乳加工業にとどまらず、種苗採取と供給、皮革加工、土壌改良事業（農業用石灰取扱・排水用土管製造）など、併せて農業関係事業に取り組むことになった。

（注27）明治7（１８７４）年埼玉県寄居町生まれ。創業期から森永太一郎の片腕として森永製菓・煉乳の専務・社長を務めながら、大正8年の大日本煉乳協会創立時から理事長に就任し、昭和21（１９４６）年大日本製酪業組合の時代に引退するまで、約30年間にわたり業界団体のトップとして近代日本の酪農乳業界を牽引した。

（注28）循環農業：家畜の排泄物を畑に還元して飼料作物を生産し、それを再び家畜に給与するサイクルを有する、主に酪農業のこと。

(3)東京における市乳事業統合

全国的な取り組みとしても、後に「戦時統合」と呼ばれる企業の統合が金融機関、報道、公共交通機関、ビール会社などさまざまな企業において法令に基づき進められた。首都圏における市乳事業関係の事業統合は、昭和15（1940）年、政府の命によって実施されている。圏内の一元的統制により円滑に飲用牛乳を供給するため、阪川牛乳・東京市乳株式会社など12の市乳プラントが現物出資により統合され東京合同市乳株式会社が設立された。東京市乳はその前年に、明治製菓、朝日牛乳、極東煉乳の明治系市乳事業を統合した会社である。昭和18（1943）年にはさらに市乳事業の一元的統制機構を強化するため、東京合同市乳株式会社に別の14プラントを加えて、東京乳業株式会社を発足させている（明治乳業1969：168〜175頁）。この統合は、戦況の悪化により物資・原料調達などますます厳しさを増している状況下、酪調法に基づいて行われた。明治・森永を初めとした大手のほか、首都圏で広く活動していた多くの中小企業を唯の一社に統合するという、特異で究極的なものといえた。市乳販売は戦後、大手の寡占化《かせんか》が進行することになるが、その下地はこのときに形成されたと指摘することができる。

戦時下において酪農乳業産業界では、業界を挙げて生乳生産と乳製品供給に努力した。しかしながら「非常時」と呼ばれた厳しい経済環境下で、燃料統制や中国大陸からの輸入飼料途絶などにより酪農乳業は生産力低下を余儀なくされた。やがてその限られた生産力は軍事需要に振り向けられ、木製の戦闘機をつくるために必要な接着剤の主原料として、カゼイン製造などが優先されている。明治末期よりほぼ一貫して順調な伸びを示していた全国の生乳生産量は、昭和16（1941）年をピークに不安定となり、戦争が終結した昭和20（1945）年には18万8千t（昭和16年比47・8％）まで激減している。

3．日本酪農乳業の大発展期

1 終戦後における酪農乳業の動向

戦争により国土は著しく荒廃したが、民主主義社会を基本に復興を目指して、日本は産業振興を基軸に再び動き始める。しかし、終戦直後の厳しい食糧不足という事情から各地でウシの密殺などが横行したため、酪農乳業として乳牛頭数を回復させることは大変困難であり、しばらくは生乳生産も乳製品加工も低迷する時期が続いた。

⑴集中排除法公布と戦後開拓事業の開始

昭和22（1947）年にはGHQ（連合国軍最高司令官総司令部）の指示により「過度経済力集中排除法」が制定・公布され、当初乳業では大手三社を占める北海道酪農協同株式会社（旧株式会社北海道興農公社）（以下、北酪社）、森永食糧工業株式会社（注29）、明治乳業株式会社が指定された。その後のGHQの方針転換により最終的には北酪社のみが指定を受け、北海道バター株式会社と雪印乳業に分割（注30）された。その際には北酪社から、森永へは遠軽工場、明治へは今金工場が譲渡されている（雪印乳業1960：709頁）。

昭和24（1949）年には「酪農業調整法」が廃止となり、翌昭和25（1950）年には統制も解除、諸物価の高騰に伴い乳価も値上げされ、酪農乳業はいよいよ本格的な復興に向けて動き始めた。この頃から、酪農乳業界は新技術導入を模索しながら次の世代へ進み始める。

政府は終戦直後の昭和20（1945）年11月には早くも「緊急開拓事業実施要領」を閣議決定し、

（注29）昭和17（1942）年に森永製菓が森永乳業を合併吸収、昭和18（1943）年森永製菓は森永食糧工業株式会社へ改称、そして昭和24（1943）年、再び森永乳業株式会社として分離独立している。

（注30）北海道バター株式会社は昭和32（1957）年クローバー乳業株式会社へ社名変更、昭和33（1958）年に雪印乳業株式会社と再統合している。

予想される国外からの引揚者の就業対策と食糧増産を大命題として開拓事業の準備を進めた。翌昭和21（1946）年の第二次農地改革においては、農地解放とともに開拓適地の買収も図られた。開拓事業における酪農の規模は、初期においては復員軍人など農業未経験者が多かったため、昭和25（1950）年までは1万頭程度の乳牛飼養頭数にすぎなかった。ところが昭和28（1953）年から2年連続で被った大冷害により有畜農業への転換が促進されることとなり、昭和31（1956）年には5万3千頭、昭和34（1959）年には10万頭の大台を超えている。酪農を主体とした開拓地は全国各地の未開拓地域に及んでおり、昭和47（1972）年には28万4千頭、開拓事業による生乳生産量は75万6千t、全体生産量の15％を占めるまでに伸長（注31）している。この間、乳業各社は自社の生乳生産地盤における集乳量増加のため積極的に酪農振興に努める一方で、農地解放と大冷害による酪農参入の増加により、一般の農業者においても乳牛の導入が進んでいた（戦後開拓史編纂委員会1977：296頁）。

(2)酪農乳業関係組織の整備

酪農生産者を支援するための組織も設立された。戦前は大日本製乳協会、戦時中は大日本製酪業組合（以下、製酪業組合）において乳業者が主体となって酪農振興が取り組まれていたが、当時、製酪業組合会長であった松崎半三郎（森永食糧工業社長）による酪農民組織設立の必要提唱により、昭和21（1946）年に全国酪農協会が生まれ、後の昭和24（1949）年には全国酪農業協同組合連合会、通称「全酪連」の発足につながった。松崎は製酪業組合の事業として酪農従事者教育学校である日本酪農講習所（福島県矢吹町）設立にも尽力している。全酪連はその後、農政活動を含む指導事業、生乳の販売事業、飼料供給を主とする購買事業の三本柱で、日本の酪農業の成長を支えることになる（全国酪農業協同組合連合会1975：18～29頁）。

（注31）北海道雄武地区、青森県下北半島、福島県白河市、静岡県富士山麓、愛媛県大野ヶ原などでの成功事例が報告されている（『戦後開拓史完結編』）。

これらの開拓事業の進展、乳業会社の生産振興への注力、酪農組織の活動を背景として、生乳生産は、昭和26（1951）年には過去最高の43万8千tに達した。従来にも増して欧米文化の流入が加速し、食生活の変化、所得の緩やかな向上により牛乳乳製品の需要は著しく伸び始め、それに応える形で生乳生産も伸びてゆく。昭和31（1956）年には100万tを超え、その後10年余りで400万tに達することになる。酪農乳業界は爆発的な発展期に入り始めていた。

2 飲用牛乳の拡大と不足払い法の施行

第二次世界大戦により生産基盤を大きく損なわせたものの、その後日本の酪農・乳業は産業としての酪農乳業事業を復活させた。その経過は平坦ではなく、戦後の混乱期を経た後、昭和30年代に入り旺盛な伸びを見せた飲用牛の需要に合わせて生産力も高めていった。

昭和31（1956）年、池田勇人首相（当時）は国会で「もはや戦後ではない」と演説し、急激に成長しつつある日本の実態を顕す「経済白書―日本経済の成長と近代化」を発表した。復活を遂げた日本社会の発展は、酪農乳業界にも反映した。特に、昭和30（1955）年代の酪農乳業界の発展を象徴するものは飲用牛乳の生産消費の伸びであった。

(1)「酪農振興法」の施行

このときの酪農乳業発展の背景には、昭和29（1954）年8月に施行された「酪農振興法」（以下、酪振法）がある。この法律は、第一に自然的経済的条件が酪農に適する地域を「集約酪農地域」として育成することを目的とし、開拓事業の推進支援も視野に入れたものだった。集約酪農地域では、草地改良、乳処理施設の適正な設置を進めるとともに、乳牛種は主流であったホルスタイン種よりも「頑健で粗食に耐える」ジャージー種（注32）をあえて奨励していた。最初に指定された山梨・長野

（注32）ジャージー種は乳牛の品種の一つ。ホルスタイン種より体格は小さく、生産乳量も少ないが、脂肪率は高い。

（八ヶ岳地域）、青森（十和田）、秋田（県北・鳥海）、岡山（美作）、熊本（阿蘇）など12カ所のモデル地域でジャージー種の導入が進み、指定要望地域は全国で100カ所を超えるまでになった。

しかしながらその後、秋田（鳥海）、岡山（蒜山）、熊本（小国）など一部地域を除いて、ジャージー種の導入は停滞しホルスタイン種に切り替わっていった（和仁2017：119〜120頁）。酪農の大発展期にあって各地で生乳生産量が競われていた時代でもあり、小型のジャージーの生乳生産量はその体格に比例してホルスタインよりも低く、その単位当たりの生産性の低さがジャージー離れの原因となった可能性は高い。

酪振法のもう一つの目的は、生乳取引の公正化であった。これは先の酪調法の考え方を引き継いだものである。それまで続いてきた乳業者主体の酪農振興のあり方は、取引条件の見直しの際に、ややもすると生産者側に経済的負担を偏重させる傾向となり課題とされてきた。これを防止するために契約の文書化を促進し、紛争が生じた場合の斡旋制度を設けている。

(2) 産業規模の急拡大

順調に進む生乳増産に合わせて、乳業側も大きく変化を見せる。雪印乳業株式会社は、昭和30（1955）年以降飲用牛乳事業で都府県へ積極的に進出し始めた。森永乳業、明治乳業も営業政策の重点を、乳製品事業から飲用牛乳事業へ移行し、全国の主要都市近郊で大型のオートメーション工場を次々に新増設し、各地で激しいシェア争いを展開した。

この背景には、大手メーカーによる寡占化がある。戦時中、酪調法による飲用牛乳事業統合で誕生した東京乳業株式会社の工場設備は、戦後現物出資の割合に応じてもとの出資者へ返還されているが、統合時の経過から東京乳業の大部分の事業所は明治乳業と合併し、わずか3％にすぎなかったシェアを14％まで伸長させている。明治乳業は翌昭和26（1951）年、さらに千葉県を拠点とする系列の朝日牛乳も吸収している。森永乳業も、出資した首都圏における市乳の製造拠点として目黒工場の返還を受けている。戦時下の政策によって誕生した東京乳業の解体を契機に、飲用牛乳事業は大手による寡占化の道をたどり始める（明治乳業1969：230～233頁）。

地方においては、軌道に乗り始めた開拓事業や既存農家の酪農参入の受け皿として、中小乳業の創業が相次いだ（**表2**）。飲用乳製造工場は全国へと拡大し、昭和36（1961）年には個人営業の小規模店を含めた生乳処理拠点が3300カ所（注33）を超えるまでに増加している（『全国乳業年鑑』1961）が、翌昭和37（1962）年頃になると天候不順や小売価格の値上げ、清涼飲料水の台頭などが影響して飲用需要は停滞した。加工向け処理量が増加し煉乳在庫も増加、乳価は連動して低迷した。その結果、再生産の継続が厳しくなった酪農と、経営に余裕がない乳業の間で乳価紛争が生じることとなった。

また東名阪の大消費地帯においては、飲用牛乳処理施設がHTST、UHT（注34）へと高度に近代化する必要に迫られたことから、新たな投資に対応できない中小市乳会社が次第に明治・森永・雪印など大手傘下に吸収・合併されていったことも、この時代の特徴的な動きであった。

⑶不足払い法の公布

この情勢を調整して中長期的な酪農乳業の成長を期するため昭和40（1965）年「加工原料乳生産者補給金等暫定措置法」（通称、不足払い法）が公布されている。この法の目的は、基本的に生乳の再生産確保のための酪農サイド支援にあったが、これに対する乳業サイドの意見はさまざまであった。加工向け生乳の多い北海道でのシェアが高い雪印乳業は賛成、明治乳業は特定社（雪印）のみが利するとの理由で中立、森永乳業は自由化を進めるべき時代に国の介入は筋違いとして反対だった。

この法律は、安価な加工原料向けに限って補填金を交付することで飲用向け乳価をも安定させるこ

（注33）平成30年度の乳製品工場および牛乳処理施設数は571カ所である「平成30年牛乳乳製品統計」。

（注34）短時間高温殺菌法による牛乳の殺菌施設。HTSTとは、high temperature short timeの略で、UHTはultra high temperatureの略。

表2　大手中小各社の工場展開

年代		動向	大手乳業の工場展開			中小乳業の設立
			森永乳業㈱	明治乳業㈱	雪印乳業㈱	
	明治期		森永西洋菓子製造所創立	明治製糖㈱創業		チチヤス乳業（広島M19）小岩井農場（岩手M24）フクロイ乳業（静岡M28）塚田牛乳（新潟M34）高木牧場（滋賀M39）君津牛乳（千葉M40）
	大正期		日本煉乳㈱創業	東京菓子㈱創業 明治製菓㈱発足 房総煉乳㈱創業	有限責任 北海道製酪販売組合設立（T14）	木村ミルクプラント（福島T1）町村農場（北海道T6）守山乳業（神奈川T7）山村乳業（三重T8）白水舎乳業（T8）いかるが乳業（大阪T15）
	昭和戦前		森永煉乳㈱発足	明治乳業㈱発足	北海道興農公社設立（S16）	興真乳業（千葉S2）大石乳業（岩手S4）日清煉乳（静岡S8）オーム乳業（福岡S9）北海道保証牛乳（S11）倉島乳業（北海道S12）岩手牛乳（岩手S12）中央製乳（愛知S12）熊本牛乳（熊本S12）つくば乳業（茨城S16）横浜牛乳（神奈川S16）弘乳舎（熊本S16）泉南乳業（大阪S18）
1945	昭和20年	第二次大戦終戦				古谷乳業（千葉）
1946	昭和21年		宮崎乳業工場開設	岩泉工場開設		
1947	昭和22年	開拓事業実施要領決定	熱海市乳工場開設		北海道酪農協同㈱へ改称	栃木乳業（栃木）ニシラク乳業（福岡）
1948	昭和23年		松本工場増設・盛岡工場開設			両毛農協（栃木）針谷乳業（栃木）日本酪農協同（大阪）会津中央乳業（福島）
1949	昭和24年		森永乳業㈱発足 名古屋工場開設	名古屋工場開設		北海道乳業（北海道）飛騨酪農協（岐阜）やまぐち県酪乳業（山口）
1950	昭和25年	酪農調整法廃止		今金・両国・八王子・江戸川・烏山・鎌倉工場開設	雪印乳業㈱、北海道バター㈱へ分離	城西牛乳（山形）タカナシ乳業（神奈川）関牛乳（岐阜）いかるが牛乳（大阪）
1951	昭和26年	乳等省令公布	新宿・岩井工場開設	勝山・滝田・館山・主基工場開設、新庄工場増設		ビタミン乳業（大阪）丹波乳業（兵庫）
1952	昭和27年		平塚工場増設	那須、金沢工場開設		萩原乳業（青森）柳川乳業（神奈川）梶原乳業（岡山）中沢乳業（東京）

（次頁へ続く）

年代		動向	大手乳業の工場展開			中小乳業の設立
			森永乳業㈱	明治乳業㈱	雪印乳業㈱	
1953	昭和28年		森永牛乳販売㈱設立、十勝工場開設	西宮工場増設、東北乳業㈱・信濃乳業㈱設立、月形・帯広工場開設	花巻工場開設	新札幌乳業（北海道）オハヨー乳業（岡山）協同乳業（愛知）角田ミルクプラント（福島）
1954	昭和29年	酪農振興法公布	西成・熊本工場開設	根室・戸田橋・三川工場開設	八ヶ岳酪農協同㈱設立 関西酪農協同㈱と提携 八雲・興部・帯広工場増設	山田乳業（宮城）
1955	昭和30年			仙台工場開設	札幌酪農牛乳㈱と提携 大阪工場市乳増設	湯田牛乳公社（岩手）函南東部農協（静岡）牧成舎（岐阜）昭和乳業（兵庫）永利牛乳（福岡）
1956	昭和31年			京都工場増設	津山・長崎・秋田工場開設	トモエ乳業（茨城）榛名酪農協連（群馬）山陽乳業（広島）グリコ協同乳業（佐賀）
1957	昭和32年		士別・東京工場開設、徳島工場増設	大阪工場開設、帯広工場増設		森乳業（埼玉）九州乳業（大分）球磨酪農協（熊本）
1958	昭和33年			高知・長野工場増設	クロバー乳業を再統合	吉本乳業（高知）
1959	昭和34年		阪神工場開設、横浜乳業㈱と提携	八戸・札幌・静岡工場開設		
1960	昭和35年		日本製乳㈱と提携、大阪牛乳㈱と提携、四国森永乳業設立	岡山・福岡工場開設	磯分内・水島・福山工場開設	広島協同乳業（広島）南日本酪農協同（宮崎）
1961	昭和36年	開拓パイロット事業実施要領決定	秋田森永牛乳㈱設立、球磨酪農・秋田協同乳業㈱と提携、日本製乳㈱山形工場・札幌工場開設	市川・山形工場開設	京都・新潟・姫路・北陸工場開設	協同牛乳（神奈川）
1962	昭和37年		宮崎協同乳業㈱設立	新潟・広島・愛知・香川・兵庫工場開設		不二家乳業（岩手）東毛酪農協（群馬）近藤乳業（神奈川）美濃酪農農協連（岐阜）木次乳業（島根）
1963	昭和38年		新潟乳工㈱と提携	神奈川・鹿児島工場開設	横浜工場開設	

（次頁へ続く）

年代		動向	大手乳業の工場展開			中小乳業の設立
			森永乳業㈱	明治乳業㈱	雪印乳業㈱	
1964	昭和39年		森永北陸乳業㈱福井工場郡山工場開設、清水乳業設立	茨城・石川・長崎工場開設	神戸・広島工場開設	いばらく乳業（茨城）
1965	昭和40年		森永牛乳九州販売㈱設立	愛媛工場開設	釧路工場増設	アイ・ミルク北陸（石川）東海牛乳（岐阜）
1966	昭和41年		名古屋市乳工場、東京多摩工場開設、宮酪乳業㈱設立京都工場増設、広島森永牛乳㈱工場開設	和歌山工場開設	静岡工場開設	東北協同乳業（福島）
1967	昭和42年	不足払い法施行	福島工場増設、㈱那須牧場設立大和工場開設、冨士乳業㈱買収	西春別・旭川工場開設、八戸工場増設	小倉・厚木工場開設 関西チーズ工場開設	原田乳業（新潟）ホリ乳業（石川）よつば乳業（北海道）
1968	昭和43年					
1969	昭和44年	開拓政策の終了	森永北陸乳業㈱富山工場開設、松江乳業と提携		倉敷工場開設	
1970	昭和45年		村山工場開設、エムケーチーズ㈱設立	埼玉工場開設		栃酪乳業（栃木）
1971	昭和46年			京都工場開設		朝霧乳業（静岡）
1972	昭和47年		佐呂間・利根工場開設		群馬工場開設	
1973	昭和48年					函館酪農公社（北海道） 戸田乳業（埼玉）

大手３社は各社社史による。

中小メーカーは設立年を公表している現在も営業中の社を掲載。設立年は市乳工場開設等事業が本格化した節目の年とし、必ずしも創業年ではない。

とを目指していた。その意味で、北海道ばかりでなく都府県の酪農家にもメリットがあった。比較的少額の国費の投入で酪農乳業全体を支えたところにこの法の画期的な特徴がある。国会において喧々《けんけん》諤々《がくがく》の議論が展開したが、最終的には日本酪農を維持発展させることを大義に法案は可決された（全国酪農協会２０１６：10〜11頁）。不足払い法はその後、その力を遺憾なく発揮して日本酪農乳業発展に貢献した。その後も生産調整が繰り返されるなど紆余曲折を経たが、不足払い法の効果を背景に、終戦から数えてほぼ50年を経た平成８（１９９６）年には、日本の生乳生産量は８６５万ｔのピークに達している。

(4)学校給食牛乳の始まり

戦後の日本社会に牛乳の飲用習慣を定着させる大きな力となった学校給食事業も、食生活改善運動として早くから取り組まれた。昭和21（１９４６）年に文部・厚生・農林省連名で通達された「学校給食実施の普及奨励について」に基づき、ＧＨＱ・ララ委員会（注35）・ユニセフからの援助物資によって全国の児童生徒全員を対象に進められた。昭和25（１９５０）年には米国政府から寄贈された小麦粉によりパン・ミルク・おかずが供給され、昭和29（１９５４）年に制定された「学校給食法」と、それに伴って昭和33（１９５８）年に全面改訂された「学習指導要領」により、教育における学校給食の位置づけが明確にされ（渡辺１９６４：３１１〜３１４頁）、継続して国産脱脂粉乳が学給用ミルクとして供給されるようになり、さらに昭和40（１９６５）年代頃には脱脂粉乳から普通の瓶詰牛乳へと代わり、制度としての児童生徒への飲用牛乳の供給が続いている。

（注35）ララ（LARA）とは、「アジア救済公認団体」(Licensed Agencies for Relief in Asia)の略称。

(5)平成時代の酪農乳業

昭和の時代から平成に入り、酪農乳業を取り巻く情勢は緩やかに変化を見せてきた。平成８（１９

96）年には生乳生産量と飲用牛乳の消費がピークに達し、その後減少傾向をたどることになる。一方で、健康ブームを背景に発酵乳の消費が徐々に伸長するとともに、食生活における嗜好の変化や多様化により、洋菓子やデザートに生クリームが多く使われるようになり、また、ピザ料理の浸透やワインブームなどにより、チーズの消費は現在に至るまで一貫して伸び続けている。

酪農生産においては飼養規模の拡大が徐々に進んできた。乳牛の飼養形態は、永く牛舎でのつなぎ飼いが主流だったが、昭和60年前後の頃より、米国からフリーストールやミルキングパーラーを用いた群飼養の技術が導入され、徐々に経営の大型化が進んでいった。「メガファーム」と呼ばれる年間の生乳生産量が千tを超える規模の牧場が北海道を中心に増加し、平成20（2008）年頃からは1万tを超える企業的経営体ギガファームも登場し、今日までその数を増しつつある。

一方で酪農家の戸数は昭和38（1963）年以降、一貫して減少し続けており、平成後期に入ってからは大きな業界課題となってきた。原因は経営者の高齢化による離農と、後継者の不足である。平成8（1996）年には4万1600戸の酪農家により860万tの生乳が生産されたが、平成30（2018）年には1万5700戸、730万tまで減少している。

この間、平成20（2008）年には輸入飼料の高騰により酪農危機が叫ばれて大幅な乳価値上げ（注36）がなされたが、生産基盤の疲弊により、その後生乳生産がさらに低迷し、結果的に加工向けの原料乳が不足してバター製品の欠品が社会問題化するなど、平成時代後半においても紆余曲折を繰り返している。

（注36）飲用向用途で約10円の値上がりとなった。生乳の生産調整が始まった昭和54年以降、余剰と国際化を念頭に乳価は据置・値下の傾向が続いていたが、この大幅な値上げは乳価決定のあり方の転機となった。

おわりに

これまで見てきたように、日本の酪農乳業はおよそ150年の歴史を重ねてきた。その年月の経過を詳細に振り返ると、大まかにおよそ50年ごとの区切りで成長・拡大を続けてきた産業としての足跡が見られる。それは日本の酪農乳業という事業が、あたかも親から子へ、子から孫へと世代交代をしながら産業として進歩を遂げてきた構図と捉えることもできるのではないだろうか。このように考えたとき、明治・大正期を第一世代、大正・昭和期を第二世代、昭和・平成期を第三世代として、進歩を重ねた実態を次のように整理することが可能となる（**図1**）。

第一世代は、明治維新期から大正初期にかけての、産業として生まれたばかりの黎明時代である。先進国列強の仲間入りを目指して富国強兵、殖産興業を基本的な方針として、文明開化に合わせて食の洋風化の萌芽が生まれ、きわめて小規模な「搾取業」と呼ばれた業態を成長させた世代であり、日本近代酪農の前史といえる時代である。酪農乳業を受け入れ立ち上げて、途中で諦めることなく酪農乳業を産業として後世へつなげたことは大きな成果であったといえる。

第二世代は、明治末期から第二次世界大戦終戦後までの期間である。国民の生活環境は豊かとはいえず、乳製品需要はまだまだ少なかった。一頭当たりの生乳生産量は低く、搾乳も手搾り、作業は牛馬が用いられる零細酪農の時代であった。しかしながら、資本主義経済の発展と西洋文化を積極的に受容する流れを背景に、乳業は株式会社化が進み、酪農組合が生まれ、近代産業としての酪農乳業の基盤をつくった時期でもある。その中で積極的に技術を輸入し、あるいは開発し、日本に合う形で発展させるとともに、海外資本の参入に対しては敢然と向き合い、日本の酪農乳業産業を守り抜いた世代である。構築した強固な産業基盤は、次世代における大発展にための礎となっている。

図1　酪農乳業各世代の時代背景と特徴

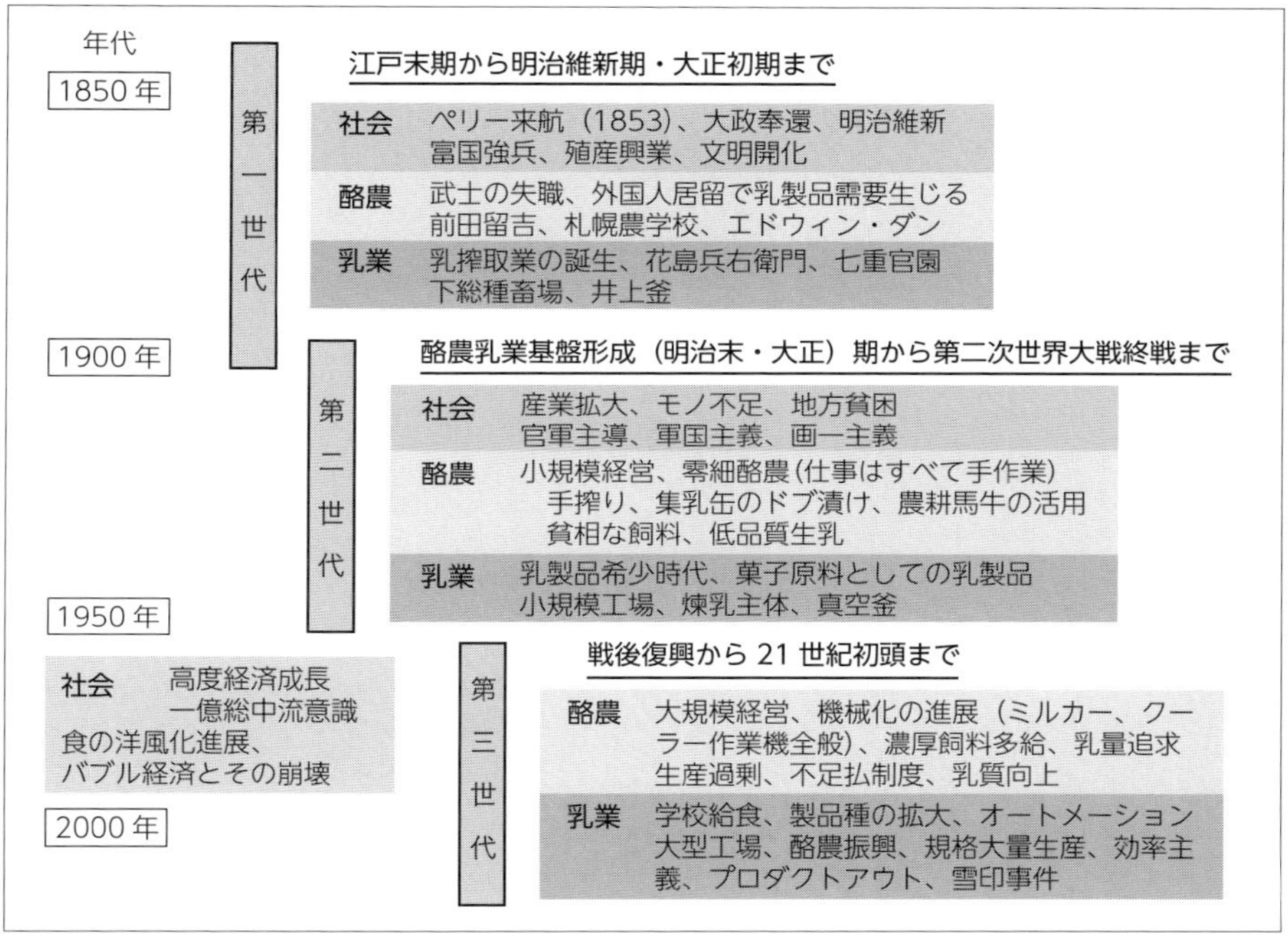

筆者作成

第三世代は、第二次世界大戦の終結を画期として徐々に始まった国内における酪農乳業最大の発展期である。戦争により大きく疲弊した酪農乳業は、民主国家として戦後復興に取り組み始めた昭和20年代から徐々に体制を立て直した。経済復興に合わせるように乳製品需要も伸長し、併せて生乳増産への要請も高まった。ミルカーやトラクターの導入など機械化も進み、生乳生産は右肩上がりに伸び続けた。生産過剰に苦しみながらも、不足払い法を始めとした支援制度を整え、持続的再生産を継続してきた。

平成時代を迎えた後、20世紀の終わりから21世紀にかけての酪農乳業は、新たな段階に入り始め、令和時代に入った今日、すでに第三世代は終焉《しゅうえん》しているといってよい。

生産現場では搾乳ロボットの導入が広がり始め、急速に技術的進歩を重ねてなお拡大を続けている。歩数計と連動して乳牛の行動記録をモニタリングし、それをもとに繁殖を管理するシステムやスマートフォンを活用した総合的な乳牛管理システム、エサ寄せロボット、圃場においてはGPS（衛星利用測位システム）を活用したトラクターの無人運転など、酪農・農業に関わるさまざまな技術が飛躍的に向上している。AI（人工知能）導入による新たな技術開発が、今後においても確実視されている。これらの最新技術を活用して、社会問題化している人手不足などの課題を乗り越え、重労働を緩和し、安全確保につなげることで、酪農産業の質は著しく向上する方向にあるといえる。

乳業においては、ESL（注37）技術の導入により工場の衛生管理は徹底され、製品の品質も向上した。また、マーケット・イン（注38）の考え方が浸透してきた結果、飲用牛乳では「美味しさ」、ヨーグルト製品では「機能」をうたい差別化した商品を次々と開発し、消費生活者のニーズに応えている。

さらに平成30（2018）年には、日本の酪農乳業を50年間にわたり支えてきた不足払い法が大幅に改定され、これまでの暫定措置法から「畜産経営の安定に関する法律」に基づく恒久的な措置法として、新たな補給金交付制度へと移行している。

日本においては引き続き、生乳換算で1200万tもの安定した牛乳・乳製品需要が見込まれている。この国内需要を如何に国産生乳で賄ってゆくか、それが酪農乳業事業者の大きな課題である。そのために必要なのが、都府県を中心に脆弱化した生産基盤の回復・強化であるといえよう。

現下の酪農乳業に関わる技術や環境は著しい進化と変化の最中にある。しかしそれは、これまでの日本の酪農乳業150年の歩みの中で示してきたように、酪農乳業自身が変化し進化する大きなチャ

（注37）ESLとは、extended shelf life（品質保持期限の延長）の頭文字をとった略語。製造工場における殺菌性・衛生管理をさらに高める最新技術のこと。

（注38）顧客が望むものをつくるという「ユーザー視点」を優先させた商品開発の方法。

ンスでもある。

日本の酪農乳業界は次の世代を担う人々により、新たな次世代酪農乳業のあり方を模索していかなければならない。

参考文献

足立達、矢澤好幸「豪商全傳　前田留吉氏傳の公表にあたって」『酪農乳業史研究』第9号、２０１４年
安房郡畜産農業協同組合『安房酪農百年史』安房郡畜産農業協同組合、１９６１年
石井寛治『日本の産業革命―日清・日露戦争から考える』朝日新聞社、１９９７年
蝦名賢造『町村敬貴伝』町村敬貴記念事業の会、１９７１年
海沼勝『東京の牛乳衛生史―１３０年のあゆみ』白眉堂、２００１年
加茂儀一『日本食畜産史（食肉・乳酪編）』法政大学出版局、１９７６年
函南町誌編集委員会編『函南町誌　中巻』函南町、１９８４年
窪田喜照『日本酪農史』中央公論事業出版、１９６５年
久保文克「明治製糖株式会社の多角的事業展開―相馬半治と有嶋健助の革新的企業者活動と後発企業効果」『商学論纂』第56巻・第3・4号、２０１４年
神戸新聞（１９３３年5月11・12日）「煉乳界此処にも渦巻く内外資攻防戦南洋の仇を内地で討つ計画」（第3巻０２０）、神戸大学経済経営研究所新聞記事文庫
小林志歩『明治１５０年調査レポート』２０１９年
斎藤多喜夫「日本近代乳業史の端緒をめぐって」『酪農乳業史研究』第1号、２００８年
佐藤奨平「日本練乳製造業の経営史的研究―安房地域を中心として」『平成25年度「乳の社会文化」学術研究　研究報告書』乳の社会文化ネットワーク、２０１３年
佐藤貢『蚯蚓と牛乳・感謝の生涯』佐藤貢、１９８５年
杉山伸也「貿易と資本移動」西川俊作、尾高煌之助、斎藤修編『日本経済の２００年』１９９６年
戦後開拓史編纂委員会編『戦後開拓史完結編』全国開拓農業協同組合連合会、１９７７年
『全国乳業年鑑』食糧タイムス社、１９６１年
全国酪農協会編『復刻版　新乳価制度国会問答集』酪農乳業速報、２０１６年

全国酪農業協同組合連合会編『全酪連25年史』全国酪農業協同組合連合会、1975年
高宮英敏『酪農語録―北海道酪農を築いた人びと』酪農学園大学エクステンションセンター、2008年
友田清彦「内務省期における農政実務官僚のネットワーク形成」『農村研究』第104号、2007年
日本乳製品協会編『日本乳業史』日本乳製品協会、1960年
松原太郎『酪農回想録』雪印乳業、1962年
明治乳業株式会社『明治乳業五十年史』明治乳業、1969年
森田邦雄「わが国の乳、乳製品の衛生規則の変遷」『酪農乳業史研究』第4号、2010年
森永乳業50年史編纂委員会編『森永乳業五十年史』森永乳業、1967年
矢澤好幸「搾取業に先鞭をきった阪川當晴―酪農乳業に貢献した人物史（5）」『乳業ジャーナル』2019年6月号、2019年
山内義人『北海道煉乳製造史』大日本製酪組合、1941年
山崎正和、林屋辰三郎、梅棹忠夫編『日本史のしくみ―変革と情報の史観』中央公論新社、1976年
雪印乳業株式会社『雪印乳業社史　第1巻』雪印乳業、1960年
横山百合子『江戸東京の明治維新』岩波書店、2018年
酪農学園編『酪翁自伝―黒澤酉蔵翁生誕一三〇年記念』酪農学園、2015年
渡辺実『日本食生活史』吉川弘文館、1964年
和仁皓明『牧野のフロントランナー―日本の乳食文化を築いた人々』デーリィマン社、2017年

日本におけるミルク科学の歩み

―明治から戦後15年までの研究と技術―

信州大学　名誉教授
一般社団法人Ｊミルク・乳の学術連合　乳の社会文化ネットワーク会員
細野　明義

1. 明治初期における牧畜振興政策

徳川幕府による大政奉還を受けて王政復古によって発足した明治新政府の方針は、天皇親政を基本として、諸外国、特に欧米列国に追いつくための改革を模索することにあった。その目的のために、慶応4（1868）年3月に明治天皇が天地神明に誓約するかたちで明治新政府の基本方針を示したのが五カ条からなる御誓文であり、合議体制、官民一体での国家形成、旧習の打破、世界列国と伍《ご》する実力の育成などをうたったものであった。新政府は中央集権国家の確立を急ぐ必要があったことから律令制を範とした名称を復活させ、律令制導入のもとに民部省、大蔵省、兵部省、宮内省、外務省、刑部省、工部省などの官庁を設け、御誓文の精神を基調にした新しい国づくりに取り組んだ。

明治4（1871）年には岩倉具視を正使とした岩倉使節団が欧米諸国との交際や外交交渉、海外事情の視察を目的として1年10カ月月にも及ぶ世界一周の旅に出掛けている。この使節団は大久保利通、木戸孝允、伊藤博文ら総勢107人からなり、帰国後、彼らが日本の近代化に果たした貢献は大きく、明治期の日本における牧畜振興にも多大な役割を果たした。

一方、新政府にとって経済基盤を固めることは喫緊の課題であり、富国強兵と殖産興業を政策目標に掲げ、それを達成させるために財政通として知られていた由利公正（福井藩出身）にその陣頭指揮にあたらせた。御誓文を起草したことでも知られる由利は《経綸の術は、業を興すにあり。業を興すは、資本を充たすと、販路を得るの二途の外あるべからず》と「経綸《けいりん》」の理論を説き、「業を興す」に値する製品として乳製品の可能性に早くから着目していた人物で、牧畜に対しても強い情熱と関心を抱いていた（武田2017：23〜26頁）。そうした彼の思いが、明治2（1869）年に民部省が交付した民部省規則に反映されていることをうかがい知ることができる。つまり、《田畑ヲ培養シ、山野、江海ノ利ヲ興シ、種樹、牧牛馬等総テ生産ヲ繁殖シ、以テ富國ノ道ヲ開成スベキ事》と記されており、殖産興業の一環として農業、牧畜さらには水産資源の開発の必要性を具体的政策として示したものであった。

牧畜を振興させるために由利がとった布石は、横浜居留地の外国人のもとで前田留吉や前田喜代松などに搾乳や製酪技術を学ばせ、明治2年に東京築地居留地に白牛酪製造場を開設するための土地取得と築地牛馬商会の設立や屠牛場の併設に尽力し、自らも牛乳会社を邸宅内に設立した。また、新政府も牛乳の普及に力を入れ、明治5（1872）年に山口県の国学者であった近藤芳樹に命じて『牛乳考・屠畜考』を書かせている。この本の冒頭部分には《牛乳は補益の最上なる良薬にして常にこれを飲むときは、弱きを強く、老たるを壮ならしむ。然れども腐敗しやすき物なるゆえに牛牧に遠き所の者は飲むことを難しとす。故に美留久といふ物に製して用ゆ。美留久すなわち煉乳なり。其能生乳に異ることなし。然るに個陋なる片鄙の人は近来西洋より伝来せし方なるゆゑにこれを飲むをば穢なりと云て忌嫌う者多し。こは甚しき僻事なり。……》と記されており、国民に牛乳に偏見を抱かず飲むことを勧めた。

一方、蘭学を学んだ松本順、石黒忠悳、福澤諭吉らは国民に牛乳の栄養価値を力説し、牛乳の普及に一役を担っている。岩倉使節団に加って西欧を見聞してきた福澤諭吉は、明治3（1870）年に『西洋事情』を刊行して、バターやチーズを紹介し、ロンドンにおける近世の酪農乳業事情を一般国民に伝えた（福澤2009：194～195頁）。また、軍医である松本は《結核予防には牛乳が一番》と牛乳飲用を奨励し、遠縁にあたる旧旗本の阪川當晴に搾乳所を開くよう勧めている（吉田2000：102～107頁）。同じく軍医である石黒も明治6（1873）年に『長生法』を著し、牛乳飲用を勧めている。

2．酪農教育の始まり

日本における農業教育は明治に入ってから始まったものではなく、農業教育の根幹は近世においては江戸時代にさかのぼることを特筆しなくてはならない。江戸時代における農業教育態様は家にあっては親から子への農業技術の伝授があり、農業の技だけではなく、農業を行ううえでの心をも含めた心技一体の伝授があった。また、村社会にあっては、村役人が勧農の推進者としての役割を担い、農民出身の庄屋や名主などの村長《むらおさ》、さらには「古農」、「老農」と呼ばれる人たちが実地に従事しつつ農民の指導にあたった。彼らの指導の規範になったのが江戸時代初期においては宮崎安貞や貝原益軒、また中期から末期においては大蔵永常、佐藤信淵、二宮尊徳、宮負定雄、中村直三、大原幽学といった著名な農学者たちの教えである。これら農学者たちの教えは明治維新以降になっても日本の農業教育の展開と態様に大きな影響を及ぼしている（三好２０１２：62～１３８頁）。つまり、西欧の農業技術を鵜呑みにして展開させたのではなく日本の風土の中に育ってきた農業技術を折衷させる中に独自の農業教育をつくり上げていったのが明治初期における農業教育の姿である。

3．札幌農学校と駒場農学校の開校

近代化を急ぐ新政府にとって、①有能な若者を欧米に派遣して修学させ、先進国の学問や技術を学ばせる一方、②国内にあっては御用外国人を招聘《しょうへい》し、欧米の学術、文化、技術等を導入して国の発展に資すると同時に、③国内で有能な人材を育てる観点から高等教育を施すための学校を設置することを急務の課題にしていた。

そうした情勢を背景に新政府は明治8（1875）年札幌学校（翌年札幌農学校に改名）を（蛯名2011：11～32頁）、また明治11（1878）年に駒場農学校を（安藤1966）開校させ、前者では米国型の農法、後者では欧州型、特にドイツの農法に範を求めた教育を柱とした。

1　札幌農学校

札幌農学校が駒場農学校よりも2年早く設置されたのには、前述①～③の施策に加え、北海道の開発が急務であったからである。当時の北海道の人口はわずかに12万人程度で、その居住地も海岸の要地にとどまっていた。国防の観点から見ると、北辺に帝政ロシアの南下が危惧され、新政府にとって北海道の開拓は看過できない緊急の課題であった（蛯名2011：11～32頁）。そのためには欧米の技術の導入が是非必要とされた。当時、開拓使技術顧問であったマサチューセッツ州出身のホーレス・ケプロン（Horace Capron, 1804–1885）は、科学的組織的農業の実現には学校の設立が急務であることを新政府に説き、札幌農学校を開校させた。明治9年開校の札幌農学校の初代校長には薩摩藩出身の調所広丈が務めたが、北海道開拓幹事、開拓小判官でもあったため実質的にはマサチューセッツ州立農科大学より来日したウイリアム・スミス・クラーク（William Smith Clark, 1826–1886）が教頭として同校の発展に尽くした。

札幌農学校はオハイオ州出身のエドウィン・ダン（Edwin Dun, 1848–1931）が活躍した七重勧業試験場（通称、七重開墾場）と並んで北海道の農家への模範として開拓使の諮問に応えつつ北海道の酪農発展に大きな貢献を果たした。札幌農学校はその後、東北帝国大学農科大学（明治40～大正7年）、北海道帝国大学農学部（大正8年～昭和22年）を経て現在の北海道大学農学部になったことは周知のとおりである。

2 駒場農学校

明治11（1878）年に開校した駒場農学校は札幌農学校と並んで日本の近代農学の発展の礎を築き、その果たした役割と成果は計り知れないものがある。米国の農業を教育の柱にした札幌農学校に対し駒場農学校は欧州、特にドイツの農法に範を求めた教育を柱とした。

明治14（1881）年にドイツの農芸化学者オスカ・ケネル（Oskar Kellnel, 1851-1911）が外国人教師として着任し、同校の後身である東京農林学校、東京帝国大学農科大学を通じて明治25（1892）年に帰国するまで滞在し、わが国における農学の基礎づくりに大きな影響を与えた。また、明治15（1882）年に来日したドイツの農学者マックス・フェスカ（Max Fesca, 1846-1917）は、農商務省地質調査所と駒場農学校で多くの研究者を育成し、明治27（1894）年に帰国した。フェスカは明治18（1885）～明治36（1903）年の18年間に「大日本甲斐国土性図」や「安房上総全国下総国南部土性図」など、合計37の土性図を刊行していることでも知られている。

駒場農学校は明治14年に新たにできた農商務省所管となり、明治19（1886）年には東京山林学校と合併して東京農林学校となり、明治23（1890）年には東京帝国大学農科大学として、また文部省管轄になり、現在の東京大学農学部、および筑波大学生命科学群へと発展した。明治23年に同学農科大学の乙科が独立し、同学農科大学実科（大正8（1919）年）、東京農林専門学校（昭和19（1944）年）を経て現在の東京農工大学農学部になった（安藤1966：13～30頁）。

4. 大学における畜産学の教育と研究の分野の誕生

札幌農学校と駒場農学校での農業教育が嚆矢《こうし》となって日本各地に農学校や試験場が設置され、やがて農学部をもった国立や私立の大学が誕生していった。

なお、日本における学校教育の組織化の様式は必ずしも一様ではなく、**図1**に示すように技術伝習(training)と試験研究(research)と学校教育(education)の三者が相互的に関係していく中に組織化が進んでいった(赤司1997：43〜61頁)。

図1　学校教育の組織化

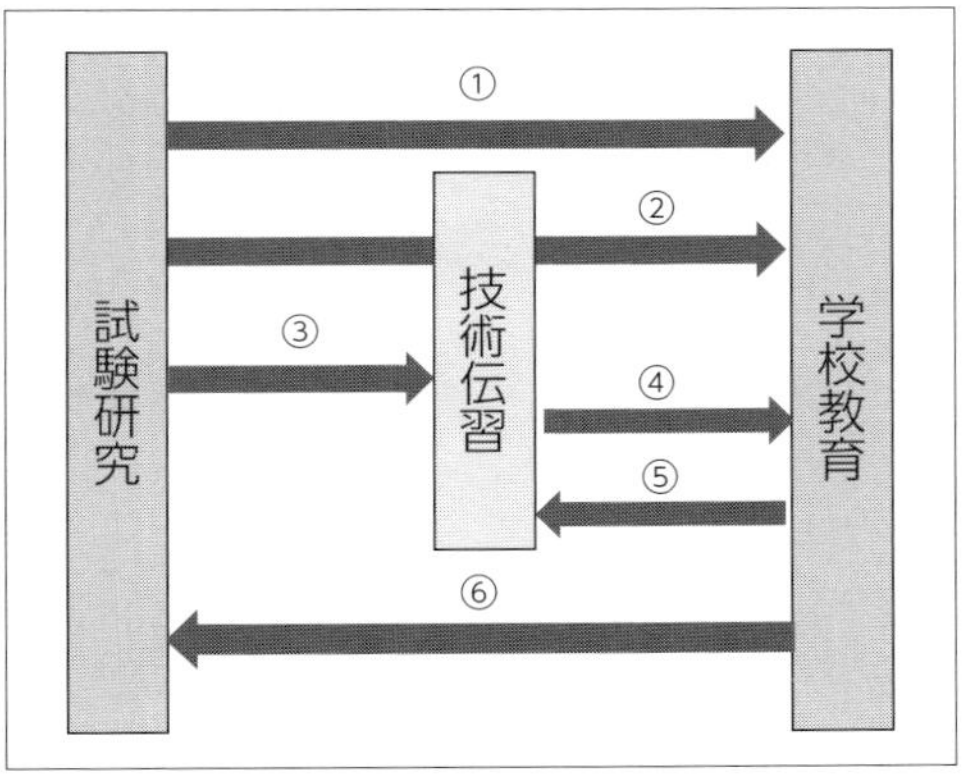

①試験研究をより学術的なものとするため理論の研究と教育を行う専門的な学校教育に展開させていく場合
②試験研究の成果を伝習させ、さらにそこから一定の組織的な教育を行い、より実践力を培う学校教育に展開させていく場合
③試験研究の成果を展示したり談話したり講習したりする技術伝習へと展開させていく場合
④技術伝習として発生したものが学校教育へと展開していく場合
⑤学校教育の波及効果が技術伝習へと還流する場合
⑥学校教育の波及効果が技術研究へと還流する場合

昭和35(1960)年頃までは日本の畜産学は実学中心の教育と研究がなされることが一般的で、それぞれの大学においても「畜産」の文字を大学名、学科名、あるいは研究分野(研究室)のネーミングに使用している場合が多かった。終戦から約15年が経過した1960年頃のわが国の大学のうち畜産学分野を設置している大学は、北から、北海道大学、東北大学、帯広畜産大学、岩手大学、茨城大学、宇都宮大学、東京大学、東京農工大

学、東京教育大学（現、筑波大学）、新潟大学、信州大学、静岡大学、名古屋大学、三重大学、岐阜大学、京都大学、兵庫県立大学（現、神戸大学）、岡山大学、広島大学、鳥取大学、山口大学、香川大学、九州大学、佐賀大学、宮崎大学、鹿児島大学、琉球大学などの国公立大学が、また私立大学として、酪農学園大学、日本大学、明治大学、東京農業大学、日本獣医畜産大学（現、日本獣医生命科学大学）、麻布獣医大学（現、麻布大学）などが挙げられる。

5. 行政機関および企業の牛乳、乳製品研究を行う研究所

行政機関、つまり農林水産省関係では大正5（1916）年設立の農林省畜産試験場がある。牛乳・乳製品に関する研究も同試験場で取り上げられ、多くの先駆的な研究論文が発表された。畜産試験場は昭和31（1956）年に農業技術研究所となったが、昭和36（1961）年には再び畜産試験場となった。その後、幾度にもわたる行政改革に伴う改組、再編を経て、現在は独立行政法人農業・食品産業技術総合研究機構（農研機構）畜産研究部門となり、畜産物に関する研究は畜産物研究領域が行っている。

畜産試験場時代における研究は酸度規定によるチェダーチーズの製造、不透性皮膜による密封チーズの製造、凍結脱水チーズの製造などの製造研究、酪農乳酸菌の基礎的研究、発酵乳における乳酸菌の性質、乳酸菌の凍結乾燥、低温細菌の性質などの基礎研究、さらには米国の核実験による乳の放射能汚染やヤギ乳の放射性ヨウ素131（^{131}I）の分布などの研究が戦前戦中戦後を通して行われた。

一方、畜産物加工に関連する企業においても、昭和12（1937）年に北海道酪連（後に雪印乳業を経て現、雪印メグミルク）、昭和21（1946）年に明治乳業（現、明治）、昭和30（1955）年に

森永乳業の乳業3社がそれぞれ研究所を設置し、さらに第二次世界大戦終了後に多くの関連企業が研究所を設立して、自社製品の開発研究を加速させていった。

なお、民間における乳加工とその利用の研究を行う機関として、戦前では糧食研究会（大正8（1919）年）、大日本製酪業組合（昭和14（1939）年）など、戦後では日本乳製品技術協会（現、日本乳業技術協会）が、官民協力のもとに乳業技術の基礎的研究、研修、調査と乳製品検査を行っている。

6. 畜産学の伝統的概念と畜産物利用学

17世紀のデカルト（注1）以降の分析的な手法を中心とする近代科学は、学問を細分化することにより急速に発展してきたが、それには全体的な視野を失うという欠陥をはらんでいた。そのことが、学問のあり方に一つの波紋を投げかけ、それを打破する試みとして学際という考え方が1970年代（畜産学の場合）に台頭し始め、1990年代に入ると学際化への動きが一段と加速してきた。

学際化の類型については、①Multi-disciplinary（複数の学問体系が共同で研究を行う）、②Inter-disciplinary（複数の学問体系の共同作業により、新たな知を共有する）、③Cross-disciplinary（複数の学問体系に及ぶ新しい専門分野が生まれる）、④Trans-disciplinary（既存の学問体系の枠組みが崩れ、新しい学問体系が生まれる）があり、発展の方向としては①→②→③→④が提唱されている（赤司1997：43～61頁）。今日の畜産学もそれら四つのいずれかのパターンで発展している場合が多い。

したがって、「畜産学」という呼称も生物生産学、動物科学、応用動物学、生物資源環境学、生物生産科学、農業生命科学、資源生物科学、食料生産科学、応用動物学、生命科学など多様になってき

（注1）ルネ・デカルト（René Descartes, 1596-1650）。

図2　畜産学の伝統的な概念

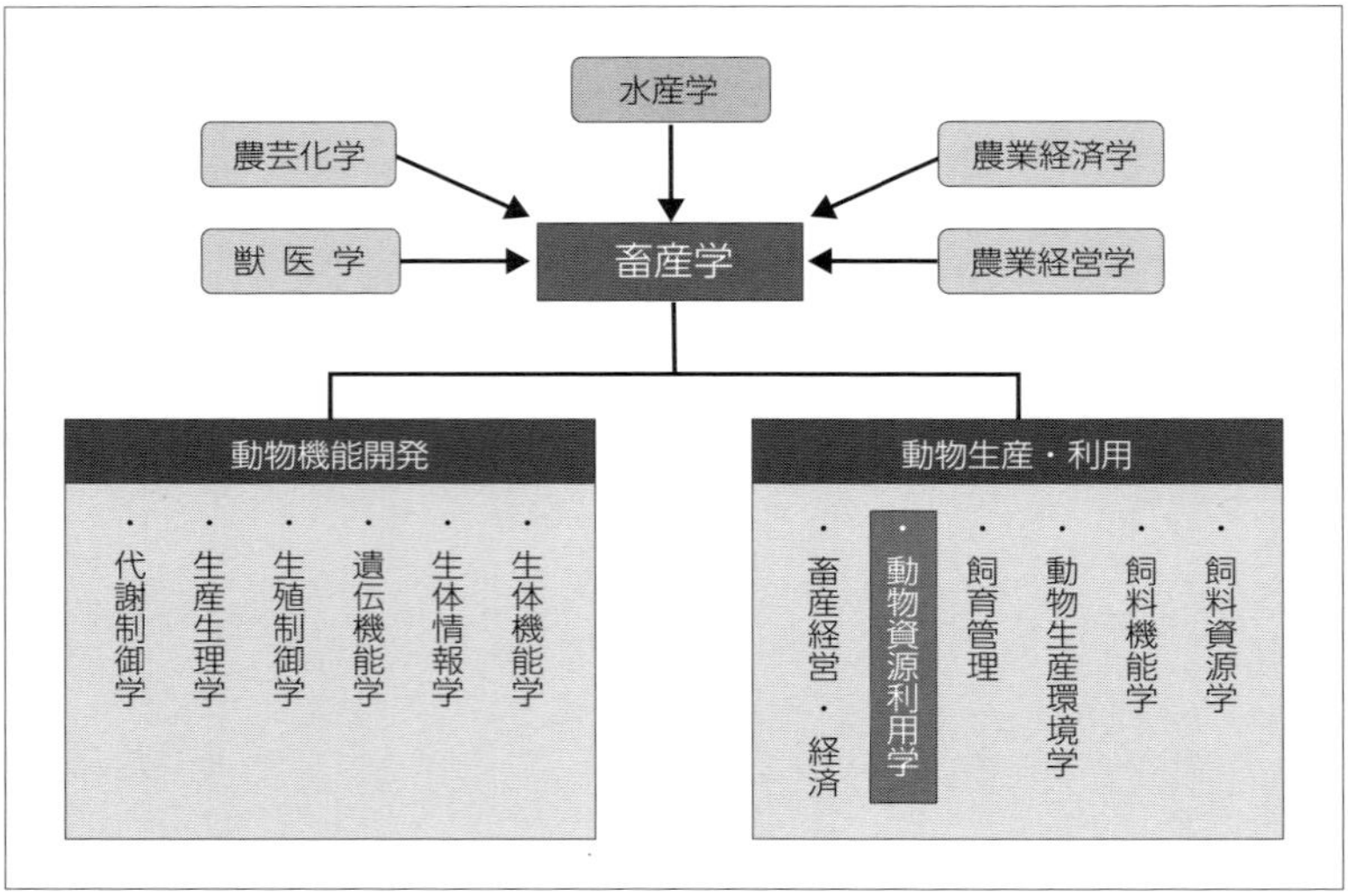

ている。

　しかし、畜産学は畜産業に従属した科学であるとする概念は不変で、《畜産学は、自然生体の保全と安定化に目を配りつつ、有用動物を動物福祉の規範を遵守して人間の管理下で繁殖させ、飼育することにより、人間生活に役立つ素材を効率よく取り出すことを目的とした科学である。》（細野2003：456～458頁）と説明され、畜産学の専門領域と関連学問分野は**図2**のとおりとなる。

　畜産学の教育は常に畜産学が達成した成果を畜産技術に応用し、より有効な畜産技術を畜産業に投入することであるとして教えることが肝要で、このことはこれまでと同様、今日においてもその本筋は踏み外してはいない。つまり、純粋科学→応用科学→技術→産業という一連の発展の方向は必然の成り行きであるが、さらにこれを可能にする基盤として、それとは逆に産業→技術→基礎科学という発展の原動力が働く方向もあり、畜産業が豊富な研究の条件を与えてきたからこそ、畜産学が発展してきており、常に畜産業に従属している科学であることを教えることが本来的である。

一方、**図2**に示した動物資源利用学は、《主に、乳、肉、卵、皮革を対象にそれらの特性や機能を追求し、利用するための科学》であり、畜産利用学、畜産製造学、畜産加工学、畜産食品学とも呼ばれている領域で、本稿の表題である「ミルク科学」もこの部類に入る。最近は乳、肉、卵、皮革のみにとどまらず創薬資源としての開発研究が盛んとなり、医学、薬学、農芸化学分野との関連性が重要になってきている。

7. 明治期から戦後15年までの牛乳、乳製品研究の動向

日本酪農科学研究会（昭和22（1947）年に東北大学の中西武雄教授によって創立された）が昭和45（1970）年に編纂した『日本酪農科学百年史』には、明治期から昭和45年までの学術誌や準学術誌に掲載になった乳、食肉、鶏卵に関わる研究論文題目が収載されている（日本酪農科学研究会1970：27～242頁）。本書は1870（明治3）～1970（昭和45）年の約100年間の乳、食肉、鶏卵に関する研究の動向を知るうえで極めて重要な史料といえる。収載されている論文題目数は6143件で、乳に関する論文は全体の79・6％で、食肉は13・7％、鶏卵は6・7％となっており、乳に関する論文が圧倒的に多い。

以下に『日本酪農科学百年史』に収録された論文リストから牛乳と乳製品に関する論文数を①明治期、②大正期、③昭和元～25年、④昭和26～35年に分けてみる。時代の経過に従い論文総数は増え、かつ**表1**に示すように分野的には明治期では牛乳＞煉乳＞粉乳、大正期では牛乳＞粉乳＞煉乳、昭和

表1　牛乳、乳製品に関する学術論文数の時代的変遷

	明治	大正	昭和	
			Ⅰ（元〜25年）	Ⅱ（26〜35年）
牛乳全般	3	7	19	31
乳脂肪	2	2	21	16
乳糖	16	1	3	3
乳タンパク質	0	2	32	74
牛乳の微生物	1	0	24	96
ミネラル、ビタミン	1	4	57	48
酵素、有機酸、核酸、抗菌物質	1	2	20	36
発酵乳	4	4	49	76
煉乳	14	13	48	31
粉乳	7	14	90	76
チーズ	2	4	32	100
バター	4	3	23	40
アイスクリーム	0	1	10	21
乳成分の分析法	15	17	29	36
乳質検査法	2	3	5	23

出典：『日本酪農科学百年史』1970年をもとに筆者作成

Ⅰ（元〜25年）期では牛乳＞粉乳＞発酵乳、昭和Ⅱ（26〜35年）期では牛乳＞チーズ＞発酵乳の順で発表論文数が変化していることが認められる。

また、**表2**には牛乳、乳製品に関する初期の学術論文を分野別に示した。以下にそれぞれについて簡単に説明する。

1　牛乳全般

一般成分、栄養・生理作用、アレルギー、衛生に関わる論文が発表されており、明治期においてすでにアレルギーに関する論文が発表されているのが注目される。牛乳に関しては、時代の経過に伴い論文数が増えており、特に昭和期における増加が著しい。

明治期における牛乳に関する初期の論文として東京帝国大学薬学部の

表2　初期の分野別学術論文

分野	著者名	論文タイトル	掲載雑誌
牛乳全般	丹波敬三	日本牛乳試験成績	薬学雑誌、209-217 (1890)
乳脂肪	篠田藤之助	牛乳ノ比重及脂肪量ニ就テ	薬学雑誌、40、622-625 (1907)
乳糖	田中竹次郎	牛乳及乳糖ノ利尿作用ニ就テ	東医事新、657、1641-1643 (1890)
乳タンパク質	近藤金助	蛋白質に関する研究	日農化誌、1、952-969 (1925)
牛乳の微生物	森林太郎	東京市中ニ販賣セル牛乳中ノ牛糞ニ就テ	東京医学会雑誌、8 (12)、573 (1894)
ビタミン、ミネラル	鈴木梅太郎ほか	牛乳及乳製品中ノ「ヴ井タミン」含量ニ就テ	日畜会報、1、1-8 (1924)
酵素、有機酸、核酸、抗菌物質	佐々木林治郎	牛乳の色	食糧研究、31、44-47 (1925)
発酵乳	岩本勝次郎	ヴォルガリア菌製剤品の細菌学的知見	薬学雑誌、大2、1118-1121 (1913)
煉乳	橋本左五郎	煉乳の結晶に関する研究予報	札幌農学報、7、1-3 (1907)
粉乳	楠七良	淡雪鶏蛋白舎利別ヲ製シ、人乳ニ代用スベキ説	東医事新、160、13-14 (1881)
チーズ	齋藤賢道	麹菌ニ於ケル「ラブ」酵素及ビ「カタラーゼ」ニ就キテ	植物学誌、17、276-277 (1903)
バター	慶松勝左衛門	牛酪ノ試験ニ就テ	薬学雑誌、明39、681-703 (1906)
アイスクリーム	窪田喜照	細菌学的見地より観たるアイスクリーム製造に就いて	糧食研究、26、46-52 (1924)
乳成分の分析法	森川釖三郎	乳糖ノ定量法ニ就テ	薬学雑誌、668-675 (1898)
乳質検査法	柳澤秀吉	牛乳ノ「レヂュクターゼ」試験法	薬学雑誌、985-993 (1909)

丹波敬三教授の「日本牛乳試験成績」がある。この論文は和牛の乳成分について初めて明らかにしたもので、和牛は日本古来の乳牛で、日本の風土に適応していることから今後の日本の主力乳牛として和牛を育成することが好ましいと論じている。

2　乳脂肪

一般性状、複合脂質、脂肪球膜、消化・栄養代謝に関する論文が報告されているが、明治期では乳脂肪の一般性状に関する論文が、大正期では複合脂質、脂肪球膜に関する論文がそれぞれ発表されている。

乳脂肪に関する初期の論文として明治23（1890）年に『薬学雑誌』に発表した篠田藤之介の「牛乳ノ比重及脂肪量ニ就テ」がある。この論文は当時では珍しい「フリージアンホルスタイン（六白牛）」の乳成分の経時的分析を行ったもので、乳脂肪分が高かったことに注目している。

3 乳糖

一般性状、アミノカルボニル反応（注2）、消化・栄養に関する論文が発表されているが、乳タンパク質や乳脂肪に比べると論文数はかなり少ない。戦後、日本におけるアミノカルボニル反応に関する研究がなされ、それを反映して乳糖に関する論文数が急速に増している。

乳糖に関する初期の論文として、順天堂大学の田中竹次郎医師の、明治23（1890）年の「牛乳及乳糖ノ利尿ニ就テ」（『東医事新』）と題する論文がある。本論文は乳糖には利尿作用があるとする臨床データを発表したものであるが、単なる医療仮説の段階で終わっている。

4 乳タンパク質

カゼイン性状、乳清タンパク質、熱変性、凝固変性、分解・消化・栄養、免疫性、アミノ酸、ペプチドに関わる論文が発表されているが、明治期の論文は皆無である。大正期にカゼインの性状と熱変性に関するものが発表されたのが最初である。

大正期、デンマークのコペンハーゲンにある有名なカールスベルク研究所に日本から近藤金助と小玉作治の若い研究者が留学し、pHの概念を生み出したセーレンセン博士のもとで世界に先駆けて牛乳カゼインの研究に取り組み、牛乳タンパク質に関する重要論文の発表に大きく貢献した。帰国後、近藤は京都大学農学部に、また小玉は東北大学医学部に迎えられた。

（注2）糖（ブドウ糖、果糖などの還元糖）とタンパク質（アミノ酸、ペプチドなど）を加熱した時などに見られる褐色物質（メラノイジン）を生み出す反応のことで、メーラード反応、マイナール反応ともいう。食品によく見受けられる重要な反応である。

近藤は牛乳タンパク質の研究を続け、乳タンパク質のみならずタンパク質研究の発展に大きな貢献を果たした。**表2**には『日本農芸化学会誌』の創刊号（大正14（1925）年）に掲載されたカゼインの溶解性に関する論文を示した。また、小玉はアドレナリンの研究者として医学分野で活躍した。

5 牛乳の微生物

乳酸菌、ビフィズス菌、低温細菌、大腸菌・腸内細菌、病原菌、食中毒菌、酵母、カビ、ファージなどについての論文があるが、それらの多くは昭和期に入ってから発表されており、明治、大正期において牛乳中の微生物に関する論文がほとんどないことは意外である。

明治期に発表された論文として森林太郎（鷗外）が「東京市中ニ販賣セル牛乳中ノ牛糞ニ就イテ」と題する論文を発表している。『高瀬舟』、『雁』、『舞姫』などの小説を書いた文豪が医師として発表したもので、貴重な論文といえる。

6 ミネラル、ビタミン

牛乳中のミネラル一般、ビタミン一般、ビタミンB群、ビタミンCに関する論文が報告されているが、昭和元~25年の期間に発表論文数が最も多くなっている。明治43（1910）年に東京大学の鈴木梅太郎教授がオリザニン（ビタミンB_1）を発見し、ノーベル賞の候補者にもなった。明治期から大正期にかけて多くの脚気《かっけ》患者を救ったのみならず、乳幼児用調製粉乳の品質向上にも大きく貢献し、昭和5（1930）年には明治製菓からオリザニンを強化した育児用調製粉乳（パトローゲン）の発売もなされたほどであった。鈴木教授の『日本畜産学会報』（大正13（1924）年創刊）に掲載された論文を**表2**に示したが、この論文には《日本人の食物は概してビタミンB_1に乏しく植物質に偏している。故に保健上より、一層水産と畜産を盛んにする必要がある。》と記されている。

7 酵素、有機酸、核酸、抗菌物質

牛乳中の酵素、有機酸、核酸、抗菌物質等に関する論文は昭和期に入ってから急激に数を増しているが明治期では抗菌物質に関するもののみである。

牛乳に含まれている微量物質に関するものとして、東京大学の佐々木林次郎教授の論文が挙げられる。佐々木教授は当時のわが国における畜産製造学分野の全国的拡大に尽力した人であり、東北大学と名古屋大学に畜産製造学の講座を新設させた。**表2**に示した論文では、同教授は牛乳の黄色い色はカロチンやキサントフィルの色であり、牛乳にビタミンが含まれている証左であると説明している。

8 発酵乳

栄養・生理効果、液状発酵乳製造、粉末発酵乳製造、アルコール性発酵乳、検査法に関する論文が発表されている。明治期に発酵乳の論文が発表されていることの背景には、大日本文明協会がエリー・メチニコフ（Elie Metchnikoff, 1845–1916）の著書“Eaasis Optimistos”（1907年）を中瀬古六郎に邦訳させ、大正元（1912）年に『不老長寿論』として出版したことの影響が極めて大きい。大日本文明協会は大隈重信が主唱して明治41（1908）年に創立した協会で、西洋で名を博している諸著作の翻訳・出版活動を行うことを目的とした。雑誌『實業之日本』がメチニコフの不老長寿説について特集号を出したこともあり、発酵乳は好印象で国民の中に広まった。学術誌においても発酵乳の保健効果に関する論文が発表されたのもこの時期であった。**表2**には『薬学雑誌』に掲載された岩本勝次郎の論文を示した。この論文はブルガリアヨーグルトの菌叢を明らかにしたものである。

9 煉乳

栄養、保存性・変敗、微生物、製造技術、検査法についての論文が報告されている。煉乳に関する論文が明治期に多く出されていることの背景は、冒頭に記したように明治維新を迎え新政府が国民に対し牛乳の飲用を奨励したこともあるが、煉乳が乳幼児を育てるうえで極めて重要な役割を果たしたことを意味する。腐りやすい牛乳を国中に広めるためには牛乳を煉乳に加工する必要があった。当初は米国のGail Borden社の「鷲印ミルク」の加熱煉乳（コンデンスミルク）が輸入されていたが、国内産煉乳を振興させる政策もあって煉乳の製造技術の向上は喫緊の課題であった。明治5（1872）年から明治18（1885）年にかけて北海道の七重勧業試験場で加熱煉乳の試作が始まり、平鍋方式による青銅厚鍋がつくられた。また、明治18年から大正2（1913）年にかけて宮内省下総種畜場の井上謙造が井上釜を考案し、明治期の国産煉乳製造に大きく貢献した。大正期に入り、北海道煉乳株式会社が本格的な煉乳製造を開始したが、その最大の功労者は橋本式真空釜を発明した北海道帝国大学の橋本左五郎教授であった。同教授の門下生であった宮脇富《あつし》（後に北海道帝国大学教授）がさらに改良を加え、煉乳の大量生産を可能にした。大正12（1923）年に宮脇は、米国John Wiley & Sons社より英文で著述した“Condensed Milk”を出版し、彼の改良機は世界の注目を引くところとなった。

なお、橋本教授が煉乳について発表した論文名は**表2**に記したとおりである。

10 粉乳

明治、大正期は乳児に対する栄養についての論文がほとんどで、昭和に入って品質、物性、微生物・衛生、栄養（成人、児童）、乳児臨床成績、製造技術、検査法に関する論文が発表されている。

粉乳は乳幼児に対する人工栄養として明治初期から使用されてきたが、粉乳以外の代用母乳の開発も種々試みられてきた。

表2に示した楠七良の論文（明治14（1881）年）は粉乳を使用していない人工栄養食物で、表題にある淡雪鶏蛋白舎利別《しゃりべつ》とはメレンゲシロップのことである。鶏卵は人間が昔から食べてきたことから乳幼児にも害はないとする発想で淡雪鶏蛋白舎利別が調製されている。調製は卵を十分にかき混ぜ、メレンゲ状にして、これにコメのとぎ汁を徐々に加えて加熱し、砂糖と食塩を少々加えてでき上がりとした。

11　チーズ

熟成と微生物、製造技術、レンネット、微生物レンネットに関する論文が報告されている。日本における本格的なチーズ研究は昭和に入ってからであるが、明治、大正期の研究論文の中にも重要なものが散見される。

表2には明治36（1903）年『植物学誌』に発表された齋藤賢道の「麹菌ニ於ケルラブ酵素及ビカタラーゼニ就テ」と題する論文の冒頭部分を示した。今から100年以上も前の明治36年に微生物由来の凝乳酵素を見出した齋藤の卓見にはなんとも驚かされる。齋藤は東京大学から大阪大学に仕事場を移し、大阪大学の醸造学分野の充実に貢献したのみならず、今日では「バイオサイエンスの父」と呼ばれるように、日本のバイオサイエンスの発展に多大な足跡を残した微生物学者である。

ちなみに、日本獣医生命科学大学の大條方義教授らが仔牛の第四胃の抽出液から夾雑物《きょうざつぶつ》のないレンネットの結晶化に成功したのが昭和29（1954）年であり、齋藤論文が発表されてから50年を経てからのことである。

12 バター

一般性状、栄養、風味、物理特性、保存性・酸化防止、製造技術、分析法に関する論文が報告されている。チーズと同様本格的なバター研究は昭和に入ってからであるが、明治期、大正期においても報告がなされている。

表2に示した明治39（1906）年に『薬学雑誌』に報告された慶松勝左衛門の「牛酪ノ試験ニ就テ」と題した論文は、フランス産、デンマーク産、オランダ産、英国産、米国産のバター（13種）、それに小岩井牧場、神津牧場、北海道宇都宮牧場、北海道七塚原種牛牧場などでつくられた国産バター（9種）を用い、全成分分析を始めライヘルトマイスル価、鹸化価、ユケナック差数、ポレンスケ数などについて調べたものである。この論文が発表された背景には、当時マーガリンが日本各地で販売されていたが、マーガリンをバターと偽って販売することが横行していたことが挙げられる。それを阻止させる目的から製造所の異なる純正バターの成分特質を示したのがこの論文である。

なお、この論文の著者である慶松は後の日本薬剤師会の会長で、貴族院議員、参議院議員をも務めた人物である。

13 アイスクリーム

アイスクリームについての研究は昭和に入ってから始まっており、他の乳製品に比べて学術誌に論文として登場したのが時代的に遅いことが指摘される。

初期の論文としては、窪田喜照（大阪志方研究所技師）の「細菌的見地より観たるアイスクリームの製造に就いて」と題する論文（**表2**）がある。この論文で窪田は、日本で製造されているアイスクリームは細菌に汚染されているおそれが大いにあり、汚染細菌数は欧米のアイスクリームを上回っているであろうと警鐘を打ち、各メーカーに汚染防止の留意点を諭している。

大阪志方研究所は昭和初期にアイスクリームを製造販売していたメーカーである。窪田は日本の酪農の発展に尽力し、後に大著『日本酪農史』を著し（窪田1965）、全国酪農協会の会長を歴任している。

14 乳成分の分析法

牛乳中のSNF（solids not fat：無脂乳固形分）、アミノ酸、脂肪、糖、無機成分、ビタミン・有機酸、酵素についての分析法に関する論文が報告されており、明治期、大正期においては脂肪、無機成分、酵素に関する分析法についての論文が多いことが認められる。

また、**表2**に示したフォーリン法（Folin method）による乳糖の分析法についての論文は旧制第五高等学校教授であった森川釖三郎が発表したものである。フォーリン法とは、強アルカリ性のもとで2価の銅イオンが還元糖により還元されて1価の銅イオンになることを利用して乳糖量を求める方法で、ドイツの科学者フェーリング（Fehling）が1848年に考案した方法である。このフォーリン法が考案されて50年が過ぎた時点で森川が日本に紹介したことになる。

なお、このフォーリン法を改良したのが今日乳糖の公定分析法になっているレイン・エイノン法（Lane Eynon method）（1923年）である。さらにレイン・エイノン法を改良したのがソモギー・ネルソン法（Somogyi Nelson method）（1938年）である。

15 乳質検査法

微生物検査と乳房炎検査法に関する論文数は全期を通じて少なく、明治期では1～2報が報告されているのみである。

表2に示した東京衛生試験場（現、国立医薬品食品衛生研究所）の柳澤秀吉が発表した「牛乳ノレヂュクターゼニ就テ」（明治42（1909）年）と題する論文はメチレンブルー還元試験により牛乳の新鮮度を調べた結果を記したものである。このメチレンブルー還元試験は、1886年にP・エールリッヒ（P.Ehrlich）により考案された試験法で、後にレサズリンテスト（1929年）へと（U.Smmertにより）改良されていった。しかし、今日ではこれら二つは乳質検査法としてあまり使用されることはない。

8. 乳加工技術の日本導入における欧米の発明国との年数格差

日本の乳加工技術の導入、開発、工業化について装置を考案し、実用化した欧米の国との年数格差を**表3**に示した。平鍋式加糖煉乳釜が米国で開発されたのが1810年で、それをまねて日本で平鍋式加糖煉乳が試作されたのが明治5（1872）年であり、その年数格差は62年で日本での試作までに半世紀以上の年月を要している。また、回転式チャーン、煉乳真空釜、低温殺菌乳なども同様に明治期、大正期までは西欧との年数格差がかなり大きい。しかし、昭和に入ると業界の積極的な導入と日本独自の開発や改良が徐々に進み、欧米との年数格差が縮まる傾向が認められる。特に、戦後においては年数格差の短縮がより顕著になり、昭和30（1955）年に入ると世界の先進国のレベルに到達し、これまでの西欧との技術格差が一気に取り戻されていることが認められる。

今日、日本の乳業技術は欧米と全く遜色がないのみならず、国産の高品質、高性能の乳容器・機器もつくられ、技術的には日本が西欧を上回っているものもある。今日における高い技術の芽生えが昭

表3　乳加工に関する技術の年数格差（明治5〜36年）

日本		外国		年数格差
明治5　(1872)	平鍋式加糖煉乳試作	平鍋式加糖煉乳釜（米）	1810	62
明治18 (1885)	クリーム分離機導入	加糖煉乳真空釜（英）	1835	50
明治18 (1885)	回転式チャーン導入	回転式樽型チャーン（米）	1848	40
明治29 (1896)	煉乳真空釜導入	加糖煉乳真空釜（英）	1835	61
大正8　(1919)	均質化牛乳発売	ホモジナイザー開発（米）	1899	20
大正11 (1922)	低温殺菌乳発売	牛乳低温殺菌（丁）	1870	52
大正15 (1926)	無糖煉乳発売	無糖煉乳工業化（米）	1885	40
昭和4　(1929)	自動壜詰機導入	牛乳自動壜詰（米）	1907	22
昭和7　(1932)	プロセスチーズ製造	プロセスチーズ工業化（瑞）	1905	27
昭和10 (1935)	牛乳のタンク輸送	牛乳タンク輸送（米）	1914	21
昭和20 (1945)	還元牛乳製造	還元牛乳開発（米）	1940	5
昭和26 (1951)	メタルチャーン導入	メタルチャーン開発（米）	1932	19
昭和27 (1952)	HTSTパストライザー導入	プレート式HTST殺菌（英）	1922	30
昭和28 (1953)	CIP方式採用	CIP法実用化（米）	1950	2
昭和30 (1955)	紙容器入牛乳発売	牛乳紙容器実用化（米）	1929	26
昭和32 (1957)	UHTパストライザー導入	UHTパストライザー（APV®）（英）	1954	3
昭和32 (1957)	インスタント脱脂粉乳製造	インスタント脱脂粉乳開発（米）	1954	3
昭和35 (1960)	プレート式濃縮機導入	プレート式濃縮機（英）	1957	3
昭和36 (1961)	連続式バター製造開始	連続式バター製造開始（独）	1957	4

丁：デンマーク、瑞：スウェーデン、独：ドイツ
HTST：high temperature short time（高温短時間殺菌）、CIP：cleaning in place（定置洗浄）、UHT：ultrahigh temperature（超高温殺菌）

出典：中江利孝「日本における乳加工技術100年をふりかえって（3）」『化学と生物』第9巻・第11号、730〜736頁、1971年を一部改変

和35年頃にすでに現れていることがこの表からもうかがえる。

9．日本独自の乳加工技術開発

日本における乳加工技術の歴史について記した中江利孝の総説（中江1971：730〜736頁）には、明治初期から昭和45年までの約100年間において日本独自の乳加工技術開発について興味深い記載がなされている。**表3**は中江の総説に記載されているものを一部改変して示したものであり、いずれも独自の開発で、それぞれが欧米の専門雑誌にも紹介されており、中には現在においても世界的規模で高い評価を得て、広く消費されている製品もある。

10．戦後日本の調製粉乳の生産量と特質

母親から分泌される乳が乳児にとって命綱であった時代の深刻な記録を江戸時代に多くを見ることができる。この時代母親の出産死や乳の出が悪い場合、人々は貰《もら》い乳や乳母を確保するために奔走し、それがかなわぬことが原因で捨て子をしてしまうむごい事例もあったという（沢山2017：46〜95頁）。母乳不足への対応は明治に入ってからも大きな課題であった。乳母が母親に代わって授乳することができない場合、重湯や粥《かゆ》、コメのとぎ汁を与えることも珍しくはなかった。しかし、重湯や粥が乳幼児にとって必要な栄養を満たすはずもなく、対応として牛乳や煉乳に目が向けられていった。明治初年頃に前述の「鷲印ミルク」の加糖煉乳が米国から輸入されており、また明治5（187

2）年には国産の加糖煉乳がつくられるようになり、国内における煉乳の供給体制が徐々に整っていった。さらに、煉乳は牛乳に比べ保存性が高く、貯蔵が便利なこともあって加糖煉乳を薄めて乳幼児に与えることが明治期における一般的な対応法となっていった。

大正期に入ると育児用粉ミルクがつくられるようになり、煉乳に代わって粉乳に目が向けられていった。大正6（1917）年にわが国最初の育児用粉ミルクである「キノミール」（和光堂）が発売され、続いて「オシドリコナミルク」（大正8（1919）年、日本製乳）、「森永ドライミルク」（大正9（1920）年、森永乳業）、「パトローゲン」（昭和5（1930）年、明治製菓）などが発売された。

さらに時代が進み昭和15（1940）年には「牛乳営業取締規則」の改正が行われ、育児用粉乳は「調製粉乳」として規格が定められた。また、昭和26（1951）年には「乳及び乳製品の成分規格等に関する省令」（通称、乳等省令）が公布され、「調製粉乳」に乳幼児に必要な栄養素を添加することが認められた。昭和34（1959）年には、乳等省令で「特殊調製粉乳」の規格が制定され、より母乳に近づけるため、牛乳成分そのものを置換することが認められるようになった（**図3**）。

戦後（昭和23〜45年）の1000人当たりにおける乳児死亡率を見ると、昭和23年の死亡率が61・7であったのに対し、昭和45年には13・1に激減している。その理由として医学の進歩や公衆衛生の改善が挙げられるが、育児用調製粉乳の長足の進歩が背景にあることは否めない。

ちなみに、明治34（1901）年の死亡率は150・6であり、現在（平成28（2016）年）はわずかに2・0となっている。

図3　戦後日本における調製粉乳の特質と乳児死亡率（昭和23～45年）

昭和（年）	生産量（t）	乳児死亡率（出生1,000人につき）	
23	3,928	61.7	ビタミンA、α-デンプン添加
24	3,361	62.5	
25	2,058	59.8	各種ビタミン、Ca、P、Fe 強化、窒素充填
26	4,990	57.1	ソフトカード化、可溶性多糖類添加
27	5,144	49.4	
28	6,908	48.9	β-または平衡乳糖、微量ビタミン成分、シシスチンなど添加
29	10,755	44.6	
30	10,545	39.8	
31	11,691	40.6	
32	13,752	40	
33	13,795	34.5	カゼインをラクトアルブミンで一部置換、ミネラル調整
34	18,529	33.7	
35	21,741	30.7	植物脂肪一部置換、必須脂肪酸添加、乳糖分解物添加、乳清タンパク質比調整
36	26,098	28.6	
37	33,783	26.4	
38	37,558	23.2	ガラクトース、ラクチュロース成分添加、電解質低減
39	36,691	20.4	ペプチド添加
40	48,788	18.5	
41	49,569	19.3	ムチン、リゾチーム添加
42	52,192	14.9	
43	52,985	15.3	
44	58,896	14.2	易消化性脂肪添加、ミネラル比調整、牛乳アレルギー、乳糖不耐症改善、大豆粉乳など
45	60,382	13.1	

引用文献

赤司秀明著、一松信監『学際研究入門―超情報化時代のキーワード』コスモトゥーワン、1997年
安藤円秀編『駒場農学校等史料』東京大学出版会、1966年
蝦名賢造『札幌農学科校―日本近代精神の源流』「札幌農学校」復刻刊行会、2011年
窪田喜照『日本酪農史』中央公論事業出版、1965年
沢山美果子『江戸の乳と子ども―いのちをつなぐ』吉川弘文館、2017年
武田尚子『ミルクと日本人―近代社会の「元気の源」』、中央公論新社、2017年
中江利孝「日本における乳加工技術100年をふりかえって（3）」『化学と生物』第9巻・第11号、1971年
日本酪農科学研究会編『日本酪農科学百年史』1970年
福澤諭吉著、マリオン・ソシエ、西川俊作編『西洋事情』慶應義塾大学出版会、2009年
細野明義「畜産学―何を学ぶか」『蛍雪時代』全国大学学部・学科案内号、2003年
三好信浩『増補　日本農業教育成立史の研究』風間書房、2012年
吉田豊『牛乳と日本人』新宿書房、2000年

乳食文化導入に尽力した近代人たち

―画期としての明治・大正期―

梅花女子大学　准教授
一般社団法人Jミルク・乳の学術連合　乳の社会文化ネットワーク会員
東四柳　祥子

はじめに

日本人と乳製品。その出会いは、6世紀に記された医学書の記述にさかのぼることができる。しかし薬用として、貴族の世界で重宝された乳製品も、平安末期の朝廷権力失墜に伴う官牧の荘園化、戦乱の世における軍馬の生産・飼育への転換を機に、日本の生活史記録の中から消え去ってしまう。

享保年間(1716〜1736年)には、八代将軍徳川吉宗が安房の嶺岡に牧場を開設し、渡来した白牛の乳を煮固めた乳製品「白牛酪《はくぎゅうらく》」を製造した記録が確認されるものの、「白牛酪」もまた薬餌としての乳製品であり、日常的に用いられる食品ではなかった(金木1961:18頁)。なお近世までの日本において、日本人と乳製品との関係が希薄だった様子は、来日したバジル・ホール・チェンバレンらお雇い外国人たちのエッセーの中でも散見される(チェンバレン1969:12頁)。

しかし幕末の開国以後、新たに受容された西洋食文化の影響により、日本の乳製品事情にも大きな転機が訪れる。これまでの薬餌的な意味合いとは別に、国是《こくぜ》として掲げられた富国強兵政策のもと、肉食同様、乳製品もまた文明開化を象徴する食品として注目され始めたのである。例えば『明治形勢一斑　巻之上』(1878年)には、幼少期からの「牛乳等」の摂取が、「根氣」を鍛え、「強健《スコヤカ》」な肉体を得る手立てになるとの主張が明記されている(福田1878:14頁)。

新しい時代の幕開けとともに、その効能が評価された乳製品。その受容・定着の背景には、どんな物語が展開しているのであろうか? そこで、本稿では乳食文化導入の画期となった明治・大正期の動きに焦点をあて、主に牛乳の受容に尽力した近代人たちの軌跡を紐解きながら、各人の貢献の意義と定着に果たした役割についての検証に努めることとした。また同時期の家庭向け料理書に紹介された乳利用料理の概況についても精査し、家庭の新食材として評価された乳製品イメージの系譜について明らかにすることも併せて目指していきたい。

1. 翻訳された乳の知識

開国に伴い、加速する西洋食文化受容の中で、肉食同様、乳製品もまた強壮な身体をつくる食品として注目されたことは先にも述べた。しかし、富国強兵をかなえる新食品としての期待を集めながらも、明治期の日本では依然乳製品への嫌悪感を拭えない世代があったことを伝える記述も確認できる。例えば作家・内田百閒は、「年寄りなどはけがらはしい物の様に思つてゐたらしいが、子どもの滋養になると云ふので私に飲ませたのであらう」（内田１９７９：１２６〜１２７頁）と、その効能を理解していながらも、高齢者間で評判の悪かった牛乳の印象について述懐している。

なお、書籍において乳製品に関する記述が増え始めるのは１８７０年代である。またこの時期に乳製品を紹介したほとんどの書籍が、医学関係者や教育者らが手掛けた育児書や家事書、医学書、薬学書、農書など西洋の書籍の翻訳書という共通項もみえる。特に、牛乳の利用価値がいち早く注目されたことは、同時期に『牛乳考・屠畜考』（１８７２年）や『牛乳脚気治験録』（１８７８年）という牛乳論がすでに出版されていたことからも類推できよう。

前者の『牛乳考・屠畜考』は、国学者の近藤芳樹が新政府の命を受けて著したわが国最初の牛乳論である。本書によれば、牛乳は「補益の最上なる良薬」であり、「常にこれを飲むときハ。弱きを強く。老たるを壮ならしむ」と、強壮剤として価値ある飲み物であることが説かれている。さらに牛乳の薬効を称賛しながらも、「牛乳に遠き所の者」は、牛乳が「腐敗しやすき物」であるため、「美留久《ミルク》といふ物に製して」用いるよう奨める主張もみえる。なお「美留久」とは、本書によれば、「練乳」

のことを指すとある（近藤1872：1頁）。

一方、同時期に出版された『牛乳脚気治験録』もまた初期の牛乳論として注目される。代々医者の家系であった編術者の田中玄達は、本書の「叙」において、「舊習《きゅうしゅう》」を「一洗」し、新たに導入された西洋の医学に学び、「乳類の効能」と「病原治術」の治験結果をまとめ上げたとの経緯を明らかにしている。言うまでもなく、本書でも、牛乳の効能を「抑《ソモソ》モ人身《ジンシン》ヲ滋養補給《ジヨウホキウ》スル者《モノ》ハ牛乳《ギウニウ》ヲ以テ最第《サイダイ》一《イチ》トス」「天下《テンカ》ノ人民《ジンミン》一日《ジツ》モ缺可《カクベ》カラザル者《モノ》ハ牛乳《ギウニウ》ナリ」と高く評価する様子がみえ、「醫家《イカ》ノ病《ヤマイ》ヲ療《リヤウ》スルニ方《アタ》リテ必用《ヒツヨウ》ナルコト一日《イチジツ》モ缺可《カクベ》カラザル者《モノ》トス」と礼賛する。さらに本書には、「殊《コト》ニ嬰児《エイヂ》ノ母乳無《ハ、チ、ナ》キ者《モノ》ニ於《オイ》テ代用《ダイヨウ》スルニ牛乳《ギウニウ》ヲ以《モッ》テ良品《リヤウヒン》トス」と、母乳の代用品として牛乳を奨める記述も確認できる（田中1878：叙・1頁）。

特に育児において、牛乳の使用を奨める提言は、本書のみならず、『絵入子供育草　巻之上』（1873年）、『母親の心得　上』（1875年）、『育児小言（智巴士氏）初篇の1』（1876年）、『健全論上』（1879年）、『育幼草』（1880年）といった1870年代の翻訳書に共通してみられる。母親が死去した場合、適当な乳母が見つからない場合、母親の母乳が出ない場合など、母乳に与れない乳児のための牛乳の基本知識や安全な用い方に関する解説が主であり、希釈・調合に際しての具体的な配合の割合も明記されている（注1）。また牛乳を使用する際の留意点として、数種の牛乳を混用せず、「同牛《どうぎう》の乳汁《ち、》」を用いること（ゲッセル1873：26～27頁）、「新鮮な」牛乳を「必温《ママ》めて飲」むこと、「牛及飼主《かひぬし》」を吟味すること（クレンケ1875：35頁）が重要なポイントとして提起された。なお、こうした注意が喚起された背景には、流通する牛乳の質の悪さが、かなり深刻な社会問題として議論された状況が見え隠れする。

一方、『絵入子供育草　巻之上』では、乳児への牛乳の与え方に哺乳瓶を使用することを推奨し（**図1**）、「不 潔《ふけつ（ヨゴレ）》」をすぐに確認できる透明の「硝子壜《びいどろとくり》」が望ましいとの考えが示されている（ゲッセ

（注1）例えば、翻訳育児書『育児小言（智巴士氏）初篇の1』（1876年）には、「産後直に母の乳汁なしと雖も凡十二時間程ハ手製の食物手製の食物とハ菜穀魚肉ハ勿論家畜の乳汁に砂糖等を混和して製したるものを云下に倣へを與ふるに及ばず宜しく母の生乳分泌するを待つて事足るべしといへとも若し切要なる場合あればへ新鮮の牛乳三分の一へ棒砂糖を少し加えて甘味《あまみ》を付け微温湯三分の二に調和して製乳すべし」とある（パイ・ヘンリー・チャアス著、松本順閲、澤田俊三訳『育児小言（智巴士氏）初篇の1』気海楼、16～17頁、1876年）。

ル1873：29頁）。『母親の心得　上』においても、乳児の牛乳用「吸乳器《きふにうき（ちゝをすふもの）》」というガラス製の哺乳瓶を提案し、「吸乳器ハ常によく清潔になし置き飲み残りたる乳汁あらバ水を以てよく洗ひ再び之を用ゆるまでハ水を入れ置くべし乳汁この中に残らハ酸敗《さんぱい》して臭氣を生ずるに至らん」と、酸敗を防ぎ、清潔に扱うことへの注意を促している（クレンケ1875：33頁）。さらに『育児小言（智巴士氏）初篇の1』では、古くから育児で重宝されてきたくず粉やレンコンの粉よりも牛乳の効能を讃美しながら（チャアス1876：20頁）、牛乳が「効能多きものゆへ攝生に於て欠くべからざる滋養物《やしなひもの》」であるため、「小児成長するに随ひ尋常の食事にて養ふべきなれども四五歳に至るまでハ重に牛乳にて養ふへし」と、乳児期だけでなく、成長の過程においても必要な食品であるとの考えが打ち出されている（チャアス1876：33〜34頁）。

なお母乳の代用品、ないし発育に寄与する栄養食品として牛乳を用いる哺育スタイルは、1880年代以降、新時代に求められた育児法の典型として、ますます多くの書籍の中で紹介されるようになる。

図1　初期の哺乳瓶

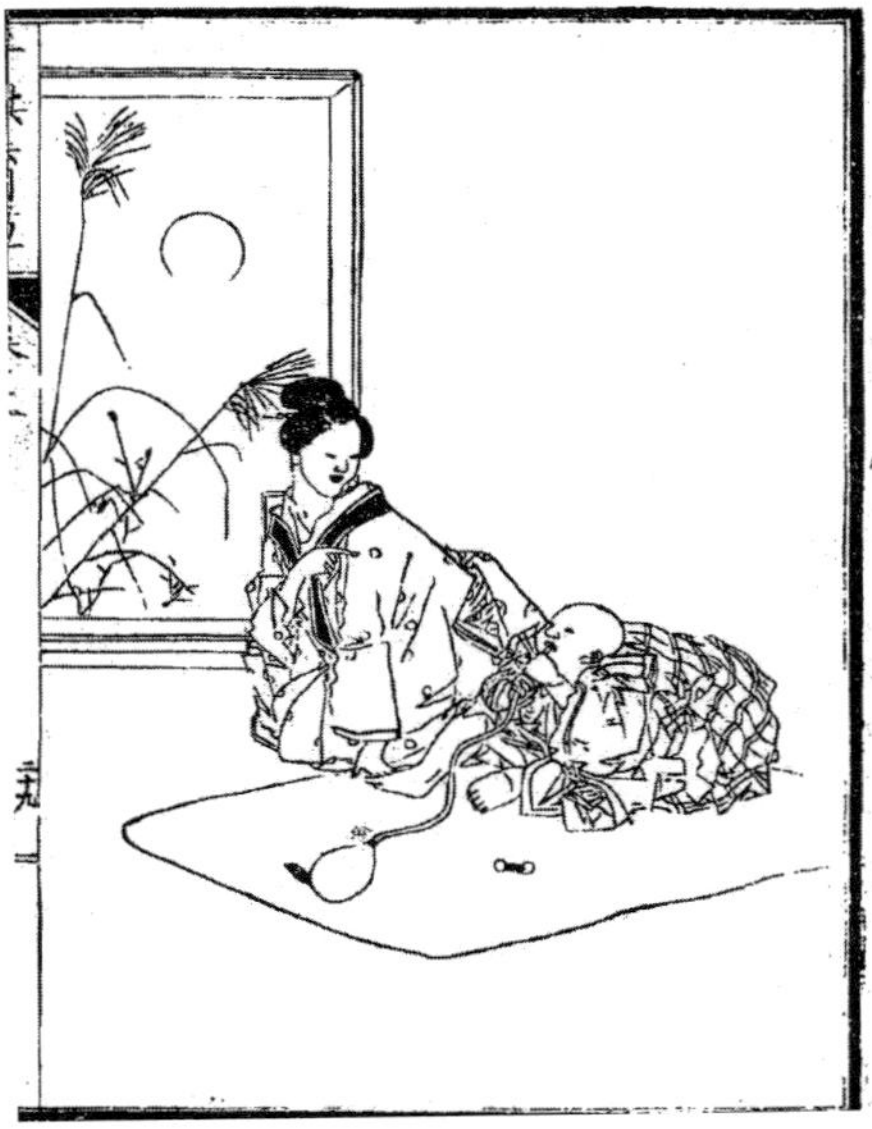

出典：エフ・エッチ・ゲッセル著、村田文夫訳述『絵入子供育草　巻之上』汪彫楼、1873年

2. 母乳代替品としての乳利用の賛否

1 女性読者と哺乳法

さて1880年代には、1870年代の翻訳書の中で紹介された牛乳や乳製品での哺乳法が、明確に女性をターゲットとした育児書や家政書の中でも取り上げられた。その読者対象も母親のみならず、産婆、「看護婦」といった職業の女性にも向けられるようになり、図解が加えられるなどの工夫のもと、読みやすさ・わかりやすさの追求も進んだ。

例えば、『妊婦の心得』(1880年)所収「牛乳養児《うしのち、にてこをやしなふ》の法《はう》」では、「自巳《じぶん》の乳汁《ち、》」を与えることができず、さらに適当な乳母を雇えない母親に対して、牛乳を用いる哺乳法が提示されている(鈴木1880:40~44頁)。本書によれば、「牛乳《うしのち、》」にも「(コンデンスドミルク)と名《なづ》くる罐詰《くわんづめ》のもの」「生乳《なまのち、》」「粉乳《こぼしたるち、》」など種々あり、「コンデンスドミルク」については、「既《すで》に砂糖《さとう》を加《くは》へ煮《に》て濃厚《どろどろ》となしたるもの」であるため、これを用いるときには、「温水《ぬるまみつ》」で「初生児《みづこ》」には二十倍、「満一ケ月」には十五倍、「二ケ月」には十二倍に希釈し、「市中《まち》にて販《う》る所《ところ》の哺乳器《ち、すひどうぐ》を購《か》ひ用《もち》ふる」ことを「善《よし》」としている。一方、「生牛乳《なまのうしのち、》」は「人乳《ひとのち、》」に比べれば、「養分《やしなひぶん》」は多いけれども、「糖分《さとうぶん》」が少ないため、「甘味《あまきあじ》」に乏しく、水と砂糖を加えるよう指示している。

さらに明治16(1883)年には、哺乳道具が図解された『育児《こそだて》の種《たね》』が出版される。本書は「東《とう》京大学醫學部教師《きやうだいがくいがくぶけうし》」の「べるつ氏《うじ》の演説《えんぜつ》」を基本とし、「歐州名家《ようろつぱめいか》の諸説《もろもろときしこと》」に基づき編まれた哺乳専門の育児書となっている。特に「牛乳《うしのち、》」の扱い方には注意を促すよう呼びかけており、一頭の「無病《むびやう》の若牛《わかうし》」から搾取した新鮮なものを「良《よ》し」とし、数頭の牛からの「混合乳《まぜちゝ》」を与えることを禁じるとともに、「良生乳《よきなまちゝ》」がないときには、「煉稠乳《ねりちゝ（こんでんすみるく）》」を利用するよう伝えている。また「牛乳《うしのちゝ》」を与えるときには、清潔な「乳吸壜《ちゝすひとくり》」の使用を奨め、哺乳後に「残乳《のこりちゝ》」があるときには、速やかにそれを破棄し、「壜内《こくりのうち》」を「温湯《さゆ》」や「清水《きよみづ》」で、しっかりすすぐこと、さらには「護謨《ごむ》管《くだ》」「硝子管《がらすくだ》」の「乳滓《ちゝかす》」も「清水《きよみづ》」できれいに洗い流すよう指導している（矢守１８８３：９〜17頁）。

この時期には、育児書のみならず、産婆向けの書籍においても、母乳の代用品としての牛乳の利用を奨める記述が確認できる。『産婆論　巻之七』（１８８６年）は、ドイツ人医師ベルン・ハルド・シグムンド・シュルチェ（獨乙國宮中樞密顧問官、那奈府大學校産科学教授、産院兼産婆学校長、策遜國醫學委員會々員、醫學士）の原著をもとに著されたものであるが、ここでも「人工《じんこう》に生兒《せいじ》を養育《よういく》する法《はふ》」として、母乳の代用に動物乳を扱うことが記されている（山崎１８８６：８４７〜８６７頁）。本書によれば、「人類《じんるい》の乳汁《にうじう》」はロバやヒツジの乳に類似するため、本来ならばこの二種の乳での養育が望まれるが、入手が困難という理由で、母乳に類似した「牛乳《ぎうにう》」が「今一般《いまいつはん》に用《もち》ふる方《ほう》」となった経緯が説かれている。特に「人工養育《じんかうよういく》の爲《ため》に起《おこ》る消化器《しやうくわき》の障害《しやうがい》」により生じる「嘔吐《おうと》」「下痢《げり》」「便秘《べんぴ》」「口内《こうない》の鵞口瘡《がこうそう》」などの「疾《やまい》」は、産婆の処置すべきところであり、乳児の栄養障害が引き起こされないよう留意すべきであるとつづられている。

前項でふれた翻訳育児書の内容と併せてみても、西洋諸国で母乳の代用品として活用されていた牛乳の利用価値が、明治前期の日本で徐々に注目され始めていたことは理解できよう。なお１９１０年代になると、『看護日誌摘要字引　看護婦之友』（１９１１年）、『最新産婆看護婦講習録　産婆科　第２巻』（１９１９年）といった「看護婦」を読者対象とする書籍でも、代乳哺育が説かれ始めるようになる。

2 「人工養育法」の提案者たち

1890年代に入ると、母乳の代用品として、牛乳・乳製品を用いる哺乳法は、「人工養育法」「人工育児法」「人工器榮養法」「人工營養法」「人工哺乳」「人為營養法」などと呼称され、純良な牛乳・乳製品の安全な利用法や的確な希釈法などが各方面の書籍で取り上げられた。

「人工養育法」という用語を初めて用いたのは、『は、のつとめ　子の巻』（1892年）を著した三嶋通良（文部省学校衛生事項取調嘱託、医学士）である。本書所収「母親《は、おや》の乳《ち、》又《また》は乳母《うば》なくして、小《せう》兒《に》を養育《やういく》する法《はふ》。（人工養育法《じんこうやういくはふ》）」によれば（三嶋1892：14～24頁）、小児の死亡原因の大半が「消食器病《おなかのやまひ》」であり、その数は「大抵《たいてい》百人中《にんちう》五十人」に及ぶとある。また、ドイツの都市の事例を挙げ、母乳ではなく、牛乳で哺育した場合、8割強が死亡しているとの状況にもふれ、こうした状況に陥らないためにも、牛乳の成分や使用法、貯蔵法、「乳《ち、》の罎《びん》」の扱い方、「悪牛乳屋《わるいち、や》」の「混合物《まぜもの》」をした牛乳の危険性について解説し、正しい「人工養育法」のノウハウの理解を促している。なお、本書に収録された三嶋の「乳の罎」（**図2**）は、ゴム管が短くなっているのが特徴である。これは長さがあると、掃除が行き届かない、破れやすい、また「小兒《こども》」が「空罎《あきびん》」になっても気づかず飲み続ける危険性があるなどの弊害を反映させ、改良された哺乳瓶でもあった。

さて三嶋同様、「人工養育法」を推し進めようとしたのが、元大磯病院副長の進藤玄敬であった。進藤は『育児必携　乳の友（寸珍百種　第47編）』（1894年）を著し、「牛乳は、人乳の代りに用ひまして、大層《たいそう》効能《き、め》のあることが、明白」と牛乳利用への肯定的な姿勢を示しながらも、その管理法や見極め方については多くのページを割き、牛乳の安全性への視点を重視している。

なお本書には、牛乳の管理の心得が以下のように示されている。

一・牛乳の配達《はいたつ》を受けたらば、直《すぐ》に沸騰《わか》すべきことであります。冬寒《ふゆさむ》き時などは無理《むり》に急《いそ》いで沸騰《わか》

すにもおよびませねど、夏季暑《なつあつ》き時は、何は扨置き、直《たゞち》に沸騰《わか》すことに着手《とりかゝ》せねばなりませぬ
二．沸騰《わか》したる牛乳は、固《かた》く栓《せん》をしたる器物《うつは》に容《い》れて置くが宜しいのです
三．牛乳を貯へて置くときは、日光の觸《あた》らぬ場所《ばしよ》を撰はねばなりませぬ、且冷《つめ》たき處や、涼《すゞ》しき處に置くが宜しいです、氷室などの内ならば、尚更《なほさら》宜しいのです
四．貯《たくは》へて置く牛乳には、少しばかりの重炭酸曹達《じゆうたんさんそうだつ》を加ふるが宜し、夏季《なつ》に於ては尚更斯様《かやう》に致すのが宜しいです
五．牛乳を貯へて置く器物《うつは》は銅《あかゞね》、鉛《なまり》、亜鉛《とたん》、錫《すゞ》、鉄《てつ》又は鉄葉板《ぶりつき》なとは用ひぬが宜しいです、而《そ》して第一適當《てきたう》の品は、硝子罎《ガラスびん》てあります、之に次《つ》ぐものは、木製《もくせい》か又は陶器《やきもの》であります
六．牛乳を貯へて置く器物《うつは》は、成るだけ口の狭《せま》き物が宜しいです、口か狭《せま》ければ、栓《せん》もよく締《しま》り、且外物《ほかのもの》の入りこむことも自然《しぜん》少ないからです

さらに「第十節　牛乳《ぎうにう》と病氣《びやうき》との關係《つりあい》」では、本書発行の前年（1893年）に起こった牛疫（リンドルペスト）の流行で、世間で牛乳の飲用に対し、意見が分かれる動きがあったことを伝えている。しかし、進藤は牛乳を評価する姿勢を崩さず、「牛乳は嬰児《こども》の命《いのち》を續《つな》ぐものですから、用心するに若《し》くはない、夫故兎《と》に角沸騰《かくわか》して用《もち》ひた方《はう》が安心であります」と、その利用には肯定論を貫いている（進藤 1894：82〜149頁）。

一方、三嶋や進藤らの書籍同様、その後の牛乳哺育の書籍に多く引用された育児書が、『普通育児法』（1

図2　乳《ちゝ》の壜《びん》

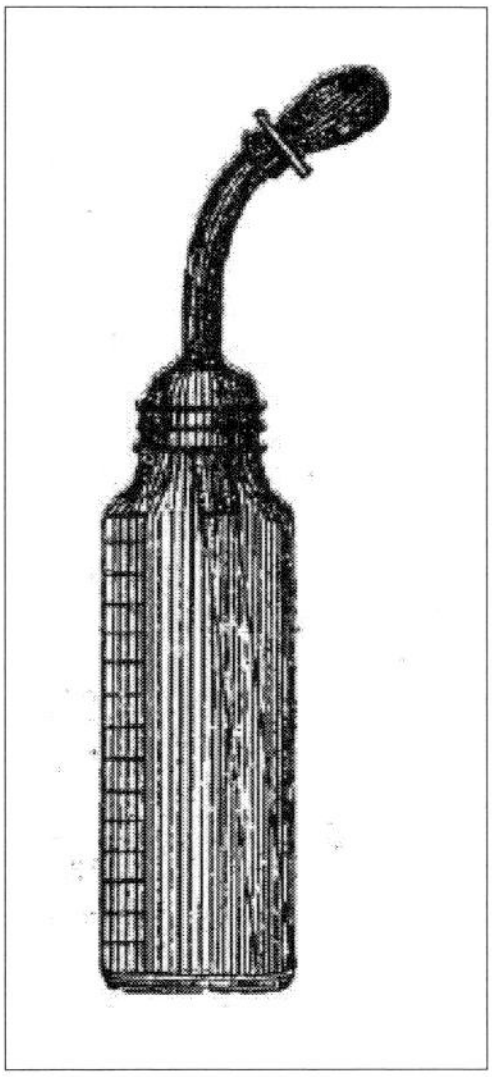

出典：三嶋通良『はゝのつとめ　子の巻』丸善、1892年

901年）である。本書の著者は小児科医の木村鉞太郎、校閲には東京帝大医科大学教授で小児科学の権威である弘田長（医学博士）があたっている。三嶋や進藤の考え方との類似点も多く、これらをもとに編まれたものとも推察されるが、これまでの育児書にはみられなかった「ソキスレート氏《し》」の育児用牛乳消毒器の図解説明、「牛乳《うしのち》練乳《ミルク》の外人工品《ほかてつくりもの》にて小兒《こども》に適《てき》する食料品《しよくれうひん》」（「ジヤコビー氏《し》の食物《しよくもつ》」「リービフィ氏《し》の羹汁」「ネストール氏《し》の小児粉《せうにこ》」）に関する詳細、さらに断乳後の食事アドバイス・献立表などが加えられている点は新しい特徴といえる（木村1901：81〜105頁）。

なお、この頃の大阪での動きとして、小児科医の佐多愛彦が、上田牧場（大阪府下西成郡）と連携し、「理想式純生乳《りそうしきじゆんせいにゆう》」という人工哺乳用の牛乳を開発している。『小児養育の心得』（1908年）によれば、この牛乳は、「我小兒科學界《わがしようにくわがくかい》に於《お》ける營養史《えいようし》」の「一大革命《だいかくめい》」であり、精密な研究のもとで実現した乳製品としても称揚された。流通の手順としては、搾乳者の手指、乳牛の乳房ともに、「石鹼《せつけん》」や「微温湯《びおんとう》」で丁寧に洗浄し、アルコール殺菌後に搾乳、さらに「乾熱殺菌器《かんねつさつきんき》」にて殺菌した「新案《しんあん》の陶器製細口授乳器《とうきせいほそくちじゆにゆうき》」「配乳瓶《はいにゆうびん》」「綿《わた》」などを使用し、「金属製《きんぞくせい》の蓋《ふた》」で封入後、「黴菌検査《ばいきんけんさ》室」にて「黴菌検査《ばいきんけんさ》」を行うという徹底した管理基準が課された牛乳で、「無菌《むきん》」牛乳として評価されたものであったという（長浜1908：238〜243頁）。

ともあれ、子どもの未来を想う近代人たちの種々の勘考と発案は、その後の衛生学、保育学の発展を導く嚆矢ともなったはずである。紡がれる百折不撓《ひやくせつふとう》の精神に、牛乳の害悪イメージの払拭に挑む精励恪勤《せいれいかっきん》の軌跡を感じずにはいられない。

3 母乳哺育への回帰

さて「人工養育法」への関心の高まりと平行して、母乳が最上であるという主張もまたこの頃の書籍の中で展開し始める点に注目したい。『智育体育遺伝教育書』（1896年）を著した藤田寛治は、

「乳汁《ちち》は生母《うみをや》の乳に優《まさ》るものなし」という項を設け、「世の資産家《かねもち》又は業務多忙の婦妻《よめ》は巳《をの》れ十分の乳汁を有するにも拘《かか》はらず乳母《うば》を雇《やと》ひ又は他人《ひと》に托《たく》」す現状を指摘し、さらに「牛乳《うしのちち》を以て生兒の養育《そだて》を企《くわだ》つるもの決して少なしとなさず」と「人工養育法」の流行に対する懸念を掲げる。そして「如何に濃厚なる牛乳」といえども、「生母の乳汁」ほど「生兒の發育に適するものはなし」とし、「自巳《じぶん》に乳汁の有る限《かぎ》りは自己親《みづか》ら之を養育し決して他《ひと》に委《まか》せ」てはならないと、何よりもまず母乳による哺育を重視すべきとの考えを強調している（藤田1896：23～24頁）。

一方、『通俗家庭教育』（1899年）の編者・新治吉太郎もまた「兒《こ》が生《うま》れ落《お》ちたらば、直《ただ》ちに乳《ちち》を哺《ふく》ます事《こと》の心得《こゝろえ》、何《なに》よりも第一《だいいち》に肝要《かんえう》なり」としながら、「牛乳《ぎうにう》は最《もつと》もよしとて、母《はは》の乳《ちち》のあまりあるをさし置《お》き、わざわざ牛乳《ぎうにう》を買《か》ひ調《とゝの》へて飲《の》ましめたることもありたれど、これは一時《いちじ》の流行《りうかう》にて、其《そ》の實《じつ》、人間《にんげん》には矢張人間《やはりにんげん》の乳《ちち》が最《もつと》も適當《てきたう》なり。決《けつ》して、他《ほか》の動物《だうぶつ》の乳《ちち》の方《はう》が、優《まさ》れる道理《だうり》はなし」（新治1899：37頁）と、ここでも「人工養育法」より母乳哺育を貴ぶ主張を固持している。

さらに『男女生殖健全法』（1900年）の著者である宮田守治、松本安子も、進藤の著書に基づき、育児における牛乳利用について紹介しながらも、「抑《そもそ》も天《てん》の斯の子を生《しやう》ずるや、必《かなら》ずこれに生母《うみのおや》の乳を與《あた》へて飢餓《かつき》の憂《うれへ》なからしむ、さらば生母の乳《ちち》を捨《す》てゝ乳母《うば》に托《たく》し、又は牛乳《ぎうにう》などを以て其の兒《こ》を養《やう》育《いく》するは、天然自然《てんねんしぜん》の道に違《たが》ふものなり」と説き、人の「乳《ちゝ》を飲《の》ませること」の大切さを主張する（宮田ほか1900：193頁）。さらに「我國《わがくに》中以上《いじやう》の家《いへ》にては生母《せいぼ》の乳の不足《ふそく》なきにも拘《かゝ》はらず、多くは乳母《うば》を傭《やと》ひて之《これ》をはぐゝましむるを世《よ》の習《ならひ》とせり、是専《これもつぱ》ら生母の勞《らう》を省《はぶ》かんが為めなるべけれど、且《か》つは其《そ》の家の富有《ふいう》を世に誇《ほこ》らんとの意志《こゝろ》より出てたること、思《おも》はる、又近世《きんせい》に至りては、多く牛《うしの》乳《ちゝ》をもて養育《やういく》するもの漸次《だんだん》其の數《すう》を増《ま》せるものゝ如し、其の意《こゝろ》に以爲《をもへ》らく牛乳は滋養分《やしなひぶん》の多きこと生《せい》母《ぼ》及ひ乳母《うば》の乳にまされりと、こは皆歐僻者《みなせいようずき》流の半可通《はんかつう》に起《おこ》れる誤見《あやまり》なり」とつづられた思いからも明らかなように、海外から受容された牛乳を用いる哺乳法には真っ向から反対する姿勢を貫いている。

またこの時期には、牛乳哺育による小児の栄養過多を嘆く医師の声も確認できる。小児科医の加藤照麿は、『育児と衛生』（1903年）所収の「乳兒に對する注意」において、「牛乳《ちゝ》の用《もち》ひ方《かた》も適度《てきど》にやりませぬと、大變營養《だいへんえいやう》に毒《がい》があるもので御座《ござ》いまして、私共《わたくしとも》の所《ところ》へ小兒《せうに》を連《つ》れて參《まい》ります内《うち》にも、此《こ》の營養《えいやう》が度《ど》を得《え》ない爲《た》めに、病氣《びやうき》に罹《かゝ》るものが大層多《たいそうおほ》い、其《そ》の小兒《せうに》は一寸見《ちょつとみ》ると非常《ひじやう》に肥《ふと》つて居《を》る、驚《おどろ》く程肥《ほどふと》つて居《を》るのがあります」と昨今の牛乳哺育における問題点を「過營養《くわえいやう》」と称し、批判している（民友社1903：105〜122頁）。

さらに加藤は自著『通俗育児衛生と小児病手當』（1908年）において、「人工營養《じんこーえーよー》」の副食物に、脂肪分の多すぎる牛乳に欠けている「二元素《げんそ》」（「蛋白質《たんぱくしつ》」「含水炭素《がんすゐたんそ》」）を補うために、「魚《うを》」「鳥《とり》」「獣《けもの》」「鶏卵《けいらん》」「野菜《やさい》」を摂ることを奨励し、中でも「人體《じんたい》の組織《そしき》」に必要な「三元素《げんそ》」を有する「野《や》菜《さい》」が「最良《さいりょー》」との考えも示している（加藤1908：79〜80頁）。野菜の摂取を重視する姿勢は、本書と同年に出版した『育児法』（1908年）の「幼兒《えうじ》の食物《しよくもつ》」においても、牛乳が「此上《このうへ》なき滋養品《じやうひん》」という考えは誤りであり、「殆《ほとん》ど野菜《やさい》ばかり食《た》べてゐる農夫《のうふ》の營養不良《えいやうふりやう》にならない」状況を指摘し、「幼兒《えうじ》にも矢張野菜《やばりやさい》を食《た》べさせることを忘《わす》れてはなりません」との主張を見せる。さらに同書にて、「幼兒《えうじ》の始《はじ》めて營養《えいやう》の目的《もくてき》を以《もつ》て母乳及牛乳以外《ぼにうおよびぎうにういぐわい》母乳と牛乳の與へ方は前に話して置いたからの食物《しよくもの》をとるのは生後十ヶ月目位《せいごげつめくらゐ》からです」との前提のもと、「近來《きんらい》は西洋風《せいやうふう》の食品《しよくひん》を用《もち》ゐることが流行《はや》つて來《き》て」いるが、「日本在來《にほんざいらい》の食料品《しよくれうひん》で敢《あへ》て不足《ふそく》はないのです」と率直に他の国の哺育法を否定し、「米《こめ》のおもゆ」「鰹節《かつぶし》のだしで柔《やわら》かに煮《に》たおぢや」「小《ちい》さな鰈《かれい》、甘鯛《あまたい》、鱚《きす》」などの「輕《かる》い魚類《ぎよるゐ》」など、乳製品を一切使わない「薄味《うすあぢ》」の食事内容の推奨に努めている（羽仁1908：41〜55頁）。

なお加藤は、『通俗育児衛生と小児病手當』において、牛乳で育てる「人工營養《じんこーえーよー》」に対し、母乳で育てることを「自然營養《しぜんえーよー》」と表記している（加藤1908：77〜78頁）。こうした呼称は、同時期に出版された『小児ノ栄養発育及衛生』（1909年）の編者・高洲謙一郎（医学博士）もまた「自然榮養トハ人乳ヲ以テ榮養シ人工榮養トハ人乳ニ代ユルニ動物ノ乳汁ヲ以テスルヲ云フ」（高洲1909：1頁）と記していることから、この頃から定着していく言葉のように思われる。

3．日本人執筆者による乳の専門書の誕生

先にも少し述べたように、明治期に流行した牛疫（リンドルペスト）が日本社会にもたらした影響は殊のほか大きく、国を挙げての衛生管理体制の強化と比例して、1900年代頃より正しい知識を伝えるための乳製品専門書が相次いで出版された。なおこの時期には、明治11（1878）年に「牛乳搾取人取扱規則」が発布されたのを機に、牛乳・乳製品の衛生問題に対処すべく安全な管理法・使用法を論じる衛生研究が本格化する動きもみられた。

そしてこの分野で活躍した人物として、東京帝国大学農科大学教授・津野慶太郎が挙げられる。『大日本人物名鑑（巻4の2）』（1921年）所収の「津野慶太郎君」（ルーブル社出版部1921：193～194頁）によれば、津野は筑前国福岡の旧藩士倉成素心の次男として出生後、嗣子のいない母方の実家津野家へ養子として迎えられ、明治12（1879）年3月に家督を相続した。子どもの頃から学業優秀だったようで、東京駒場農学校を「最優等」で卒業後、東京農林学校での勤務を経て、東京帝国大学農科大学教授に着任している。また、農商務省、内務省、陸海軍省にて、「獣畜衛生」「公衆衛生」に関する調査研究委員も歴任。さらにドイツ、オーストリア、英国、米国に留学し、家畜衛生学や獣医行政警察法を学んだ後、獣医学の博士号も取得している。

さて、津野には『市乳警察論』（1892年）、『牛乳消毒法及検査法』（1901年）、『牛乳衛生警察』（1907年）、『牛乳検査法実験』（1915年）、『乳肉衛生』（1919年）といった牛乳・乳製品の衛生

管理に関する知識を整理した多数の業績がある。中でも『市乳警察論』では、新たに施行された「市乳警察法」の詳細のみならず、海外の研究者の実証例を引用しながら、「警察的牛乳検査法（クヴェーヌ、ミュルレル氏乳重計など）」「化学的牛乳検査法（フェーゼル氏検乳鏡、シュヴァリエ氏乳皮計など）」「牛体及牛舎検査法」などの検査法を紹介し、国内初の明確な乳製品の検査基準を規定している。

さらに案出する牛乳の安全問題や効能の有無への議論が高まりを見せるに伴い、明治33（1900）年には「牛乳営業取締規則」が発布される。本法令により、配達用容器にガラス瓶を使用すること、牛乳の比重や脂肪量、搾乳場の立地や構造に関する規定を設けることなどが義務づけられることとなり、これに呼応するかのように、『牛乳論』（山口久四郎編、1894年）、『牛乳飲用の栞』（1899年）（注2）、『牛乳搾取家必携』（1902年）、『牛乳中毒論』（1905年）、『牛乳の話』（1907年）、『家庭における牛乳とその製品』（1908年）、『牛乳論』（澤村眞著、1908年）、『牛乳と乳製品の研究（実験応用通俗産業叢書第14編）』（1909年）、『牛乳及製品論』（1910年）、『乳汁大観』（1912年）といった乳製品専門書の類も次々と出版される流れがみられた。

例えば明治27（1894）年の『牛乳論』を編纂した山口久四郎は、本書の緒言において、「近來牛乳ニ就テハ結核傳播説アリ又虎列刺媒介説アリ之ニ加フルニ牛疫頻々流行シ將ニ其聲價ヲ毀損セントスル」（山口1894：緒言）と語り、本書を悪評高い牛乳の名誉回復のために出版したことを伝えている。さらに明治40（1907）年の『牛乳の話』を編纂した関戸雅城も「世《よ》の文明《ぶんめい》が進歩《しんぽ》するに伴《つ》れて、一般《ぱん》に衛生《えいせい》思想《しそう》も發達《はったつ》して、何人《なんぴと》も滋養品《じようひん》を攝取《のみくひ》せねばならぬことを、知《し》って参《まゐ》りました、随《したが》つて牛乳《ぎうにう》の需用《じゆよう》も日《ひ》一日《じつ》と多《おほ》くなりますのは、誠《まこと》に欣《よろこ》ばしい事《こと》であります」と牛乳需要の高まりを評価しながらも、「何故《なぜ》牛乳《ぎうにう》が滋養《じよう》であるか」「其他《そのた》の飲食物《ゐんしよくぶつ》との關係《くわんけい》は什麽《どう》いふものであるか」「その飲用《ゐんよう》は如何《どう》して宜《よ》いか」「牛乳《ぎうにう》の良否《りやうひ》は如何《どう》して識別《みわけ》る事《こと》が出來《でき》るか」「近頃《ちかごろ》消毒牛乳《しようどくぎうにう》といふものを販賣《はんばい》するものがあるが、之《こ》れは信用《しんよう》の出來《でき》るものか那《ど》うか」などの疑問に答えるため、本書の刊行に

（注2）『牛乳飲用の栞』は、少々不思議な一書である。本書では、育児や治病、健康づくりなどで牛乳の需要が高まりつつある一方で、牛乳による結核や伝染病がまん延している状況を指摘し、「唯一の營養品」が「害悪を流す媒介者」となり、牛乳の信用が地に落ちてしまったことを「文明國としての一大缺點《けってん》」であると嘆いている。そこで、愛光舎で販売した日本で最初の「無菌牛乳」の価値を知らしめようと、「愛光舎牛乳の特色十カ條」を示している。自家牛乳を宣伝する興味深い一書といえる。著者名は「愛光舎あるじ」とあり、角倉邦彦の名が記されている。しかし著名な医化学者であり、タンパク質研究の権威ともされている角倉は、明治23（1890）年生まれであるため、本書刊行時には9歳と

踏み切ったとの思いを詳《つまび》らかにしている（関戸1907：1頁）。

一方、明治41（1908）年の『牛乳論』を著した農芸学者の澤村眞は、その序において、「牛乳ハ養分ニ富ミ消化シ易ク滋養ノ効大ナルト同時ニ又傳染病ノ媒介ナドヲナシテ頗ル危険ナリ」と語り、「牛乳ノ何タルカヲ知ラントスル初學者」のために、「牛乳ノ性質利用研究法等」を知らしめるべく、本書を出版したと記している。なお本書は、これまでの先行研究に紹介された内容をあらためて洗い直し、挿絵を加えながら編纂された体裁をとっている。「牛乳の歴史」で始まり、「乳の生成」「乳の成分」「牛乳ノ性質組成及産額」「初乳」「牛乳ノ微生物及之ニ因ル変異」「牛乳検査法」、さらには搾乳後の牛乳の細菌繁殖を抑えるための冷却器「ろーれんす式冷却器」（図3）の紹介、「ばた」「ちーず」「煉乳」「くみす」「けふあー」など多岐にわたる乳製品の解説も収録され、網羅的な構成に成功している。しかしその内容は、成分や製造法、重量法などがメインであり、素人では理解できない難しさもあった。つまり、明治期の乳製品専門書は、主に専門家向

図3　搾乳後の牛乳の細菌繁殖を抑えるための冷却器「ろーれんす式冷却器」

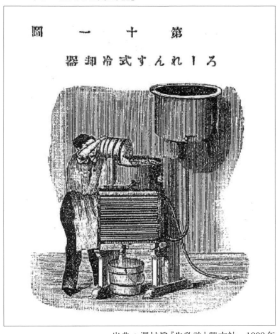

出典：澤村眞『牛乳論』興文社、1908年

いうことになり、少々つじつまが合わない。実際本書が刊行された明治32（1899）年は、東京府巣鴨にて、渡米帰りで医師でもある父角倉賀道が愛光舎牧場を開設した年である。おそらく収録された専門性の高い内容からも、本書の著者は角倉賀道であると推察される。なお邦彦は、賀道の次男として生を受け、大正4（1915）年に北海道帝国大学（当時は東北帝国大学農科大学農芸化学科を卒業後、鳥取高等農学校に勤務している。ドイツやオーストリアへの留学を経て、タンパク質の権威としての名を確かなものにした（参考：穂積啓一郎「角倉邦彦先生と有機微量元素分析発祥の地—鳥取」『鳥取大学附属図書館報』第120号、2012年）。

けに牛乳・乳製品の基本知識を伝えることが主目的であり、家庭の読み物とは言い難いもどかしさがあったことも、ここで記しておきたい。

ともあれ、こうした経緯を鑑みても、明治後期は、安全性を強調しながら、正しい知識を伝える多彩な乳製品専門書成立の成熟期だったことは確かである。牛疫の流行のみならず、度重なる不良牛乳の横行などの社会問題に対処した獣医学者・津野慶太郎の貢献、さらには津野の研究に学んだ後続の執筆者らによるさまざまな乳製品の解説書が出版された流れはまさに牛乳・乳製品のあり方を問う複層的な「声」を科学的に一元化していく好機となったに違いない。

4. 家庭料理の食材としての推奨

1 滋養品から家族の健康食品へ

1910年代を迎えると、牛乳や乳製品をたしなむ習慣が、日本社会に定着しつつある様子を伝える書籍が増加する。例えば『新食療法提要』（1913年）の著者・石上敏雄は、「昨今泰西文明の東漸と共に再び輸入して、一も二もなく牛乳飲用を採り容れ、病體にも健康體にも理想的滋養物として使用され、殊に近年に於ける需用は實に甚だしき速度で、數年間に二倍三倍の比例を以て増加しつつあるを見る」と、急激に伸びつつある牛乳需要の状況について言及する（石上1913：71頁）。一方、食養研究会が編纂した『実験食療法』（1916年）には、牛乳が「今日《こんにち》に於《お》いては殆《ほと》んど日常缺くべか《にちじやうか》らざる使用品《しようひん》」であり、「味《あじは》ひの美《び》なる故《ゆゑ》を以《もっ》て、家庭《かてい》の嗜好飲料《しかういんれう》として尊重《そんちょう》され、産後《さんご》の肥立宜《ひだちよろ》しからずして、乳《ち》の分泌《ぶんぴつ》十分《ぶん》ならざる婦人《ふじん》は之《こ》れを自己《じこ》の乳《ち》に代《か》へて愛兒《あいじ》を育《そだ》て上《あ》げ、殊《こと》に虚弱性《きよじやくせい》の人《ひと》、又《また》は病者《びやうしや》の如《ごと》き病後《びやうご》の人《ひと》の如《ごと》きは榮養《えいよう》を補《おぎな》ひ得《う》るものとして、一般醫家《ぱんいか》の推奨《すゐしやう》して措《お》く能《あた》はざる所《ところ》であります」（食養研究会1916：11頁）と、多方面で活用されつつある状況について説かれている。さらにその用途も、菓子、料理、石けん、顔料などと多岐にわたるとある。

さて海外の事例にならいながら、牛乳・乳製品の新たな価値を見直す動きが顕著になるのも、この時期の特徴といえる。しかも母乳の代用品としての利用ではなく、家族の健康食品として推奨する記述が増加し、日常生活での積極的な摂取を促す執筆者が相次ぐようになる。

例えば、『安価滋養食物の研究』（1916年）を著した伊藤一次と三上正毅は、「明治初年以來我國《めいぢしよねんいらいわがくに》に於《お》ける牛乳《ぎうにう》の使用額《しようがく》は年々非常《ねんねんひじやう》の速力《そくりよく》で増加《ぞうか》して居《お》るが、固《もと》より歐米諸國《おうべいしよこく》の比《ひ》ではない」と主張し、「歐米諸国《おうべいしよこく》に於《おい》ては牛乳《ぎうにう》は一般國民《ばんこくみん》の日用品《にちようひん》で、貧民《ひんみん》でも一日《にち》に二合《がふ》や三合《がふ》の牛乳《ぎうにう》を飲《の》まぬものは無《な》い。殊《こと》に米國《べいこく》に於《おい》ては最《もつと》も豊富《ほうふ》で我國《わがくに》に於《おい》ける湯茶《ゆちや》と異《こと》なることなく、喉《のど》が渇《かは》いたと云《い》へば直《たゞ》ちに牛乳《ぎうにう》を飲《の》むと云《い》ふ次第《しだい》である」（伊藤ほか1916：190頁）と、牛乳が米国では家庭の定番食品として定着していることに言及し、母乳の代用品や病人食としての利用ではなく、普段の嗜好品としての飲用を提案している。

中でも児童期の牛乳の飲用を勧める記述が目立つようになるのも、1920年代の傾向といえる。というのも、ちょうどこの頃の日本が直面していた課題が、度重なる戦争、伝染病の流行、未婚者数の増加による結婚率の低下などで引き起こされる人口減少への対応であったからである。大正3（1914）年に勃発した第一次世界大戦以降、人口問題に対する不安は軒並み論《あげつら》われるようになり、特に未来を担う子どもの死亡率低下に期待し、適切な健康維持のあり方を問う議論も方々で展開を見せた。こうした状況下、子どもの優良食品として注目されたのがまさに牛乳だったのである。

さて、『幼児保護及福利増進運動』（1921年）の著者・大林宗嗣は、同書所収「三　児童と牛乳」において、ドイツ、フランス、オーストリア、スウェーデン、デンマーク、米国で一般化していた

図４　『児童の衛生』の扉絵

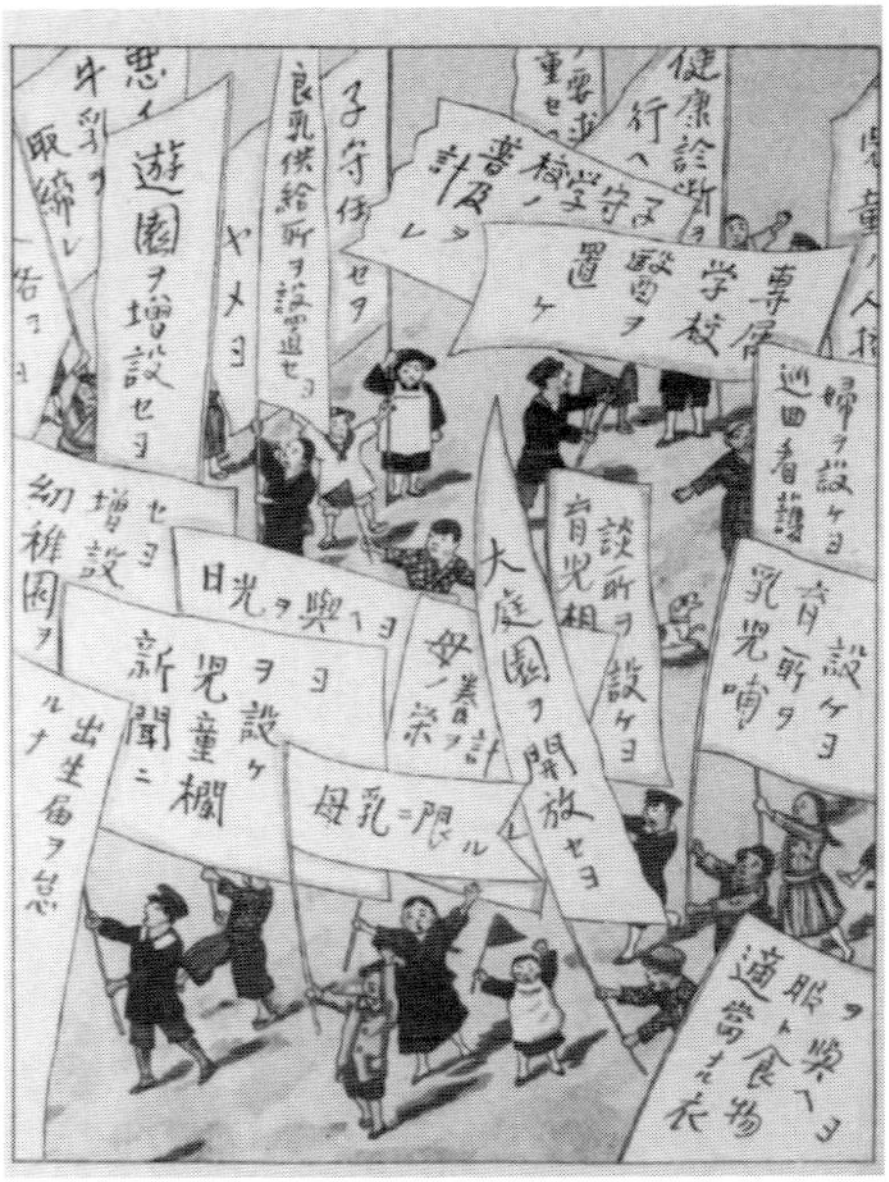

出典：内務省編『児童の衛生』1921年
資料提供：国立国会図書館

「牛乳供給所」にふれ、日本でも「純良牛乳供給所」の開設が、児童保護の第一歩になるとの考えを示している（大林1921：33～37頁）。また良質の牛乳供給所を求める声は、『児童の衛生』（1921年）の扉絵（**図4**）にも、「良乳供給所ヲ設置セヨ」との文言が見えている。

さらに児童への牛乳飲用を勧める主張は、小学校医・岡田道一によって著された『学校家庭児童の衛生』（1922年）においてもつづられている。岡田は「児童と牛乳及鶏卵」（岡田1922：46～49頁）という項を設け、「人《ひと》の子《こ》は母乳《ぼにう》で育《そだ》つ可《べ》きものだと宣傳《せんでん》されて居《を》り、又《ま》た實際其通《じつさいそのとほ》りで、消化不良《せうくわふりやう》の多《おほ》くは牛乳飲用兒《ぎうにういんようじ》に起《おこ》る現象《げんしやう》であるが、さればと云《い》つて斯《か》る理由《りいう》に依《よ》り、牛乳《ぎうにう》は生涯《しやうがい》飲《の》む可《べ》からずとなすのは間違《まちが》つて居《ゐ》る」と説き、「既《すで》に母乳《ぼにう》で育《そだ》てる時代《じだい》を通《とほ》り越《こ》して發育《はついく》し來《きた》つた兒童《じどう》のやうな、之《これ》から益々大《ますますおほい》に成《せい》長發育《ちやうはついく》する必要《ひつえう》ある者《もの》には、牛乳《ぎうにう》を好《す》きにして滋養物《じやうぶつ》として飲《の》ませるのが好《よ》い」と、発育期の児童に牛乳の飲用を奨めている（**図5**）。さらに牛乳は、「蛋白質《たんぱくしつ》」「脂肪《しばう》」「含水炭素《がんすゐたんそ》」のみならず、「吾《ご》人《じん》の成長《せいちやう》に缺《か》くべからざるカルシユーム」を含んでいることや、「生《なま》の牛乳《ぎうにう》」には「多《おほ》くのヴィタミン」が含有されていることにふれ、「少量《せいりやう》づゝゆつくり」「清潔《せいけつ》な麥藁《むぎわら》の管《くだ》で徐々《じよじよ》に吸《す》ふ」よう指導

図5　「牛乳の呑み方」

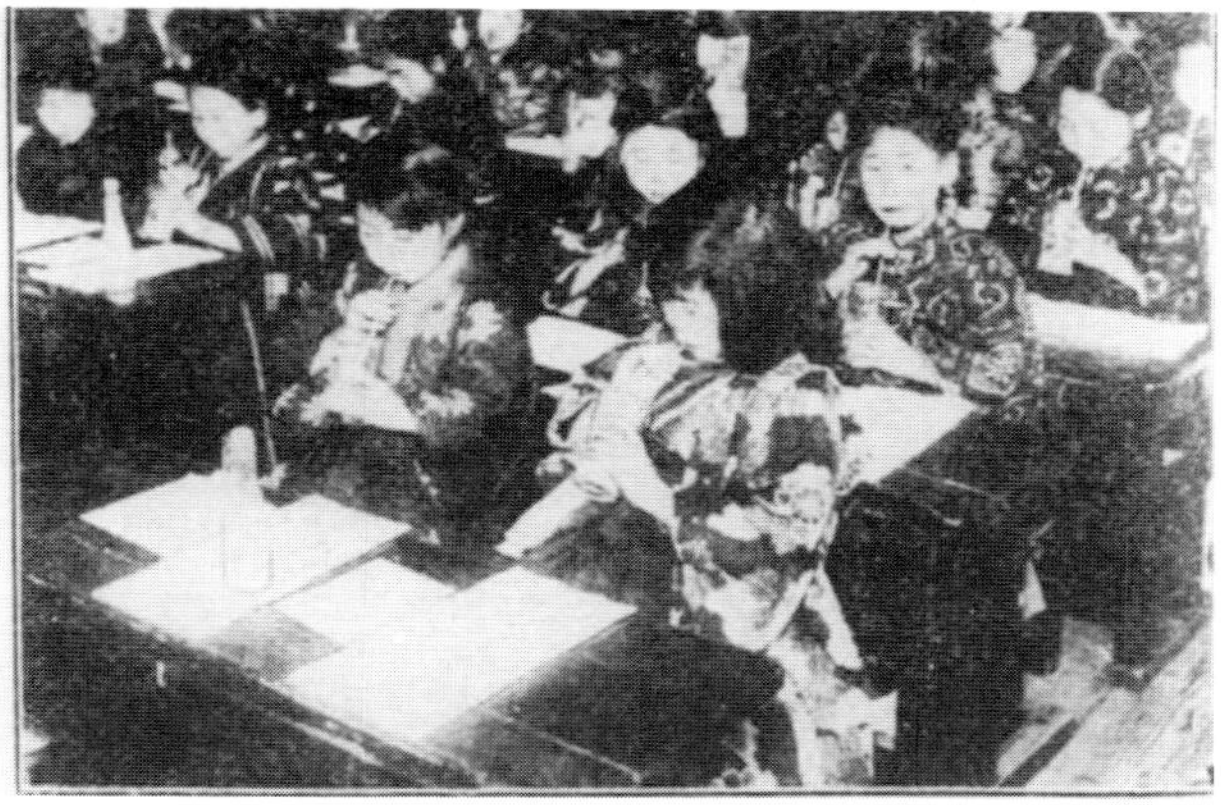

出典：岡田道一『学校家庭児童の衛生』新陽堂、1922年
資料提供：国立国会図書館

する。また岡田は、牛乳には腎臓病や脚気に効果があるとされているため、「若《も》し子供《こども》の時分《じぶん》から牛《ぎう》乳《にう》や鶏卵《けいらん》が嫌《きら》ひであつては、斯《か》う云《い》ふ病氣《びやうき》の場合《ばあひ》に非常《ひじやう》に困《こま》る」ため、「幼年時代《えうねんじだい》」から「嫌《きら》ひでなく好《す》きといふ風《ふう》にして置《お》きたい」と、未来的展望に立った見解も示している。

児童期における牛乳飲用を奨める動きはますます盛んとなり、飲用効果を証明した報告書の類も出版された。『北米沙市に於ける市乳の状況』（１９２４年）は、大正12（１９２３）年6月2日に開催された東京乳畜産組合第4回乳牛能力共進会（於、赤坂三会堂）での福原克二（北米沙市日本人酪農組合理事／兼沙市日米人市乳連合組合理事）の講演録をまとめたものである。福原は米国での実績を提示し、体格面、学力面双方においても、牛乳飲用の効果が「好成績」であると主張し、同じ頃に赤十字が発行した「牛乳は最上食品である十大理由」を提示している（福原１９２４：41～43頁）。

また本書には、「食糧大臣」ハーバード・C・フーバーが行った調査にて、幼児、小児の「營養食料」として、「牛乳を措いて他に適當な代用品はない」との結論が出たことをふまえ、米国で展開した宣伝活動が紹介されている。なお、それらの記載によれば、米国各地に「牛乳宣傳事業の本部」として、「州酪農會議」や「郡市酪農會議」などが設置され、「兒童健康デーの企画」「小學校

図6　米国の牛乳宣伝用ポスター

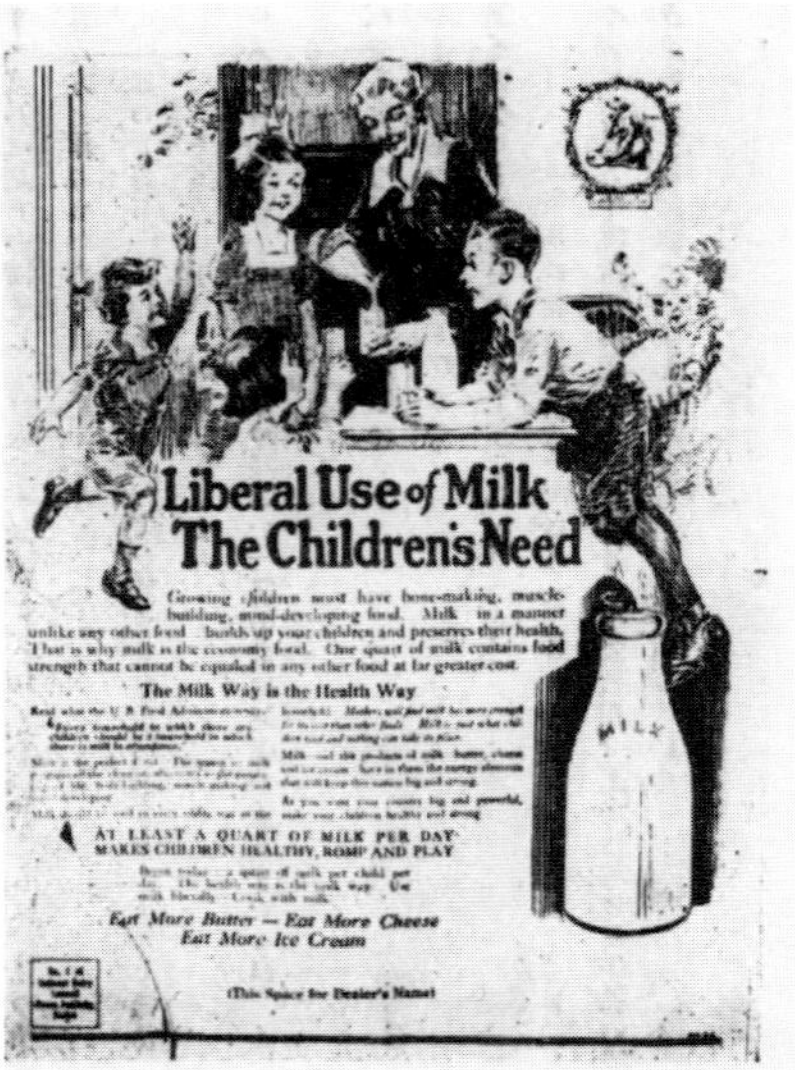

出典：福原克二著、粟津包勝編『北米沙市に於ける市乳の状況』東京牛乳畜産組合、1924年

でランチに牛乳を生徒に用ひさせる運動」「牛乳實物宣傳事業（牛乳の無料又は極安價に供給する事）」「母の會其他の諸國體に對する牛乳料理の講習事業」「動物實地飼養試験を公衆に觀せる企」「牛乳の知識と其効能を周知せしむる為、幾多の小冊子や、ポスターや、模型や、繪畫や、活動寫眞、幻燈、演劇其他色々のものを製作すること」などの取り組みがあったことが理解される。さらに、収録された「米國農務省発行」のパンフレットには、「あなた方の御子さん達に牛乳を御遣りなさい。貴君方も牛乳を御使ひなさい!!!」と記され、「牛乳をモット澤山喰べる法　食物は牛乳で調理して召上がれ」とのスローガンのもと、牛乳を使った料理を奨めることのみならず、バターやチーズ、アイスクリームなどの乳製品を積極的に日常生活の中に取り入れることも言い立てられている（**図6**）。

　さらに牛乳の飲用が、子どもの発育のみならず、万人の体格改良にもつながるとの考え方が論われるようになるのも、この時期の傾向である。赤沢義人編『新しい発見及発明　第2巻』（1922年）所収の「牛乳と體格」（赤沢1922：328~330頁）では、「體格の大きな人物は概ね牛乳を日常飲用してをる」とし、「體格を決定するものは骨格であり、骨格を形成するものは主としてカルシウムだが、このカルシウムは食物の中では最も牛乳に多い」とある。また「あらゆる山海の滋養物を集めても、若しそこに牛乳が缺乏してをればそれは完全な食事とはいへない」とし、「最も豊な食事の家庭でも少くも成人には毎日一合半ぐらゐ、また少年には三合ぐらゐづゝの牛乳を献立の中に加へておくべきである。と米國の或る學者などが唱道してをる」と、老若問わず、カルシウム摂取を目指した習慣的な家庭での牛乳利用にまなざしを向けることが奨励されている。

こうした種々の記述からは、大正期こそ、医薬品的なイメージから、日常の嗜好品イメージへとシフトするタイミングであったことが窺知されよう。家庭の食材として仲間入りを果たす乳製品のドラマは、ここから漸進し始めるのである。

2　乳利用料理の提案

牛乳・乳製品利用への関心は、1920年代の書籍の中でより一層の盛り上がりを見せることとなり、家庭での利用法についての解説を主とした女性読者（主に主婦）向けの書籍の出版も本格化し始めるようになる。『牛乳の話（京都市社会課叢書　第4編）』（1922年）は、京都市社会課・京都婦人連合会共同企画による「食料品大講演会」（大正11（1922）年4月11〜16日開催、講演者：奈良女子高等師範学校教授石沢吉麿）の講習記録である（石沢1922）。本会は京都府立第一高等女学校にて、家庭の主婦を対象に開催された乳製品の講演会で、ここでもやはり「有名なマッコラム氏、フランク氏等の學者」による新しいビタミンの発見により、ビタミン豊富な牛乳、牛酪、クリームの価値が再考されたことが語られている。

また『愛児の躾と親のたしなみ（我が子の躾方叢書　第8巻）』（1925年）には、牛乳嫌いな子どもには、アイスクリームで慣れさせる方法や「ココア」や「チョコレート珈琲」などに少量混ぜて飲ませる方法などの提案もみえる（加藤1925：224〜226頁）。さらに『命は食にあり』（1925年）では、「牛乳《ぎうにう》はドクンドクンと一息《いき》に呑《の》まぬ方《ほう》がよい。之《こ》れドク飲《の》みすると胃内《ゐない》で牛乳《ぎうにう》が凝固《ぎようこ》して大《おほ》きな塊《かたまり》となり消化《せうくわ》が悪《わる》くなるからである。故《ゆゑ》に牛乳《ぎうにう》は大人《おとな》でも、小児《こども》でも、チビリチビリと少《すこ》しづゝ樂《たの》しみながら咀《か》む真似《まね》をして唾液《だえき》を混《ま》ぜて嚥下《えんか》するが合理的《がふりてき》である」とゆっくり噛むように飲むことをすすめ、さらに牛乳を飲む機会のない「田舎《ゐなか》」の子どもたちには、「喰《く》はず嫌《きら》ひ」とならないための「飲《の》み方《かた》の練習《れんしう》」が必要であるとしている（戸所1925：79～80頁）。

こうした家庭生活への普及を意識した書籍の出版は、得体が知れないと忌避されがちであった牛乳の真価を伝えた啓発書としても大きな意義があったといえよう。家庭の主婦を対象とした講演会同様、安全でいて、正しい利用法に留意しながら、牛乳・乳製品の積極的な摂取推進の機運を導く媒体としての機能を果たしたことは、専門知識の咀嚼に努め、読者層の拡大を目指した執筆者たちの奔走を鑑みれば自明の理である。

一方、飲ませ方とは別に、牛乳や乳製品を利用した料理法が研究されるようになるのも、大正期以降の特徴である。なお、乳利用料理へのまなざしの萌芽は、明治期の書籍において、すでに見受けられる。明治41（1908）年に出版された『家庭における牛乳とその製品』には、当時の日本社会で「ビスケット」「アイスクリーム」「ミルクシエーキ」などの洋菓子製造に乳製品が盛んに用いられていること、また海外で愛用されている牛乳で製造した「化装《けしやう》クリーム」が輸入されていることにふれながら、「牛乳料理《ぎうにふりうり》」が「外國《ぐわいこく》に於《おい》ては頗《すこぶ》る廣《ひろ》く利用《りよう》せられて居《を》る」状況にあり、「近時吾國《きんじわがくに》に於《おい》ても牛乳《ぎうにふ》の日本的料理法《にほんてきれうりほう》を研究《けんきう》するもの續出《ぞくしゆつ》して居《ゐ》るから、近《ちか》き將来《しやうらい》に於《おい》て必《かな》らず見《み》るべき成功《せいこう》を遂《と》げ、廣《ひろ》く一般《ばん》に應用《おうよう》せらるゝ時期《じき》あるを信《しん》ずる」と、その普及に期待する主張が確認される（鈴木1908：97～98頁）。なお本書の増補訂正版にあたる『牛乳と乳製品の研究』（1909年）には、新たに「料理」の項が設けられ、「蠣《かき》のちゝむし」「折衷玉子焼《せつちうたまごやき》」「白瓜《しろうり》の葛《くず》煑《に》」「牡蠣《かき》の牛乳《ぎうに（ママ）》煑」といった乳利用料理のレシピも加えられている（鈴木1909：185～189頁）。

このように家庭料理に牛乳や乳製品を積極的に利用することを奨める動きは、1910年以降の料理書の中で漸次確認できるようになる。例えば、『家庭実用衛生料理法』（白井ほか1910）や『弦斎夫人の料理談』（村井1910）には、牛乳・乳製品を使ったレシピが種々紹介されている。前者の「自序」によれば、著者の白井悦子は「數年西洋料理法《五六ねんせいやうりようりはふ》」を「姉妹方《みなさんがた》」に教えているとあり、「小兒《こども》」「病人《びやうにん》」「老人《としより》」の「食物《たべもの》」を広く社会に知らしめることを目的に本書を著したとある。本書には、巻頭から「飲料水」「牛乳」「ミルク（練乳《ママ》）」「バター（牛酪）」「クリーム（乳精）」「チース（乾酪）」の説明で始まり、それぞれの「見方」「貯へ方」「製法」などが記されている。西洋料理に範を求めながら、牛乳や乳製品を使った「料理法」が多数紹介され、レシピごとに「用途《つかひみち》」として、どんな病状に適しているかなどについても詳述している。一方、後者は、村井弦斎の妻・多嘉子が著した対話型の料理書である。本書には、「牛乳《ぎうにう》は如何《いか》に料理《れうり》すべきか（第1編）」「薩摩芋《さつまゐも》のバター焼《や》きは如何《いか》にするか（第1編）」「パンと牛乳《ぎうにう》は如何《いか》にするか（第2編）」「オムレツは如何《いか》に作《つく》るか（第2編）」「薩摩芋《さつまいも》と牛乳《ぎうにう》とは如何《いか》に料理《れうり》するか（第2編）」「牡蠣《かき》のクリームは如何《いか》にするか（第2編）」などの項目ごとに、扱い方の諸注意や正しい乳製品の見極め方、調理のコツなどが示されている。

1920年代に入ると、今度は日本で最初の乳製品専門の料理書が出版される。著者は先にも紹介した東京帝国大学教授の津野慶太郎である。津野は、家庭料理に牛乳や乳製品を取り入れる弾みとなるよう、大正10（1921）年に『家庭向牛乳料理』という料理書を出版した。本書の「序文」において、津野は「中央畜産会主催の東京畜産博覧会開設」に際し、「牛乳料理法中より軽便なる家庭向の處方五十餘種」を選び、本書を編纂したとの目的を明示し、中流家庭の主婦、令嬢方に難しくない内容を意識し、執筆したと説く（津野1921：序文）。なお本書は、「牛乳スープ類12種」「滋養に富むプツヂング類12種」「スーフレー8種」「麺麭及西洋菓子6種」「氷菓子アイスクリーム7種」「チースの料理5種」の合計50種の乳利用料理のレシピと5種の乳飲料（全乳〈衛生牛乳・小兒牛乳・消毒牛乳〉、脱脂乳、乳漿〈英国：「ウエー」、ドイツ：「モルケ」〉、調整牛乳、醗酵乳）の解説で構成され、中には英国ヴィクトリア時代にまとめられたビートン夫人の*The Book of Household Management*から翻訳されたレシピやチーズ各種の解説や扉絵も収録している。紹介された料理法のほとんどが西洋からの文献の翻訳に基づくものであることは否めないが、牛乳のみならず、バター、チーズ、クリームなどの乳製品を家庭料理の食材に仲間入りさせようとした初期の乳利用料理専門の書としても高く評価できよう。

また同年には、極東煉乳の沖本佐一も『食品としての牛乳』（1922年）を著し、牛乳の効能を説いた米国人栄養学者・エルマー・V・マッカラムの取り組みにふれ、「牛乳工業を発展させて食品としての牛乳使用を奨勵するは單に經濟上の問題でなくて民族衛生上の大問題であるといふ事に想到します」と、国を挙げての牛乳摂取に努めるべきとの私見を披歴している（沖本1922：序）。さらに、イリノイ大学の家政科教授「ホイーラー女史」が、「凡ての食品中牛乳を以て最も價値あるもの」と評価し、「吾々家族の健康を保つため三度の食事に食物としての凡ての要素を完備させる事は誠にむづかしい様だけれども料理の中に牛乳を入れれば譯もなくできる」と牛乳を食材として料理に応用すべきと提案した主張にふれ（沖本1922：114頁）、牛乳を使った家庭料理のレシピ（**表1**）の提案にも努めている。

無論、日本における乳利用料理の普及はまだ先であることに違いはない。しかし諸外国のレシピに学びながら、家庭料理の新食材としての見直しが図られたことは、乳食文化定着の過程を考えるうえでも重要な過渡期の動きとして看過できないだろう。母乳の代用品や病餌食といったイメージから脱却し、新時代を生きる国民の健康食品として、その効能が見直された乳製品。果敢にその評価向上に貢献した近代人たちの渾身の努力の軌跡こそ、日本の近代乳食文化を支えた原動力だったのである。

表1 『食品としての牛乳』(1922年) 収録の牛乳料理

第一節　朝食に	米穀類の牛乳煑/ミルクトースト パンケーキ/ポーチド、エッグス
第二節　簡単な食事に	クリーム、ミート/スカロプト、ポテト
第三節　スープ類	アスパラガス、スープ/菠薐草スープ/米(ライス)スープ ミルク、チャウダー/オイスター、スチウ
第四節　ビスケット類	ビスケット/生姜のパン/ボストン、ブラウン、ブレッド ミルク、マッフン/ドウナッツ
第五節　デザート類	カスタード/コーンスターチ、ブッデング ライス、プッヂング/ミルク、クリーム
第六節　牛乳飲料	肉桂入牛乳/ライスミルク/卵ミルクシェーキ バターミルク、オレンヂェード/ココア
第七節　肉類の代用としての乾酪料理	チーズ、スープ/マカロニー、チーズ/チーズ、ライス チーズ、スーフレ(第一)(第二)/イングリッシュ、モンキー チーズ、オムレット/カモフラージド、キャベヂ
牛乳料理に關聯して	一. 牛乳は液體ではあるが之を水の代りに用ひても食物中に蛋白質・炭水化物・脂肪等を加へるのだといふ事。 二. 牛乳が少しでも酸味を帯びてる時或は果物等のため酸の加つた時は之を煑るとかたまるといふ事。 三. 卵をフライする時一匙の牛乳を入れると卵が軟になる。 四. 冷い肉類をバターミルクで被ふておくと長く保存でき而もその肉質が軟くなる。 五. 丁抹では犢肉の味をよくするためにテンピに入れて焼く前一晩中脱脂乳の中へつけておく。 六. ハムを牛乳中に入れ、中位の火でテンピに入れて炙くと非常に香がよくなり肉質は軟くなる。

出典：沖本佐一著、里正義閲『食品としての牛乳』成美堂書店、1992年をもとに筆者作成

おわりに

「牛乳を飲めば、強くなる」いつの頃から、私たちはそう信じるようになったのだろうか。

現代では、牛乳のみならず、ヨーグルト、チーズ、バター、乳酸菌飲料、アイスクリーム、粉ミルクなど、数え切れないほど多くの乳製品が日々食卓に登場する。また昨今のシアトル系カフェの流行が、カフェラテ、カプチーノ、フラペチーノといった乳製品を伴う飲料の浸透に拍車をかけたという見方もできるかもしれない。健康食品として、調理の食材として、嗜好品として、さまざまな顔を見せてくれる乳製品。言葉では語りつくせない多種多様な魅力と可能性を併せ持つ食品であることは、まごうことなき事実といえよう。

そして、その魅力に気づきを得、その宣伝・普及に奔走した画期がまさに近代であった。当初は生命を脅かしかねない有害品として危険視された乳製品が、健康をかなえる理想的な優良食品として注目され始めるまでの経緯には、これまでみてきたように、試行錯誤の日々を乗り越えた近代人たちのドラマがあった。しかし安全性の徹底に加え、健康価値の向上を目指しながら模索された「日本人の嗜好に合う食べ方」の提案は、今も私たちが実践する豊かな食生活実現の営みの骨子とも共通する。少し大げさかもしれないが、乳製品と出会い、いかにおいしく、安全に食べるかという課題と真正面に向き合った瞬間こそ、今に通じる食の価値観を構築する序開であったとはいえないだろうか。

伝統と革新のせめぎあいの中で、「何を食べるべきか」の選択に迫られたとき、肉食同様、乳製品もまた新時代を支える日本人の身体をつくる食品としての効能が期待された。本格的な普及は、第二次世界大戦後を待たねばならないが、戦前にすでに関心と理解への萌芽があったことは、本稿で実証したとおりである。嫌悪と躊躇《ためら》いからはじまり、国民食としての浸透に至るまでの系譜にみる近代人たちの想いを、情報過多の時代を生きる今だからこそ、是非振り返ってみてほしい。日本の未来を憂えた近代人たちの願いにこそ、とかくうやむやにされがちな「何を食べるべきか」という問いかけへの要諦《ヒント》が隠されているように思われるのである。

※本稿は、拙稿「牛乳・乳製品の家庭生活への定着・浸透に尽力した人びと―明治・大正期を中心に」（『平成26年度「乳の社会文化」学術研究　研究報告書』乳の社会文化ネットワーク、2014年）の研究成果をもとに執筆したものである。

引用文献

赤沢義人編『新しい発明及発見　第2巻』大明堂書店、1922年
石上敏雄『新食療法提要』食養雑誌社、1913年
石沢吉磨『牛乳の話（京都市社会課叢書　第4編）』京都市社会課、1922年
伊藤一次、三上正毅『安価滋養―食物の研究』実業之日本社、1916年
内田百閒『御馳走帖』中央公論社、1979年
エフ・エッチ・ゲッセル著、村田文夫訳述『絵入子供育草　巻之上』汪彫楼、1873年
大林宗嗣『幼児保護及福利増進運動（大原社会問題研究所叢書　第1）』大原社会問題研究所出版部、1921年
岡田道一『学校家庭児童の衛生』新陽堂、1922年
沖本佐一著、里正義閲『食品としての牛乳』成美堂書店、1922年
加藤末吉『愛児の躾と親のたしなみ（我が子の躾方叢書　第8編）』実業之日本社、1925年
加藤照麿著述『通俗育児衛生と小児病手當』集文館、1908年
金木精一編『安房酪農百年史』安房郡畜産農業協同組合、1961年
木村鉞太郎著、弘田長閲『普通育児法』金港堂、1901年
クレンケ、ハルトマン著、近藤鎮三訳『母親の心得　上』近藤鎮三、1875年
近藤芳樹『牛乳考・屠畜考』日新堂、1872年
澤村眞『牛乳論』興文社、1908年

食養研究会編『実験食療法』弘学館書店、1916年
白井悦子著、遠山椿吉閲『家庭実用衛生料理法』実業之日本社、1910年
進藤玄敬『育児必携　乳の友（寸珍百種　第47編）』博文館、1894年
鈴木敬策『家庭における牛乳とその製品』天地堂、1908年
鈴木敬策『牛乳と乳製品の研究（実験応用通俗産業叢書　第14編）』博文館、1909年
鈴木孝達『妊婦の心得』耕文舎、1880年
関戸雅城編『牛乳の話』関戸雅城、1907年
高洲謙一郎編『小児ノ栄養発育及衛生』南山堂、1909年
田中玄達編『牛乳脚気治験録』江藤喜兵衛、1878年
チェンバレン著、高梨健吉訳『日本事物誌1（東洋文庫131）』平凡社、1969年
津野慶太郎『家庭向牛乳料理』長隆舎書店、1921年
戸所亀作『命は食にあり』新潟県衛生会、1925年
内務省編『児童の衛生』同文館、1921年
長浜宗佶著、弘田長閲、佐多愛彦序『小児養育の心得（増補版）』長浜宗佶、1908年
新治吉太郎編、吉田彌手閲『通俗家庭教育』冨山房、1899年
パイ・ヘンリー・チャアス著、松本順閲、澤田俊三訳『育児小言（智巴士氏）初篇の1』気海楼、1876年
羽仁もと子編、加藤照麿述『育児法』家庭之友社、1908年
福田恒久編『明治形勢一斑　巻之上』万笈閣、1878年
福原克二著、粟津包勝編『北米沙市に於ける市乳の状況』東京牛乳畜産組合、1924年
藤田寛治『智育体育　遺伝教育書』東香堂、1896年
三嶋通良『はゝのつとめ　子の巻』丸善、1892年
宮田守治、松本安子『男女生殖健全法』中央看護婦会、1900年
民友社編『育児と衛生』民友社、1903年
村井多嘉子述、石塚月亭編『手軽実用弦斎夫人の料理談　第1〜3編』実業之日本社、1910年
山口久四郎編『牛乳論』山口久四郎、1894年
山崎元脩訳『産婆論　巻之七』丸善書店、1886年
矢守貫一編、櫻井郁治郎閲、『育児の種』矢守貫一、1883年
ルーブル社出版部編『大日本人物名鑑　巻4の2』ルーブル社出版部、1921年

近代日本の食文化における乳の受容と菓子

同志社大学経済学部　非常勤講師
京都府立大学京都和食文化研究センター　共同研究員
一般社団法人Ｊミルク・乳の学術連合　乳の社会文化ネットワーク会員
橋爪　伸子

はじめに

近代日本における乳食文化の受容史は、病弱者や乳幼児による牛乳の薬餌的な飲用を中心に始まったとされる。また乳製品については、当初居留地の外国人向けに輸入された煉乳の消費が、主に都市部で育児・病人用として拡大し、同時に飲用乳の普及に伴い生じた残乳問題の対策として煉乳、さらにはバターの生産の工業化が進んだという通史が知られている（農林省畜産局1966：186～231頁、249～255頁、中島1967：251～296頁）。特に導入期における受容の経緯を消費の側面から分析した主な論考としては、東四柳祥子が明治大正期の出版物から乳に対する意識の変遷を検討し、当初「母乳の代用品や病餌食」で、大正期以降「家庭の健康食品」として「家庭生活」へ受け入れられていく過程を明らかにした（東四柳2014）。また、武田尚子は乳の普及の過程を、経済的および福祉的方法による供給と消費に注目して論じた（武田2017）。

しかしながらこれまでの研究は主として対象地を東京とし、消費の形態としては飲用牛乳に注目するものであり、それ以外の地域の、多様な乳の受容については十分な検討がなされているとはいえない。そのなかで特に筆者が重視する菓子を通した受容に関する研究については、例えば細野明義が史料上のアイスクリームに関する記述から、製造や実態の変遷をまとめた（細野2018）。また、佐藤奨平が煉乳製造業の経営実態について安房地域を中心に分析し、製菓企業が大正期に煉乳企業を設立してキャラメルの原料煉乳の自給生産を行い発展を導いたことを検証した（佐藤2013）。しかし、菓子という嗜好的な位置づけが、乳の受容史にどのように関与したかについては明らかになっていない。

菓子は、栄養摂取を主目的とする日常の食体系からは独立した嗜好食物的な位置づけにあり、新たな食文化の導入に際し、なかだちとなる事例が知られる。例えば、鶏卵や砂糖は南蛮菓子を通して食習慣が始まり（石毛2012：352頁、378頁）、パンはあんパンを通して後に日本独自のパン食文化へと展開したとされ（宮本1955：203頁）、乳食文化の受容においてもこれに相通ずる経緯が考えられる。また乳の受容における位置づけとしては、これまで主として薬餌的な受容が注目されてきたが、嗜好的な位置づけは、文化圏固有の好みや価値観との関係が深く、食文化の受容の深化に不可欠である。したがって日本固有の乳食文化の特徴は、それを検討することによってこそ明らかになると考える。

筆者は前稿で、近代京都における乳の生産加工販売業（以下、乳業）の実態と、菓子製造販売者（以下、菓子屋）の乳への対応の分析を行い、乳受容における菓子の意義を検討した。京都では1900年代、乳の需給関係とそれを受容する文化的な背景が成立しており、近世以来の元上菓子屋、近代以降に開業した洋菓子屋の両方で、多様な乳を積極的に採用する動向が確認できた。特に近世以来の元上菓子屋では、洋菓子は「新菓」として研究され、同時に従来の菓子にも乳をはじめとする西洋由来の材料や意匠の採用が、特にかすてら、落し焼、ぼうろ等、小麦粉・砂糖・卵を材料とする生地を天火で焼く南蛮菓子において検討されていたことが判明した（橋爪2017a：1～12頁）。乳を使用する菓子が、新たな異文化との接触の抵抗を緩衝し、媒体となって乳食文化の受容を導き、日本固有の乳受容の方向性へも影響をおよぼしたと考えられる。しかし、そうした乳と、それを材料とする菓子の、消費の実際や受容における位置づけおよび背景にある価値観などは、未検討の課題である。

そこで本稿では、近代日本における乳食文化の受容史を、菓子との関係に注目し見直してみたい。特に、乳の受容における位置づけや背景にある意識・価値観に注目しながら、菓子を通した乳の受容の実態を検証し、あわせて日本における乳食文化の特徴について考察する。

まず、菓子を通した乳受容の全体像を、内国勧業博覧会（以下、内国博）をはじめとする明治大正期の主要な博覧会の記録から検討する。内国博は、明治政府内務省が殖産興業政策として、明治10

（1877）～36年に5回にわたり開催した日本初の全国規模の博覧会で、開催地は第一～三回は東京、第四回は京都、第五回は大阪であった（吉見1992：122～127頁）。近代の新たな材料や技術が、内国博への出品を通して公開・評価され、情報として各地の菓子屋に広がり、導入されていったことが明らかになっている（橋爪2017b：435～440頁）。したがって、内国博は菓子の歴史上近代の転換期における画期であり、本記録は菓子を通した乳受容の先駆けと全5回の経時的な変遷を、全国的に見通すことができる史料といえる。

続いてその後の東京勧業博覧会（以下、東京博）、東京大正博覧会（以下、東京大正博）についても可能な限り検討する（注1）。東京博は、明治40年に開催される予定であった第六回内国博の代替として、同様の規模と内容で、東京府の主催で東京にて開催された。東京大正博は、大正天皇の即位を祝賀し、大正3（1914）年、同じく東京府の主催で東京にて開催された（橋爪2005：63～64頁）。

これらの結果をふまえ、同時代における菓子屋の乳への対応を、聴き取り調査を通して探り、最後にそうした動向を支え促した社会背景を、消費記録の分析を通して考察する。なお本稿で「乳」とは、牛を主とする家畜の乳汁およびそれを原料とする乳製品を含む総称とする。史料引用に際し、体裁や記号については原則として原本の記載様式によったが、読点を付すなど適宜改めている。また、ルビは難読語以外は省略し、筆者註には〔　〕を付した（注2）。

（注1）163頁参照

（注2）163頁参照

1. 博覧会記録にみる菓子を通した乳受容

明治大正期における博覧会の出品記録を通し、乳の菓子への使用状況を全国的に概観するにあたり、用語について確認しておきたい。出品物で「乳を使用した菓子」として扱うのは、カタカナ表記の西洋菓子名（以下、洋菓子）のうち、乳の使用が推察されるビスケット（クッキー、デセールなども含む）およびケーキの類と、近世以来の菓子名（以下、和菓子）またはその材料名に乳が明記された事例である。デセールとは、当時の菓子の呼称では「ビスケット風洋菓子」を指す（『日本国語大辞典』）（注3）。なお、当時のビスケットについては、こうした洋菓子とは別に乾パンの類を指す事例もある。そのなかには、材料に乳を用いないものもあり、また位置づけとしても菓子とは限らないが（注4）、出品記録からは厳密に区別できないため、ここでは一括して乳を材料とする洋菓子として扱う。

　また、史料上の問題として、出品物名の略記がみられる。特に内国博の第三・四回には、出品物名を単に「菓子」と記す事例が多く、また東京博では出品物名が複数の場合「○○外○点」のように略記されていることから、出品物名のすべてを確認できず、乳を使用した菓子の点数も不明である。これらの一部については、受賞記録や、出品解説書が纂輯された史料で補足し得たが、すべての出品物の実態を把握することはできなかった。したがって、実際には該当する菓子はより多いと考えられるが、こうした史料上の限界をふまえて全体的な傾向を概観する。

1　内国勧業博覧会第一・二回――文明開化の象徴としての乳受容

　以下、開催回ごとの出品状況をみていく。なお、出品件数に続く（　）内の数字は出品点数を示す。また第一・二回の出品物名に続く〈　〉内は、両回の出品記録に限りみられる、材料・形状などの付記である。

　明治10年の第一回には、乳を使用した菓子は8件（9）であった。三府県からの出品で、東京から6（6）、神奈川1（2）、兵庫1件（1）であった。そのうち洋菓子は2、和菓子は7点であった。洋菓子について、兵庫神戸下山手通の鹿田常吉の「ブスケ」（ビスケット）は、出品解説書によれ

（注3）明治39年刊、梅田矯菓『欧米新式菓子製造法』（青木嵩山堂、2頁）には「デセールは仏語で小麦菓子の意」とあり、「デセール　ビスケット種属」の項目がたてられている。

（注4）163頁参照

ば、小麦粉を水で練った生地を「舶来模造製機械」でのして切断して穴を開け「蒸製」したもので、材料に乳・甘味は用いていない。品質保持期間は冬季で24カ月、夏季は18カ月とあり（注5）、乾パンの類と考えられる。この出品者は神戸初の日本人のパン屋とされる（新修神戸市史編集委員会2000：862頁）。明治15年刊『豪商神兵湊の魁』に掲載される「パンビール製造所　神戸下山手通三丁目方常吉」は、姓の一文字が消えているが「四方〔鹿田〕」で、同一人物と思われる（注6）。

米津松藏（松造）の「金花糖〈小麦粉・砂糖・薄荷・牛乳・柑皮油入、花模様〉」については、品名は和菓子であるが、出品者の米津は、近世以来の京橋南伝馬町の凮月堂の大住喜右衛門から明治6年に独立・開業した若松町の凮月堂で（以下、米津凮月堂）（池田1960：340頁）、同回に菓子で最高の賞である鳳紋賞牌を「欧州凮菓子」で授与されている。受賞した菓子については、出品物である上記金花糖および「蜜柑水、加須天以羅〈小麦粉・鶏卵・砂糖〉、砂糖漬〈桃実煮漬〉」のうちのどれを指すのか判然としないが（注7）、明治10年11月1日付『読売新聞』の広告には「西洋模製御菓子数品　夫れ洋菓《けいく》の製たるや専ね牛乳《みるく》と麦を以て製するを良味とす、ミルクの人体に功あるハ普く諸君の知る所にして麦も亦五穀の中尤も滋養分を含有するものなり（略）弊舗に於て精製販売する所のケイクハ洋人の良工を雇ひて精製せしめ」とあり（注8）、明治11年1月31日付同紙に出した広告では、内国博で「西洋菓子数種」が鳳紋賞牌を受賞した報とともに「宗家西洋御菓子」、同じく8月29日付では「鳳紋賞牌　西洋御菓子製造所」と掲載している（注9）。したがって同店の商品は、いずれも西洋人の菓子職人がつくる洋菓子であったことがわかる。またその価値としては、主として滋養性が重視されていたことが窺われる。

和菓子については、東京の岡埜（岡野）金平の「紅白牛酪糖」、岡田友七の「羊羹牛乳鶏卵入」、小西清兵衛の「円形牛乳打物」、玉川亀吉の「菓子〈銘乳粉〉〔酪乳粉の誤記と思われる〕」、中原藤助の「菓子〈掛物、乳甘皮〉」、神奈川の池田覺平の「牛乳煎餅〈小麦・牛乳・バタ・鶏卵、長角形〉」であ

（注5）『明治十年内国勧業博覧会出品解説』（『発達史』第七集五、369頁、1963年）。

（注6）大国正美、楠本利夫、神戸史談会編『明治の商店—開港・神戸のにぎわい』神戸新聞総合出版センター、16頁、2017年。なお前出の『新修神戸市史』では両者の関係を不明としている。

（注7）163頁参照

（注8）『読売新聞』1877年11月1日付、4頁。

（注9）『読売新聞』1878年1月31日付、4頁、同前8月29日付、別刷4頁。

図1 「新製牛酪糖引札」『捃拾帖』第一五帖

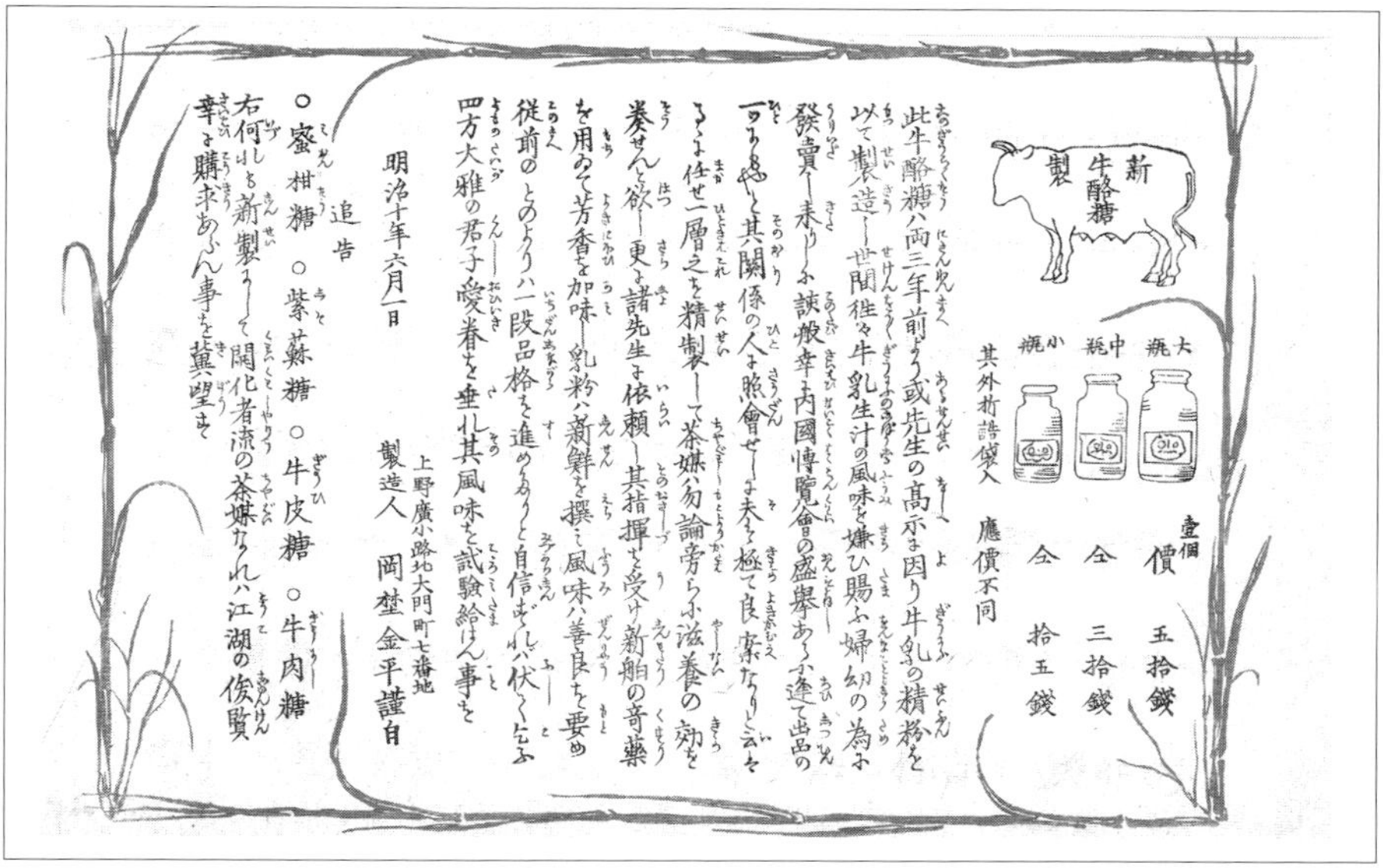
新製牛酪糖

大瓶 中瓶 小瓶

壹個 價 五拾錢
仝 三拾錢
仝 拾五錢
其外折詰袋入 應價不同

此牛酪糖ハ両三年前より或先生の高示ニ因り牛乳の精粉を以て製造し世間往々牛乳生汁の風味を嫌ひ賜ふ婦幼の為ニ發賣し来りしニ該般幸ニ内國博覧會の盛挙あるニ逢て出品の可否を思ひて其関係の人ニ照會せしニ未ダ極て良案なりと云を以て任せ一層之を精製して茶媒ハ勿論旁ら滋養の効を奏せんと欲し更ニ諸先生ニ依頼し其指揮を受け新舶の竒薬を用ひて芳香を加味し乳粉ハ新鮮を撰ミ風味ハ善良を要め従前のものよりハ一段品格を進めあると自信まかせバ伏て乞ふ四方大雅の君子愛眷を垂れ其風味を試験給はん事を

明治十年六月一日

上野廣小路北大門町七番地
製造人 岡埜金平謹白

追告
○蜜柑糖 ○紫蘇糖 ○牛皮糖 ○牛肉糖
右何れも新製ニして開化者流の茶媒なれハ江湖の俊賢幸ニ購求あらん事を冀望ます

所蔵：東京大学総合図書館

る。岡野と小西は「乾菓子」、池田は「菓子」で褒状を受賞している。

岡野の「牛酪糖」については、内国博第一回の開会（8月21日～）以前に、明治10年6月1日付の引札（**図1**）に、「世間往々牛乳生汁の風味を嫌ひ賜ふ婦幼の為に」二、三年前より製造販売してきた同品を、内国博に出品するために改良し、「茶媒《ちゃぐわし》」や「滋養《やしなひ》の効《きゝめ》」のために「諸先生」の指導を受けて新鮮な乳粉を撰び、「新舶《しんわたり》の奇《く》薬《すり》」を用いて芳香を加味した、とある。また値段は大中小の瓶入がそれぞれ50銭、30銭、15銭で、他に「折詰袋入」もあった（注10）。さらに『読売新聞』同年6月19日付には、岡野が「牛酪糖といふ菓子」を「新製」して「勧業博覧会」へ出し、また「牛皮糖、牛肉糖などといふ菓子」も製造し「開化先生ハ大そう珍重する」とある（注11）。これらの記述より、牛酪糖は、粉乳を

（注10）「新製牛酪糖引札」『捃拾帖』第一五帖、東京大学総合図書館所蔵田中芳男・博物学コレクション、東京大学学術資産等アーカイブズ委員会事務局「電子展示『捃拾帖』」目録番号16-A00-6010-15-154 https://kunshujo.dl.itc.u-tokyo.ac.jp/（2019年6月13日参照）、東京大学史料編纂所「摺物データベース」参照。

（注11）『読売新聞』1877年6月19日付、2頁。

西洋由来の香料で着香した菓子であり、牛肉や洋菓子と同様、その滋養性や文明開化の食べものとしての価値が重視されていたと考えられる。

その他の出品物については、岡田友七の「羊羹　牛乳鶏卵入」は、小角豆の漉粉・砂糖・鶏卵・牛乳を寒天で煉り固めた煉羊羹である（注12）。池田覺平の「牛乳煎餅」については、材料の付記から小麦粉生地の煎餅に牛乳とバターを用いることがわかるが、後述するとおり卵を使用する煎餅の早い事例である。なお、煎餅については、一般的には米粉生地を用いる塩煎餅の類もあるが、以下、本稿で煎餅とは小麦粉生地のものを指す。

明治14年の第二回には、乳を使用した菓子は8件（32）が確認された。三府県からの出品で、東京から6（27）、大阪1（2）、山口1件（3）であった。そのうち洋菓子は24、和菓子は8点であった。洋菓子の出品者は、大住喜右衛門と、米津松造およびその息子の常次郎（恒次郎）で、いずれも前述した凮月堂の関係者である。大住と米津松造の出品物は「仏国模製」「西洋模製」「西洋模造」と称される本格的な洋菓子で、実態不明の菓子名もあるが、乳を用いる菓子はケーキ、ガトウ、デセールであった。大住の出品物は計41点にも及び、そのうち18点に乳の使用が推察できる。米津常次郎の出品物はビスケットで、「小麦・砂糖・牛乳」「花形」などの付記があることから、前出の「ブスケ」のように乾パンの類ではなく菓子と考えられる。

和菓子については、前出した岡田友七の「玉子羊羹〈玉子・牛乳・砂糖・白大角豆〉」のほか、東京の増田正三郎の「ミルク糖〈牛乳・小麦粉、丸形、石室焼〉」、松本伊三郎の「薬菓子〈牛乳・桂枝・縮砂・山椒・橙皮、芳香糖、剤菓子〉」、大阪の津枝正信の「珈琲糖〈珈琲・棒砂糖・牛乳〉」、山口の勝間田文之助の「牛乳製汁粉、同菓子、同落雁」である。

第一・二回においては、東京からは本格的な洋菓子が出品されたが、それ以外では和菓子が中心であった。そこで乳に対する価値観は、主としてその薬効や滋養性、文明開化の食べものとしての先進

（注12）前掲『明治十年内国勧業博覧会出品解説』350頁。

性に重きがおかれ、乳をそうした価値の象徴として用いる表面的な受容にとどまっていたといえる。

2 内国勧業博覧会第三・四回—洋菓子の模製を通した乳受容

明治23年の第三回には、出品府県が12に増え、東京から6（9）、兵庫から2（4）、北海道、京都、長崎から各1（各2）、宮城、秋田、富山、神奈川、滋賀、岡山、鹿児島から各1（各1）、計18件（26）が確認された。そのうち洋菓子は19、和菓子は7点で、洋菓子が増えている。

洋菓子については、まず東京では、初回以来の米津凮月堂の米津恒次郎が「アルファベットビスケット」で二等有功賞、新たに村上光保が「ガトーマック」などで三等有功賞を受けている。村上は、明治7年に麴町山元町（現、千代田区麴町）で創業した、日本初の洋菓子屋村上開新堂の主である（池田1960：404～413頁）。また、東京以外では、北海道の中村作兵衛、京都の石野和三郎、神奈川の桐澤枡八がビスケットを出品し、石野と桐澤は褒状を受賞している。中村は、すでに明治18年刊『商工函館の魁』に「西洋菓子商東洋堂」と掲載されている（注13）。石野は明治13年三条河原町で開業した京都初の洋菓子屋の桂月堂（橋爪2017a：7頁）、桐澤は明治8年に横浜南仲通で開業した洋菓子屋の新杵である（池田1960：557頁）。各地域でいち早く開業した洋菓子屋がビスケットを出品していることから、ビスケットは当時の洋菓子の代表的な菓子であったと考えられる。

ビスケットはまた、諸地域の和菓子屋からも出品された。例えば、長崎の殿村清太郎（現、福砂屋）（佐藤2009：86頁）、後述する兵庫神戸の松井佐助（現、亀井堂總本店）、宮城仙台の玉澤傳蔵（現、九重本舗玉澤）（九重本舗玉澤ウェブサイト）のほか、滋賀、秋田、岡山、鹿児島からも出品され、殿村、玉澤、西川宇兵衛（滋賀大津）、林藤吉（岡山）はビスケットで受賞している。

和菓子については、松井佐助が「バタ煎餅」を多種類の煎餅とともに出品したほか、東京から前田かねが「牛乳美飴缶詰、練乳飴」、安達耐三が「ミルク飴」、佐藤仙太郎が「牛乳水飴」を出品した。

（注13）垣貫一右衛門編『商工函館の魁』松成堂、1885年（国立国会図書館蔵）。

第四回は、17の府県から出品された。東京から2（11）、新潟から4（6）、兵庫から3（6）、長崎から3（4）、大阪から2（4）、北海道から2（3）、神奈川、岐阜、京都から各2（各2）、岩手、秋田、山形、群馬、福井、静岡、岡山、大分から各1（各1）、計30件（48）で、洋菓子は42、和菓子は6点であった。

洋菓子については、前出の中村、石野、桐澤に加え、東京の八木惣右衛門、大阪の中野實、兵庫の二宮龜太郎などが、ビスケットを中心に出品し、二宮以外は高位の有功二、三等賞を受賞している。なお、二宮は元は大阪の菓子屋であったが、明治15年に神戸で初の洋菓子屋二宮盛神堂を開店したとされる（注14）。

和菓子については、大阪の中野實の「ミルクボーロ」、岐阜大垣の羽根田豊三郎（現、両香堂本舗）の「牛乳入煎餅」、新潟の山口長吉の「バタセンベイ」、同近藤九満治の「牛乳粟飴」、同竹田源五郎の「飴ミルク」、大分の中村政吉の「牛乳飴」であった。飴が3事例あるが、審査報告では「牛乳、澱粉、其他各種ノ物質ヲ混和セルモノアリ、是等ハ薬剤ノ範囲ニ近ク、純然タル飴ノ性質ニハ適当セサルモノ多シ」とあり（注15）、乳を薬の類に近いとする認識が窺える。

第三・四回の特徴的な動向として、ビスケットの出品を指摘できる。特に第四回には和菓子屋がかすてらとビスケットを同時に出品する事例が増加し、なかでも長崎からは、前出の殿村に加え、山口貞次郎（現、松翁軒）、岩永徳太郎（現、梅寿軒）など、現在もかすてらで名高い店が散見される（橋爪2017b：284頁）。両菓子は必要とする材料と設備（天火）が共通している。

3 内国勧業博覧会第五回—和菓子にみる嗜好的な乳受容の萌芽

明治36年の第五回は出品府県が30となり、東京10（16）、兵庫8（10）、広島4（8）、神奈川3（5）、福井、岐阜、大阪から各4（各4）、京都3（4）、香川3（3）、茨城、長崎から各2（各4）、

（注14）神戸市役所編『神戸市史』一、神戸市、57頁、1924年。末兼湊編『神戸商工案内』（ミカド印刷商會、137頁、1903年、神戸市文書館蔵）の「餅菓子商」に掲載され「第五回内国勧業博覧会褒状受領」とある。

（注15）『第四回内国勧業博覧会審査報告』第三部下巻、第四回内国勧業博覧会事務局、1896年、476〜477頁（国立国会図書館蔵）。

大分2（2）、群馬、北海道から各1（各3）、岩手、新潟、愛知から各2（各2）、秋田、宮城、福島、富山、石川、山梨、静岡、三重、岡山、山口、佐賀、宮崎、鹿児島から各1（各1）、計70件（93）の出品が確認された。洋菓子は75、和菓子は18点であった。洋菓子については、東京から、明治32年に森永西洋菓子製造所（現、森永製菓株式会社）を創業した森永太一郎（森永五十五年史編輯委員会1954：445頁）、翌33年創業の東洋製菓株式会社（池田1960：678～683頁）などの製菓企業が多数出品した。

第五回の特徴的な出品動向は、前回に引き続きビスケットの増加で、出品者数は全体の約6割の46名となった。そのうち4名はビスケットのみを、11名は洋菓子とともに、他の31名は和菓子とともに出品していることから、ビスケットは洋菓子屋、和菓子屋の両方でつくられていたことがわかる。またその品名が、デセール、サブレー、コンビネーション、ラングデシャと多様化する一方で、当初はビスケットと総称されていた乾パン類も、軍用ピスケット、食料ビスケと、洋菓子とは区別される動向がみられた。ビスケットは焼菓子では最初に受容が進んだ洋菓子で、乳を材料として受容した最初の洋菓子の一つであるといえる。またケーキの類も、東京の谷戸俊二（次）郎（注16）や神奈川の桐澤のほか、兵庫、大阪、香川などの府県から出品された。

一方、和菓子については煎餅が最も多く4点で、岩手盛岡の養田彌太郎、兵庫神戸の松野喜兵衛（松花堂）、同横内元吉の「牛乳煎餅」、同小泉卯之助の「牛乳入鹽煎餅」であった。次いで、かすてらが計3点で、長崎・渡邊貞吉の「牛乳入カステーラ」、同山口貞次郎の「バタカステーラ」とその缶詰、飴が計2点で、宮城・佐藤清藏、岐阜・田口三五郎の「牛乳飴」であった。その他、品名からはどのような菓子であるかは不詳であるが、「牛乳製千代の羽衣、乳菓大豆糖、菓子乳養の友、牛乳ピス、卵乳菓子」などが、諸地域から出品された。

こうした和菓子への乳の使用について、審査報告では概して批判的であるが、少例ながら肯定的な

（注16）横浜で洋菓子技術を習得した後、西久保の壺屋を経て、芝愛宕で壺屋として独立したとされる（池田文痴菴編著『日本洋菓子史』日本洋菓子協会、919～920頁、1960年）。

評語も認められる。例えば、岩手の養田による「牛乳煎餅」については、品質精良として褒状を出し、同じ回に出品された同県の小岩井農場産の牛乳を用いていることを高く評価している（注17）。近代の新たな特産である乳を菓子に活用することで、品質を高め、かつ地域性を表している事例ともいえる。内国博第五回では、菓子の材料に特産を用いて地域性を表出する事例が、福井の「雲丹煎餅」、青森の「林檎羊羹」などと散見され、以降も諸地域の菓子に共通して認められる一つの動向として定着していく（橋爪2017b：80〜81頁）。同じく地域性という点では、諸地域の名菓に付加価値として乳を採用する動向もみられた。例えば、前述した長崎のかすてらは、1890年代に成立した長崎名菓であり、2事例のうち山口貞次郎の「バタカステーラ」は一等賞を受賞する品質であった（橋爪2017b：316〜328頁）。また、神戸の「瓦煎餅」についても、後述するとおり同時期に複数の菓子屋でつくられ同地の名菓となるが、この回には、前記のとおり3名が牛乳を用いた煎餅を出している。各地で重視される名菓に乳を用いるこれらの動向は、乳の嗜好的な価値を認識した受容の萌芽と考えられる。

内国博に続く東京博においては、乳を使用した菓子の出品状況は、東京15、秋田、石川各1件で計17件であった。そのうち出品記録で品名が確認できた和菓子は、東京本郷の田中藤作の「牛乳入煎餅」1件で、ほかはすべて洋菓子である。なかでもビスケットは14件と大半をしめ、それ以外の品名にも、前出した東京の東洋製菓株式会社の「スコッチショウトブレット」、村上開新堂の「ガトーセック」など、ビスケットと同類がみられた。

東京大正博においては、東京17、宮城4、静岡2、長野、新潟、京都は各1件で、計26件（27点）であった。そのうち和菓子は5点で、他はすべて洋菓子である。

洋菓子については、東京から製菓会社の森永製菓がキャラメル類、木村屋製菓、東洋製菓がビスケット類を中心に出品した。一方、内国博で連続的に出品した凮月堂や桐澤など13の菓子屋も、ビス

（注17）第五回内国勧業博覧会事務局編『第五回内国勧業博覧会審査報告』第一部巻之一〇、長谷川正直、51頁、1904年（国立国会図書館蔵）。

ケット類を中心に種々のケーキも出品した。他の府県からは、京都の村上清太郎、宮城の平磯正三、静岡の谷田庄兵衛、新潟の新潟製菓株式会社が、同じくビスケットやケーキ類を出品した。この村上は、前出した村上開新堂の創業者・村上光保の甥にあたり、明治40年に同店の二代目・村上一政が京都に開いた支店の店長である（池田1960：765〜766頁、861頁）。

和菓子は、宮城から仙台の萱野信吉、牡鹿郡石巻町の三木四郎兵衛、刈田郡七ヶ宿の梅津牧場の3名が「乾乳糖」、長野の清水文治が「ミルクカステーラ」、静岡の牧野政一が「ミルクフード入衛生菊ボーロ」を出品した。このうち梅津牧場とは、山形の東置賜郡二井宿（現、高畠町）の梅津勇太郎が明治27年に開いた牧場で、現在の日本製乳株式会社の前身、その乾乳糖は、現在同社の主要な商品で加糖煉乳を板状に濃縮凝固させた「おしどりミルクケーキ」の原型である。梅津は明治45年に仙台で粉乳と乾乳糖の試作研究を始め、大正元年には、宮城の牧場及び山形の自宅でも乾乳糖、バターの製造販売と粉乳製造技術の研究を行ったとされる（注18）。粉乳はまもなく「結晶ミルク」の商品名で、「コーヒー入」「ココア入」とともに東京銀座の「天然葡萄酒本舗長井商店」から缶入で発売された。大正4年12月〜同5年5月の新聞広告には、「新鮮なる純良牛乳を最も完全に乾燥精製したる滋養絶大なる理想的好飲料」「使用軽便且つ最も経済的」、「腐敗の憂絶無故小児哺育料として最も歓迎せらる」とうたわれ、滋養性が重視されている。その一方でコーヒー、ココア入は「茶菓代用として好評也」「香味頗る佳なり」とあり（注19）、嗜好性にも留意する意識が窺われる。

以上、明治大正期の博覧会記録において、乳を使用する菓子の主な種類は、洋菓子ではビスケット、和菓子ではかすてらと煎餅であった。そして洋菓子については、東京を中心に出品の増加と出品地の広がりが確認できた。内国博第一・二回には、近世以来の菓子屋が和菓子とともにビスケットを出品していたが、第三回以降洋菓子のみを多種類出品する菓子屋が各地に増えていった。洋菓子は、明治期を通して模製による受容が進み定着に向かうと同時に、その主要な材料としての乳の受容も一

（注18）164頁参照

（注19）『朝日新聞』1915年12月2日付、11頁広告、同前1916年5月25日付、6頁広告、『読売新聞』1915年12月23日付、11頁広告。

応の定着をみたといえる。

一方、和菓子を通した受容については、近世以来の菓子に新材料として乳を付加する動向が内国博第一回から継続してみられたが、出品記録上では洋菓子のような経時的な進展は認められなかった。しかし乳を用いる目的を探ると、当初は文明開化や滋養性の象徴として用いる事例が中心であったが、第五回には嗜好性の追求や地域性の表現など、本質的な価値を高めるためと思われる事例も認められ、そこには受容の深化が窺えた。そこで次項では、和菓子における乳の受容を、別の史料を通してもう少し深く探ってみたい。

4 和菓子にみる乳受容の深化

ここで分析対象とする「菓子製造軌範」は、編者の自序によれば、明治30年「第三及ひ第四内国博出品解説書を主として纂輯」された写本で、約８９０点の菓子の出品者名および住所、出品物名、材料および製法が記されている（注20）。出品解説書とは、出品者が主催者事務局へ提出する書類であり、本来は審査報告などで示される一部を除き公開されないが、本史料はその閲覧が可能な関係者が、意図的に抜粋した一部の出品物の記録を写したものであることから、すべてではないが出品物の実態を具体的に示すものである（橋爪２０１７ｂ：３１５〜３１６頁）。

本史料で、乳の使用が認められた菓子は56点である。洋菓子は29点、そのうちの25点がビスケットの類で大半をしめ、前出した出品記録でみた傾向のとおりである。一方、和菓子も27点みられる。和菓子における乳の受容は、出品記録では第三回以降進展が認められなかったが、実際は進んでいたことがわかる。

そこで、その和菓子を**表1**に示し、分析をすすめる。なお表中「概要」には、本史料の「目録」（目次）に記された編者の記述と思われる材料製法の要約「素種」欄を原文のまま示し、出品解説書

（注20）「菓子製造軌範」東京都立中央図書館蔵加賀文庫、請求番号：５９６-Ｋ-23。

本文の製法記録については個々の事例の説明で必要に応じて参照する。乳の名称については牛乳、ミルク、バタ、牛酪などがみられるが、ミルクは牛乳とは書きわけられていることから、牛乳の別称ではなく煉乳を指すと考えられる。

まず、出品物名（品名）の菓子名に注目すると、乳を冠するものは4点（③⑤⑩⑪）で、それ以外の23点は菓子名に乳の使用が表現されていない。その乳は菓子の味わいを通して初めて認識されることから、前述した象徴的受容とは異なり、嗜好的な受容となる可能性がある。

また、菓子名から種類をみると、最多は9点の煎餅（①〜⑨）、次いで飴が3点、かすてらが2点、落雁、軽焼、松風、饅頭が各1点である。それ以外の9点（⑲〜㉗）は、菓子名からは種類は不詳であるが、近世京都で成立した上菓子につけられる菓銘の類であることから（青木２０００：74〜76頁）、以下、上菓子と称す。この上菓子と先の煎餅は、それぞれ本史料で乳を使用する和菓子の約３割強をしめていることから、二つの主要な菓子として重視し、さらに詳しくみていく。

煎餅については、小麦粉（①〜⑧）または大麦粉（⑨）に乳と砂糖を加え、9点のうち7点については卵をも加えた生地を、柄付きの鉄製鋳型に流してはさみ焼く。このような生地と焼型を用いる工程に注目すると、まず、同様の焼型の使用は、すでに享保３（１７１８）年刊『御前菓子秘伝抄』をはじめとする近世の製法記録に確認できる（注21）。また、生地に卵を加える煎餅についても、名称からそれが推察される事例は同じく近世にみられる。例えば天明７（１７８７）年刊『江戸町中　喰物重宝記』の「菓子所」には、多様な種類の煎餅とその販売店が列挙される中に、神田・天満屋市兵衛の「玉子せんへい」、神田・あたらしや五郎兵衛他三店に「かすてらせんへい」「かすていらせんへい」などとある（注22）。これらの材料の配合は不明であるが、砂糖の供給状況を勘案すると、卵と砂糖を高配合で用いる煎餅の本格的な出現は、近代以降と考えられる。

そこで、続く近代の事例として、例えば内国博記録では、出品物名に卵が明記された煎餅の初見

（注21）鈴木晋一、松本仲子編訳注『近世菓子製法書集成』一、平凡社、39〜40頁、２００３年。ほかに正徳２年成立の『和漢三才図会』にも関連の記載がある（島田勇雄他訳注『和漢三才図会』一八、平凡社、２４３頁、１９９１年）。

（注22）長友千代治編『重宝記資料集成』三三、臨川書店、87〜111頁、２００５年。

番号	品名	概要	乳	府県	住所	出品者名	内国博
⑯	軽焼	糯粉ヲ蒸シ砂糖ヲ搗キ交セ焼上ス、一ハ玉子ヲ搗キ交セ乾シテ焼ク、「ミルク」ヲ交セ搗キ焼上ケ砂糖掛トアリ	ミルク	東京	南足立郡元千住二丁目	牧野鉄五郎	3
⑰	松風	砂糖・乳・小麦粉トヲ泥伏ニ捏テ鍋ニ流シ両火ニテ焼	牛乳	新潟	南蒲原郡三条町字大町	須藤武吉	3
⑱	千鳥饅頭	白小豆漉粉・赤小豆・砂糖・塩トニテ小倉餡ニ製シ玉子・バタ・砂糖・小麦粉ニテ外皮ヲ造リ包ミテ蒸上ス	バタ	新潟	南浦原郡加茂町字加茂	幸原(桑原)豊次郎	3
⑲	みぞれ焼	糯粉・砂糖・片栗粉・牛乳トヲ捏餅ニ搗キ延シテ焼	牛乳	福井	大野郡勝山町袋田	江守半右ヱ門	4
⑳	吉野氷	砂糖ニ水ヲ入レ葛・乳トヲ揉和シ煉煮シテ型ニ流固	牛乳	京都	紀伊郡伏見町字備後	永夛吟	3(出品：瓦菓子)、4(出品：菓子、褒状：和蘭焼)
㉑	初雪羹	寒天・砂糖・牛乳・白身トヲ煉煮ス	牛乳	新潟	南蒲原郡三条町二ノ町	山田喜之資(善之資)	3
㉒	越の霙	寒天・砂糖・牛乳・白肉トヲ煉煮ス	牛乳	新潟	浦原三条町	石田二平次(二平治)	3(出品：初ミゾレ)、4(出品：菓子)
㉓	かさのゆき	糯粉・砂糖・牛乳トヲ捏ネ展シ切リテ両火ニテ焼	牛乳	福井	大野郡大野町字横	中島亀太郎	4
㉔	卵精糖	玉子・牛乳・澱粉トヲ捏ネ焙乾粉末トシ砂糖ト合ス	牛乳	愛知	名古屋市泉町	中井常吉	—
㉕	百好糖	砂糖・ミルク・玉子・バタ・ペプシネ・小麦粉トヲ捏ネ展シテ切リ焙乾ス	ミルク・バタ	新潟	同前	幸原(桑原)豊次郎	3
㉖	滋の明	小麦粉・砂糖・玉子・飴・アモンド末・バタ・干酪・ミルクトヲ調合シ焼キテ砂糖ヲ掛ケタルナリ	ミルク・バタ・チーズ	長野	上水内郡長野町	飯島久藏	3
㉗	吉備の柚	柚皮・砂糖・片栗・バタトヲ煮詰メ乾カシ砂糖ヲ糝ス	バタ	岡山	岡山市大字上ノ町	林藤吉	4

出典：「菓子製造軌範」東京都立中央図書館蔵加賀文庫
註：概要欄は「菓子製造軌範」巻頭の目録に記された「素種」、出品者名欄の（　）は内国勧業博覧会の出品・受賞目録上の記載、内国博欄の数字は同目録から確認できた出品回、続く（　）内の菓子名は同じく品名である。なお、⑳㉒は本史料記載の品名が、⑪㉔は出品者名が出品・受賞目録に確認できなかった。

表1 「菓子製造軌範」の和菓子にみる乳の使用事例

番号	品名	概要	乳	府県	住所	出品者名	内国博
①	煎餅	蜂蜜ト小麦トニテ製シ一ハ牛乳、小麦粉、砂糖製、一ハ黒砂糖、小麦粉製、一ハ小麦粉白糖製	牛乳	兵庫	神戸市元町通四丁目	松野喜兵衛	4
②	煎餅	麦粉・砂糖・玉子・サラタ油・牛酪トヲ溶キ焼上ス	バタ	東京	神田五軒町十九番地	山本吉五郎	3（出品：鶏卵製煎餅、煎餅）
③	ミルク煎餅	小麦粉・砂糖・ミルク・玉子トヲ混溶シテ焼ク	ミルク	岐阜	安八郡大垣字本町	羽根田豊三郎	4（出品：牛乳入煎餅）
④	牛膽煎餅	片栗・牛膽・小麦粉・砂糖・玉子・牛乳・バタトヲ混溶シテ焼ク	牛乳・バタ	兵庫	神戸市元町通六丁目	松井佐助	4（出品：煎餅、褒状：滋養煎餅）
⑤	牛酪煎餅	小麦粉・砂糖・バタ・胡桃・ミルク・乳・玉子トヲ合ス	バタ・ミルク・牛乳	兵庫	同前	松井佐助	3
⑥	コーヒ煎餅	小麦粉・砂糖・コーヒ・玉子・ミルクトヲ合ス	ミルク	兵庫	同前	松井佐助	3
⑦	カルヽス煎餅	小麦粉・カルヽス・ミルク・バタ・玉子・「カレワイシー」ヲ合	ミルク・バタ	兵庫	同前	松井佐助	3
⑧	カルヽス煎餅	バタ・ミルク・フラオシユカ・小麦粉・カルヽス泉トヲ和シ型ニ盛リ焼クナリ	ミルク・バタ	大阪	大阪市東区北浜二丁目	中野實	4（出品：カルルスバアド）
⑨	麦煎餅	大麦煎粉・砂糖・ミルク・玉子トヲ溶キ焼上ス	ミルク	群馬	邑楽郡館林町	鈴木嘉助	4
⑩	牛乳粟飴	牛乳ヲ煎シ詰メ水飴ヲ混煮ス、即飴ミルク	牛乳	新潟	古志郡王内村大字蔵王	近藤久満吉	4
⑪	牛乳粟飴	牛乳・水飴トヲ煮詰メタルナリ	牛乳	新潟	刈羽郡柏崎町	野俣捨五郎	—
⑫	長壽飴	牛乳入水飴ナリ	牛乳	神奈川	三浦郡葉山村	鈴木頼致	4
⑬	カステーラ	小麦粉・砂糖・玉子・バタトヲ練リ合セ焼ク	米国産バタ	京都	五条大橋東入東稿詰町	奥村浅吉	4（出品：琥珀糖、褒状：山吹焼カステラ）
⑭	カステーラ	ミルク入「カステーラ」ナリ	ミルク	広島	沼隈郡松永町	檀上直次郎	4
⑮	麦落雁	麦粉・砂糖ヲ「ミルク」ニテ練リ型ニテ打出ス	ミルク	群馬	同前	鈴木嘉助	4

は、前出した第一回の神奈川・池田覺平の出品記録である。次いで第三回に東京・山本吉五郎の「鶏卵製煎餅」、大阪・河内美代之助の「鶏卵煎餅」、第四回に同じく河内と、岡山・佐藤石松の「玉子煎餅」、高知・楠信馬の「鶏卵煎餅」、第五回に福島・長谷川善吉、大阪・今中伊八（現、鶴屋八幡〈鶴屋八幡ウェブサイト〉）、同佐原善兵衛の「鶏卵煎餅」、広島・柴田圓槌の「卵入煎餅」、愛媛・青山常吉、大阪・泉常太郎の「玉子煎餅」などがみられる。このうち「菓子製造軌範」で小麦粉・砂糖・卵の配合と製法が確認できる事例をみると、配合については、山本の「鶏卵製煎餅」（表中②）は等分、河内の「鶏卵煎餅（玉子煎餅）」は1：1：0・9、佐藤の「玉子煎餅」は1：0・9：0・4または1：0・7：0・9である（注23）。製法については、いずれも混ぜ合わせた生地を「鉄ノ模型」、「鉄製ノ挟ミ型」などで焼くと記されている。そして表示の煎餅についても、三者の配合比が記された事例では、②は前出のとおり、③は1：1：0・3、④は1：3：1であることから、乳を使用する煎餅は、砂糖と卵を高配合とする生地が特徴であるといえる。

こうした煎餅は、乳を使用する菓子の主な種類と前述した、かすてらやビスケットとも同じ材料である。特にビスケットとは、多様な形につくることが可能な乾菓子であるという点で近似し、ビスケットを知っていれば、煎餅の材料に乳を加える発想は自然に生じたと考えられる。

次に上菓子の類については、種類はさまざまであるが、乳の用い方として三つのパターンを指摘できる。一つ目は、その白い色を氷、雪、霙などに見立てた活用（⑲〜㉓）である。二つ目は、従来の和菓子に乳の風味を付加する動向で、本質的な価値の向上を目的とする採用といえる（㉗、⑮〜⑱）。例えば、岡山市の林藤吉が第四回に出品した「吉備の柚」（㉗）は、バター入の柚餅子である。岡山の柚餅子は、近世矢掛宿の名産で、近代以降もその御用商によって内国博第一回から連続して出品され、漸次製造者が増加し名菓となっていった（橋爪2018：7〜12頁）。林は、第三回には「吉備柚」のほかビスケットや種々の和菓子およびその缶詰、第四回にはほかにビスケット、カステーラも出品

（注23）佐藤石松の品名については、出品目録には「煎餅」とあるが、「菓子製造軌範」に「玉子煎餅」とある。ただしそれは2事例あり、どちらか一方は編者による誤記の可能性もある。

し、第三回にはビスケット、第四回にはカステーラで褒状を受賞している。出品物名からは和菓子屋と推察されるが、ビスケットの出品や缶詰という新しい技術の導入からは、洋菓子を含む西洋の要素を積極的に採用する姿勢が窺われる。乳もその一環として、嗜好的な価値を認識したうえで、同地で重視されていた名菓に採用したと考えられる。

三つ目は、和菓子名でありながら、材料は小麦粉・砂糖・卵と複数の乳などでむしろ洋菓子に近く、洋菓子の和菓子化ともいえる動向である㉕㉖。特に「滋の明」㉖は、製法の記述によれば「小麦粉二百目・砂糖百目・卵五個・飴二十目・細末アモンドウ一合・牛酪〔バター〕二十匁・干酪〔チーズ〕二十目・ミルク〔煉乳〕二十目」を混ぜ合わせて焼き上げ砂糖をかける。材料の小麦粉〜卵の配合からは、かすてらに類する菓子とも推察されるが、さらに日本古来の飴とともに、多様な洋材料の粉末アーモンドやバター、チーズ、煉乳を加える菓子は、同記録ではほかに例をみない。これまでみてきた洋菓子の模製とは一線を画した乳受容の深化といえる。この出品者については情報が得られず、出品物をみると、第三回ではほかに「松茸漬、甘露漬」、第四回には「更砂梅」とあり、菓子の専業者かどうかも不詳であるが、同じ長野では神津邦太郎が品質の高いバターをいち早く製造しており、内国博でも第三〜五回に出品・受賞していることから（橋爪２０１５：４頁）、それを特産として活用する意図があったのかもしれない。

以上の和菓子は、乳の受容が、模製の洋菓子や、品名に乳を冠する和菓子とは異なる段階へと深化した事例といえる。そこでは乳を用いる価値観の比重が、滋養性や文明開化などの象徴から、風味の向上など嗜好的な価値の追求へと移行していることが窺える。

本史料を含む博覧会記録は、必ずしも製造販売の実際を示すものではないが、乳の菓子材料としての可能性を探る菓子屋と、その背景にあった社会の価値観を映すものといえる。そこで次項では、乳の受容に深化が認められた煎餅と上菓子を主要な商品としてきた菓子屋の聴き取り調査を通し、当時の菓子づくりの実際と乳に対する意識を探ってみたい。

2. 菓子屋による乳受容の模索

1 煎餅を主要な商品とする菓子屋─神戸の亀井堂總本店

まず、亀井堂總本店（神戸市中央区）（以下、亀井堂）の四代当主・松井佐一郎氏の聴き取り調査を通して、松井佐助にあらためて注目する。以下同店に関する記述については、出典を記さない限り本調査による（注24）。松井佐助は幕末に大坂で生まれ、明治初期、前出した神戸元町の煎餅屋松花堂に入り（注25）、明治6年に独立して現在の地で創業すると同時に「瓦せんべい」を発売した。それは小麦粉・砂糖・卵をほぼ同量で配合した生地を、柄が付いた一対の古代瓦形の鉄製鋳型にはさんで焼き、仕上げに楠木正成にちなむ三種の意匠「菊水紋」「武者姿」「子別れ」を焼印で付したもので、現在に至るまで代表的な商品として継承されている（**図2**）。この瓦煎餅は、まもなく「ぜいたく」または「ハイカラ」煎餅と呼ばれて主に贈答用に需要され、前出した明治23年、東京上野における第三回内国博に出品した際に会場に売店を出し、高評を得て上野広小路に支店を開いた（注26）。その後も多くの博覧会や品評会に、さまざまな煎餅の出品・受賞を重ねながら発展した。

ここで内国博における神戸の煎餅の出品に注目すると、第三回には松井のみであったが、第四回には松井に加え、同じく元町の松野喜兵衛（松花堂）、杉田太吉（紅花堂。現、本高砂屋）、相生町の菊水源吉、前田金藏、港町の須田藤吉の計6名（17点）、第五回は前回と同じく松井、松野、杉田、菊水に加え、元町の井川松次郎、横内元吉、岸津幾、相生町の岸本藤吉、小野柄通の小泉卯之助の計9

（注24）聴き取り調査：株式会社亀井堂總本店（神戸市中央区元町通6丁目）松井佐一郎氏・松井隆昌氏、2018年12月18日。なお「瓦せんべい」は、現在大きさの異なる5種類「小瓦（7㎝）、菊大（11㎝）、中瓦（16㎝）、大瓦（22㎝）、特大（27㎝）」があるが、当初は小瓦のみで、次に大、特大ができた。意匠の題材である楠木正成は、明治政府によって天皇の忠臣像として顕彰されていた武将の一人で、神戸では明治5年に多聞通に楠木正成を祀る湊川神社が創建されていた。

（注25）164頁参照

図2　「瓦煎餅」（左から菊水紋、武者姿、子別れ）　亀井堂總本店（神戸市）

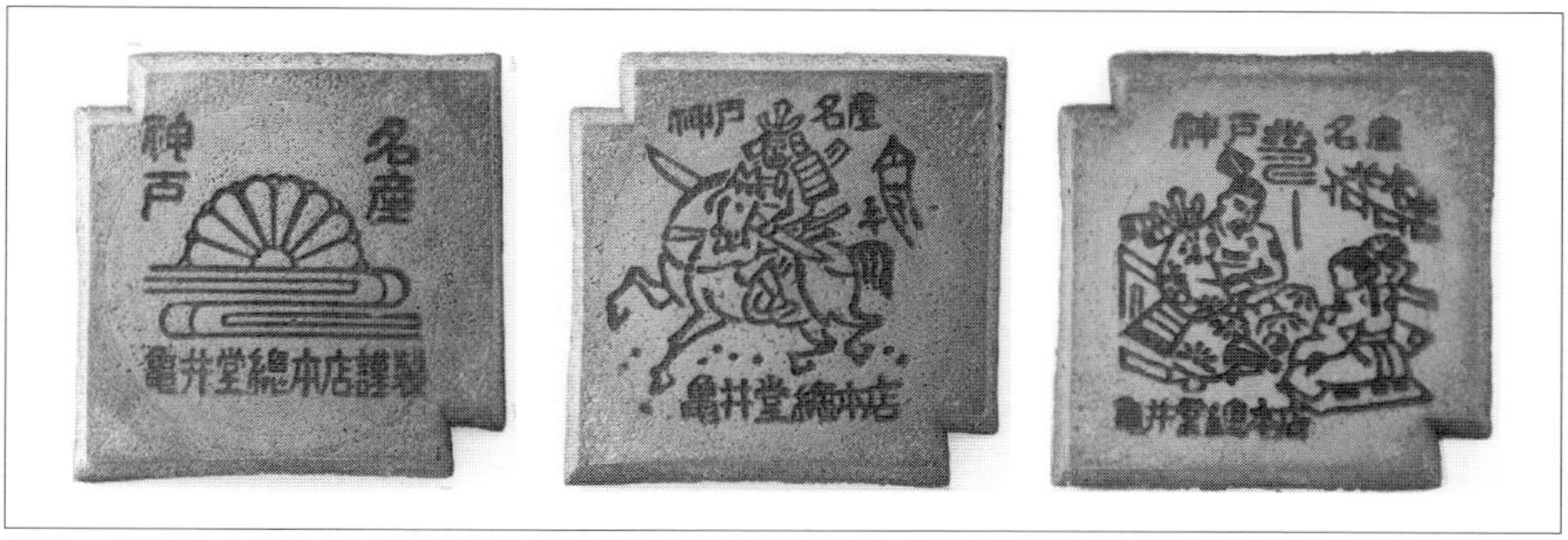

写真提供：亀井堂總本店

名（26点）と増加している。出品物名は、第四回はいずれも「煎餅」、第五回には7名に「瓦煎餅」とあるが、受賞目録および「菓子製造軌範」には、第四回の品名についても、松井は「古代瓦煎餅」、杉田は「瓦煎餅（大瓦形・小瓦形・平瓦形）」、須田は「瓦煎餅・大瓦煎餅」と確認できる。

また、「菓子製造軌範」によれば、生地の材料は小麦粉と砂糖・卵をほぼ同配合とし、製造では鉄製鋳型を炭火上で上下転回して焼き上げると記されている。したがって第三回以降、神戸から出品された煎餅は、出品物名が単に煎餅であっても、実態としては砂糖と卵を高配合とする瓦煎餅で、第四回の頃には複数の菓子屋によってつくられ、同地の名菓という位置づけを得ていたと考えられる。特に松井の「古代瓦煎餅」については、製法に「玉子ノミニテ練リ」「水ヲ補ヒ練合スルハ不可ナリ、卵ヲ以テ其濃液ニ達セシム」とあり、卵の高配合は主眼であったことがわかる。本品は、直径約7㎝の丸い瓦形に焼き、季節の焼印（松飾りなど）をつける商品で、現在も製造販売されている。焼く際には卵が膨化するため、技術を要するという。

そしてこれらの煎餅には、前述のとおり乳を加える事例が散見され、松井の出品物には特にそれが著しく認められる。第三回に「瓦煎餅、バタ煎餅、コウヒ煎餅、カル、ス煎餅、ヒスケート香入」、第四回に「煎餅」、第五回に「瓦煎餅、大瓦煎

（注26）現、上野亀井堂（東京都台東区上野広小路）。聴き取り調査：上野亀井堂、倉木康朋氏、2019年6月30日。松井佐助の義弟である倉木忠吉が二代目として継承し、以降三代目貞郎、四代目貞朋を経て、当代は五代目の康朋氏。同店では「瓦煎餅」に上野寛永寺の葵紋の焼印を付している。

餅、アルファベット、勅題煎餅寄海祝」と、瓦煎餅をはじめとする菓子を、神戸で唯一第三〜五回連続して出品し、毎回褒状を受賞しているが、そのうち「菓子製造軌範」で確認できる計7点「瓦煎餅、牛酪煎餅、コーヒ煎餅、カル、ス煎餅、香ビスケット、古代瓦煎餅、牛膽煎餅」には、瓦煎餅以外の5点に乳が、さらにその4点には2種類以上の乳が使われている。そこでこれらの出品物にあらためて注目し、松井が乳を用いた意識を探ってみたい。

まず材料をみると、「香ビスケット」に加えた「ニカヅキ〔ナツメグ〕・レモン・丁子・ショービ・シソ等ノ香油」や「コーヒー煎餅」は、西洋の風味である。またカルルス煎餅とは、カルルス泉塩（チェコのカールスバートの鉱泉を結晶させたもの）を加えて焼いた煎餅で（『日本国語大辞典』）、名称は煎餅であるが、当時は洋菓子と認識されていた。内国博では、第三回以降東京の米津凮月堂をはじめとする洋菓子屋から出品され、それ以前に明治20年12月17日付『朝日新聞』には、大阪心斎橋の和田凮月堂による発売が報じられている。翌日の同紙に同店が出した広告には、米津凮月堂から職工を招き「独逸国カル、ス温泉場」で製造されている「カル、ス煎餅」を「ビーフ煎餅」とともに「新製発売」したことや、「滋養品第一のバタミルク」や「カル、ス泉水」を調合精製し「滋養と美味」を兼ねるとあり（注27）、乳と鉱泉の西洋医学的な価値がうたわれている。なお、亀井堂のカルルス煎餅は、内国博第三回以前に、明治21年に神戸区製産品評会に出品し、三等褒賞を受賞している（注28）。昭和42（1967）〜43年頃までつくられていたが、それは神戸の他店製より少し厚めで、洋風の味であったという。

「アルファベット」は、約4×3㎝のアルファベットの大文字形の、やわらか煎餅（後にはやわらか焼）とも呼ばれる、一般的な煎餅よりもやわらかい生地の菓子で（**図3**）、戦前までつくられていたという（注29）。材料は小麦粉・砂糖・卵に、煉乳も加えていた。材料、名称、意匠に、西洋の要素がとり入れられ、洋菓子にかなり近いといえる。明治44年の全国食料品評会で一等金牌章、翌明治45年の山陰鉄道開通記念全国特産品博覧会で進歩金牌章を受賞している（注30）。明治後期の本店の写真

（注27）『朝日新聞』1887年12月17日付、4頁、同前12月18日付、4頁広告。

（注28）近藤保雄編『御大典記念　フレノロジー応用　人物列伝　運命大観』真人社出版部、1163〜1167頁、1929年。

（注29）164頁参照

（注30）前掲近藤保雄編『御大典記念　フレノロジー応用　人物列伝　運命大観』1167頁。

には、「神戸名産　瓦煎餅」の看板や博覧会の賞状をかたどった看板とともに「新発明登録　教育滋養煎餅　アルファベット」の看板がみえる（**図4**）。卵や煉乳の「滋養」や、西洋を象徴する意匠などが、新しい価値として受け入れられ、人気を呼んだと考えられる。

　こうした洋菓子の材料や意匠の採用から、松井は瓦煎餅を含む同店の商品を、洋菓子あるいはそれに類するものと認識していた可能性が高い。このうちカルルス煎餅やアルファベットは戦後以降製造を中止したが、昭和30〜36年頃にはかすてらや、シュークリーム、デコレーションケーキなどの洋菓子も製造販売していたという。

図3　「アルファベツト煎餅」焼型　亀井堂總本店（神戸市）

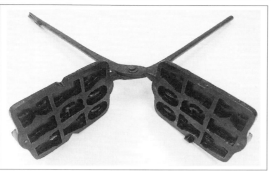

所蔵・写真提供：亀井堂總本店

図4　明治後期の亀井堂總本店（神戸市）

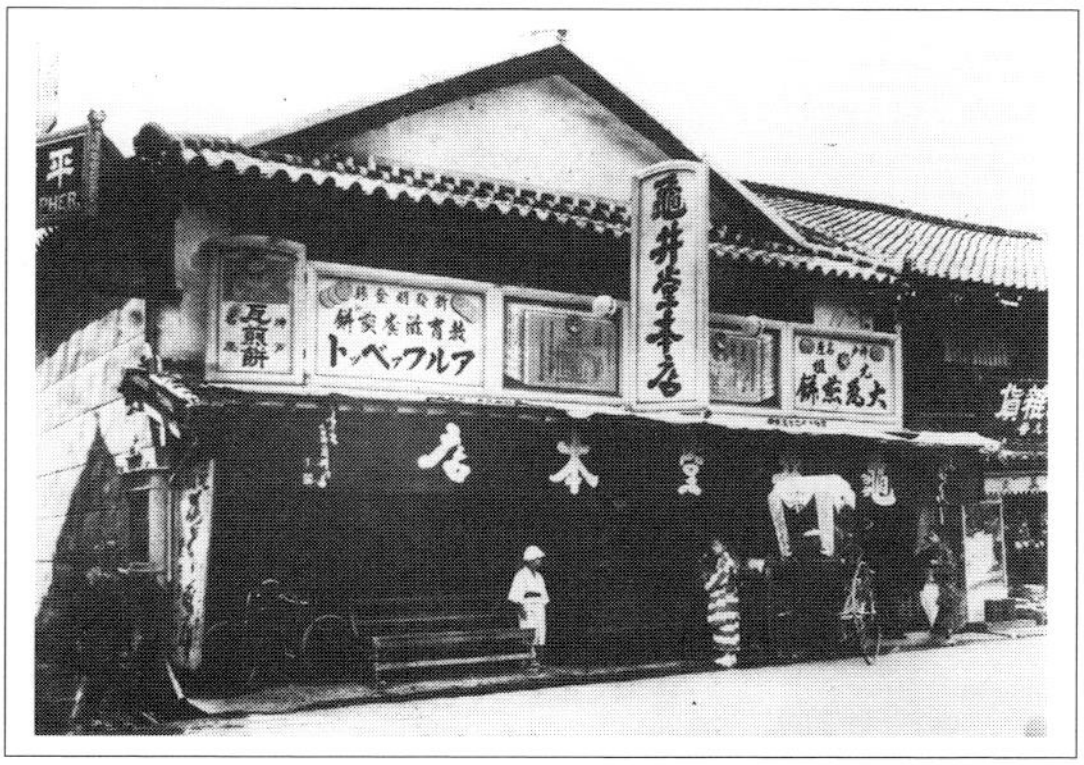

所蔵・写真提供：亀井堂總本店

以上より、砂糖・卵を高配合で加える生地を鉄製の焼型ではさみ焼く煎餅は、明治大正期において神戸の瓦煎餅を中心に発展し、同様の生地を天火で焼く西洋菓子のビスケットや南蛮菓子のかすてらなどとともに、乳受容の媒体になっていたと考えられる。神戸には前出した明治15年開業の二宮盛神堂をはじめとする洋菓子屋が多く、内国博でもそうした菓子屋による洋菓子や、乳業者による乳自体の出品がみられる（橋爪2015：2頁）。背景には居留地を中心とする需要が早くからあり、また洋菓子や煎餅の主材料である洋粉や洋糖の商社が近代以降発展し（新修神戸市史編集委員会2000：700〜706頁、714〜719頁）、こうした菓子づくりを支えていたと考えられる。

2 近世以来の上菓子を主要な商品とする菓子屋—京都の亀屋良長と鶴屋吉信

続いて、亀屋良長（京都市下京区）と鶴屋吉信（京都市上京区）の動向をみる。両店はいずれも享和3（1803）年創業で、近世には白砂糖の使用特権を有する上菓子屋仲間に属した。近代以降は近世以来の上菓子を継承しながら、西洋由来の菓子や材料についても積極的に情報を集めていたことが、両店に伝わる当時の史料から判明する（橋爪2017a：6〜7頁）。

まず亀屋良長については、四代当主吉村良長の明治30年頃、職人複数によって菓子約180点の材料およびその配合が記された「菓子製造法」（**図5**）に注目する（注31）。近世以来の上生菓子が約8割をしめるが、「カステーラ」数種6点、「衛生ボウル」5点、「ボウル」2点などの焼菓子と、「西洋菓子之部」として16点の洋菓子も記されており、そのうち10点には材料に乳の記載がある。例えば「ビスケート」「曹達ビスケ」「バタテセル（デセール）」「アマントヒスケ」「レモンビスケ」「バタケイキ」の6点にバター、「チンチヤ（ジンジャー）ビスケ」「コンデビスケ」「カツフビスケ」の3点にミルク（煉乳）、「河村ビスケ」に牛乳が記されている。多種類のビスケットが、洋菓子の約6割をしめており、前出した和菓子屋によるビスケットの出品を裏づける記録である。和菓子を主体としな

（注31）聴き取り調査：亀屋良長株式会社（京都市下京区四条通油小路西入柏屋町）吉村良和氏、2015年5月13日、2019年6月20日。「菓子製造法」亀屋良長蔵。

図５　「西洋菓子之部」のビスケット　「菓子製造法」亀屋良長（京都市）

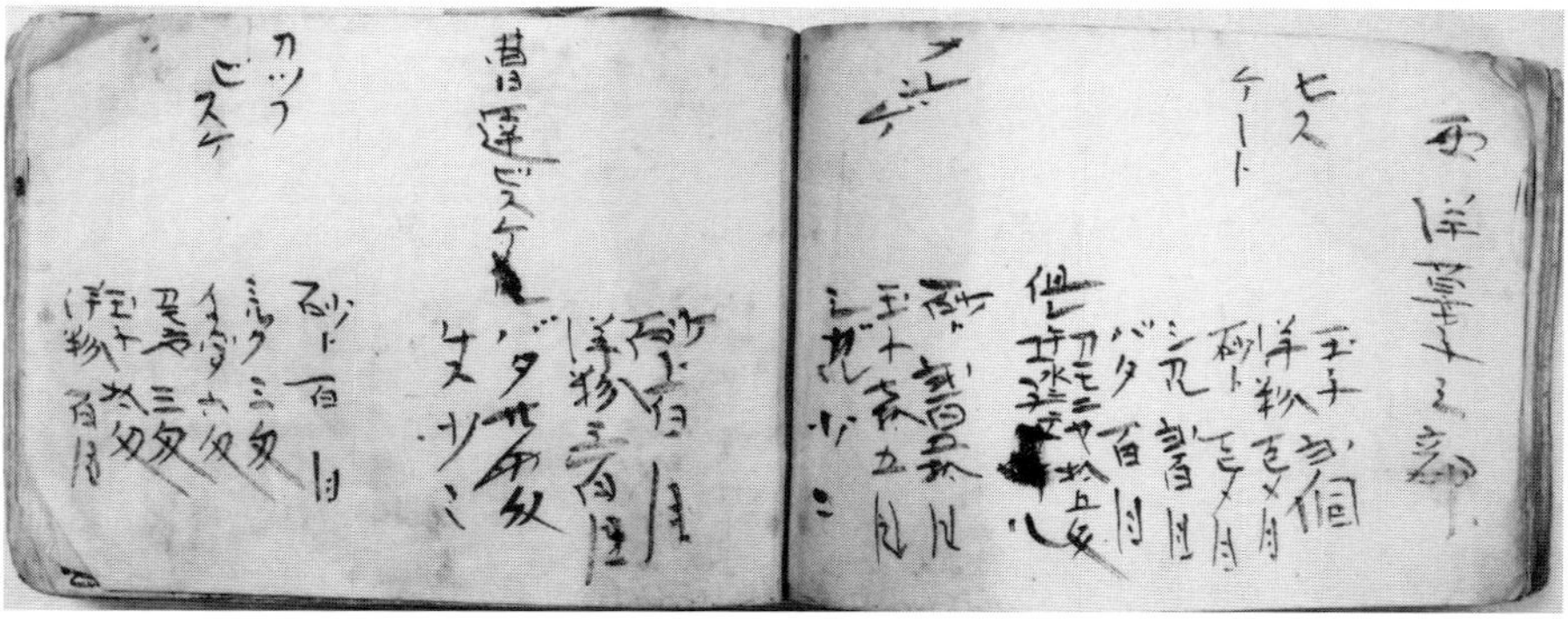

所蔵：亀屋良長

がらも、こうした洋菓子や、乳を含む西洋の材料も重視し、研究していたことがわかる。

次に鶴屋吉信については、四代当主の稲田儀三郎による明治37年以降の菓子の図案控えや配合・製法の記録に注目する（注32）。大半は同じく近世以来の上菓子であるが、いくつかの事例には西洋の材料や意匠の部分的な採用がみられる。例えば「カレンズ入り落シ焼」や、「落し焼」と註記のある「サフレー」、図に「ハート」と付記された「極上々味噌ホーロ製細工種々」などである。儀三郎は、新しい洋菓子を落し焼という既知の南蛮菓子を通して解釈していたことがわかる。

大正以降になると、商品にも乳の使用が認められる。例えば、「新菓調合控へ　フッテング製法」と記された封筒の、大正の年号が印刷された同店の名入箋には、「生洋菓子法　夏物也　プーデング」とあり、乳や卵などの材料分量と製法が記されている。「生洋菓子」のプリンを「新菓」として発売する記録である。

また、同時代の記録と思われる〔製法帳〕は、約50項目のうち、カタカナ表記の洋菓子名が約６割をしめる。「ブッセエー」「オーナツ」「ランピオン」など、多くは凮月堂の明治末期の洋菓子名にもみられる（池田１９６０：７７２～７

（注32）聴き取り調査：株式会社鶴屋吉信（京都市上京区今出川通堀川西入船橋町）稲田慎一郎氏、２０１５年６月６日、２０１９年４月２日。「甲・中菓子諸菓子図案記」、「乙・干生中菓子図案并ニ干菓子」、〔製法帳〕鶴屋吉信蔵。

図6　「ハモ焼」
〔製法帳〕鶴屋吉信（京都市）

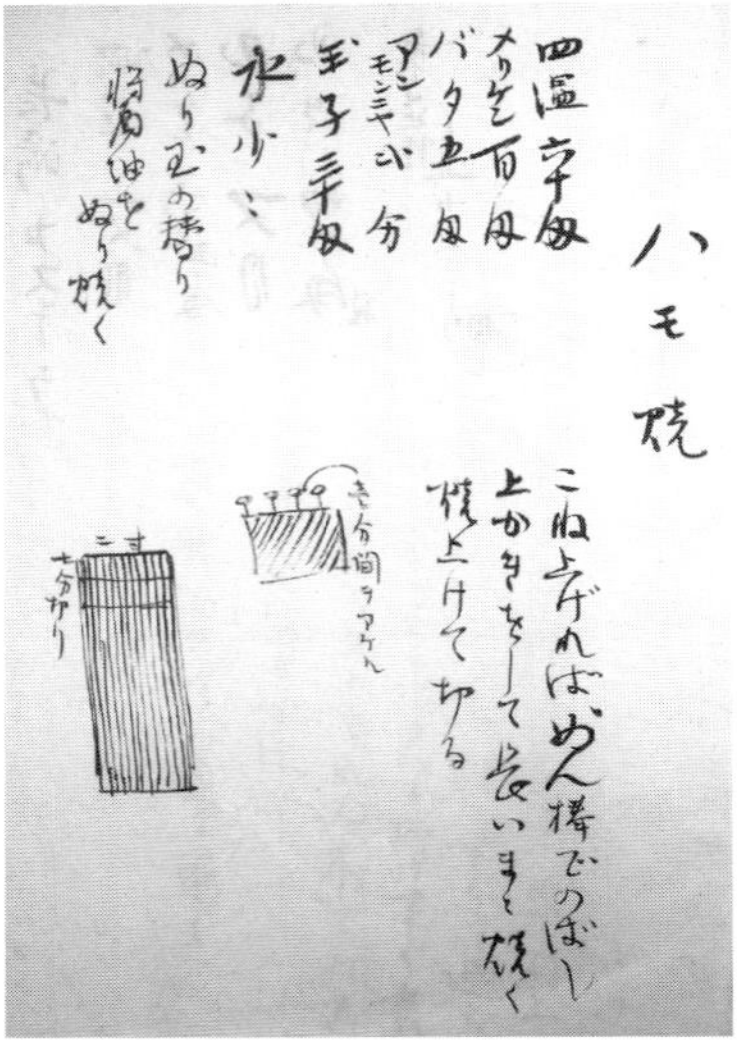

所蔵：鶴屋吉信

73頁、補3～8頁）。これらの商品化については不詳であるが、洋菓子を探求し受容しようとする姿勢が窺える。そして、これらの菓子の約4割には乳が使用されている。その8割は洋菓子であるが、2点の煎餅「衛生煎餅」「カル、ス煎餅〔「風月堂」と付記〕」と、「ハモ焼」という菓子にも、バターが用いられている。

なかでも特に、「ハモ焼」は注目に値する。小麦粉・砂糖・卵にバターを加えてこねた生地を麺棒でのし、醤油をぬって焼き上げて切るとあり、筋目の描き方と切り方が図示されている（**図6**）。京都の夏の料理であるハモの焼物に見立てた焼菓子で、儀三郎の創作と思われる。意匠と菓子名で京都の風物を表現する上菓子にバターを採用する発想は、洋菓子の模製を通した乳の受容や、乳を滋養や文明開化などの象徴とする用い方とは、一線を画した乳受容の深化の実例といえる。

以上、明治大正期における菓子屋の乳への対応の記録から、乳を新しい菓子材料として積極的に受容しようとする姿勢と、菓子を通した乳受容の深化が確認できた。史料上に現れる、乳を含むさまざまな西洋の要素を採用した菓子は、菓子屋が乳の受容を模索した試行錯誤の軌跡である。この探求が、従来の和菓子や創作菓子の材料として乳を活用する発想を促し、博覧会への出品や後年の商品化をも導いたと考えられる。こうした動向は、諸地域の複数の菓子屋の記録に共通してみられることから（注33）、同時代に共通する社会の価値観の反映であるといえる。そこで次項では、それを支え促す

（注33）菓子屋所蔵の史料の多くは非公開で、所在の確認を網羅的に行うことが困難であるが、同様の動向が確認される同時期の史料が少例ながら確認できており、現在調査研究を進めている。

社会的な背景を探るため、京都における乳の消費動向に注目する。

3. 消費動向にみる乳受容の位置づけ——京都市中の事例

乳およびそれを材料とする菓子類の消費の実際を具体的に検証し得る史料は多くはないが、市中と近郊郡部のいくつかの家の支出記録から、その一端をみることができる。詳細については別稿を予定しているが、本稿では一部の事例を通して主要な位置づけを検討してみたい。

1 当主の飲用乳にみる薬餌的な受容

上野家は、近世加佐郡岡田中村（現、舞鶴市西方寺）の庄屋であるが、明治から大正時代にかけて活躍した上野弥一郎（1850～1929）は、明治15年に京都府会議員となり、府内の地域振興・殖産興業に尽力した。さらに明治35年には立憲政友会から衆議院議員に立候補して当選し、明治41年まで国政にも関わった。当時は京都市上京区に住していた（京都府立総合資料館2014：8頁）。

同家の明治～大正期の消費に関する記録に、月ごとの支出の控（以下、支出控）143事例（131点）が確認でき、そのすべてに牛乳の記載がある（注34）。ただし、本史料は薄用紙で一括された雑多な一紙や断簡に散在し、年紀や量が不明のものも多い。そのなかで支払年が判明する記録は73事例にあり、明治34年8月～大正12年1月である。量の記載は53事例にあり、最少が6合、最多が1斗2升4合で、通常2～3升である。支払先についても記されていないが、同家の文書には明治23～39年の牛乳の月締めの請求書が5点あり、請求者名と所在地、ひと月分の各日量および合計量と代金の記入欄が印刷され、それぞれが記入されている。請求者はいずれも異なるが、4点は京都牧畜場をはじめ

（注34）［領収書一括］館古603上野家文書20711、［領収書等一括］同前20726、28440、29414、30134、30768、30769、京都府立京都学・歴彩館蔵。

上野の居宅の近辺であることから、同家に牛乳を配達する業者であった可能性が高い。

ここでは残る1点、東京芝区白金三光町の南洋社長谷川による明治39年1月の請求書に注目する。1～30日の記入欄には、3日に「休」、1・2・18日に2合とあり、ひと月の総計に3升2合、代金に1円28銭とあることから、他日の計26日の各日量は1合であることがわかる。またこの請求書とともに保管されていた支出控には、29日に、この牛乳代のほか、新聞代、夜具一人分や、「十八～三十日分食料代」と記され、末尾には「一月廿一日　よし水（印）」とある。新聞は、ともに保管された芝区兼房町の新聞配達所・勉強堂本舗の領収書から、京都における支出記録にも散見される日刊紙『日本』であったことがわかる。これらは、当時国会議員であった上野が、明治38年12月28日～明治39年3月27日に開催された第二二回帝国議会（通常会）に出席するため、単身で上京していたときの記録で、上野は滞在先の「よし水」で、京都で講読していた新聞とともに牛乳をとっていたと推察される。この頃すでに毎日約1合の牛乳の習慣的な受容が定着しており、それは飲用乳であった可能性が高い。また、前記した京都における支出控の牛乳についても、月量がこの月量とほぼ同等であることから、主として当主である上野の飲用であったと考えることができる。

その位置づけについては本史料からは不詳であるが、滋養性に注目する薬餌的な受容に近いと考えられる。根拠としては、例えば獣医学者の津野慶太郎著、大正10年刊『家庭向牛乳料理』の自序に、牛乳の「応用は専ら薬餌的に之を飲用するに止まり普く之を家庭日常の料理に使用する者尚ほ少なし」とある（注35）。また、同時代の京都市中の事例として薬種商大和屋の妻による明治43年の日記には（注36）、伝統的な食生活を主とし西洋料理もとり入れる動向がみられるものの（櫻井２００７：31～48頁）、乳の使用は5事例で、うち4事例は病中の夫に供した飲用牛乳と西洋風の料理材料に限定される（橋爪２０１７a：6頁）。牛乳は20世紀前半までは依然として薬餌的な扱いが主で、乳製品が日常の食生活に受容され消費量が増加するのは、昭和35年以後のこととされる（石毛２０１２：47頁）。

（注35）津野慶太郎『家庭向牛乳料理』長隆舎書店、序文1頁、１９２１年（国立国会図書館蔵）。

（注36）中野卓編『明治四十三年京都　ある商家の若妻の日記』新曜社、１９８１年。

2 甘味を伴う嗜好的な受容

菓子材料あるいは嗜好的な位置づけとしての乳の受容について確認できる史料はより少ないが、京都市北部に位置する愛宕郡雲ケ畑村（現、京都市北区）の波多野周造家文書に、当主の波多野富之助（1867～1938）が、小形の手帳に日付・品名・値段・購入元などを記した金銭出納帳があり、そのうち大正期の2点に、牛乳および、乳を材料とする菓子や飲料の記録が散見される（注37）。なお、雲ケ畑村は平安期から朝廷との関係が続き、中世まで主殿寮領、近世では仙洞御領で、近代は明治22～23年、明治38～大正12年、西日本唯一の宮内省の御猟場が設置されていた。波多野家は近世、近代林業を家業とし、庄屋、村長や御猟場の監守長を務め、名望家であった（東2018：38頁）。

まず、大正5年8月8日に「ミルクセーキ四十銭」とある。ミルクセーキは明治44年刊の『実験夏期飲料製法』によれば、近年東京市中で流行する「一種の夏期飲料」で、「氷水店」（氷水屋）で販売され、牛乳・鶏卵・砂糖・かき氷・レモン油を「ミルクセーキ製造器」に入れて強く回転したものとされる（注38）。氷水屋については、明治42年刊『立志之東京』によれば、5月初旬から10月中頃まで開業し、氷水のほかに蜜柑水、レモン水、氷汁粉、ラムネ、サイダー、アイスクリーム、ミルクセーキなどを販売していた（注39）。これらは東京に関する記述であるが、京都市中でも明治9年頃、函館から天然氷が輸送されて以来、氷屋や氷水屋が増加し、明治30年以降には機械製氷への転換がみられ、大正期にかけて複数の製氷会社が設立していることから（注40）、同様の状況であったと考えられる。本記事の前後には8月5～9日に出京とあり、その間には氷水の購入記録も散見されることから、ミルクセーキも京都市内の氷水屋で購入したと考えられる。

次いで大正13年には牛乳の複数事例に加え、7月にカルピス1瓶が4、アイスクリンが2、キャラメルとビスケットが各1事例みられる（注41）。カルピスは、大正8年に東京のラクトー株式会社（現、

（注37）「手帳」「金銭出納之控」波多野周造家文書（個人蔵）。

（注38）上田孝吉編『実験夏期飲料製法』丸山舎書籍部、84～85頁、1911年（国立国会図書館蔵）。

（注39）渡辺光風『立志之東京』博報社、121～123頁、1909年（国立国会図書館蔵）。

（注40）164頁参照

（注41）キャラメルは森永製の可能性が高い。大正2年「ミルクキャラメル」のバラ売りが商品化され、大正3年ポケット用紙サック入りが発売された（森永五十五年史編輯委員会編『森永五十五年史』森永製菓、450～451頁、1954年）。

カルピス株式会社）から発売された日本初の乳酸菌飲料で、「脱脂乳」や砂糖などを材料とした（注42）。アイスクリンは、日刊新聞の『万朝報』や水とともに購入され、単体の値段は不明であるが、購入先は前記した氷水屋と思われる。アイスクリンの語についてはアイスクリームとほぼ同義に使われ、特に「牛乳の少ない粗製」ともいわれるが（『日本国語大辞典』）、露店などの安価な品は、アイスクリームの名称でも乳を使用していなかった可能性が高く、本事例についても実態は不詳である。例えば、前掲した『実験夏期飲料製法』によれば、「露店販売をなせる極めて安価なるアイスクリーム」を指す「劣等アイスクリーム」には「蜜柑油の類で香を付けた単一の砂糖水を凍結せしめたものが多い」とされる（注43）。

以上、明治30年～大正期、京都市内外で当主が地域の中心的役割を担う一部の階層においては、牛乳の月締めの支出記録が複数事例確認されることから、明治後期には牛乳の習慣的な消費が一部で定着しつつあったと考えることができる。そうした家の多くは東京ともつながりがあり、当主が新しい情報や文化を積極的にとり入れる価値観を有していたと考えられる。具体的な需要者や用途が判明する史料は見出せていないが、上野家の事例からは当主の習慣的な飲用と推察された。

一方で、大正期以降には乳を甘味とともに用いる菓子または嗜好的な飲食物を、市中で商品として購入する事例も確認された。牛乳の飲用習慣と同時に、甘味を伴う嗜好的な受容も、都市部を中心に定着しつつあったと考えられる。当時京都市中では、前述のとおり近世の上菓子屋の流れをくむ和菓子屋において、洋菓子やその材料である乳が積極的に導入されていた。また、明治13年に創業した京都初の洋菓子屋桂月堂をはじめとして、明治40年開業の村上開新堂、同店の開業当初からの職長が大正7年に独立開業した東屋など、すでに複数の洋菓子屋があった（橋爪２０１７ａ：７～９頁）。

ただし、こうした乳の菓子材料としての受容を、個々の家計記録で検討することには限界があることも明らかとなった。前掲した諸家の文書には、菓子屋の栞やちらしの類は少例ながらみられたが、

（注42）三島海雲が大正6年に東京本郷に設立した（カルピス食品工業株式会社社史編纂委員会編『七〇年のあゆみ』カルピス食品工業、56頁、１９８９年）。

（注43）前掲上田孝吉編『実験夏期飲料製法』82～83頁。

その菓子の消費の実際がわかる史料は確認できていない。また菓子の支出記録はみられたが、そこには「菓子代」とあるのみで、どのような菓子であるかは不明である。乳食文化の導入期における菓子を通した受容の具体的な様相は、実のところ消費記録などには現れにくく、通常受容や定着の程度をはかる指標とされる消費量などの数値も有効とはいえない。嗜好食物的な位置づけにある菓子は、日常的な食事で消費される食べものに対し、もともとの需要量が少なく、需要者も限られることによる。しかし、消費者の動向や意識などの質的な変化の検証を蓄積することで解明をめざす場合、諸地域に残る史料を確認する作業には、さまざまな困難が伴うのが現状である。そしてこうした現状もまた、日本における乳受容の個性の一側面であるといえる。

おわりに

本稿では、明治大正期の菓子を通した乳の受容の実態を、菓子屋の乳に対する動向と意識に注目して検討した結果、次のことが明らかとなった。菓子材料としての乳受容は、明治以降、洋菓子の模製と和菓子の新材料としての活用という二つの動向において始まった。その際乳の位置づけは、当初は主として文明開化や滋養性の象徴であったが、明治30年代以降、和菓子材料としての採用に嗜好性の向上を目的とする意識が認められ、受容の深化といえる段階へと進んだ。この一連の足跡は、現代の菓子にも、洋菓子（模倣的受容）、菓子名に乳を冠し乳の滋養性やそれがうたわれた時代性を表現する和菓子（象徴的受容）、菓子の本質的な価値を高める一材料として乳が重視されている和菓子（嗜好的受容）として残っており、乳食文化の受容史を伝えている。

またこうした動向の背景を、京都における諸家の消費記録から探り、習慣的な飲用乳としての受容とともに、菓子および甘味を有する飲食物の材料として嗜好的な受容の萌芽を確認することができた。乳の菓子を通した受容の様相が、日常の食生活や料理への導入以前に、おぼろげながらもみえたといえる。

日本における乳受容の経緯はおおむね、明治期における薬餌的飲料、洋菓子材料、和菓子材料、大正期以降（本格的には戦後）料理材料という流れをたどったといえる。そして、日常の食体系とは別の位置づけにある菓子としての受容が、導入期において長く深かったことは、同じく近代に受容された肉食文化にはない特徴であり、現代につながる日本の乳食文化にも影響を及ぼしていると考えられる。詳細な検討は今後の課題であるが、その主要な一つとして、価値観における菓子との強い親和性を指摘できる。乳は現在、菓子材料としては洋菓子だけでなく和菓子においても、定着を経て自在に活用されている。例えば、品名や外観は和菓子そのものでありながら、風味向上のために少量の乳を材料の一部に用いるという事例は少なくない（注44）。また、意匠と菓子名とによる表現機能を特徴とする日本固有の菓子文化において（青木2000：74～76頁、橋爪2017b：443頁）、乳を子ども・母子などの表現アイテムとして活用する事例もみられる（注45）。菓子を通した受容の深化は、現在もなお進行しているが、それを数値で確認することは難しい。

現代の日本の乳食文化について、乳の消費量を乳利用文化圏の欧米諸国と比較し、その数値の低さをもって普及の遅れとする評価は、適切とはいえない。本稿で論じた菓子を通した乳受容が日本の乳食文化の特徴であるならば、それは遅れではなく数値にはあらわれにくい受容のすがたであり、元来乳利用文化圏ではない日本の歴史的個性であるといえる。そういう視点で見直すことで、日本固有の価値をいかした発展や深化の道筋も開けるのではないだろうか。

付記：本稿の作成にあたっては、上野亀井堂、亀屋良長、亀井堂總本店、京都府立京都学・歴彩館、

（注44）例えば、前掲した京都の和菓子屋鶴屋吉信が1996年に発売した「つばらつばら」は、同店の主要な商品のひとつで、小麦粉製の生地を焼き、小豆餡をはさんだ菓子である。菓子名も「万葉集」に因み、典型的な和菓子と認識されているが、生地には風味向上のための試行錯誤の結果、少量の牛乳を加えているとのことである（前掲聴き取り調査：株式会社鶴屋吉信）。

（注45）一例として、本郷三原堂（東京都文京区）で、2017年6月上野動物園のパンダ誕生に際し製造販売された「子パンダまんじゅう」は、加糖煉乳やバターを用いる「ミルク餡」で「子」を表現している（2017年8月1日調査）。

鶴屋吉信、日本製乳株式会社、波多野家（五十音順）の皆様にご教示・ご協力をいただいた。また、調査研究の一部は、一般社団法人Jミルクより研究費を受けて行った。ここに記して感謝申しあげたい。

注

（1）本稿で典拠とする内国博および東京博、東京大正博の出品・受賞目録については、出典を特に明記しない限り原則として次のとおりである。また、明治文献資料刊行会刊『明治前期産業発達史資料』勧業博覧会資料については『発達史』と略す。『明治十年内国勧業博覧会出品目録』Ⅺ～ⅩⅥ（『発達史』一八六～一八九）、『明治十年内国勧業博覧会賞碑褒状授与人名録』Ⅰ～Ⅱ（『発達史』一八九～一九〇）、『第二回内国勧業博覧会出品目録』初篇五Ⅰ～Ⅳ、二篇五Ⅰ～Ⅱ、三篇五（『発達史』一六七～一七〇、一七二～一七四）、『第二回内国勧業博覧会褒賞授与人名表』（『発達史』一七五）、『第三回内国勧業博覧会出品目録』第三部Ⅰ～Ⅹ（『発達史』一三二～一四一）、『第三回内国勧業博覧会褒賞授与人名録』Ⅰ～Ⅱ（『発達史』一五〇～一五一）、『第四回内国勧業博覧会出品目録』三上巻Ⅰ～Ⅳ、下巻Ⅰ～Ⅳ（『発達史』七三～八〇）、『第四回内国勧業博覧会授賞人名録』Ⅱ～Ⅳ（『発達史』一〇八～一一〇）、第五回内国勧業博覧会事務局編刊『第五回内国勧業博覧会出品目録』第一部農業及園芸第九、1903年。小倉政次郎編『第五回内国勧業博覧会受賞人名録』東浪館書房、1903年。『東京勧業博覧會實記』重寶新聞社、1907年（東京都立中央図書館蔵）、東京勧業博覧会編刊『東京勧業博覧会受賞人名録』1907年（同前）、ジー・シー・ピヤマン編『東京大正博覧会出品目録』英文日本案内社、1914年（国立国会図書館蔵）、東京大正博覧会編『東京大正博覧会出品審査概況：附・受賞人名簿』東京大正博覧会記念帖刊行会、1914年（同前）。

（2）明治～戦前期の刊行物の一部は国立国会図書館デジタルコレクション〈http://dl.ndl.go.jp/〉、『朝日新聞』『読売新聞』については、それぞれ朝日新聞記事データベース「聞蔵Ⅱビジュアル」〈http://database.asahi.com/〉、読売新聞記事データベース「ヨミダス歴史館」〈http://www.yomiuri.co.jp/database/rekishikan/〉を利用した。『日本国語大辞典』はジャパンナレッジ（第二版、小学館、2000～2002年）を利用した。

（4）例えば、宮本常一は「洋菓子のうちパン、ビスケットなどは、菓子というよりも主食の一つであり、特にビスケットは航海中の食料ともされ（略）菓子としては味が悪かった」と述べる（「飲食と生活」開国百年記念文化事業会、渋沢敬三編『明治文化史』一二、洋々社、158～159頁、1955年）。なお、その他の品名として「西洋菓子」や「パン（麺包）」についても乳を使用する事例が含まれる可能性はあるが、個々の具体的な実態が確認できず乳を使用していない可能性も高いため対象外とした。

（7）金花糖は砂糖液を木型に流し固めて彩色した近世以来の菓子であるが（中山圭子『事典和菓子の世界増補改訂版』岩波書店、52頁、2018年）、ここでは材料が異なり薄荷や牛乳も加えていることから、実態は不明ながらその可能性がある。また、かすてらについても、従来概説されてきた通史では16世紀にポルトガルから伝わった南蛮菓子として、19世紀以降の欧米由来の西洋菓子とは区別されているが、実際は近代には洋菓子と認識されていた事例が散見され（橋爪伸子『地域名菓の誕生』思文閣出版、322〜326頁、2017年）、同店でも広告に列挙される主要な商品の一つであったことから、該当する可能性が高い。

(18) 聴き取り調査：日本製乳株式会社（山形県東置賜郡高畠町）、本間寿弘氏、2019年7月18日。本間氏によれば、梅津牧場の名称は同社所蔵の史料には確認できないが、梅津勇太郎が明治27年に宮城県刈田郡七ヶ宿の国有地1800町歩を買い上げて大野沢牧場を創立し、明治43年には同郡茂ヶ沢の1500町歩を買い上げ、サイロ畜舎、家屋などの設備を備えた本格的な牧場を完成したとされる。したがって東京大正博に出品された乾乳糖は、七ヶ宿または茂ヶ沢の牧場で作られた可能性があるという。なお博覧会の記録には、梅津牧場の地名が「七ヶ崎」とあるが七ヶ宿の誤記と思われる。

(25) 松花堂については、灘の松野庄兵衛が明治初期に元町4丁目に開業し、当初は紅梅焼などの煎餅類を製造販売していたが、明治4年に「瓦煎餅」を初めて考案販売したところ「模製」者が続出し、神戸の名物になったとされる（前掲神戸市役所編『神戸市史』一、57頁）。なお、同文中の明治4年の「瓦煎餅」の販売については、史料上では確認できなかった。

(29) 上野亀井堂では、1990年頃まで製造していた。「カステラ風の少しやわらかい商品」で、瓦煎餅を少し洋風にした味だったという（前掲聴き取り調査：倉木康朋氏）。大正7年『朝日新聞』に川副佳一郎が連載した「羅馬字の今昔」では、東京上野広小路の亀井堂で「AからZまで二十六文字の形が奇麗に格好よく焼出されて居る」菓子を「ローマ字煎餅」と称し、並の煎餅より良質で味も勝れていると記している（『朝日新聞』1918年12月23日付、4頁）。なお、昭和8年刊、上田力著『意匠と実用向　煎餅百種』は、神戸の瓦煎餅と同様の生地と焼型を用いる煎餅の製法書で、「神戸名物大瓦」「瓦煎餅」等に加え、「カステーラの部」としてやわらか煎餅と思われる「鶴の子」他三種が収載されている（製菓実験社、112〜115頁、1933年）。

(40) 特に山田啓助は京都の主要な氷業者で、当初は「水屋」であったが、明治10年頃京都で初めて天然氷貯蔵倉庫を設立し、同13年函館の氷を買い入れ京都へ輸送した。明治16年には屋号を龍紋氷室と称し、同31年に大規模な機械製氷工場を設立した（長塩哲郎『京都氷業史』国事業新報社、12〜21頁、29〜58頁、1939年）。なお、京都の氷屋については、松田道雄の明治41〜大正10年頃の回想録に、夏季の季節営業で「みぞれ」「白雪」「金時」などの商品があったと記されている（松田道雄『花洛―京都追憶』岩波書店、66頁、1975年）。

参考文献

青木直己『図説和菓子の今昔』淡交社、2000年
池田文痴菴編著『日本洋菓子史』日本洋菓子協会、1960年
石毛直道「日本」『日本の食』六、ドメス出版、2012年（原著は石毛直道監訳『ケンブリッジ世界の食物史大百科事典1—祖先の食・世界の食』朝倉書店、2005年に所収）
株式会社九重本舗玉澤「九重本舗 玉澤について」https://tamazawa.jp/about/（閲覧 2019/2/23）
株式会社鶴屋八幡「鶴屋八幡の歴史」https://www.tsuruyahachiman.co.jp/history/index.html（閲覧 2019/2/23）
京都府立総合資料館『総合資料館だより』第一七八号、2014年
櫻井美代子「明治後期京都のある商家の食生活—ある商家の若妻日記を中心に」『東京家政学院大学紀要 人文・社会科学系』第四七号、2007年
佐藤奨平「日本練乳製造業の経営史的研究—安房地域を中心として」2013年、学術連合の研究データベース http://m-alliance.j-milk.jp/ronbun/shakaibunka/shakai_study2013-04.html（閲覧 2019/10/3）
佐藤康明編著『カステラ読本抄書—創業三八五周年記念誌』カステラ本家福砂屋、2009年
新修神戸市史編集委員会編『新修神戸市史 産業経済編』二、神戸市、2000年
武田尚子『ミルクと日本人—近代社会の「元気の源」』中央公論新社、2017年
中島常雄編『現代日本産業発達史』一八、現代日本産業発達史研究会、1967年
農林省畜産局編『畜産発達史』本篇、中央公論事業出版、1966年
橋爪紳也監『日本の博覧会—寺下勍コレクション（別冊太陽 日本のこころ一三三号）』平凡社、44頁、2005年
橋爪伸子「近代日本の乳受容における菓子の意義—京都の事例を通して」2015年、乳の学術連合の研究データベースhttp://m-alliance.j-milk.jp/ronbun/shakaibunka/shakai_study2015-05.html（閲覧 2019/5/3）
橋爪伸子「近代京都における乳食文化の受容と菓子—南蛮菓子と西洋菓子」『会誌食文化研究』第一三号、2017年a
橋爪伸子『地域名菓の誕生』思文閣出版、2017年b
橋爪伸子「近代における岡山名菓の成立と継承—柚餅子、調布、瓊乃柚を中心に—」『会誌岡山民俗』第二三九号、2018年
東昇「近代京都御猟場から雲ヶ畑猟区への変遷と実態」（第61回歴史地理学会大会自由論題）『歴史地理学』第二八九号、2018年

東四柳祥子「牛乳・乳製品の家庭生活への定着・浸透に尽力した人びと―明治・大正期を中心に」２０１４年、学術連合の研究データベースhttp://m-alliance.j-milk.jp/ronbun/shakaibunka/shakai_study2014-06.html（閲覧 2019/10/3）
細野明義『アイスクリームの日本昔話―日本アイスクリームの黎明期を追って』日本アイスクリーム協会、２０１８年
宮本常一「飲食と生活」開国百年記念文化事業会、渋沢敬三編『明治文化史』一二、洋々社、１９５５年
森永五十五年史編輯委員会編『森永五十五年史』森永製菓、１９５４年
吉見俊哉『博覧会の政治学―まなざしの近代』中央公論社、１９９２年

明治期の牛乳搾取業の形成と地域的広がり

日本酪農乳業史研究会　会長
矢澤　好幸

はじめに

わが国における牛乳が商業的に生産と販売されるようになった、すなわち牛乳搾取業は、都市部を中心に始まった。幕末に欧米の文化を導入した函館、横浜、大阪、神戸、新潟、長崎など開港すると、ウシの飼育と牛乳飲用の習慣は小さい範囲ではあったが芽生えてきた。その頃は居留地における外国人の飲用のためであったが、次第に日本人も飲むようになってくると牛乳搾取業が成立した。本稿では東京を中心に酪農乳業（牛乳搾取業）の形成と全国にどのように展開していったかについて若干の考察を試みた。

1. 東京の牛乳搾取業のはじまり

明治維新とともに、欧米の酪農を、導入したことは、その後の日本の都市近郊酪農業に大きな影響を及ぼした。なかでも日本の酪農は大都市（東京）の中から発生している。もともと「酪農」という単語は、乳牛を飼養し、その牛乳から乳製品、すなわちバターやチーズなどを生産・販売する農業を意味する。欧米では農村で発展した酪農が、都市でにわかに盛んになることはない。その需要に応じて、都市近郊に商業的搾取業を生み出した。これに対して、酪農の伝統をもたず、近代になって、ようやく海外から模倣的技術を導入した日本では、逆に都市から搾取業が発生し、それから農村地帯に酪農が展開するようになったのである（渡辺1991：125～127頁）。

このような背景から、幕末開港した横浜の居留地の外国人も入港する外国船から乳牛を買い取り、搾取業を行う者もいた。日本人では、野田国太郎、下岡蓮杖、そして諸説あるも、わが国の牛乳搾取業の開祖になった前田留吉も挙げることができよう。

東京においては、徳川幕府の幕臣の家柄に生まれ、幕末には小普請組旗本《こぶしんぐみはたもと》として活躍していた阪川當晴は、松本順（わが国最初の軍医総監）の勧めもあって、明治3（1870）年に東京赤坂新町に阪川牛乳店を開業した。このときは軍医寮御用という看板をもらっていた。その後、阪川（麹町）に続き、辻村義久（下谷《したや》）、越前屋・守川幸吉（木挽町《こびきちょう》）、元嶺岡牧《みねおかまき》士・吉野文造らが搾取業を始めて、乳牛15頭位飼育していたのが搾取業に始まりである。次いで、山県有朋、松方正義、由利公正、副島種臣らも各々牛乳搾取業を開設した。これらの地域は都心4区（麹町・神田・日本橋・京橋）といわれ、平均5～6頭飼育していた（渡辺1991：128頁）。

2. 法律の公布と牛乳搾取組合の結成

明治6（1873）年6月に太政官布告第163号（人家稠密《ちゅうみつ》の地での牛豚飼育禁止）で、ウシ・ブタの飼育を禁止したが、搾乳牛は一応許可された。ただし、不潔、悪臭を出さないことが条件であった。また同年10月に東京府知事・大久保一翁の名で東京府布達番外「牛乳搾取人心得規則」が交付された。これは、わが国最初の牛乳衛生に関する法律規制であった。翌明治7（1874）年の警視庁通達では牛乳搾取所で牡牛の飼育をしてはならないという内容が記された。すなわち牡牛は搾乳できないので不要であるという見解である。

牛乳搾取業者は大変驚き、乳牛は、交尾・妊娠・分娩の過程を経て、始めて搾乳ができることを阪川當晴、猪股要助、野口義孝らが懸命に警視総監に、陳情説明したところ、牡牛1頭のみ飼育が認められた。今から考えると大変滑稽な話である（矢澤２０１４：58頁）。この出来事を契機に明治８（１８７５）年、警視庁の許可を得て「東京牛乳搾取組合」が結成された。そのときの組合員数は20名で、頭取・阪川當晴、副頭取・明石泰三と、当時の錚々《そうそう》たるメンバーであった。このとき組合に届けた搾取量は１日18石余りであった（注１）。明治５（１８７２）年頃で１日１石２斗くらいであったことを見ると著しく生産が増加したことになる。この組合こそ、わが国最初の搾乳業者の組合であり、現在でいう酪農および乳業の団体の原点である。そして、搾取業者が自らの事業を守る考え方が培われ組合の結成にいたったのである。

図１－１　牛乳番付表

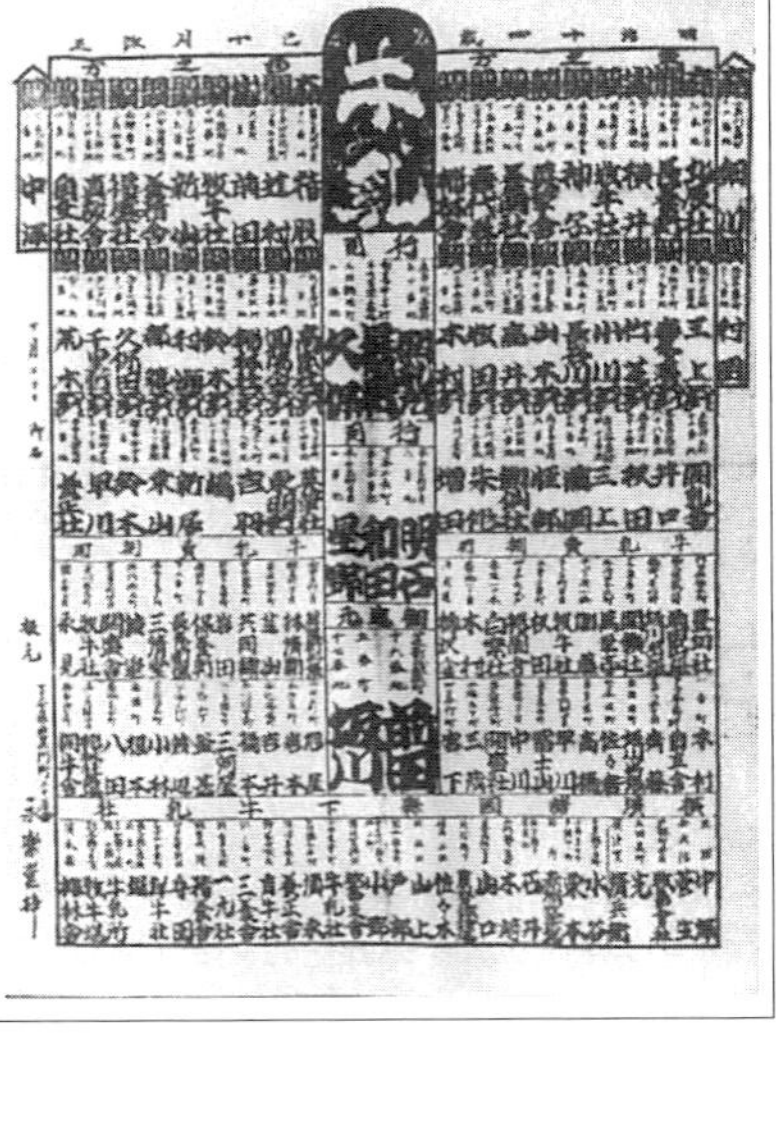

「名薬牛乳高名一覧」
明治１４年１０月、下谷区永楽堂発行
出典：加茂儀一『日本畜産史』法政大学出版局、1983年

3. 牛乳番付表による搾乳業者の一覧

明治期において東京の牛乳搾取業の規模など経営実態を見ることができる「牛乳番付表」が発表された。相撲番付表と同様に、大関、関脇、小結、前頭と、搾取業者の格付け、いわゆる経営規模を見ることができる。さらに行司、勧進元も掲載されているので牛乳搾取業界の実力と知名度を見ることもできる。

現在わかっている古いものから見ていくと、明治14（１８８１）年10月「名薬牛乳高名一覧」と書かれたに番付表（**図1-1**）がある。下谷区西黒門の永楽堂が出版したもので、牛乳は「名薬」として

（注１）石は容量の単位で、１石は10斗＝１００升＝約１８０L。牛乳１石は約１８５kgとされる。

て紹介されている。

次に、明治17（1884）年1月「名薬牛乳高名一覧」と書かれた番付表（図1-2）は浅草区聖横町寶志堂が出版したものである。前述にて紹介した番付表と同様の内容になっている。そして、明治18（1885）年5月「ご養生牛乳東京牛乳搾取所一覧」と書かれた番付表である。牛乳は「薬」から「養生」のための滋養栄養になっていることがわかる。さらに、明治21（1888）年10月に発表された「大日本東京牛乳搾取業一覧」（出版元：開運堂）の番付表（図1-3）、および明治23（1890）年に発表された「東京牛乳名家一覧」の番付表がある。これらの番付表を見ると感覚的に主なる牛乳搾取業者の名簿に変わってきている（林ほか2003：124～125頁）。すなわち牛乳の価値が薬から滋養栄養に変わり、そして同業者名簿と経営規模に変わってきたのである。

最初の番付表（明治14（1881）年）の勧進元《かんじんもと》は前田留吉、阪川當晴であった。そして東の張出大関は細川潤次郎、同前頭に村岡典安、大関に前田喜代松の名前が出ている。西のほうは前頭に中沢惣次郎、大関に猪股要助の名前が出ている。今まで紹介した番付表の勧進元にはすべて前田留吉の名前が上っている。

4. 明治期の東京における搾取業の実態

明治期における東京府の搾乳業者、乳牛、牛乳生産量のおお

図1-2　牛乳番付表

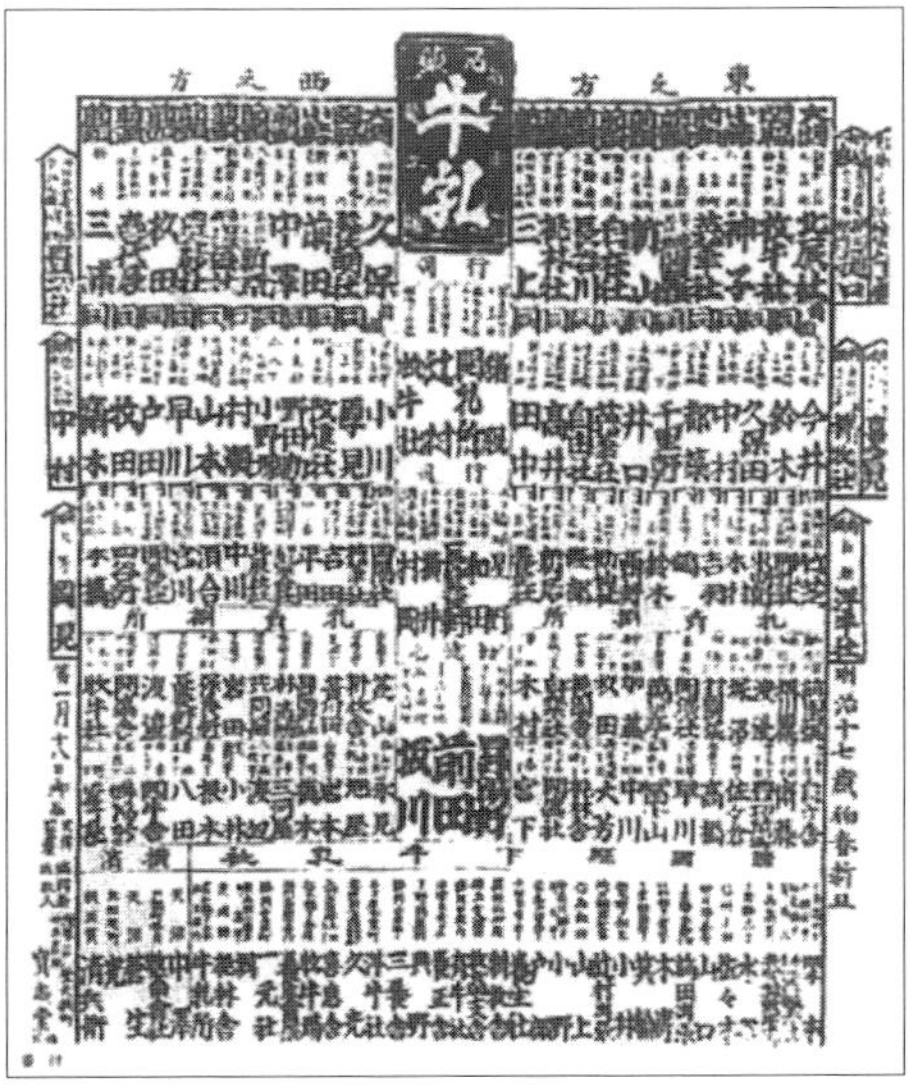

「名薬牛乳高名一覧」
明治17年1月、浅草区寶志堂発行
出典：林英夫・青木美智男編『番付で読む江戸時代』柏書房、2003年

むね5年ごとの推移は**表1**のとおりである（渡辺1991：271～273頁）。明治13（1880）年を起点に、約30年後の明治44（1911）年になると、搾乳業者数は約6倍、乳牛頭数は約19倍、牛乳生産量が約20倍になっている。明治期の東京は文字通り酪農王国であった。

5. 明治期の搾乳販売業者および請売・販売店の推移

牛乳搾取業者の組織形態を見てみると（**表2**）、搾乳・販売業者は、都心4区（注2）で明治25（1892）年頃から減少、請売・販売店は倍増している。そして明治39（1906）年には、前者が0となり、後者は約増大している。すなわち、都心ではウシを飼うことができず販売店に特化したことを示している。周辺11区（注3）でも同様の傾向が見られる。また、郡部（注4）においては、搾乳・販売業者が顕著に伸びている。

このことは、都市社会の経済的変化からくる、地価の値上や人口推移により牛乳需要の変化が生じ、このため、乳牛の飼養と牛乳を販売する内部構造が地域的に変化し分業化したことを示している（渡辺1991：274頁）。

図1-3　牛乳番付表

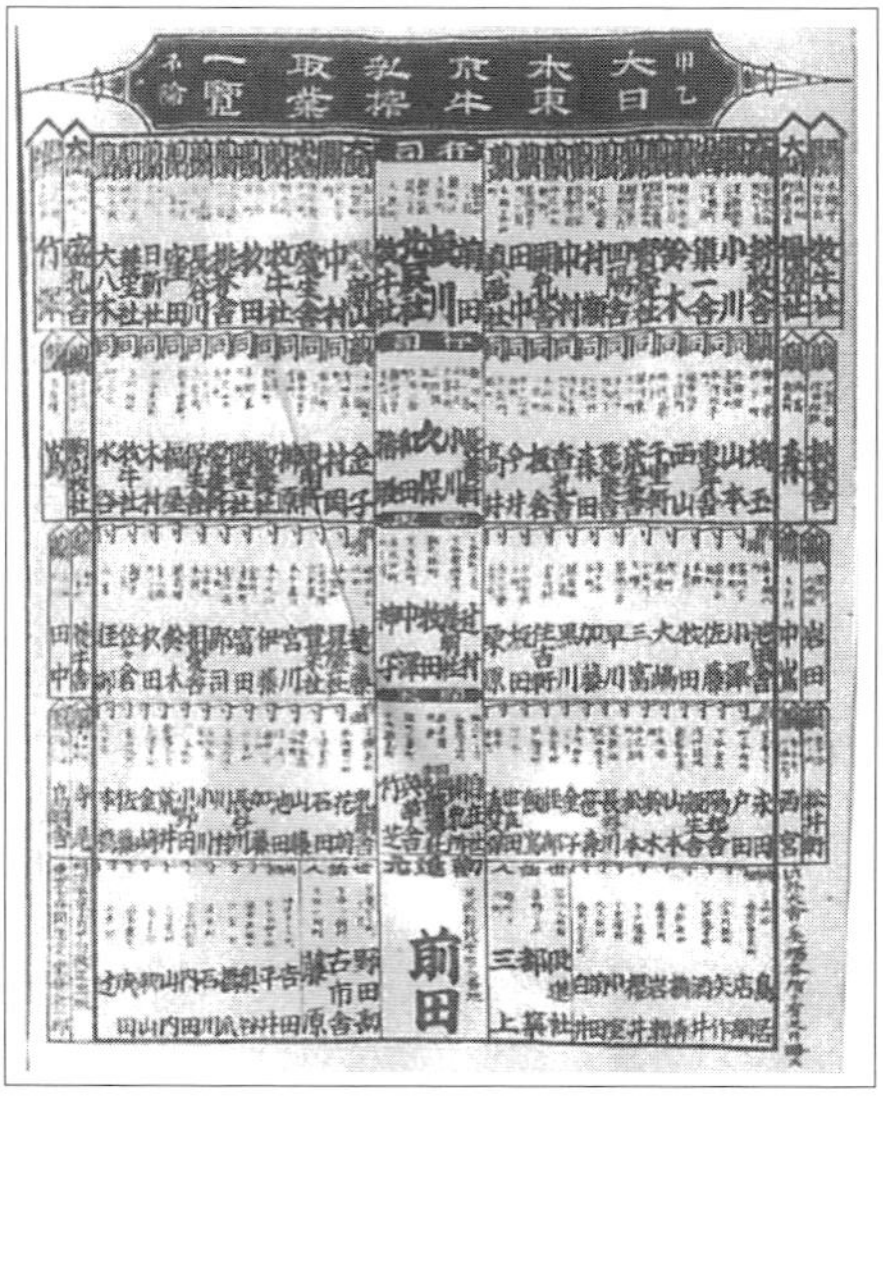

「大日本東京牛乳搾取業一覧」明治21年10月、開運堂発行
出典：十河一三『大日本牛乳史』牛乳新聞社、1934年

（注2）当時の行政区分では、都心4区＝麹町、神田、日本橋、京橋。

6. 牛乳搾取業の特徴と経営収支

東京を中心に牛乳搾取業の発展の推移を述べてきたが、政府の奨励策である士族授産との関係から、旧士族出身の者が多く「搾取業は当時、士族の商法中では当たり業の一つ」といわれた。明治初期には東京には武家屋敷など空き地が多く、乳牛を飼うことができ、小資本で営業ができた。かつ日銭商売であったので、新しい商売として魅力があったものと思われる（笹間1979：90頁）。しかし、政府高官には牧場熱があったものの、規模の大きい牧場は成功しなかった。

牛乳需要の関係から牛乳搾取業は、前述のように大都会を中心に発達した。東京の急速な増大を見ることでわかるように、採算はかなりよかったと思われる。

明治15（1882）年、農務局長あてに提出した搾乳取調表（『農務顛末　第四巻』）によると、搾乳業者84戸（雇人182人）、乳牛489頭、売捌石数3千石、その収金高9万8044円であり、常費5万3122円、臨時費5万3128円、雇給料1万1350円、経費7万2359円で、純利益1万8485円となっている。かなり高収益であった（農商務省農務局編纂課1955：787〜789頁）。

そして、明治32（1899）年の営業税をみると北辰舎（前田喜代松）97円、阪川牛乳店64円、和田牛乳店69円、耕牧

（注3）周辺11区＝芝、麻布、赤坂、四谷、牛込、小石川、本郷、下谷、浅草、本所、深川。

（注4）郡部＝荏原、南豊島、豊多摩、北豊島、南葛飾、西多摩、南多摩、北多摩。

表1　東京府・乳牛関係累年の推移

年代	搾乳業者（戸）	乳牛（頭）	牛乳生産量（kL）
1880（明治13）	70	396	431
1885（明治18）	117	870	949
1887（明治20）	164	1,361	1,479
1892（明治25）	233	2,071	2,422
1897（明治30）	299	2,991	4,721
1902（明治35）	305	3,959	6,341
1907（明治40）	373	6,443	7,992
1911（明治44）	440	7,378	8,413

出典：渡辺善次郎『近代日本都市近郊農業史』論創社、1991年より抜粋

表2　牛乳搾乳販売業者の推移

地区		明治20年	明治25年	明治30年	明治35年	明治39年
都心4区	搾乳・販売業者	30	27	26	1	0
	請売・販売店	64	101	148	178	316
周辺11区	搾乳・販売業者	107	157	155	63	60
	請売・販売店	86	135	208	400	692
郡部	搾乳・販売業者	27	49	118	241	311
	請売・販売店	7	7	34	32	126
合計	搾乳・販売業者	164	233	299	305	371
	請売・販売店	157	243	390	610	1,134

出典：渡辺善次郎『近代日本都市近郊農業史』論創社、1991年

舎67円、源養舎52円などが50円以上であった。その他15円以上の営業税を払う牛乳店は60店舗であったという。和田牛乳店、耕牧舎、源養舎などは支店をもっていたが、大手の業者は搾乳、卸、小売りを兼ねており、小売りの売り上げの比重もかなり大きかったようだ（笹間1979：92頁）。

7. 牛乳容器（ブリキ缶からガラス壜）の推移

『大日本牛乳史』（231頁）にある宅配の絵図によると、明治10（1877）年頃の配達方法は、牛乳を牛乳缶に入れ、濾斗を掛けた長柄の杓子《しゃくし》を持って得意先に行き、容器を出してもらい、容器に注ぎ入れる方法が描かれている（十河1934：231頁）。印袢纏《しるしばんてん》で藁草履《わらぞうり》をはく配達夫を見ると、東京・阪川牛乳店の配達夫ものであろう。その後、容器はブリキ缶を用いて市内を配達している。有隣倶楽部の配達人の姿が描かれたチラシを見ると（**図2**）（松本2013：4頁）、一人が竹で編んだ籠を天秤棒で担ぎ、もう一人は大小の缶を持っている。この缶は籠に入っているものと同様であろう。牛乳を小分けして各得意先に配達するのはブリキ缶である。

図２　有隣倶楽部の牛乳配達人

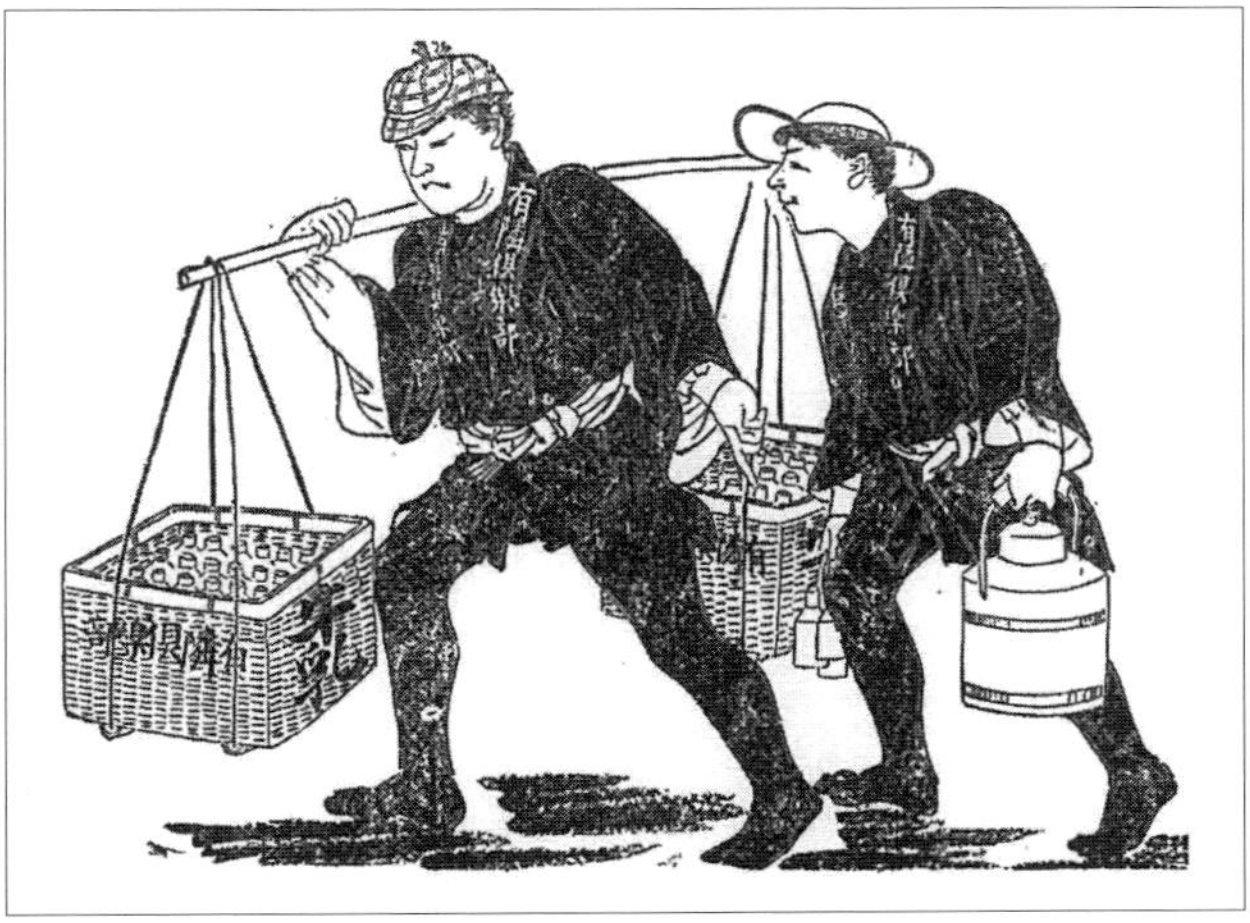

出典：松本友里「牛乳瓶の始まりを探して」『民具マンスリー』第46巻４号、４頁、2013年

おそらく、明治18（１８８５）年代と推定されている（松本２０１３：５頁）。

牛乳壜《びん》を使い始めたのは、津田牛乳店の明治22（１８８９）年頃（十河１９３４）といわれていたが、その後の研究で東京では、杉田栄が明治19（１８８６）年、香乳舎が明治20（１８８７）年であると判明した。牛乳番付表で上位を占め、かつ新聞広告を出せる大きな店舗であった。壜に店名がつけられている、つまり、ガラスの表面に凸凹をつけるエンボス加工によって刻まれているということであろう。牛乳店専用の牛乳壜であったと思われる（松本２０１４：１頁）。

明治30（１８９７）年代の中頃からは、ガラス壜にガラス製ネジ栓となった。壜口の内側につけられたらせん状の凸凹の筋を合わせてから回転させ密閉する方法である。この壜は牛乳が漏れる傾向にあったので短命に終わったようだ。その後、金属制の外ネジ柱の牛乳壜が北辰舎で明治36（１９０３）年に販売されている。そしてガラス壜とともに牛乳を殺菌するため、瀬戸栓機械壜、金属栓機械壜が誕生した。明治33（１９００）年の「牛乳営業取締規則」で定められた内容、すなわち、消毒殺菌、牛乳店名、全乳（種類別）、内容量などが、壜の胴部にエンボス加工で表示されている（松本２０１６：５~10頁）。

その後、明治期以降の昭和時代に入ると、殺菌した牛乳を丸壜に機械充塡し、キャップを打栓して、掛け紙（フード）をかぶせる方法に変化して、衛生的大量生産ができるように、装置産業として機械装置が進化していった。

8. 牛乳の殺菌と衛生問題

牛乳の殺菌の始まりは明治32（1899）年、愛光舎の角倉賀道が米国から帰国して無菌牛乳を販売したことから始まる。同舎の広告には「無菌牛乳搾取販売」とあり「此牛は肺結核其他の病毒亡き安全純粋の牛乳なり」と説明している（松本2016：5～10頁）。明治33（1900）年には阪川牛乳店でも農学博士・津野慶太郎の指導のもとに、牛乳消毒装置を取り入れ、阪川消毒牛乳を導入した。同時に強国舎の田村貞馬は米国から帰国後、蒸気殺菌牛乳を販売した。しかし、殺菌方法は不明であるが、田村貞馬著の『牛乳問答』によると殺菌法には、攪拌殺菌、流動殺菌、静止蒸清法があり、強国舎は蒸清法を用い低温殺菌にして装壜密封のまま蒸清するとあり、直ちに温乳で配達するか、保存の場合は冷水中で貯蔵すると明記されている（田村1903：59～62頁）。

この頃から東京では生乳の販売がなくなり殺菌牛乳の販売に切り変わったが、規則では殺菌を命じていない。牛乳搾取業者が牛乳の差別化のため自発的に工夫をこらしたものであり、「牛乳営業取締規則」では昭和8（1933）年の大改正まで牛乳の殺菌にはふれていない（諏訪1970：228頁）。このような環境下で明治33（1900）年に「牛乳営業取締規則」が発令されると牛乳搾取業者は郊外に移転を余儀なくされた。そして牛舎、牛乳搾取所、乳製品製造所の構造設備および管理が規定された。このため公衆衛生に自ら取り組んだ搾乳業者は投資問題を抱えたので必然的に家業から企業へと、経営法を変えて近代化の道を選択した。その後、現在では牛乳の安全性のために、生乳を加熱殺菌として、低温保持殺菌法、高温保持殺菌法、高温短時間殺菌法、超高音瞬間殺菌法の4種類の方法がとられている。

9. 牛乳の宣伝のチラシ

明治時代は牛乳を忌避する時代であったため、牛乳の栄養価値を普及啓蒙するためには大変な時代であった。医師であった松本順（良順）は、牛乳を飲まないと病気が治らないとまで極言したほどである。当時の名優、澤村田之助に依頼して牛乳を飲んでもらったところ（注5）大変反響があったという（十河1934：232~233頁）。また、明治4（1871）年から明治5（1872）年にかけて発刊された『新聞雑誌』では、牛乳の宣伝を比較的早くから掲載している。特に、小児のときからの飲用を勧め、明治天皇が毎日2度牛乳を飲んでいることが書かれた記事は、国民に対し、栄養として牛乳の効果宣伝するために最も効果があった。

さらに日本初の哺乳瓶「乳母イラズ」の広告として（注6）、哺乳器の使い方が紹介され、幼児の離乳を含め育児法が紹介されたことは画期的であった。

牛乳搾取業者は自らの搾取販売所をPRする引札《ひきふだ》（チラシ）を年末年始に縁起物としてお得意さんに配布した。若い女性をモデルに牛舎、牧場、乳牛の背景により構成されている。そして、他社との差別化として上等牛乳、高等牛乳、蒸気消毒牛乳などと全面的に宣伝している。これらは故一瀬幸三の引札のコレクションとして「雪印メグミルク酪農と乳に歴史館」に保存されている。また引札の一部は、Jミルクのアーカイブや書籍『ミルクと日本人』（武田2017）において解説されている。

（注5）牛乳を広めるために、当時人気のあった名優、澤村田之助や芸妓を呼び集めて、牛乳を飲ませて話題を呼んだというエピソードがある。

（注6）佐野屋重兵衛という唐物店から広告が出されている。「乳母イラズ」はガラス製の本体からゴムチューブをのばし、その先に乳首がついたものである。

10. 明治期に発刊された牛乳の書籍

明治初年、政府は殖産事業の一環として、『養生法』(明治5年、松本順)、『牛乳考・屠畜考』(明治5年、近藤芳樹)、『長生法』(明治6年、石黒忠悳)など、医師や国文学者が牛乳の必要性について説いた書籍の出版を奨励した。そして海外の書籍についても、『泰西農学』(明治3年、ゾーマン・シ・フレッチエル著、緒方儀一訳)、『牧牛説』(明治5年、エンクラール著、杉山安親訳)など、多くの書籍が翻訳されたのである。特に、明治期の老舗牛乳搾取業者が自ら出版元になり翻訳させた『酪農提要』(明治19年、北辰舎刊)、『弗式乳肉鑑別』(明治20年、伊豆産馬会社刊)などからは、当時の牛乳搾取業者の意気込みがうかがえる。

明治期の文献目録によると170冊ほど、さらに育児栄養学の書籍が295冊出版されている(『乳業ジャーナル』2018)。その内容を見ると、幕末の蘭学を受けた書籍から、海外の翻訳の流れをくみとり、その後、わが国独自の研究成果に基づき、大学教授および研究者によって学術体系に専門化した書籍の形態に進化し今日にいたっていることがわかる。

11. 各種乳牛の輸入状況

明治初年から、東京の牛乳搾取業者が輸入した乳牛の品種は以下のとおりである。

一. ジャージー(ゼルシー)種牛を、明治18(1885)年に津田出《いずる》が牡牝牛19頭、明治20(1887)年に前田留吉が牡1頭、明治21(1888)年に新原敏三が牝2頭、米国から輸入している。

明治36（1903）年には角倉賀道が牝牡1頭、さらに、明治40（1907）年牝牡40頭、明治41（1918）年牝牡6頭を自ら米国に赴き購入している。

二．ブラウンスイス種牛は、明治36（1903）年に角倉賀道が牝牡26頭、明治40（1907）年に牝牡33頭、明治41（1908）年に牝牡38頭、米国から輸入している。

三．ホルスタイン種牛は、津田出が明治18（1885）年に牝牡6頭、新原敏三が明治21（1888）年に牝牡17頭、角倉賀道は明治40（1907）年牝牡24頭、明治41（1908）年に牝牡13頭、明治42（1909）年牝牡9頭米国をより輸入している。

12. 東京における牛乳搾取業の発展経過

明治期の東京における牛乳搾取業の変遷を部分的に述べてきたが、これについても三期に分類してまとめると次のような経過となる。

①揺籃《ようらん》期（明治2（1869）～明治13（1880）年頃）

明治4（1871）～明治5（1872）年は、東京における牛乳搾取業の発生期で都心を中心に誕生した新しい産業であったため、旧士族や政府高官がニューベンチャービジネスとして競って従事した。特に、先駆者であった前田留吉の働きや、公衆衛生知識に造詣が深く、巧みに牛乳をPRした松本順が果たした役割は非常に大きかった。その頃の牛乳搾取業は技術的に幼稚であったが、外国から乳業技術の導入や乳牛を輸入するなど東京の牛乳搾取業者は積極的であった。そして、乳牛の改良や牛乳搾取業者の組織の構築、新聞学術書による牛乳のPRなど、次々に事業を起こした。

②勃興期（明治14（1881）～明治33（1900）年頃）

都心各地の牛乳搾取業は、明治20年代において隆盛をきわめたが、周辺11区に随時奪われながら推移していった。反面、周辺11区では増長して搾取業の形態が大きく変化した。

特に明治19（1886）年に開催された「東京乳牛共進会」では、東京の牛乳搾取業者が団結して、互いの乳牛を競い合う品評会を行い、また、画期的で新しい乳業技術を紹介するなど大いに注目された。

そして、搾取業を搾取販売業から請売販売店に分化する機能分離が始まったのもこの頃である。

③発展期（明治34（1901）～明治44（1911）年）

「牛乳営業取締規則」の発令により，牛乳搾取業は近郊郡部に移転を余儀なくされ、生産効率の高いホルスタイン種牛に限定した。さらに都市社会の構造変化と牛乳需要に増大に伴い、搾取業の乳牛の飼育と加工から小売販売業が分離して構造を変えながら発展した。加えて、牛乳の殺菌とガラス壜による流通形態に変化と公衆衛生管理の概念が強化され、特に、明治後期において搾取業者は、設備投資の必要に迫られたため、家業から企業に変わり発展していった（矢澤2014：76頁）。

13. 全国に分布した牛乳搾取業の実態

牛乳搾取業は、商業的に明治3（1870）年に東京から発生して全国的に分布したといわれる。しかし、この時代の前後には各地でも記録を残している。明治2（1869）年には、石川県大聖寺藩主・東方真平は短角種を飼養し、丹波初三郎とともに牛乳を販売したようだ。また、大分県日田県令に赴任した松方正義は、当時社会問題になっていた棄児、孤児、貧児などを収容するため「日田養育館」を設立したが、同沿革誌によると「館児ハ人乳、牛乳等以テ養育セリ」とあり牛乳を用いて養育していたようである（『大分県農業協同組合史』）。明治3年には、静岡県修善寺で植田七郎が搾取業を始めている。滋賀県では、坂田郡神照村（現、長浜市）の林幾太郎が始めて牛乳を販売した。最初は売れなかったが進歩的医師によって牛乳飲用を広く奨めてもらったという。大阪では、河口居留地の本町一番地で外国の雑役夫として働いていた田村某が牛乳を販売した。兵庫県の神戸居留地においても牛乳を販売していたという伝承がある。このように東京と同時期に各地に記録は残っているが、商業的に行ったものであったのか、さらに、規模および製造販売方法については詳細にわかっていない。

明治4（1871）年、由利公正の斡旋により英国人から搾取技術を習得した団野確爾は福井県で初めて牛乳を販売した。この年は、何故か各地に多くの牛乳搾取業者が誕生している。青森県では廣澤安任が「牧畜は国家に必要な事業なり」と唱え洋式牧場の開牧舎を開設した。

秋田県においては、権令・島義勇の勧めにより、秋田町（当時）の水澤盛康が乳牛を飼い、牛乳を販売したのが始まりである。山形県では鹿野兼次が、松本順の指導により東京の旧酒井家屋敷に建てられた牛舎で搾乳法を学び、故郷鶴岡に帰り牛乳を販売した。茨城県においては、水戸徳川家から「桜ノ牧」の払い下げを受けた大高織衛門が、民間人として搾乳と牛乳販売を行った。新潟県では、横田孫一が佐渡牛から搾乳した牛乳を新潟町（当時）で販売したといわれている。その頃、外国人が20人ほどいて牛乳がなければ生活できなかったという記録が残っている。東京遷都で政令機能を失った京都では、時の参事・槇村正直らによって官営牧場が設立され、新しい米国方式により牛乳事業と教育事業を展開した。前者においては松原栄三郎が継承し、その後95年の歴史を経て閉鎖した。そして奈良県では、東京の牧舎で学んだ吉野郡都川郷の松岡美馬、榊木安之助が共同で文武館において牛乳を販売した。しかし牛乳の需要は少なく2年後には経営難で廃業を余儀なくされた。福岡県では長崎街道沿いの内野宿（飲塚市）で大庭久吉によって、乳牛の飼養、搾乳および販売がなされた。この牧場は１４５年の歴史を経て平成の時代に閉鎖した。

このように、明治５（１８７２）年からの3年間に14府県で牛乳搾取業が開始され、すなわち全体の47都道府県中の約30％を占める普及率であったことがわかる。そして明治10（１８７７）年までには、栃木県（明治９年、安生順四郎）、山梨県（明治９年、結城無二三）、長野県（明治６年、青木某）、愛知県（明治10年、星野七右衛門）、和歌山県（明治８年、並木弘）、島根県（明治６年、原文平）、愛媛県（明治６年、野澤弘武）、宮崎県（明治７年、土田退蔵）、鹿児島県（明治８年、知識兼雄）、以上の９県を加えた23県となり、これは全体の49％になる。

その後、明治20年代には、すべての都道府県に専業牧場が誕生した。しかし牛乳の衛生問題が生じ設備投資が必要とされたこと、また、家内工業から企業の変遷する過程において、東京を始め各地で短命に終わる搾乳業者のケースもあった。だが、同一県内において数カ所の都市にも牛乳屋が誕生したのは画期的であり、他の産業と比較しても非常に早いスピードで普及している（矢澤２０１９：７頁）。

これらの要因として、東京の老舗愛光舎の事例をみると、①地方の農民に「預け牛」制度を実施したので、農民自ら搾取業に転じた事例、②牧夫が修行して故郷に帰り、愛光舎の名前を冠する搾取業者として暖簾分けした事例が、さらに③地方に普及した官僚、学者、医師などの指導者によるものなどを挙げることができる。

引用文献

加茂儀一『日本畜産史』法政大学出版局、１９８３年
笹間愛史『日本食品工業史』東洋経済新報社、１９７９年
諏訪義種『日本乳業の夜明け』牛乳懇話会、１９７０年

十河一三『大日本牛乳史』牛乳新聞社、1934年
武田尚子『ミルクと日本人―近代社会の「元気の源」』中央公論新社、2017年
田村貞馬『牛乳問答』強国舎、1903年
『乳業ジャーナル』2018年5月号、2018年
農商務省農務局編纂課編『農務顛末　第4巻』農林省、1955年
林英夫、青木美智男編『番付で読む江戸時代』柏書房、2003年
松本友里「牛乳瓶の始まりを探して」『民具マンスリー』第46巻4号、2013年
松本友里「明治時代の牛乳販売における硝子瓶使用の広がり」『民具マンスリー』第47巻7号、2014年
松本友里「明治時代後期における牛乳殺菌処理の導入と牛乳瓶」『民具マンスリー』第49巻1号、2016年
矢澤好幸「明治期の東京に於ける牛乳事業の発展と経過の考察」『平成25年度乳の社会文化学術研究・研究報告書』2014年9月号、2014年
渡辺善次郎『近代日本都市近郊農業史』論創社、1991年

アフロ・ユーラシア大陸における日本乳文化の位置

帯広畜産大学 教授
一般社団法人Jミルク・乳の学術連合 乳の社会文化ネットワーク会員
平田 昌弘

はじめに

搾乳と乳利用は、約1万年前、西アジアに起源した（Vigne ほか2008：9〜40頁）（**写真1**）。乳を保存する乳加工技術まで発達した段階で、乳文化は西アジアからアフロ・ユーラシア大陸の主に乾燥地帯に伝播していった（平田2013）。そして、乳加工技術と乳利用は、それぞれの地域で主に自然環境に大きく影響されながら特徴的に発達していった。乳加工技術の要点は、乳からいかに乳脂肪を取り出すか、乳タンパク質を分画するか、乳糖は排除するか乳酸発酵・アルコール発酵させてから利用するかである。その乳加工の仕方、表現の仕方が地域により多様型を示すことになる。乳加工技術を大観すれば、アフロ・ユーラシア大陸には北方乳文化圏と南方乳文化圏が存在し、両者の技術が相互に影響し合った北方・南方乳文化重層圏が存在している（**図1**）。北方乳文化圏では、クリーム分離（クリーム分離とクリーム加熱によるバターオイル加工）を積極的に行い、酒をもつくり出している。南方乳文化圏では、酸乳の攪拌／振盪による乳脂肪の分画（バター加工とバターの加熱によるバターオイル加工）を積極的に行い、反芻《はんすう》家畜の第四胃で生成される凝乳酵素を利用してチーズを加工している。さらに、乳加工技術の発達史としては、発酵乳の乳加工技術が西アジアに起源し、西アジア型の乳加工技術（生乳の酸乳化、酸乳のチャーニングによるバター加工、バターの加熱によるバターオイル化、バターミルクの加熱凝固・脱水によるチーズ加工）に発達した段階で南方域と北方域へと伝播し、北方域では冷涼性ゆえに特徴的（クリーム分離と乳酒づくり）に変遷し、北方域と南方域の乳加工技術へと発展していった可能性が高いと類推されている（平田2013）。これらのアフリカ北部・南部、西アジア、南アジア、中央アジア、北アジア、チベット地域の乾燥地帯を主とする乳文化圏では、乳文化が人々の生活を大きく支えてきた。

写真１　ヒツジ・ヤギからの搾乳

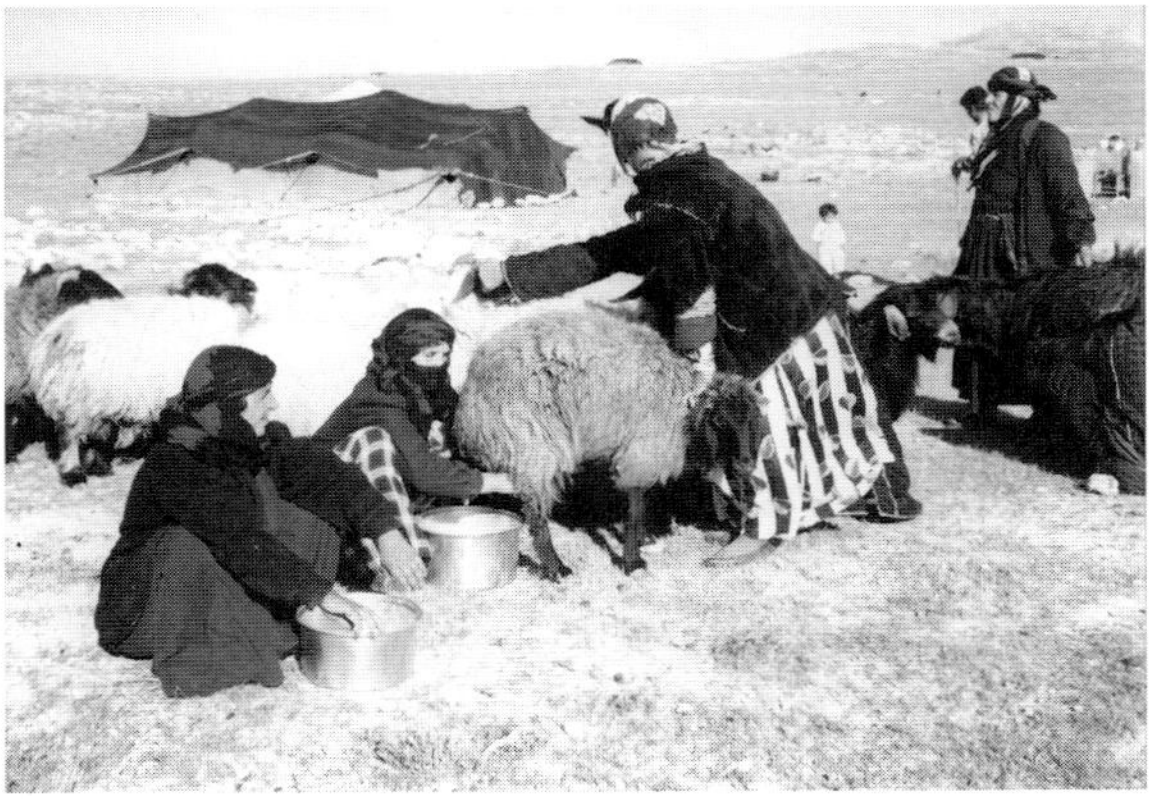

（シリア内陸部にて）

非乳文化圏は、湿潤地帯の東南アジア、日本を含めた東アジア、オセアニア、アフリカ熱帯地域、新大陸に広がっており、これらの地域では乳に依存した生業が発達しなかった。東南アジアと東アジアには、貴族などの一部の集団を除き、大衆には乳利用がなかった。搾乳・乳利

図１　アフロ・ユーラシア大陸における乳文化一元二極化仮説

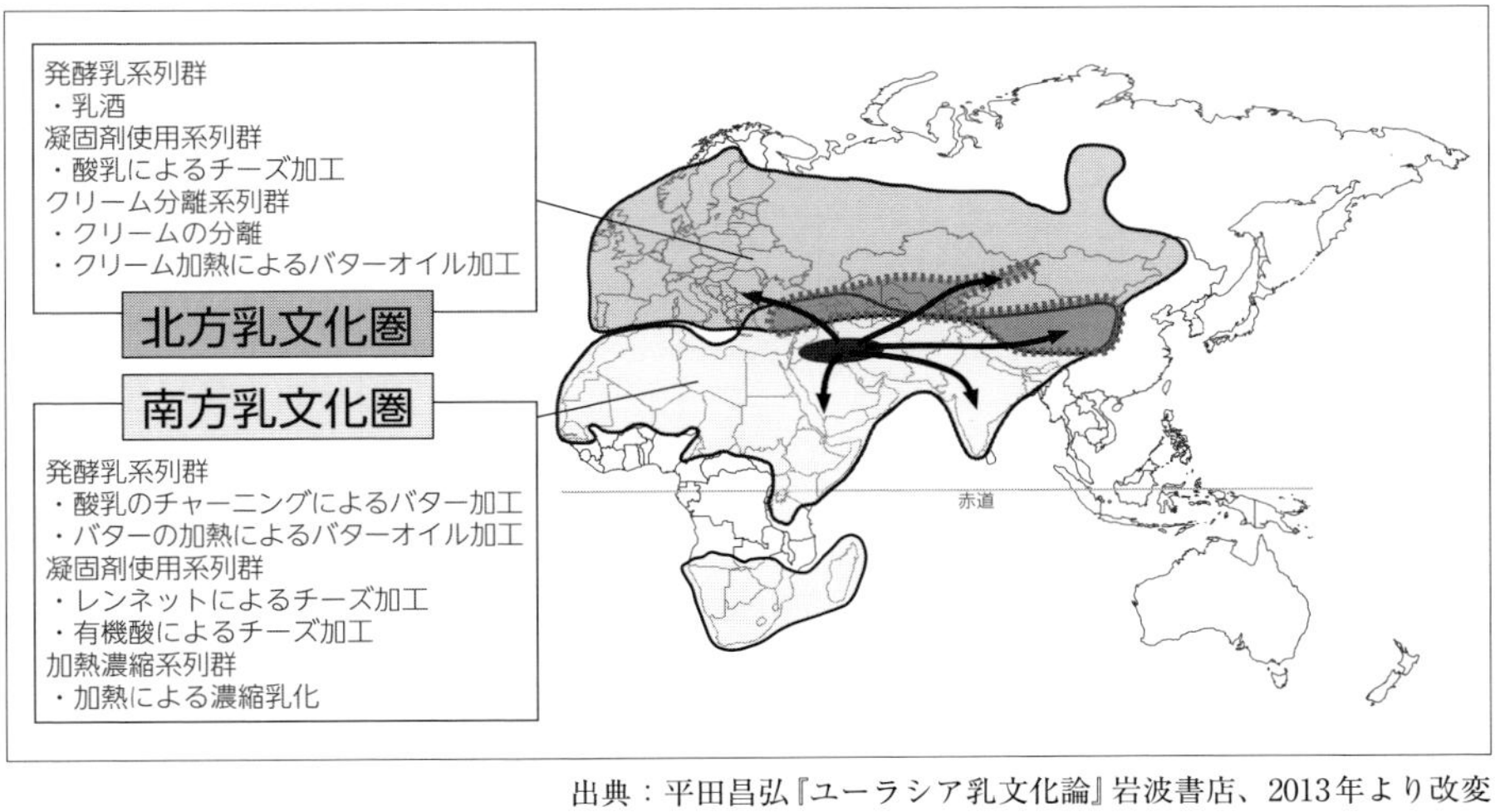

出典：平田昌弘『ユーラシア乳文化論』岩波書店、2013年より改変

用は、もともとは世界の人々に共有されていた技術ではなかったのである。この非乳文化圏に乳文化が広く浸透し始めたのは近現代になってのことである。

本章では、乳文化圏の乾燥地帯において乳製品がいかに人々の食生活にとって重要であり、不可欠な食材となってきたかについてまず言及する。次に、非乳文化圏の事例としてフィリピンを取り上げ、乳文化の浸透・変遷の特徴について分析する。そのうえで、同じ非乳文化圏にある日本の乳文化史を概観し、日本食文化と乳文化の混合（並存）と融合について検討してみたい。日本を含めた非乳文化圏での乳文化の混合（並存）・融合の特徴は、乳製品が食生活にとって不可欠ではない要素として導入されたことに由来していることが浮かび上がってくる。

1. 乳文化圏の乾燥地帯での乳文化の不可欠性

アフロ・ユーラシア大陸乾燥地帯の牧畜民にとって、「乳製品は生きるために不可欠な食材」として発達してきた（**表1**）。本章で用いる不可欠とは「欠くことができない」という意で用いる（新村1955：2222頁）。したがって、乳製品は生きるために不可欠な食材とは、「乳製品は生きるためになくてはならない食材」ということになる。北アジアのモンゴル牧畜民は、乳製品に食料摂取の8～48％を依存している。アフリカのトゥルカナ牧畜民やマサイ牧畜民は、実に64％に及ぶ。食料の多くを乳製品に依存し、食生活が成り立っていることが理解され、まさに乳製品は生きるためになくてはならない食材となっている。家畜は生き物であるから、やがては死ぬ。屠殺して、その肉を食べなければ、苦労して育てた個体は無駄となる。アフリカ牧畜民や西アジアのアラブ系牧畜民は、日常では肉は食さない。お祭りや親しい客人が来たときに家畜を屠殺し、肉を食べる。晴れの日の食として、家畜の屠殺と肉食とが牧畜民の食生活に組み込まれている。牧畜民は、家畜を基本的には屠殺せず、その乳を搾り、家畜と共生しているのである。ここに乳に依存する牧畜の本質がある。

写真2は、シリア内陸部のアラブ系牧畜民の昼食風景である。ステンレスの大皿にのるのは、つくりたてのヨーグルト、バター、バターオイル、砂糖、平焼きパンである。スプーン代わりに平焼きパ

表1　牧畜民の食料摂取量に占める乳と肉・血の割合

事例	割合（%）		出典
	乳	肉・血	
アフリカ・トゥルカナ	61	14	Coughenour ほか 1985：619〜625頁
アフリカ・マサイ	64	16	Galvin、1992：209〜221頁
アフリカ・トゥアレグ	45	0	Bernus、1988：318〜336頁
北アジア・モンゴル	48	24	石井、1998
北アジア・モンゴル	8〜26	29〜60	平田、2012a：128〜143頁
チベット高原・チベット	10〜46	0〜8	平田、2010：61〜77頁；2012b：128〜141頁

写真2　ヨーグルト、バター、バターオイルに依存したアラブ系牧畜民の食事

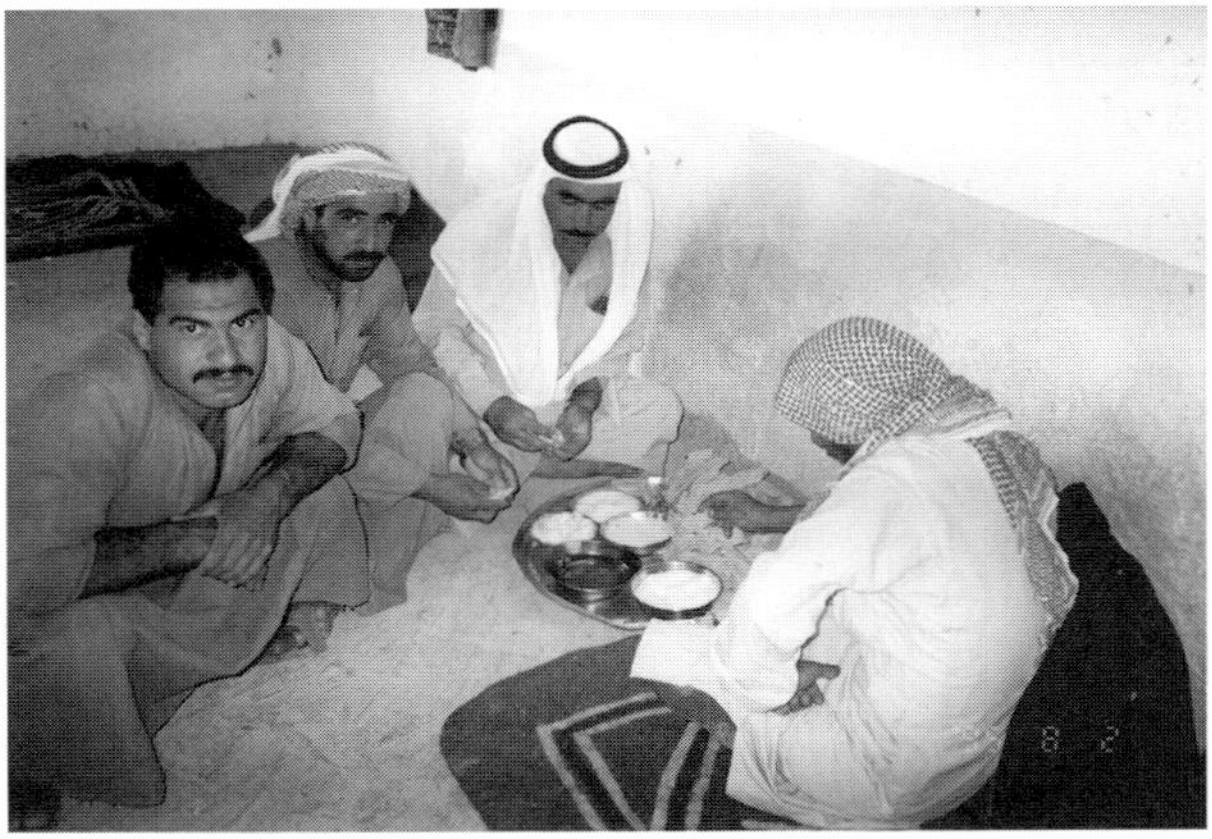

（シリア内陸部にて）

写真3　ミルク粥を食べるアラブ系牧畜民

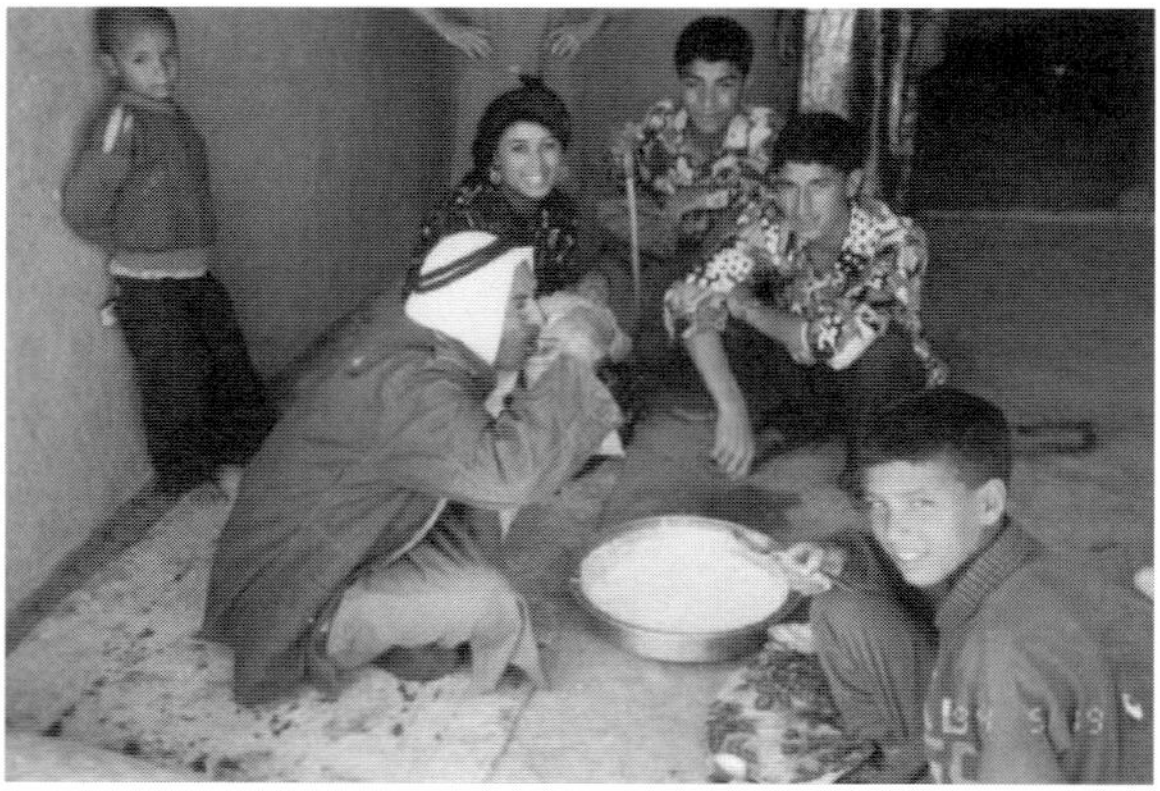

（シリア内陸部にて）

写真4　乾燥地帯の農民の食事にとっても不可欠な乳製品

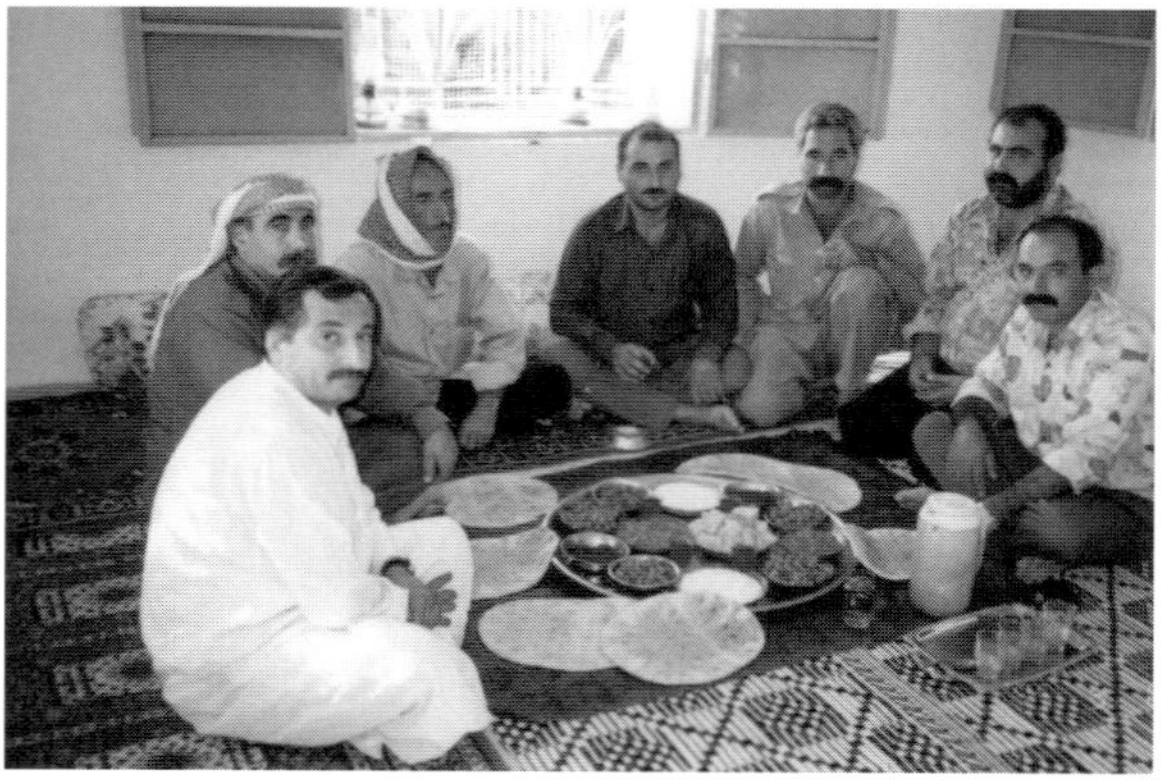

（シリア沿岸部にて）

ンでこれらの乳製品をすくって食べる。**写真3**は、同じくアラブ系牧畜民の夕食風景である。大皿に盛られた大量の白い食べ物は、「ルズ・ハリーブ」と呼ばれるミルク粥《がゆ》である。砂糖をたっぷりと入れて甘くしてある。ルズ・ハリーブが食事の場合には、ルズ・ハリーブのみを大量に食べて、腹を満たす。このように、アラブ系牧畜民の食生活は乳製品に全面的に依存し、乳製品が不可欠な食材となっていることが理解される。**写真4**は、シリア沿岸に近い農村での朝食風景である（平田ほか1998：46～55頁）。大皿には、ヨーグルト、オリーブの実、スイカ、イチジクのジャムがのり、平焼きパンが添えられている。ヨーグルトは付け足しではなく、食事の重要な食材となっている。西アジアの乾燥地帯にある農民の場合においても、乳製品が食事において重要な食材となっていることが理解される。

一方、**写真5**は、北アジアのモンゴル牧畜民の客人へのおもてなしの様子である。揚げパンの上にクリームがのる。赤い皿にのせられたのは「ツァガーン・イデー」と呼ばれるチーズ様乳製品である。**写真6**は、モンゴル牧畜民の間食である（平田2014a）。机の上にはいつも「ホロート／アーロール」や「エーズギー」と呼ばれるチーズが置かれている。空腹になれば、ミルク茶を入れて、これらの乳製品を食べる。間食でチーズやミルク茶を頻繁に摂取することになるので、乳製品の食料摂取への寄与率が大きくなることが理解される。**写真7**は、モンゴル牧畜民が馬乳酒を飲んでいるところである。初夏から秋にかけ

写真5　モンゴル遊牧民のおもてなし

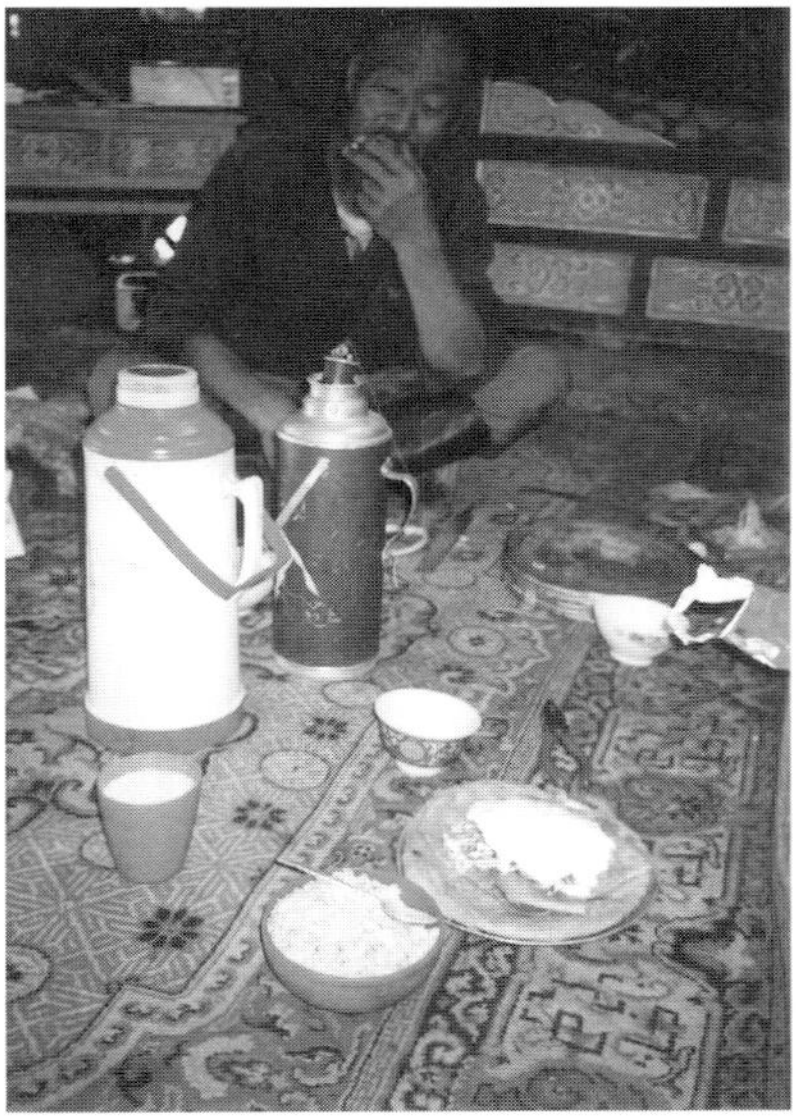

（モンゴル中央部にて）

写真6　間食にはチーズを摂取するモンゴル遊牧民の食文化

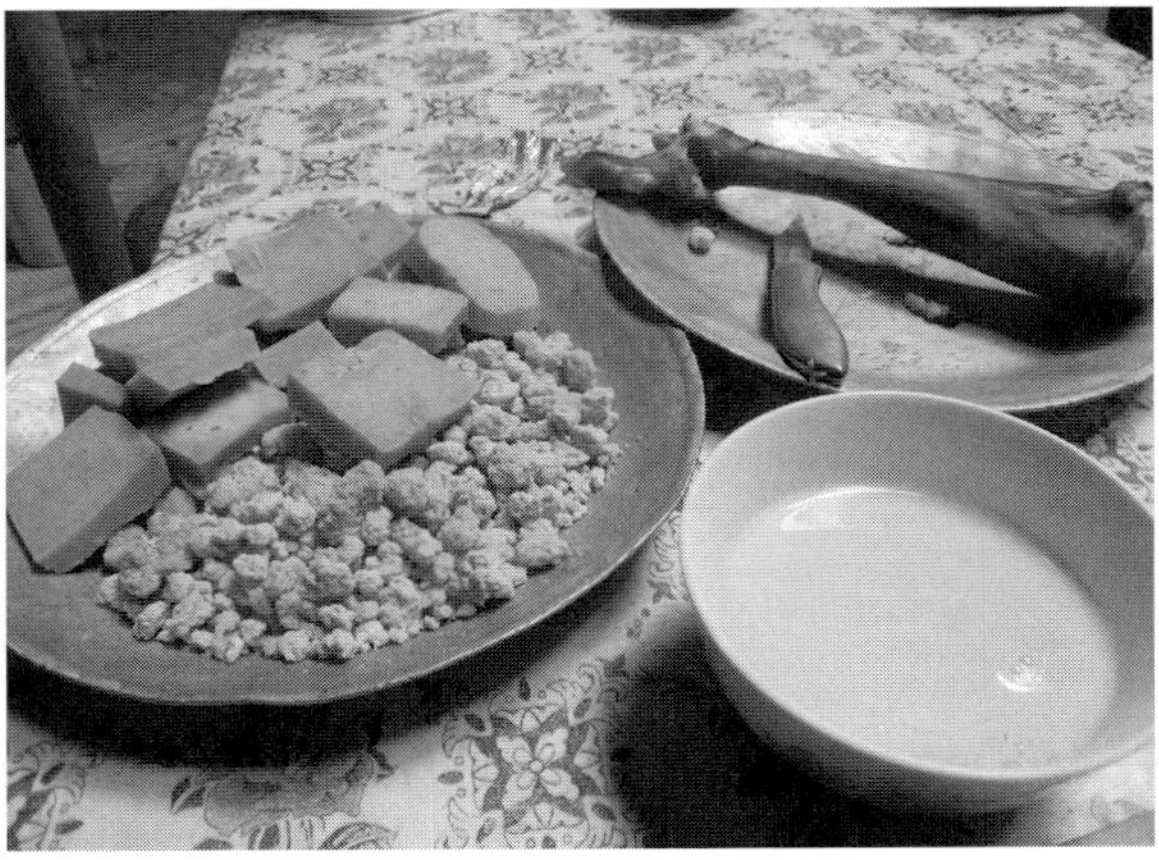

（モンゴル中央部にて）

写真７　馬乳酒を飲むモンゴル遊牧民

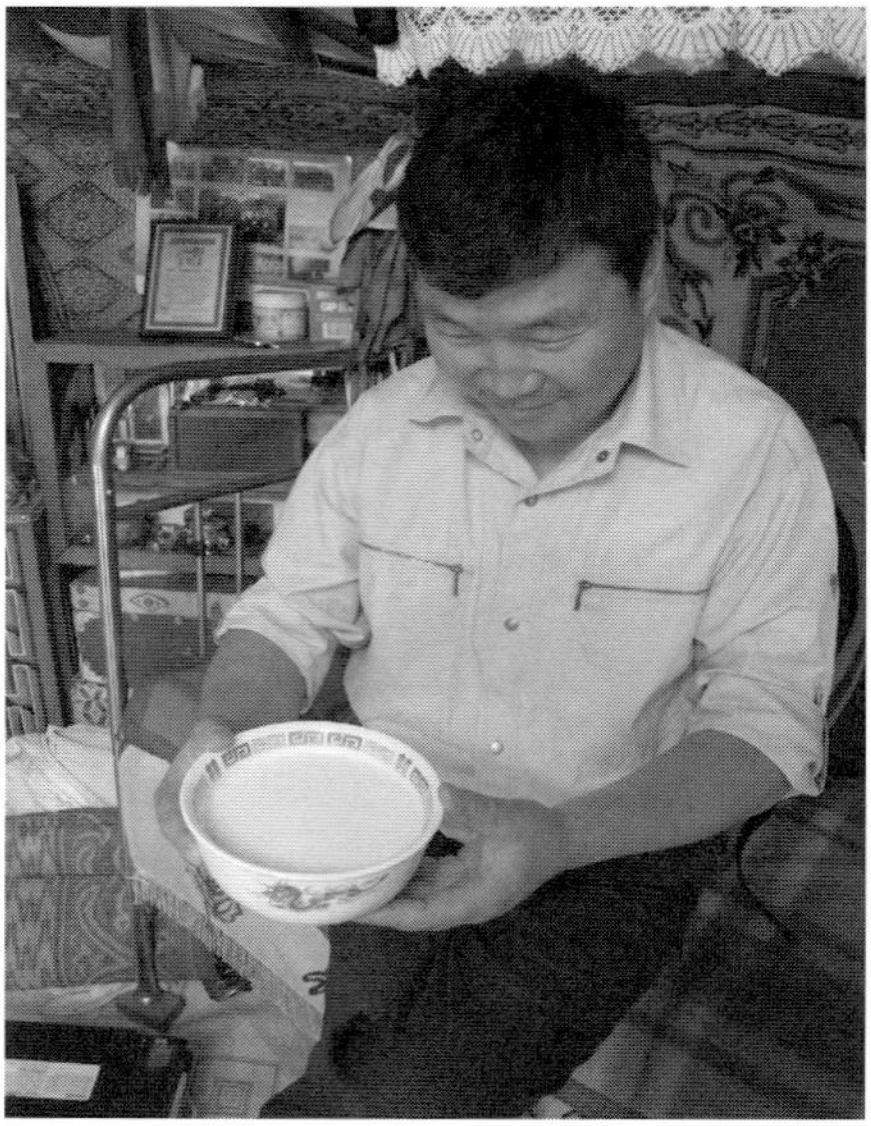

（モンゴル南部にて）

写真８　アファール牧畜民のラクダミルクの共飲

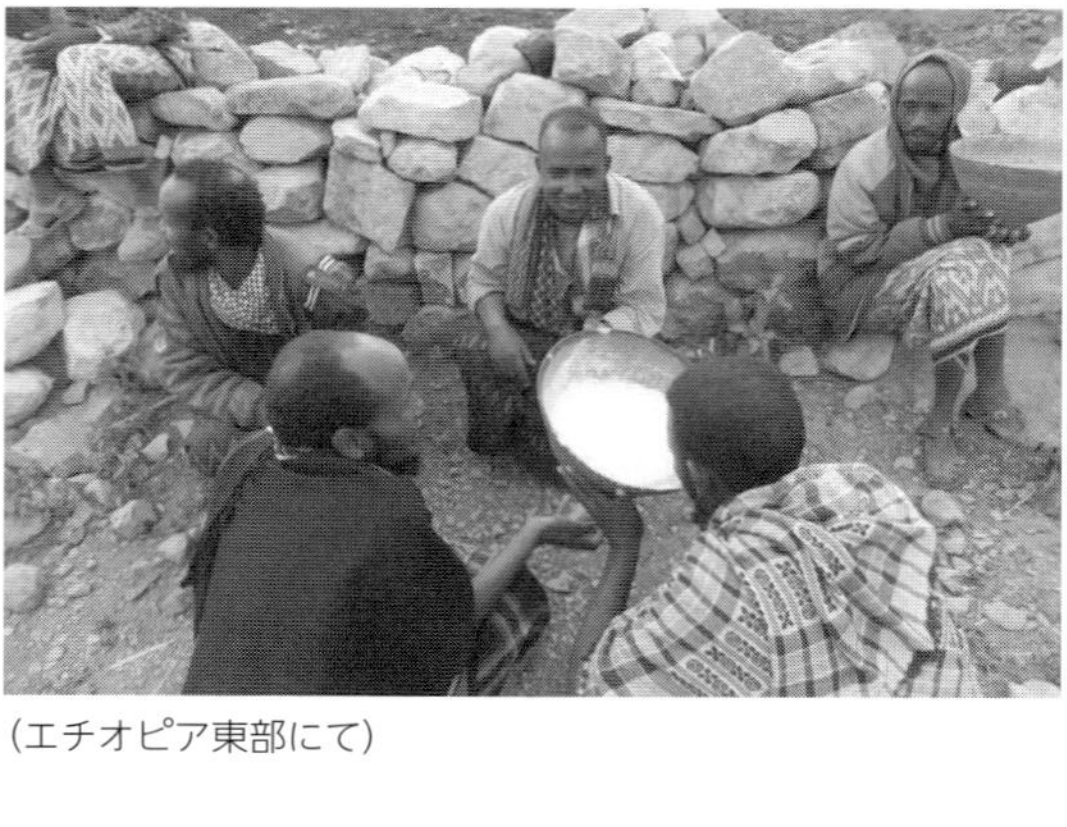

（エチオピア東部にて）

て、ウマから搾乳できる期間は、朝から夕方まで馬乳酒を大量に飲み続け、夕食にはたいていは肉ウドンの汁物でしめる食事となる。モンゴル牧畜民にとっても乳製品は食事に不可欠な食材であることが理解される。

写真８は、アフリカ東部低地のアファール牧畜民が、搾り立てのまだ温かいラクダの生乳を共飲しているところである。このラクダミルクの共飲は、アファール牧畜民の朝の楽しみともなっている。男たちはそれぞれ、おおよそ１Lほどを飲みほす。**写真９**でアファール牧畜民が共食しているのは、コムギ粉を湯で練った「ダロー」と呼ばれる食事を摂っている風景である。ダローには、赤トウガラ

シ粉と塩で味付けしたバターオイル、そして、搾り立てのヤギの生乳とをかけて食べる。アファール牧畜民の食料摂取に占める乳製品の寄与率は、約25％である（Hirata ほか2017：75～89頁）。このように、アファール牧畜民の生乳とバターオイルの摂取頻度の高さが理解される。地域に定期市が開かれ、手軽に穀物や野菜類が購入できるようになる1970年頃以前は、朝食と夕食にラクダの生乳をそれぞれ2～3L飲むのが食事だったという。このラクダの生乳食に、野生の木の実や植物を採集し、野生の動物を狩猟して、基本的には食事を成り立たせていたという。ラクダ・ヒツジ・ヤギのキャラバンを組んで、年に数回、高地へと交易に出掛けていった際、家畜や皮革を売却し、モロコシなどの農産物や必要物資を入手していた。モロコシなど市場から入手した穀物を食べられたのは年に数回程度であったという。かつてアファール牧畜民の人々は、乳製品に食料摂取のほとんどを依存していたことになる。福井（1994：18頁）も、アファールの食料は、交易によって得られるわずかなモロコシを除けば、乳をはじめとする畜産物であると報告している。

写真9　アファール牧畜民の共食

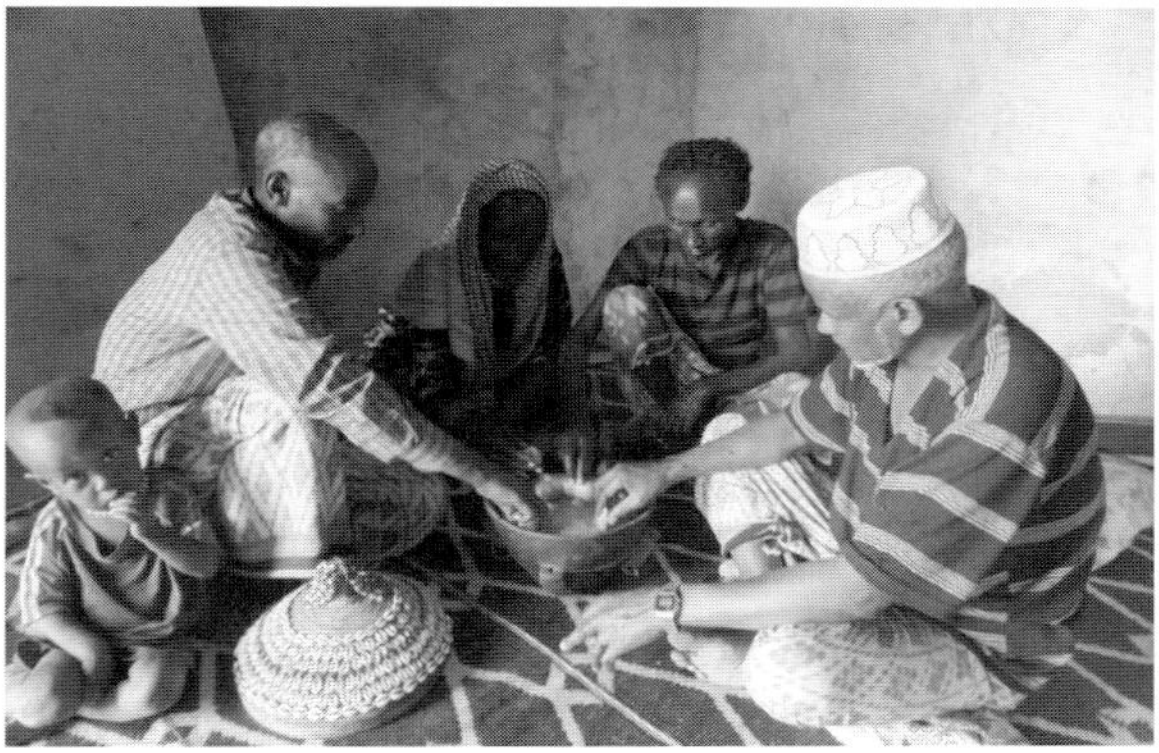

（エチオピア東部にて）

　このように、乳製品はアフロ・ユーラシア乾燥地帯の食文化において重要な食材となっていることが理解される。乳製品は食事に不可欠であり、乳製品が地域の食文化を支えて発達してきたといえよう。アフロ・ユーラシア乾燥地帯においては、乳文化は地域の食文化と「融合」してきたといえる。

2. 非乳文化圏への乳文化の浸透・変遷

1 乳文化の浸透・変遷の型

乾燥地帯で主に発達した乳文化は、湿潤地域の東南アジア・東アジア地域にも伝播していった。東南アジア・東アジアでは、コメ作を中心とし、野菜とブタを栽培・飼養する循環的な農業を展開し、生業を支えてきた。これらの地域では、コメ・野菜・ブタに、魚介類や野獣などを狩猟採集し、食生活を成り立たせてきた。地域によっては、コメだけでなく、サゴヤシ澱粉《でんぷん》、バナナ類、イモ類、トウモロコシなどの雑穀が主食となる。ウシやスイギュウなどの家畜は農耕のために世帯当たり数頭が飼養され、搾乳の対象にはならなかった。これらの地域では、乳製品がなくとも、栄養的に十分に食生活が成り立ってきたのである（鈴木1991、マーヴィン・ハリス1994：165～197頁、松山1996、辻2005：73～86頁、阿良田2008）。

非乳文化圏地域においても、インドネシアやフィリピンなどに局所的に搾乳を行っている地域が確認され、乳製品が利用されている（平田ほか2011：7～15頁、平田ほか2015：191～199頁、辻2017：19～22頁）。『本草書』や『斉民要術《せいみんようじゅつ》』などの中国古代文献にも、乳製品が薬や滋養強壮として効果があることが記載され、一部の人たちには利用されてきた（平田ほか2010：9～22頁）。近年では、流通の発達により世界中の食品が身近に利用できるようになり、もともと非乳文化圏の地域においても乳製品が広く一般世帯でも利用できるようになった。また、ファストフード店に代表される食文化のグローバル化の進展により、ハンバーガーやピザなど西洋型食文化とともに乳製品は一般市民に広く愛されるようにもなった。

このように、もともと乳製品を利用しない地域においても、近年、乳製品が広く利用されるようになった。文化が広がる際、地域の生態環境や社会構造により、伝播する文化と伝播しない文化があり、伝播したとしても伝播した先で変遷する文化と変遷せずにそのまま伝播する文化とがある。乳製品の場合、これを「乳文化の浸透・変遷の型」と呼ぶことにしたい。非乳文化圏への乳文化の浸透・変遷の型を検討するために、フィリピン中部のマクタン島で漁民を対象に現地調査を行った（平田ほか２０１５：１９１〜１９９頁）。

2 非乳文化圏のフィリピンでの乳文化の浸透・変遷の型

写真10　コメ、魚、野菜が主体の食事体系

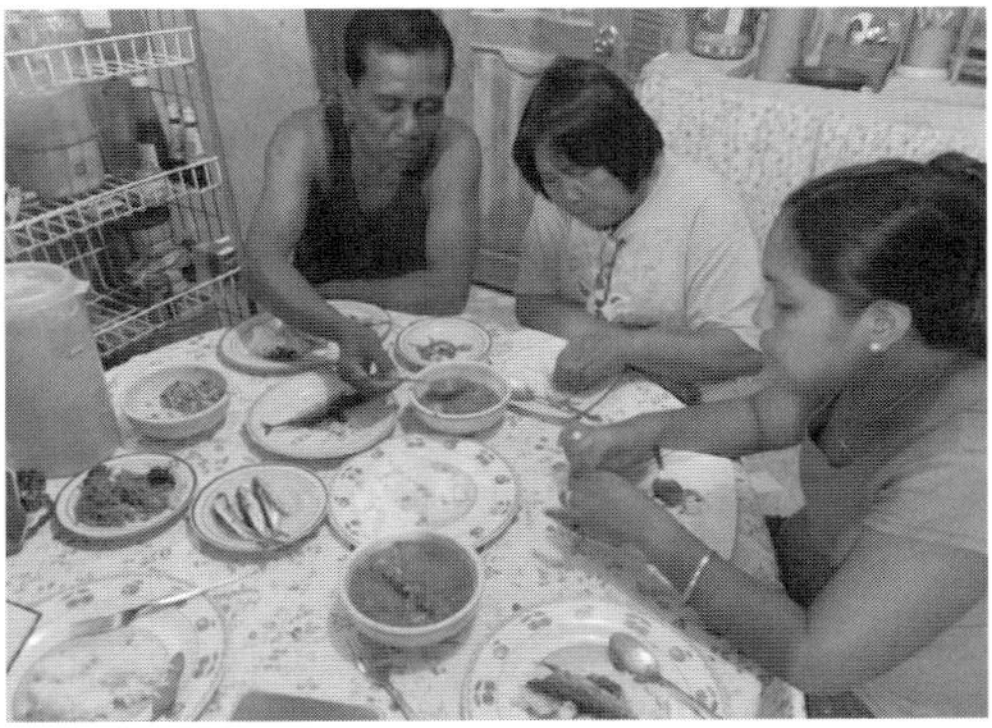

（フィリピン海岸部にて）

フィリピン沿岸部の食文化には、長年にわたって魚介類が利用されてきた。食事の基本となり、ほぼ毎日調理される魚料理には、乳製品は一切利用されていない（**写真10**）。フィリピンでの魚料理は、①油で揚げる、②スープにする、③醤油や酢で煮物にするという調理法が広く用いられている。魚と乳製品とは合いにくい食材同士なのかもしれないが、魚のムニエルにはバターを使うなど欧州では魚と乳製品とを合わせた料理の多いことから、魚料理に乳製品が取り入れられない理由はない。しかし，少なくともフィリピンの現状では、魚料理と乳製品とが融合するような嗜好性と必要性がない。フィリピンの人々にとって、乳製品は生きるためになくてはならない食材ではない。そのような非乳文化圏においては、食

写真11　ミネラルやビタミンが補強され、健康増進に役立つと宣伝された粉乳のパッケージ

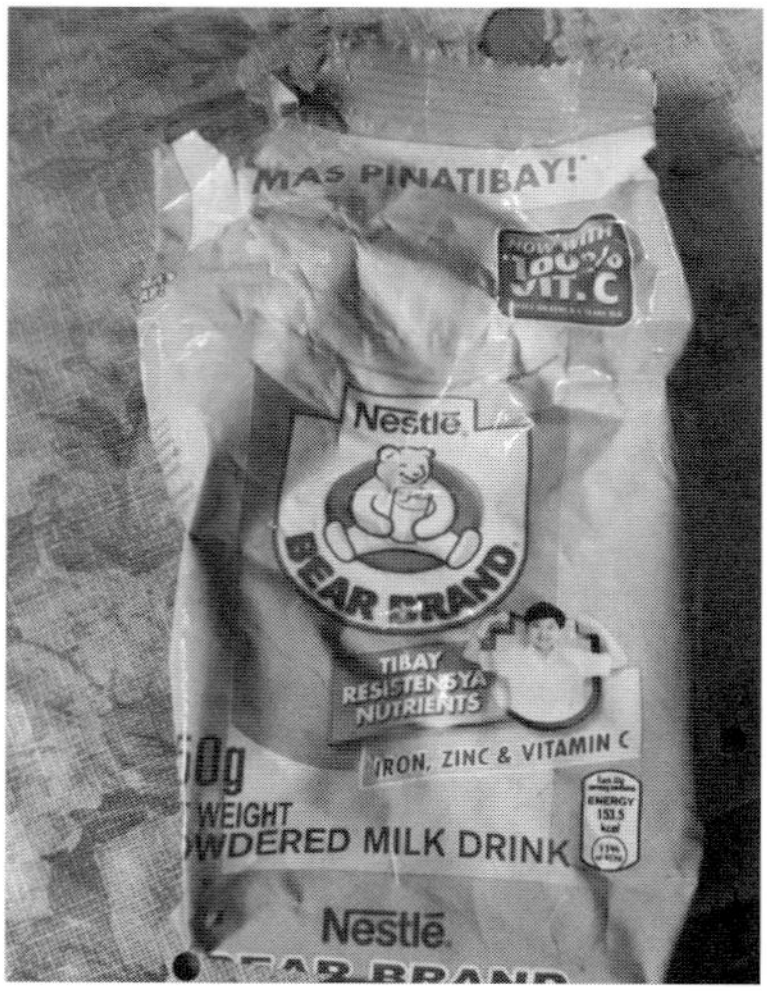

（フィリピン海岸部にて）

生活に不可欠でない乳製品を日々の主要な食事に導入するような衝動が、フィリピンの人々には確認できない。

フィリピンでの現地調査によって把握されたことは、非乳文化圏であるフィリピンへの乳文化の浸透・変遷の型は、「補助栄養食」「乳菓」「米との融合」「西欧型の食文化」の四つの形態であるということである。スペインに統治されていた影響もあり、フィリピンでは朝食や間食にパンが多用されている。パンを摂取する際、コーヒーや牛乳がよく一緒に飲まれている。牛乳は、粉乳を溶いて利用することが多い。粉乳は健康によいとのことで、特に子どもに多く摂取されている。粉乳にはカルシウムや亜鉛が添加されており、粉乳の容器には大々的に健康食品であることがうたわれている（**写真11**）。健康によいとのことでは、ヤクルト®（乳酸菌飲料）の飲用もかなり浸透している。このように、乳は補助栄養食として確かにフィリピンの食生活に浸透している。街にはクリームを使ったケーキやプリンなど、乳製品を使ったスウィーツが氾濫している。「ハロハロ」と呼ばれる甘いフルーツ乳飲料が店頭で売られ、熱帯地域のフィリピンでは冷たくした甘いハロハロが人気となっている（**写真12**）。ハロハロは、もともとは明治期に出稼ぎに来た日本人がフィリピンで始めたものであるが、今やフィリピンの国民的飲料となっている。このように、乳製品は乳菓として広く受け入れられ、フィリピンの人々に親しまれている。米との融合としては、朝にミルク粥が広く利用されている。もともと中国文化の影響で、朝食に朝粥を摂る習慣がフィリピンにあり、この粥に乳製品が浸透したことになる。フィリピンでも、チーズバーガーやピザは大流行であり、西欧型のライフスタイルとともに、乳製品は西欧型の食文化としてフィリピン社会に入り込んでいる。コメ、魚、野菜を中心としたフィリピン沿岸部の伝統的な食事には乳製品は浸透せず、これら「補助栄養食」「乳菓」「米との融合」「西欧型の食文化」に集約される位置に乳製品は入り込んでいる。このように、ある地域や社会に新しく文化が浸透する際、文化伝播・浸透には当初の位置があるのである。

フィリピンの乳文化の浸透・変遷の型でもう一つ特徴的であったのが、乳製品がとても甘くして摂取されるように変遷していることである。ハロハロやヤシの実ジュース、フレーバーミルクのように、甘すぎるぐらいにした乳飲料が愛用されている。フィリピンには、「ババナ・キュー」や「カモテ・キュー」と呼ばれるバナナやキャッサバを油で揚げて黒砂糖をからめた伝統的なローカルスウィーツがある。味はしっかりと甘く、肉厚のカリントウといった食感である。フィリピンにおいては、乳文化が浸透する以前から、もともと甘い物を嗜好する食文化が形成されていた。フィリピンは、高温多湿で不快指数の高い自然環境にある。このような体力を消耗するような環境にいると、不思議と甘い物を欲してくる。そして、疲労した身体には、甘すぎる食べ物がおいしく感じるようになる。この高温環境下で甘すぎる食べ物へと嗜好する傾向は、同じ東南アジアのインドネシア、シリアなどの西アジア、インドなどの南

写真12　甘いフルーツ乳飲料のハロハロ

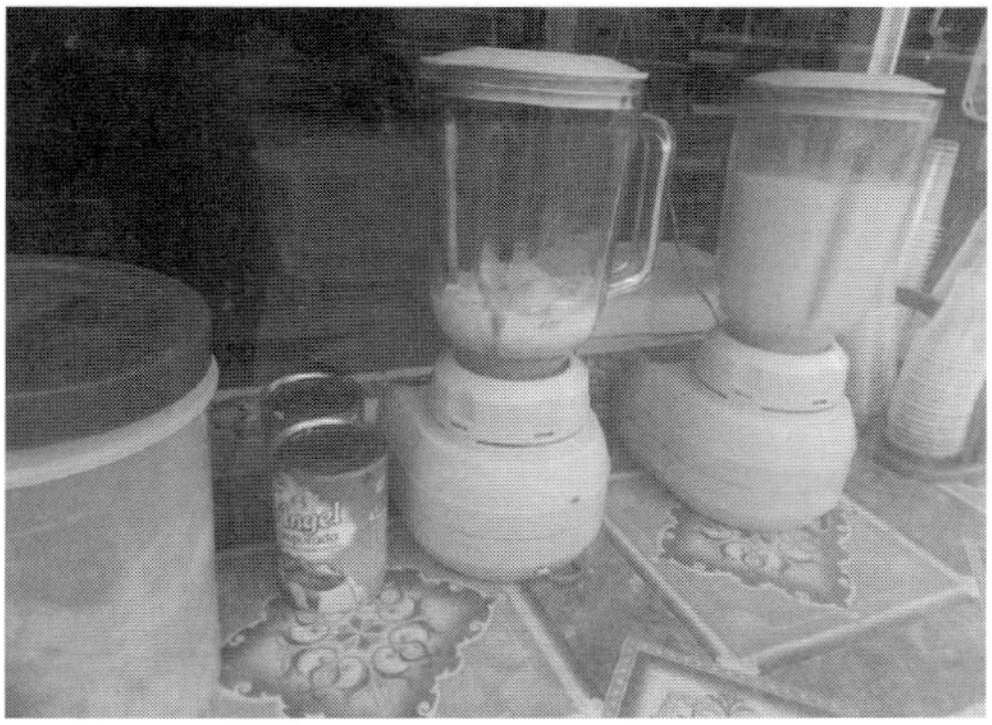

(フィリピン海岸部にて)

アジアでも確認される（平田2017）。つまり、フィリピンで乳製品が甘すぎるように加工されてきたのは、高温という自然環境の立地性が、民族嗜好性や在来知を形成してきた可能性が高いと考えられる。穏やかな自然環境の日本では、穏やかな風味が醸造されてきたのとは対照的である。

このように、非乳文化圏のフィリピンに乳文化は伝播し、乳製品は自然環境に大きく影響を受けながら甘く加工されるようになり、魚料理を基本とした主食的な食事には浸透せず、朝食や間食として「補助栄養食」「乳菓」「米との融合」「西欧型の食文化」の四つの形態で変遷しているとまとめることができる。今後、乳製品が魚料理と融合し、フィリピンの主食的な食事に入り込んでくる可能性はある。少なくともいえることは、乳文化は当初は、基本となる食事とは融合せず、「補助栄養食」「乳菓」「米との融合」「西欧型の食文化」の立ち位置で、非乳文化圏に浸透し始めるということである。

3. 非乳文化圏の日本の乳文化史とその特徴

味付けはそれぞれの自然環境によって異なるが、乳文化の浸透・変遷の当初の立ち位置は、フィリピンだけでなく、インドネシアなどの東南アジア、そして、日本においても、同じ非乳文化圏に共通した現象が確認される（平田2014b：79～112頁）。日本においては、チーズと味噌・醬油、チーズに酒粕《かす》、チーズに日本酒というように、乳製品が発酵食品と融合して利用されることも多い。つまり、「補助栄養食」「乳菓」「米との融合」「西欧型の食文化」「発酵食品との融合」が、非乳文化圏・日本に伝播・浸透した乳文化の当初の立ち位置となっている。**図2**に、日本に伝来した乳文化、日本で発展した乳文化の主な経過を示した。

以下の論考は、石原（1979）、海沼（2001）、全国牛乳協会（1995）、廣野（1996）、吉田

図２　日本乳文化の主な展開過程

紀元前後	紀元前200年頃から朝鮮を媒介として大陸と交渉。かなりの人びとが日本列島にも移住。
古墳時代	大和朝廷が朝鮮半島から大陸の文化を積極的に取り入れ。
古墳時代	牛に関する神話、牛の飼育、牧の開設。
古墳時代	医薬書の『神農本草経』と酪農技術者が伝来。
飛鳥時代	仏教伝来。
飛鳥時代	善那使主一族の来日。『斉民要術』を持参の可能性。
飛鳥時代	善那使主が孝徳天皇に乳製品を献上。
白鳳時代	文武天皇が諸国に牧を開発させ牛馬の飼育を命じる。牛の乳から蘇の加工を義務づけ。
奈良時代	貢蘇の制度が確立。牛乳を煮詰めて蘇をつくる。蘇が都に貢納されるよう制度化。
奈良時代	平城京跡出土木簡：［近江国生蘓三合］「精蘓」の文字。
奈良平安	乳は仏教儀式の供物として重視。滋養薬として天皇家・王侯貴族に珍重。
奈良平安	乳は仏典や和漢の本草書により滋養薬として認識、王侯貴族の専有物、庶民には普及せず。
王朝時代	律令制度のもとに貢蘇が華やかに全国展開維持。
平安時代	蘇の品質が一定になるように、全ての蘇を「精蘓」に統一。
鎌倉中期	王朝時代没落・武家政治台頭と貢蘇の衰退。
南北朝時代	戦乱により、貢蘇の途絶。
特権階級層での乳文化空白の時代：約400年間	
江戸中期	徳川吉宗の時。千葉県嶺岡に白牛を導入、白牛酪をつくらせる。
江戸中期	乳製品は大衆のものではなく、貴族や武士に納められ、栄養不足を改善し、肺結核に聞く妙薬として用いられる。
江戸末期	日米和親条約締結をもって鎖国の終焉。外国人が日本に居住するようになる。
江戸末期	オランダ人スネルが横浜で牛乳を搾り、外国人に売る。
江戸末期	前田留吉が、横浜で牛乳を搾乳し、牛乳を販売。
明治初期	皇居・竹橋の外側にあった雉子橋・御厩に嶺岡牧場の牛の一部を移す。明治天皇は日に二度牛乳を飲むようになる。
明治初期	町田房造が横浜でアイスクリーム「あいすくりん」を販売。
明治時代	旧旗本・阪川當晴が、堺の松本良順（陸軍初代軍医総監）と組んで、赤坂に酪農場・牛乳屋を開業。
明治時代	政府の畜産奨励策として、土地の民間への払い下げを盛んに行い、資金・家畜の付与・畜産技術の伝習等を活発に実施。
明治時代	東京飯田町・北辰社が、フランスからセパレーターを輸入し、バターをつくる。
明治時代	東京麻布旧佐倉藩主堀田伯爵邸跡の開拓使第3号試験場所で、煉乳が日本で初めて製造。
明治時代	アメリカからエドウィン・ダンが92頭のウシ、100頭のヒツジを連れて来日。東京の官園で飼育指導開始。
明治時代	エドウィン・ダンが北海道へ。道南の七飯にあった勧業試験場で酪農を指導。
明治大正	農家による酪農が広まる。畜産業の一環として酪農が広まる。
大正末期	関東大震災。罹災者への牛乳の無償配給。
1945年	第二次世界大戦の敗戦。
1947年	学校給食にパンとミルク。アメリカ主導による西洋化。
1954年	酪農振興法の制定。酪農の振興により牛乳・乳製品の安定的な供給を図る。
1950年代	学校給食でミルクの需要もあり、小規模経営の酪農家が増える。
1955年	根釧台地、別海町で大規模酪農の開拓。
1970年代	過剰生産により乳価が下落。体力のない小規模農家は多くが離農。大規模農。

（２０００）、林（２００１）、加瀬（２００９）、東四柳（２０１４）、矢澤（２０１４：56〜78頁）、畑中（２０１７）、武田（２０１７）、和仁（２０１８）の文献をもとに、考察したものである。時代を追って日本における乳文化の浸透・変遷を見ていきたい。

1　古代から鎌倉時代中期にかけての日本乳文化の特徴

紀元前２００年頃の弥生時代初期、朝鮮半島を介して東アジア地域と積極的に交渉がなされ、かなりの人々が大陸から日本列島に移住してきたという（廣野１９９６）。紀元後の古墳時代、大和朝廷は朝鮮半島からさまざまな文化を積極的に取り入れていた。乳製品の効用を説明する医薬書『神農本草《しんのうほんぞう》経《きょう》』は古墳時代に伝来している。神話時代から古墳時代を語る『日本書紀』にはウシに関する神話、ウシの飼育や牧の開設などが記載されていることから、ウシが大陸から日本に伝わったことは確かなようだが、乳文化も合わせて弥生時代から古墳時代にかけて伝来していた可能性は十分に考えられる。

史実として日本で乳製品が利用されていた証拠は、７世紀中期の飛鳥時代に認められる。８１０年に編纂された「太政官符《だいじょうかんぷ》」に、善那《ぜんな》使主が孝徳天皇（６４５〜６５４年）に乳を献上したとある。善那使主は大和薬使主との姓を与えられ乳長上の職に就く。善那使主一族は、５２３年に来日したとされる。当時、中国は北魏の時代であり、モンゴル系の民族が支配する時代であった。この時期に編纂されたのが『斉民要術』である。『斉民要術』の中で乳製品としては、酪《らく》と酥《そ》が出てくる。再現実験を行った結果、酪は酸乳、酥はバターもしくはバターオイルを指し示していた（平田ほか２０１０：９〜22頁）。飛鳥時代、皇族に献上された乳製品には、牛乳に加えて、これらの乳製品も含まれていた可能性は高い。白鳳《はくほう》時代になると、文武天皇は諸国に牧を開発させ牛馬の飼育を命じ、ウシの乳から蘇を加工することを義務づけし、白鳳時代から奈良時代にかけて、諸国各地から蘇《そ》を都に貢納するように制度化させていった。この貢蘇の制度は、天皇政治による王朝時代の律令制度のもとに華やかに展開されていった。蘇のつくり方は、平安時代に編纂された『延喜式』にて明快に記載され、「作蘇之法　乳大一斗煎　得蘇大一升」とある。大一斗は約7・2L、大一升は約0・72Lであることから、蘇は乳を10倍に煮詰めてつくることが理解され、蘇は濃縮乳に相当する。中国で編纂された古文書においては、濃縮乳を加工する記述は一切見当たらない。つまり、日本の乳文化は、大陸から乳文化が伝わってあまり時間を置かずに、日本独自の乳製品を開発していったということになろう。日本独自の乳製品が早い段階で開発され、利用される乳製品が変化したとしても、乳製品は滋養薬として利用されることには変わりなかった。日本最古の医学書である『医心方《いしんほう》』には、「蘇は五臓の働きを助け、大腸に効能がある、口内炎や熱感を伴う腫れものなどの病気に効く」「牛乳は全身の虚弱を補い、便通を良くし、皮膚をなめらかに美しくする」と記されている。つまり、乳製品は当時の食生活においては栄養価に富んだ食品であり、滋養薬として利用されていたのである。また、天皇家・貴族といった一部の特権階級に利用され、庶民のものではなかった。このように、紀元前後から鎌倉時代中期にかけて、乳製品は日常の食に不可欠な食料ではなく、栄養補助食品として一部の特権階級に極めて特異的に利用されていたのである。

2　江戸末期の日本乳文化の特徴

このような日本における乳文化は、南北朝時代の貴族没落と武家台頭により混乱することになる。乳製品が一部の特権階級に利用されていたため、皇族・貴族による政治の崩壊により蘇を地方から都へと納める貢蘇の制度が消滅していくのである。ただし、主に渡来人の子孫たちは、ウシから搾乳し、滋養薬として蘇をつくり続けていたらしい（吉田2000）。これは、日本では、動物の排泄物、乳、血、肉は、死とともに穢《けが》れとして忌避されていたため、ウシの搾乳は主に渡来人が担当していたためであるという。当時、乳の利用は皇族・貴族や渡来人だけで、一般大衆は利用がなかった。皇族・貴族には乳製品は届けられなくなったが、乳を生産する現場では一部の集団によりほそぼそと乳文化は継承されたということである。

以後、公に乳文化が日本で再び登場するのは、江戸時代中期である。1727年、徳川吉宗が千葉県嶺岡に白牛（実際はコブウシ）を入れ、白牛酪《はくぎゅうらく》をつくらせたことによる。白牛酪は乳を煮詰めた製品であり、蘇に類したものであった。この白牛酪も一般大衆のものではなく、貴族や武士に納められ、栄養不足を改善し、肺結核に効く妙薬として用いられた（畑中2017）。江戸時代に政策的に再び現れた乳文化ではあるが、乳製品は日常の不可欠な食ではなく、あくまで栄養補助食品として一部の特権階級に利用されたのである。

乳製品が一般大衆に向かい始めたのは江戸末期、都市部の人々が西欧人のライフスタイルに接触するようになったことによる。日米和親条約締結をもって鎖国が終焉し、外国人が日本に居住するようになった。1863年、オランダ人スネルが横浜で在来牛（矢澤好幸氏私信）から搾乳し、牛乳を外国人に販売する。1866年、前田留吉が外国人の体格のよさを目の当たりにし、これは食べ物のせいだと察し、スネルに教わり横浜で牛乳を搾乳し、販売するようになる。ここで初めて、日本において乳が一般大衆に対して開かれたものとなった。しかし、非常に高価であったこと、動物の血肉に対する忌避感や偏見で販売に苦労し、外国人以外の需要はほとんどなかったといわれる（海沼2001、畑中2017）。日本人に利用されたとしても、当初は特権階級や裕福層に依然として限られていた。そこで、母乳が得られない赤ん坊や病人の代用食として宣伝し、販売を少しずつ広げていったという。このように、一般大衆に開かれ始めた乳文化も、当初は栄養補助食品として日本食文化に入っていったのである。

このように江戸中期・末期においても、乳製品は補助栄養食として利用されるにとどまっていた。

しかし、庶民が西欧人と接触することにより、乳製品が初めて一般大衆へと開かれたことは、日本乳文化史において極めて大きな意義があり、日本乳文化史における転換点となった。

3 近現代の日本乳文化の特徴

明治時代に入り、酪農が東京都心で展開していくことになる。廃藩置県により、旗本などの武士は浪人となり、政府直轄地となった多くの旧旗本支配地は空き地化していった。明治政府は、酪農振興・牛乳飲用奨励政策を図り、廃藩置県により余った旧旗本支配地を酪農に活用していこうとした。旧旗本の阪川當晴が、甥の陸軍初代軍医総監となる松本順と組んで、赤坂に酪農場・牛乳屋を開かせたのは有名である。当時、この赤坂牧場を中心に、東京に七つの牧場ができた。酪農や搾乳などの牛乳事業は、西欧からの新しい文化であり、旧エリートが転業するのに格好の高等な事業であったこともあり、牛乳事業は旧旗本に受け入れられていった。このように、日本では酪農や搾乳などの牛乳事業が東京都心部から始まったことが特徴である。以後、政府の畜産奨励策として、土地の民間への払い下げを盛んに行い、そのための資金の付与や家畜の付与、畜産技術の伝習などを活発に実施し、東京都心を中心とした酪農が広がっていった。

酪農や搾乳などの牛乳事業を政府が積極的に推奨するのは、旧旗本の受け皿だけでなく、もう一つ意図があった。富国強兵である。鎖国による西欧諸国の国力に対する遅れ、安政五カ国条約という不平等条約への不満から、日本の経済を発展させ、軍事力を増強する必要があるとの思想が根強かった。そして、室町末期からの南蛮貿易、江戸末期の開国により、日本人は西欧人と対面することとなり、西欧人のその体格のよさに圧倒される。将来的に軍国主義のもと海外侵略を展開した際、やがては強靱《きょうじん》な体格をもつ西欧人と対戦することになる。このような体格差をもってしては、とうてい西欧人には勝てるはずがない。このような劣等感を抱いた官僚は、体格差には食事が大きく影響している、食事で大きく異なるものの一つには西欧人が牛乳などの乳製品を摂取していることであると考えた。そこで、政府が酪農や牛乳の飲用を推奨していったのである。明治初期、皇居・竹橋の外側にあった雉子橋《きじばし》の御厩《おうまや》に嶺岡牧場のウシの一部を移し、前述の前田留吉も同時に招き、ウシの世話と搾乳を強化させていった。明治4年、明治天皇は日に牛乳を二度飲むことを高らかに公表した。すでに述べたように、酪農振興政策などの国策により東京都心に急速に酪農や搾取業が発展していった。

酪農は東京都心を中心に小規模に始まったことが日本の特徴であったが、同じく明治時代に先進的な酪農を米国から導入しようとした。明治6（1873）年、近代酪農の指導のために米国からエドウィン・ダンを招聘した。エドウィン・ダンは旧藩主跡地に造成された東京官園で開拓使団に獣医学や近代農学を教えた後、北海道・道南の七飯にあった七飯開墾場に移って酪農を指導するようになった。ここに、近代的な酪農経営が日本で初めて紹介されることとなった。明治9（1876）年には札幌・真駒内牧場を開設し、酪農のみならず、バター、チーズ、煉乳、ハム、ソーセージの加工も指導していった。札幌農学校（後の北海道大学）も1876年に開校する。これらを誘導した政府の意図は、日本の近代化・文明化・富国強兵にあった。何故北海道かというのは、蝦夷《えぞ》地開拓と対ロシア防衛にある（和仁皓明氏私信）。日本人にとっては広大な未開地が北海道にはあった。まだ見ぬ大地を開拓し、日本化するため、近代的酪農は利用されていったのだ。西欧諸国が産業として取り入れている近代的酪農を日本でも展開し、西欧諸国の人々が摂取している乳製品を日本でも生産し、日本も文明国の仲間入りをしようとした。日本の富国強兵と北海道制定のために、近代酪農は日本に導入されていったのである。

このように明治時代の日本は、廃藩置県・文明開化・軍国主義に彩られ、酪農は旧旗本の受け皿、政府の補助金、蝦夷地開拓により推奨されて展開していった。生乳の生産が伸びるに従って、庶民が乳製品にふれる機会は増えていったが、明治時代に乳製品を消費したのは、主には一部の軍部と裕福層にとどまっていた。それは、牛乳の価格の高さ、そして、日本人の牛乳に対する忌避感が根強く残っていたためであった。

4　乳文化受容の苦悩

乳を用いた料理や製品も徐々に紹介されていった。明治政府は、外国からの要人を迎えるのに西欧料理を用意してもてなした。特権階級の人々は、西欧料理を通じて乳製品と出会っていったのである。明治5（1872）年、東京麻布旧佐倉藩主堀田伯爵邸跡の開拓使第三号試験場で、煉乳が日本で初めて製造された。日本では、牛乳の加工製品は煉乳から始まったのである。煉乳は、脚気《かっけ》対策のため、後に海軍・陸軍の栄養補助食として重要な食材として採用されていく。煉乳はまた、キャラメルなどの乳菓の材料としても需要が高まっていくことになる。一方、明治初期の1869年、町田房造が横浜で牛乳を用いてアイスクリームを販売した。

大正時代になり、乳製品の利用を紹介するさまざまな解説本が出版され、講演会も開催されるなど、乳製品摂取の啓蒙活動が盛んに行われるようになった。牛乳が栄滋養に優れていることを解く『牛乳考』・『牛乳問答』や翻訳本『健全論』、『新聞雑誌』に掲載された「乳母いらず」と称する哺乳瓶の広告や牛乳育児法、カスタードクリームやアイスクリームなどの夢のような乳菓のつくり方を紹介する『食道楽』、牛乳の栄養価値を伝えた鈴木梅太郎の講演会などである（吉田2000、畑中2017、武田2017）。忌避感のある乳製品に対して、日本では栄養補助食、乳菓、西欧の食文化として紹介されていったのである。しかし、さまざまな啓蒙書の出版や政府による酪農振興にもかかわらず、大正時代から昭和初期にかけても牛乳の消費は裕福階級層にとどまり、庶民にはなかなか浸透していかなかった。

牛乳に対する忌避感があったことから、乳製品は日本の食文化になかなか浸透していかなかったわけだが、その背景には、乳製品は必要不可欠ではないというコメを中心とした日本食文化の特質があったからである。日本人にとって、乳製品は生きるためになくてはならない食材ではなかったのである。したがって、乳製品がなくても食生活が成り立つ、乳製品があったら栄養的にも嗜好的にもより豊かになるというのが、乳製品が日本食文化に浸透する当初の位置となったのである。日本の庶民に乳製品が浸透し始めた当初、乳製品は日本の食材とは混合（並存）したものであり、地域の食材と融合するものではなかった。乳文化が不可欠な乾燥地帯の牧畜世界と比較すると、乳文化は日本では特異な受容をしたといえる。これこそ非乳文化圏における乳文化の当初の位置なのである。

5 現代の日本乳文化の特徴

大正12（1923）年、関東大震災が発生する。約10万人もの死傷者が出て、関東平野は焼け野原となる大惨事となった。ここで、貧困層の子どもを中心に「必要な人に配る」という牛乳の福祉的な配給が実施された（武田2017）。それまで裕福層でしか飲めなかった牛乳が、多くの貧困層にも飲まれるきっかけとなった。関東大震災による牛乳配給は、確かに関東における乳飲用の庶民への普及に大きく寄与することとなった。

乳製品の普及における次なる大きな出来事は、昭和20（1945）年の第二次世界大戦での敗戦であった。敗戦により日本は多くを失い、多くの人々が飢えと苦しみを経験することになる。貧困対策として実施されたのが、ララ（注1）やユニセフからの援助物資によって供給された学校給食での牛乳（粉乳）とパンであった。以後、今日に至るまで、学校給食で牛乳は供し続けられることになり、子どもの発育を改善し、味覚形成に大きく影響することとなった。ララやユニセフからの援助物資が子どもたちに提供するように粉乳とコムギ粉が選ばれた理由には、子どもの頃に経験した食べ物は大人になっても食べ続け、乳製品とコムギとを米国から継続して買い続けることになるだろうとの長期

（注1）Licensed Agencies for Relief in Asia（アジア救援公認団体）。アメリカやカナダのキリスト協会の主唱による13の民間団体からなる組織体。

的な米国の意図があったともいわれている。敗戦に伴う米国主導による学校給食での牛乳配給の実施により、食の西欧化が進み、庶民に牛乳の利用が広く浸透していったことは、日本乳文化史において極めて大きな出来事であったといえよう。

昭和29（1954）年、需要が高まってきた乳製品の安定的な供給を図り、そして、酪農家の所得向上を目指して、「酪農振興法」が制定された。「酪農振興法」による補助金政策により、それまでのコメ農家が、数頭のウシを飼うようになり、小規模経営の酪農家が急速に増加していった。昭和30（1955）〜昭和41（1966）年にかけて、大規模酪農経営を確立することを目的として、国際復興開発銀行（世界銀行）から融資を受け、根釧台地で約7千haの原野が酪農地として大規模開拓された。今日においても北海道の生乳生産は全国の約半量を担う酪農拠点地帯に発達している。日本の酪農の発展、そして、日本乳文化の庶民への浸透は、法整備（補助金）と学校給食により進行していったといっても過言ではない。

1950年代になると、朝鮮戦争のあおりを受けた好景気、そして、高度経済成長を迎えることになる。日本人は豊かになり始め、牛乳も庶民に徐々に浸透していった。戦後、「一日一本」の牛乳をスローガンに、日本人は経済的発展を目指して働いた（畑中2017）。1950年代後半、冷蔵庫が一般家庭に急速に普及し、白黒テレビや洗濯機と合わせ「三種の神器」と呼ばれてもてはやされた。牛乳をスーパーマーケットで購入し、家庭で牛乳を飲む乳文化の展開が高度経済成長とともに日本社会に浸透していったのである（畑中2013）。牛乳は豊かさのシンボルとなり、牛乳へのあこがれを胸に、豊かさを求めて勤勉に働き、日本は戦後復興を果たしていった。

政策による酪農家の増加、品種改良や飼料改善による乳牛の泌乳能力の向上などにより、生乳生産量は増加していった（**図3**）。1950年代から1960年代にかけて、生乳生産は年率約110％の拡大を続け、昭和25（1950）年に37万tであったのが、昭和45（1970）年には476万tに

図3　明治から平成にかけての生乳生産量の推移

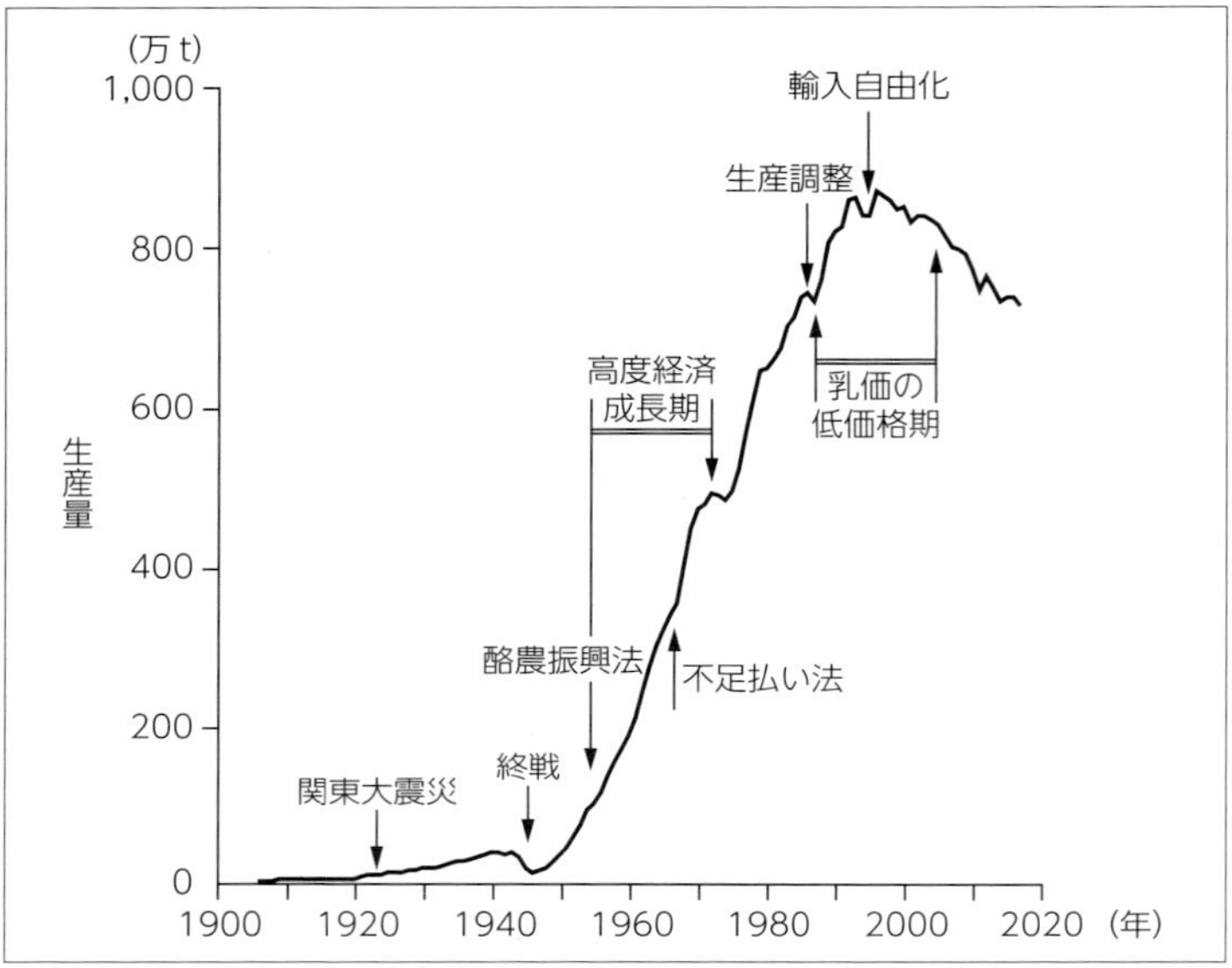

出典：酪農乳業速報『日刊酪農乳業速報　資料特集（第91号）』酪農乳業速報、2018年

まで増産した。そしてついに、1970年代、「一日一本」をスローガンにしてきた牛乳が過剰生産となる状況が発生し、乳価が下落することになる。小規模酪農家の多くは離農し、生き残った酪農家は収益を増すために規模を拡大していった。小規模な乳業メーカーも、多くが統合されたり廃業したりしていった。生産過剰は1980年代も続き、ついに生産調整に踏み切る事態ともなった。牛乳の過剰生産に陥った最大の理由は、日本の食文化において乳を食事に多様に利用する習慣と知識が欠落していたことにほかならなかった。

　1970年代から2000年代と、日本の食は多様化していった。運送業やメディアの発達もあり、イタリアン、エスニック、フレンチなど、世界各国の食事を身近で楽しむことができるようになり、日本はまさに飽食の時代を迎えた。今では、牛乳を初め、バターやヨーグルト、チーズは珍しい食品ではなくなり、日本人にも慣れ親しんだ食品となった。このように、敗戦によるアメリカナイズ、高度経済成長と政府補助金政策による乳製品の一般大衆化、グローバリゼーションによる多国籍化により、乳文化は庶民に広く浸透していったのである。ただ、その日本への入り方が特殊であり、日本食文化には「栄養補助食」「西欧型の食文化」「乳菓」「米との融合」「発酵食品との融合」として乳製品は主に浸透し、必ずしも不可欠ではない利用のされ方が展開されている。健康を意図して朝食に牛乳を飲む人も多い。クリームやバターを使ったスウィーツは街に氾濫している。チーズハンバーグなどの洋食に、米飯と味噌汁とで食事をするのも日本食として定番となっている。北海道では、アツアツの白米にバターを乗せ、醤油をかけて食べるバター飯が好まれてもいる。味噌漬けのチーズを日本酒とともに楽しむ人も多い。このように、乳製品が日本食文化に浸透する当初の位置があるのである。

6 日本人が求めてきた乳製品への価値観

明治以降を中心としながら、古墳時代から現代までの日本の乳文化を概観してきた。ここで、日本人が乳製品に求めてきた価値観について考察しておきたい。日本の乳文化において古墳時代から現代まで貫かれている特徴は、日本人は乳製品に「栄養改善・健康増進」を求めてきたということである。「栄養改善・健康増進」は、今日のわれわれも乳製品に強く抱く感情である。古代から鎌倉末期まで天皇家・貴族は、乳製品を薬として利用し、そのための流通制度を整備した。江戸末期に再び文献資料に登場する白牛酪も、貴族や武士のための健康食であった。明治・大正期に乳製品が一般市民に向けられるようになったが、なかなか販路が難しい中でとられた策は、乳児への代用乳と病人への栄養食として乳製品を宣伝・流通させることであった。明治期に入っては、富国強兵のための強靱な身体づくりで乳製品の摂取が奨励されていった。最近では、健康増進をうたった発酵乳の販売が好調である。このように、日本人にとっての乳製品は「栄養改善・健康増進」が求められ、人々は「栄養改善・健康増進」を期待して摂取しているといっても過言でない。

この日本人の乳製品に対する感情の根底にある「栄養改善・健康増進」に加え、明治から終戦（1945年）までは、「劣等感」、戦後から高度経済成長期までは「あこがれ」、1970年代以降は「楽しみ」が付加価値としてつけ加わることになる。江戸末期から西欧諸国の人々と接し、その体格差に劣等感を抱いたことはすでに指摘した。軍国主義に彩られた明治政府は、富国強兵のために酪農を振興し、乳製品の摂取を奨励した。その政府主導の国策の根底にあったのは、やがて開戦することになるであろう列強国に対する劣勢さ、このままでの体格差では不利であるとする「劣等感」である。体格差を克服するための一つの戦略とし、乳製品が政府主導のもとに強力に推奨されていった。「劣等感」こそ明治以降の官僚たちの思想を大きく刺激し、酪農振興と乳製品利用を方向づけしていったといえよう。一方、第二次世界大戦の敗戦により、富国強兵は意義を失った。日本社会は敗戦で混乱し、貧しかった。栄養の象徴である牛乳が飲めるようにとのスローガンで、日本人は汗水流して勤勉に働いた。「一日一本」の牛乳が飲めることを夢見て、豊かさを求めて高度経済成長を達成していった。このように、戦後から高度経済成長期まで、この牛乳に対する「あこがれ」が人々の原動力の一つとなっていった。1970年代には、「一日一本」の牛乳飲用は達成され、日本人の生活は豊かになった。ちょうどこの時期、大阪万博が開催され、世界の食べ物が紹介された。ハンバーガーなどのファストフード店が日本で開業するのも1970年代である。飽食の時代を迎え、グローバリゼーションの発展により、世界のさまざまな料理が街中に氾濫している。このような豊かで飽食の時代にあって、乳製品は「楽しみ」によって選ばれ、「楽しみ」のために消費されるように変遷してきた。

このように、日本人にとっての乳製品への価値観は、根底に「栄養改善・健康増進」があり、明治から終戦（1945年）までは、「劣等感」、戦後から高度経済成長期までは「あこがれ」、1970年代以降は「楽しみ」が付加価値としてつけ加わったと、まとめることができる。

4. 日本の乳文化の未来像

アフロ・ユーラシア大陸乾燥地帯では、乳製品は地域食材と不可欠に融合していた。そもそも、搾乳を発明し、乳製品を利用することによって牧畜という生業は成立し、その生活は乳に依存し発達していった。乳文化に依存した社会であったため、乳製品が地域食材と不可欠に融合することは、むしろ自然であった。

一方、日本はコメ中心社会を構築し、乳文化には依存しない食生活を発達させてきたこともあり、乳製品と地域食材は混合（並存）の状態にあると結論づけられる。その最大の要因は、日本人の乳製品への価値観でも検討した通り、日本社会に乳製品は必要不可欠でない要素として導入されていることに尽きる。現在の乳製品は、「栄養補助食」「西欧型の食文化」「乳菓」「米との融合」「発酵食品との融合」として、日本食文化の中に主に位置しており、日本食文化の根幹の食文化には浸透してない。必要不可欠でない利用のされ方、それが日本の乳文化の当初の型なのである。乳製品が庶民に向かい始めて約150年。この約150年間では、乳製品は日本食文化において嗜好による不可付的な利用にとどまっているといえる。

街を歩いていると、今では多くの乳製品が料理に取り入れられていることに気づく。たこ焼き、お好み焼きや豚丼では、好みでトッピングにチーズを選ぶことができる（**写真13**）。ラーメンにも好み

写真13　嗜好によりトッピングに利用されるチーズ（日本）

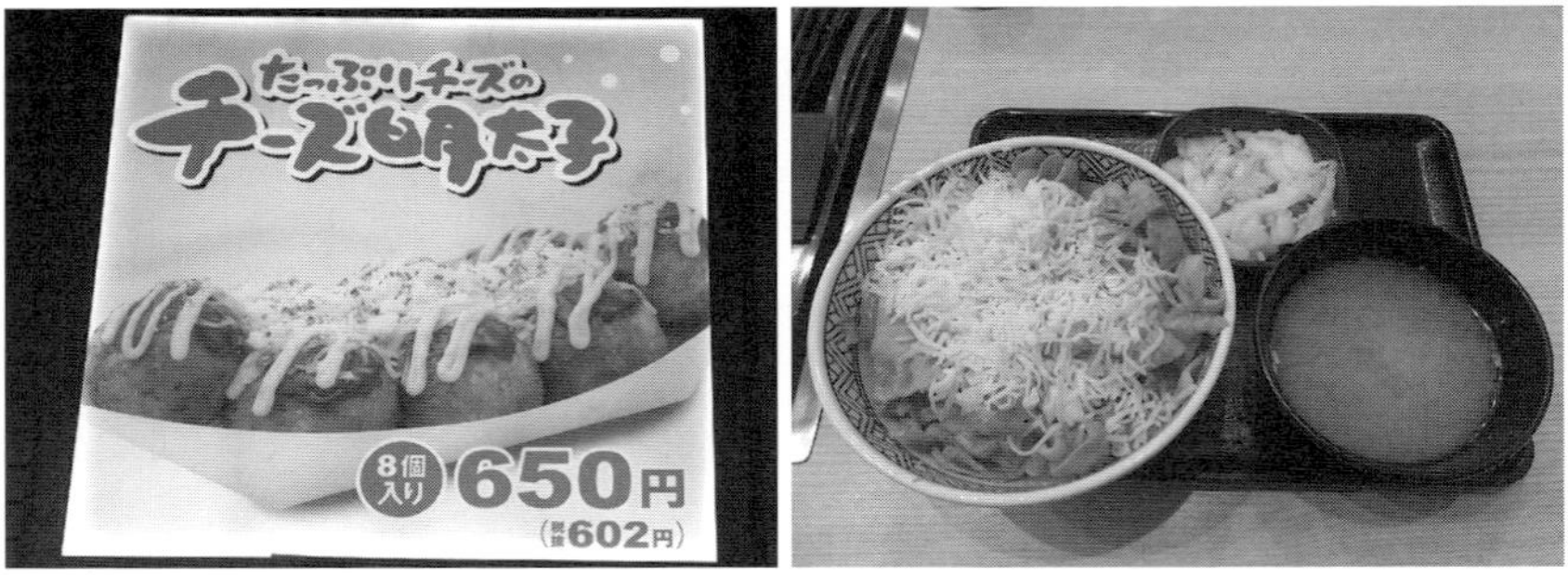

たこ焼きのトッピングにチーズ（左）、豚丼のトッピングにチーズ（右）。

でスライスチーズをのせる店がある。鍋のシメにはとろけるチーズをかけてリゾット風にして楽しんだりもする。日常の生活の中でも、風邪やガンの予防に有効だとしてヨーグルトを日常的に食べる人も多くなった。しかし、たこ焼きのトッピングにチーズをかけたり、鍋のシメにチーズを入れたりするというのは、好みによって乳製品を付け合わせる利用の仕方である。その料理にとって不可欠な要素ではなく、嗜好による不可付的な利用である。昨今のヨーグルトブームも、健康維持のための栄養補助食品として摂取されているものであり、食生活にとって不可欠だからではなく、利用する人の嗜好によって選び取られているものである。乳製品が日本の食事に徐々に浸透していることは確かである。しかし、日本食文化において、その利用のされ方が必要不可欠でない方法で依然として展開しているということである。チーズには油分とタンパク質分が多く、数多くの料理と相性がよいため、今後もどんどんと日本食と融合していくであろう。ただ当分の間は、その融合のあり方が嗜好品的利用という方向で引き続き進んでいくことであろう。

　日本人は異文化融合の天才児である。紀元前からさまざまな文化を大陸から取り入れ、独自のものにしていった。

ジャポニカ種のコメは、大陸から縄文時代に日本に伝わってきた。コメは、もともとは中国南西部が起源であり、外来文化であるが（星川2015、吉田ほか1998）、日本の主食となり、生きるためになくてはならない食材として日本に定着し、日本食の根幹に関わる不可欠な食材となった。ダイコンやカブは、日本の食材にとって重要な食材であるが、同様にもともとは外来文化である。**表2**に、穀物類、野菜類、果物類の起源地を示した。現在、日本で利用している大部分の穀物類・野菜類・果物類が外来由来であることが理解される。日本の料理は外来由来の食材で成り立っているのである。しかし、日本の優れたところは、外来由来の文化であっても、日本で二次的に大発展をさせ、日本独自の文化にまで高めるところにある。ナスはインド起源であるが、賀茂ナス、大和丸ナスなど多様な品種が日本で成立した。深谷ネギ、コシヒカリ、深川ゴボウ、ふじリンゴなど、日本で独自に改良された品種が数多く誕生し、聖護院カブを利用した千枚漬けなど日本独自の利用の仕方を開発し、日本独自の食文化として発達させている。米飯の蒸し方が中国の湯取り法から日本では炊干し法に変化し、コメ自体がもつ素材のおいしさを最大限に引き出す文化を発達させた（中尾1972）。この炊干し法による米飯と素材を大切にする料理法とが融合し、日本食文化の土台を形成していった。

料理に関しても状況は同様であり、もともとは外来由来の文化であっても、日本で二次的に大発展させている（**表3**）。ソバはもともと中国南部の起源であり、中国内陸部で押し出し法により麺に加工されたものである（石毛1991）。中国内陸部では、押し出して加工したソバ麺に、醤油、薬味をからめて食べる。一方、日本ではソバは薄く引き伸ばして包丁で切って麺をつくり、海産物などのダシの効いた汁で食べる。さまざまな具材を合わせてソバを食べ、日本独自の調理法を発達させた。ラーメンももともとは中国由来の料理であるが、日本でのラーメン文化は独自に多様に開花した。ダイズも東アジア起源であり、中国にも味噌汁の文化がある。ダイズと味噌汁は日本に伝播し、ダシを効かせた味噌汁という独自の文化を発達させた。ジャガイモやニンジンも外国由来ではあるが、肉

表２　穀物類、野菜類、果物類の起源地と日本での二次的発展品種

種類	起源地	日本での二次的に発展した品種
コメ（ジャポニカ種）	中国南西部	コシヒカリ、ササヒカリ、山田錦ほか
コムギ	西アジア	きたほなみ、ふくあかり、もち姫、夏黄金ほか
オオムギ	西アジア	アサマムギ、さやかぜ、おおみのり、こまき二条ほか
トウモロコシ	アメリカ大陸	ゴールドラッシュ、ピュアホワイト、味来ほか
カブ	ヨーロッパ、中央アジア	聖護院カブ、金町小カブ、天王寺カブほか
ネギ	中国西部、中央アジア	深谷ネギ、谷田部ネギ、九条太ネギ、下仁田ネギほか
ダイコン	地中海域、西アジア	青味ダイコン、聖護院ダイコンほか
ゴボウ	ユーラシア大陸	滝野川ごぼう、堀川ゴボウ、大浦ゴボウほか
カボチャ	アメリカ大陸	くり姫カボチャ、とみふくカボチャ、新土佐カボチャほか
ジャガイモ	南米アンデス中南部	ダンシャク、キタアカリ、メークインほか
サトイモ	インド	エビイモ、タケノコイモ、カシライモほか
シュンギク	地中海沿岸	中葉種、大葉種、小葉ほか
ゴマ	インド	ごまぞう、まるえもん、まるひめ、ほか
キュウリ	ヒマラヤ山脈南麓	勘次郎、駒込半白、加賀太郎ほか
ナス	インド	賀茂ナス、民田ナス、大和丸ナス、佐土原ナスほか
ニンジン	アフガニスタン	黒田五寸、向陽２号、金時ニンジン（京ニンジン）ほか
トマト	南米	桃太郎、麗夏、フルティカ、アイコ、千果ほか
エンドウマメ	西アジア、中央アジア	成駒三十日、三連、福ならび、久留米豊ほか
アズキ	東アジア	丹波、馬路、新備中大納言、ほくと大納言ほか
ダイズ	東アジア	黒丹波、和知黒、柴ずきん、玉大黒、信濃黒など
ブドウ	コーカサス	巨峰、甲州、紫玉、甲斐路、多磨ゆたか、白峰ほか
メロン	インド	夕張メロン、ふらのメロン、プリンスメロンほか
スイカ	熱帯アフリカ	祭ばやし、日章、甘泉、富士光、月美人、黄太郎ほか
リンゴ	コーカサス	ふじ、王琳、津軽、陸奥、姫小町、紅玉、世界一ほか
ウメ	中国	南高梅、白加賀、豊後、古白梅、甲州最小、織姫ほか

表3　料理、菓子の発祥・由来地と日本での二次的発展

種類	発祥・由来地	日本での二次的発展
ラーメン	中国	味噌ラーメンや塩ラーメンなど、ダシを効かし趣向を凝らした各種ラーメン
冷やし中華	中国	ラーメンを冷たくし、錦糸卵、キュウリの千切り、からしなどを添え、甘辛くアレンジする
ソバ	中国	切り麺をダシ醤油につけて食べるスタイル
ご飯	中国	煮炊き法による炊き上げ
みそ汁	中国	豆醤をダシ汁で溶かし、各種野菜を入れる
南蛮菓子	スペイン、オランダ、ポルトガル	カステラ、金平糖、飴、ボーロ、カルメ焼き、ビスケット、鶏卵素麺、かりんとう、砂糖づけなど
南蛮料理	スペイン、ポルトガル	テンプラ、南蛮漬けなど
コロッケ	フランス	日本人の嗜好に合うジャガイモを主体とした
オムライス	西欧	甘いケチャップ味の米飯を卵焼きで包む
エビチリ	中国	日本風に甘辛くアレンジする
天津飯	中国	米飯に卵焼きをのせて甘ダレをかぶせる
中華丼	中国	米飯に八宝菜をかける
ナポリタン	イタリア	スパゲッティを甘いケチャップで炒める
ドリア	西欧	米飯の上にベシャメルソースをかけて焼き上げる

じゃがはおふくろの味と認識している日本人も多い。このように、多くの食材や料理がもともとは外来由来の文化ではあるが、日本で二次的に大発展させてきた。

乳製品も、もともとは外来起源である。しかし、このような多くの食材や料理と同じく、乳製品は日本人の食事に重要な食材となり、乳製品を用いた料理はソウルフードとなっていくことであろう。それが、これまで大陸からの文化を積極的に受け入れ、日本独自の文化にしていった日本人のあり方である。食や味覚や嗜好性は幼少期に大きく規定される（今田ほか1996：57～75頁、神田ほか2015：374～377頁）。現在の食料供給の状況は、われわれが産まれたときから多くの乳製品に包まれて生活し、乳製品があって当然の食生活となっている。今後ますます乳製品は、日本食文化において、不可欠でない嗜好的な利用から重要な要素へと変貌していくことであろう。それが、日本人の個性であり、日本という風土である。それにはもう少し時間がかかりそうではある。

乳製品は日本人にとって、やがて重要な食材になって定着していくであろうが、コメのように生きるためになくてはならない食材となるであろうか。つまり、乳文化が日本社会において不可欠な要素として定着していくかどうか。この日本における乳文化の不可欠性については、稿をあらためて論じてみたい。

引用文献

阿良田麻里子『インドネシア―世界の食文化（6）』農山漁村文化協会、2008年

石井智美「モンゴル遊牧民の食に関する栄養学的検討」『〈平成8年度研究助成〉味の素食の文化センター研究成果報告書』、1998年

石毛直道『文化麺類学ことはじめ』フーディアム・コミュニケーション、1991年

石原照敏『乳業と酪農の地域形成』古今書院、1979年

今田純雄、根ケ山光一「食嗜好の獲得に関する行動発達学的研究」『浦上財団研究報告書』第5巻、1996年

海沼勝『東京の牛乳衛生史―130年のあゆみ』白眉堂、2001年

加瀬和俊編著「牛乳供給と衛生行政」『戦前日本の食品産業（東京大学社会科学研究所研究シリーズ32）』東京大学社会科学研究所、2009年

神田聖子、武藤志真子「幼児期・学童期における食嗜好調査及び味覚教育の実践例」『日本調理科学会誌』第48巻・第5号、2015年

鈴木継美『パプアニューギニアの食生活―「塩なし文化」の変容』中央公論社、1991年

全国牛乳協会『日本乳業史―創立40周年記念』全国牛乳協会、1995年

武田尚子『ミルクと日本人―近代社会の「元気の源」』中央公論新社、2017年

辻貴志「パラワン島南部におけるモルボッグの漁撈活動の展開―焼畑低迷後の市場化とその今日的意義」『エコソフィア』第16号、2005年

辻貴志「フィリピン・セブ島のスイギュウ乳チーズの加工技術」『第22回フィリピン研究会全国フォーラム抄録集』、

２０１７年
中尾佐助『料理の起源』ＮＨＫ出版、１９７２年
新村出「不可欠」『広辞苑』岩波書店、１９５５年
畑中三応子『ファッションフード、あります―はやりの食べ物クロニクル１９７０-２０１０』紀伊国屋書店、２０１３年
畑中三応子『カリスマフード―肉・乳・米と日本人』春秋社、２０１７年
林弘通『二〇世紀　乳加工技術史』幸書房、２００１年
東四柳祥子「牛乳・乳製品の家庭生活への定着・浸透に尽力した人びと―明治・大正期を中心に」『平成26年度「乳の社会文化」学術研究　研究報告書』乳の社会文化ネットワーク、２０１４年
平田昌弘「インド西部での都市や農村における乳製品とその加工技術（後編）」『食の科学』第３１２巻、２００４年
平田昌弘「インド北部ラダーク山岳地帯の移牧民の生業構造―ドムカル村における食料摂取の視座から」『ヒマラヤ学誌』第11巻、２０１０年
平田昌弘「モンゴル遊牧民の食料摂取における乳・乳製品と肉・内臓の相互補完性―ドンドゴビ県のモンゴル遊牧民世帯Ｔの事例を通じて」『文化人類学』第77巻・第1号、２０１２ａ年
平田昌弘「インド北部ヒマラヤ山脈西部北斜面チャンタン地域における遊牧民の生業構造についての予備調査―遊牧民カルナクパＤ世帯における食料摂取の事例から」『ヒマラヤ学誌』第13巻、２０１２ｂ年
平田昌弘『ユーラシア乳文化論』岩波書店、２０１３年
平田昌弘『人とミルクの1万年』岩波書店、２０１４ａ年
平田昌弘「日本の食文化における乳・乳製品の浸透拡大可能性の検討―海外の乳文化を参考にして」『平成25年度「乳の社会文化」学術研究　研究報告書』乳の社会文化ネットワーク、２０１４ｂ年
平田昌弘『デーリィマンのご馳走―ユーラシアにまだ見ぬ乳製品を求めて』デーリィマン社、２０１７年
平田昌弘、米田佑子、有賀秀子ほか「『斉民要術』に基づいた東アジアの古代乳製品の再現と同定」『ミルクサイエンス』第59巻・第1号、２０１０年
平田昌弘、浦島匡「インドネシアの乳加工体系と乳利用」『ミルクサイエンス』第60巻・第1号、２０１１年
平田昌弘、辻貴志、内田健治ほか「非乳文化圏フィリピンへの乳文化の浸透・変遷形態―セブ州マクタン島コルドヴァ町の漁民世帯の事例から」『ミルクサイエンス』第64巻・第3号、２０１５年
平田昌弘、宮崎昭「シリアの都市や農村で利用されている乳製品」『食の科学』第２４７号、１９９８年
廣野卓『古代日本のチーズ』角川書店、１９９６年

福井勝義「アファル」石川栄吉、梅棹忠夫、大林太郎ほか編『文化人類学事典』弘文堂、１９９４年
星川清親『栽培植物の起原と伝播』二宮書店、２０１５年
マーヴィン・ハリス著、板橋作美訳「ミルク・ゴクゴク派と飲むとゴロゴロ派」『食と文化の謎』岩波書店、１９９４年
松山晃『東南アジアの伝統食文化―その形成と系譜』ドメス出版、１９９６年
矢澤好幸「明治期の東京に於ける牛乳事業の発展と経過の考察」『平成25年度乳の社会文化学術研究・研究報告書』２０１４年９月号、２０１４年
酪農乳業速報『日刊酪農乳業速報　資料特集（第91号）』酪農乳業速報、２０１８年
吉田集而編、石毛直道監『人類の食文化』味の素食の文化センター、１９９８年
吉田豊『牛乳と日本人』新宿書房、２０００年
和仁皓明『牧野のフロントランナー―日本の乳食文化を築いた人々』デーリィマン社、２０１７年
E. Bernus. Seasonality, climatic fluctuations, and food supplies. In I. de Garine and G.A. Harrison (eds), Coping with uncertainty in food supply, Oxford University Press, Oxford, 1988
M.B. Coughenour, J.E. Ellis, D.M. Swift, et al. Energy extraction and use in a nomadic pastoral ecosystem. Science, 230, 1985
R.P. Evershed, S. Payne, A.G. Sherrat, et al. Earliest date for milk use in the Near East and southeastern Europe linked to cattle herding. Nature, 455, 2008
K.A. Galvin. Nutritional ecology of pastoralists in dry tropical Africa. American Journal of Human Biology, 4, 1992
M. Hirata, S. Oniki, M. Kagatsume, M. Berhe. Dietary intake of Afar pastoralist in the lower highland of northern Ethiopia. Journal of Arid Land Studies, 27 (2), 2017
J.-D. Vigne and D. Helmer. Was milk a "secondary product" in the Old World Neolithisation processes? Its role in the domestication of cattle, sheep and goats. Anthropolzoologica, 42 (2), 2007

米食文化圏インドシナ半島からみる日本の乳食文化

学習院女子大学国際文化交流学部 准教授
一般社団法人Jミルク・乳の学術連合 乳の社会文化ネットワーク会員
宇都宮 由佳

はじめに

インドシナ半島（注1）に位置するタイおよびベトナムは、アジアの誇るコメの生産国である。当然、主食は米であり、餅や米粉を用いた菓子などは日本の食文化と類似した点も多い。タイは、国民の9割が仏教徒である。東南アジア諸国の中で唯一植民地になった経験がないものの、15～17世紀の大航海時代、ポルトガルをはじめとする諸外国との交流があり欧州の食文化の流入もみられた。その時期、日本へカステラが伝わったように、タイにもポルトガル由来の卵を使った菓子が伝播し、フォイトーン（鶏卵素麺）は現在タイを代表する伝統菓子となっている（宇都宮2010：21～30頁）。ただ牛乳が必要な菓子には、日本とは異なりココナツミルクが代わりに用いられた。ココナツミルクは、今日でもトムヤムクンやカレーなどの料理にも使われている。

ベトナムは、肉食禁忌のある大乗仏教のため精進料理があり、日常の食事に大豆製品や野菜が豊富に用いられている。味付けはタイより薄味で日本の料理に近い。最初の統治国家になるまで約千年にわたり中国の支配を受けていた。そのため豆乳を日常的に飲用することや、旧正月（テト）の祝いには粽《ちまき》（餅米に豚肉、緑豆をはさみバナナの葉で包みゆでたもの）、中秋節には月餅で祝うなど、中国と共通する食文化がある。また、フランスの植民地（1887～1945年）となったことがあり、ベトナム風バケッド（バインミー）やコーヒー（煉乳入り）、自家製ヨーグルトなどの食文化がある。

近年両国は、急激な経済発展に伴い、乳の生産量が年々増え（**図1**）、一人当たりの飲料乳の消費量はタイが2008年13・0kg、2015年15・9kg（タイ農業共同組合省）、ベトナムが2008年13kg、2015年20kgと増加している。ちなみに、日本は2015年30・8kgである。時代は異なるものの1960年は12・0kg、1970年は28・8kgであり、現代のタイとベトナムの乳受容は、

（注1）インドシナ半島とは、アジア大陸の南東部、インドと中国の間を南へ突出する半島で、ベトナム、カンボジア、タイ、ラオスで構成される。広義ではミャンマー、マレーシア、シンガポールも含まれる。

図1　国別一人当たりGDPと乳生産量

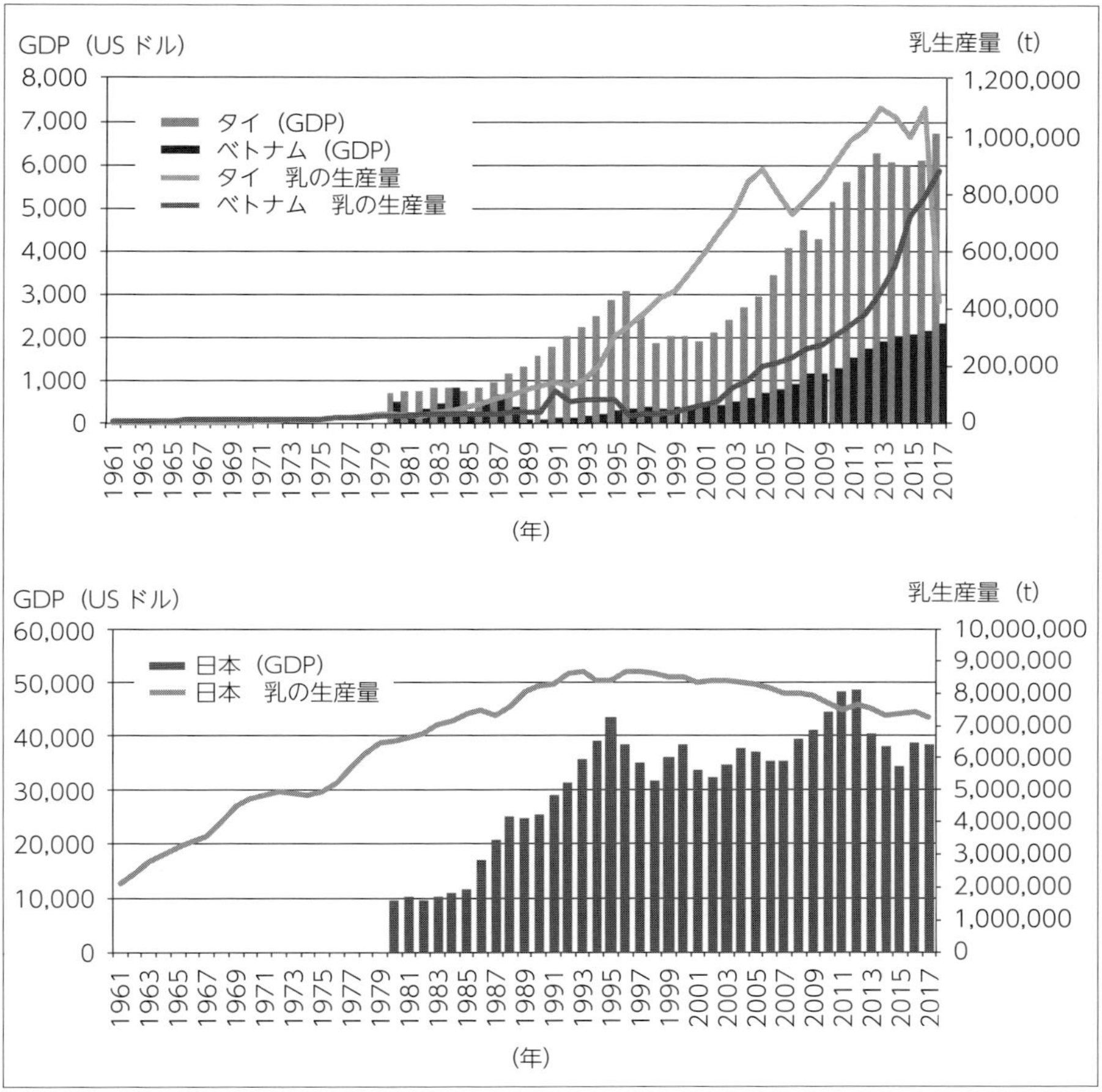

出典：FAOおよびIMF資料をもとに筆者作成

日本の明治~昭和にかけて、特に高度成長期、一般家庭に乳が普及した状況と似ている。

本章では、タイ、ベトナムの乳文化受容の実態を明らかにし、日本との共通点や相違点を抽出して、近代日本における乳の受容経緯および日本の特徴を浮き彫りにしたい。あわせて、米食文化圏における乳食文化受容の展望を考えたい。

1. 酪農、乳製品導入の変遷

1 タイ

タイでは、当初スイギュウ（水牛）が農作業の役用として飼育されており、乳は飲用していなかった。乳牛の移入は1907年インド人によってもち込まれとされるが、本格的にタイで酪農が着手されるのは、1962年プミポン前国王陛下がデンマーク訪問後、国民の栄養と健康を考え酪農畜舎（タイ・デンマーク酪農場）を建設し、乳牛6頭を飼養したことから始まる（チットラダープロジェクト（注2）広報部2017：1~11頁）。

タイにおける乳製品の導入は、ネスレ（Nestlé）社（1866年創業、本社：スイス）により1893年に加糖煉乳（以下煉乳）（注3）が輸入・販売され、長期保存でき冷蔵が不要でかつ濃い甘味を好まれ、タイで広く普及した。1962年政府（農業省）が、マレーシアとオーストラリアからの支援を得て煉乳の輸入組織をつくり、1965年にはタイ国企業（Mali）ができ、タイ国内で煉乳の生産が開始された。

1967年になると徐々に酪農家が増加したが、牛乳の品質管理や保存方法がまだよく理解されて

（注2）チットラダープロジェクト事業とは、稲作、酪農、魚の養殖など、さまざまな農水産業に関する問題の解決について研究や試験を行い、得られた研究成果を手本に実際の農業に応用し、国民の問題解決を目的としている。

（注3）原料の牛乳に砂糖を加えて煮詰め保存性を高めたものだが、1835年にイギリスのニュートンが考案した後、1856年にアメリカのゲイル・ボーデンによって工業化され製品となったものが、タイにも導入され、現在でも人気がある。

おらず、多くの乳を廃棄せざるを得ない問題が生じた。その後、農業共同組合で牛乳を買い取り、ホモジナイズド・低温殺菌牛乳を生産・販売するようになり、これによって国民の乳に関する保健衛生の状態も向上した。しかし、生乳と偽って、コストを抑えるために粉ミルクを水に溶かして流通する業者もあった。1969年には粉ミルクを固めてタブレットにしたものが製造販売される。粉ミルクは食品として包装が難しかったこともあり、タブレットにすることで包装・保存が簡便になった。これが1984年、手軽に摂取できる菓子「ノムアッメッ」（牛乳タブレット）として広く普及する。1日当たり5～6個食べたら1日の必要な栄養素が摂れると記載されており、現在ではさまざまなメーカーから、プレーン味以外のチョコ味やフッ素を添加したものなどが販売されている（**写真1**）。

写真1　粉ミルクタブレット菓子（タイ）

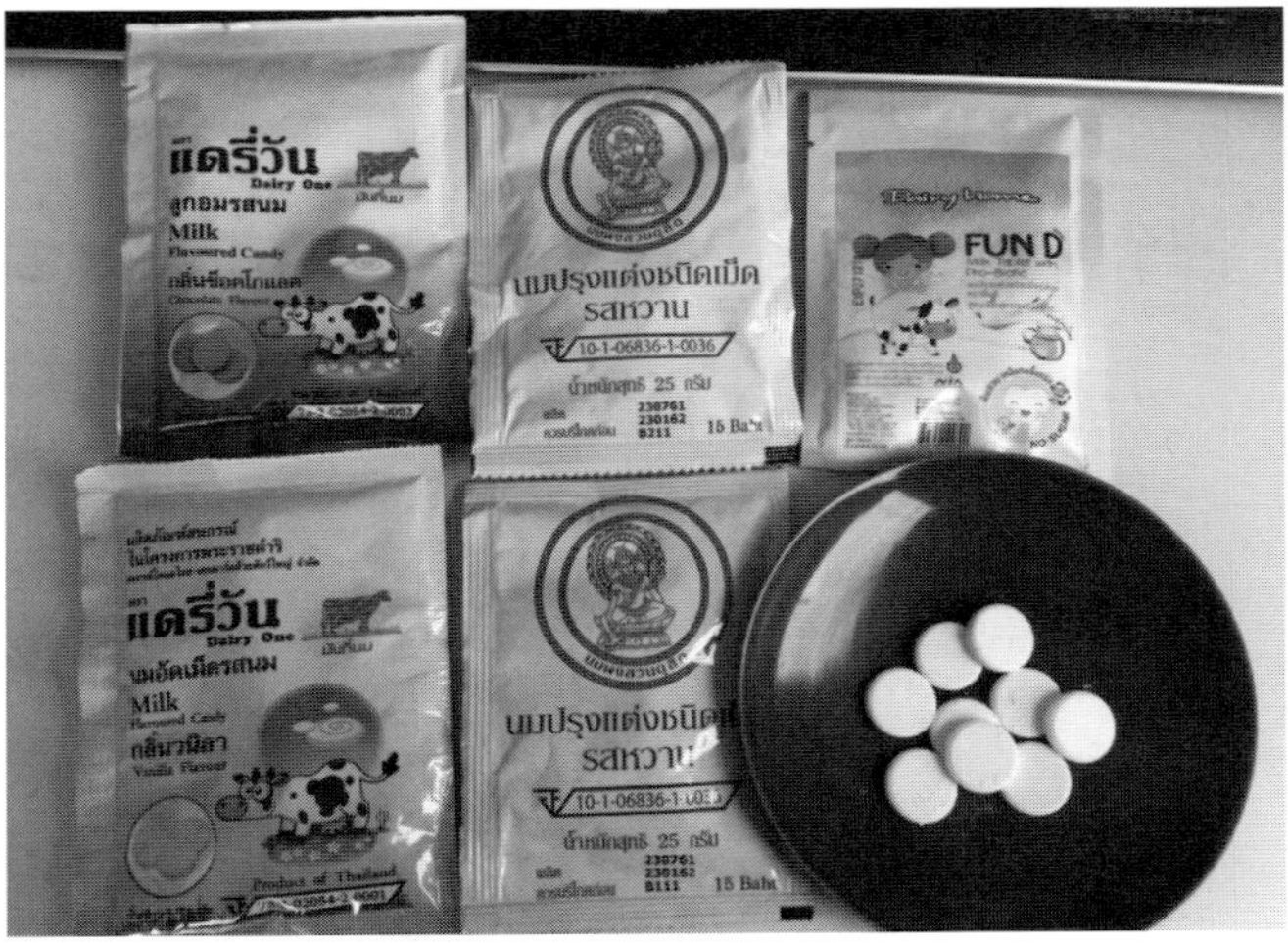

　バターに関しては、タイ酪農振興公団（注4）が設立され、1971年Maliがバターの製造を開始、1974年チットラダープロジェクトがスイスからバター（生バター）製造機を入手、試験販売が実施された。チーズは、チットラダープロジェクトに1976年フォアモスト（Foremost）社（1871年創業、本社：オランダ）がチーズ製造機を寄贈し、1987年

（注4）タイ酪農振興公団（The Dairy Farming Promotion Organization of Thailand：DFPO）。

チーズの学校兼工場が建設された。ヨーグルトは、1987年Maliが製造を開始する。

タイにおける乳・乳製品の生産・導入は、煉乳→牛乳→粉ミルク→バター→チーズ→タブレット菓子→ヨーグルトの順であった。

小林（1998：405～408頁）によれば、1990年代タイにおける乳・乳製品の消費の中心は、育児用を含む粉ミルク、煉乳、飲用乳であるという。缶入りの濃厚なミルクは、入院見舞品として、また贈答品として現在でも用いられている。牛乳は、1992年より導入された学校給食が中心的地位にあり、飲用乳の半数がUHTミルク（注5）である。熱帯地方や山村地域のコールドチェーンが未発達な地域では、UHTでなければ広域流通が困難という事情がある。1990年代、UHTミルクは、成分無調整「プレーン」が2割程度にとどまり、「チョコ味」「イチゴ味」などの甘味があるものが大部分を占めていた。2010年代になると、コールドチェーンも拡大しフレッシュ牛乳が提供されるようになった。中島（2016）も指摘しているように、タイは現在健康志向により、プレーン味の牛乳、低脂肪乳やプロテインやビタミンを補強したものも増えている。バターやチーズ、ヨーグルトも年々生産量が増加している。2017年の液体乳製品の内訳は、牛乳33％、乳飲料24％、飲むヨーグルト19％、幼児向け製品18％、コンデンスミルク4％、煉乳2％、液体クリーム0・1％となっている。

（注5）UHT（ultra high temperature）超高温殺菌。日本ではロングライフミルクあるいはLL牛乳と呼ばれている。UHT加熱（135～150℃、0・5～15秒）した牛乳を紙容器に無菌的に充てんしたもの。

2 ベトナム

ベトナムでも当初ウシは役畜であり乳の飲用習慣がなく、一部の富裕層にはヤギ乳を飲用する習慣があったという（小林ほか2002）。酪農開始はフランスの植民地時代である。南部でコーヒーなどのプランテーションを行うため、1926年頃乳牛がインドから持ち込まれ、在来黄牛と交雑させ飼育していた。1930年代ベトナム在住のフランス人に向けに酪農が開始され牛乳・乳製品が生産される。プランテーションの労働者としてインド人も多く移住しており、当初は彼らが自家消費用とするほか、フランス人への販売を行っていた。その後、酪農は大都市近郊に広がっていく。

１９５４年、ベトナムはフランスから完全に独立したが、ウィーン条約により南北に分割される。南ベトナムではオーストラリアの援助により、サイゴン（現在のホーチミン）から約60㎞の東北部に位置するビンズオン省（Tỉnh Bình Dương）で、乳牛２８８頭から始まり、米国、フランス、日本からもウシが輸入され牧場が設立された。１９５０年代に酪農が始まったが、米国から安価な粉乳が輸入されたことやベトナム戦争（１９６５～１９７５年）の影響で酪農の発展はなかった。

一方、北ベトナムでは、中国から輸入されたウシが飼養された。西北部に位置しラオスと国境を接しているソンラ省（Tỉnh Sơn La）モクチャウ県（Mộc Châu）と、ハノイの旧市域の西に隣接していたハタイ省（Tỉnh Hà Tây）バ・ヴィ（Ba Vì）山脈の地帯に国営牧場ができた。

戦後１９７５～１９８０年は、飼料用穀物が不足し、主として酪農を担ってきたインド人やパキスタン人が帰国したため乳の生産ができない状況にあった。１９７８年、社会主義国であるキューバの援助によりウシ３００頭が輸入されベトナム南部に牧場が設立された。政府は、農家の現金収入確保として酪農を奨励したが、観光地の外国人向けホテルへの供給用など小規模な生産にとどまり、１９８５年にドイモイ政策が開始されるまで酪農は停滞した。１９９１年以降は、経済が急速に発展し、大都市を中心に牛乳の需要が急速に高まった。ホーチミンに本社があるベトナム国営公社のビナミルク（Vinamilk）社（１９７６年創業、社名 Southern Coffee-Dairy Company）、多国籍企業であるフォアモスト社（前述）、ネスレ社（前述）の集乳所が設置された。さらに、政府により２００１年、農村部の所得改善、国民の栄養改善などを目的とした10カ年計画である「酪農振興計画（２００１～２０１０年）」の実施以降、生乳生産量は増加した（青沼ほか２０１８：75～96頁）。

森山（２０１５：７０４～７１１頁）によれば、乳および乳製品で最も消費されるのは牛乳で、幼児、高齢者および妊婦が飲用している。また急速な人口増加により、多くの乳幼児に育児用調製粉乳を与える傾向が都市部で広がっている。ところで、現地でのヒアリング調査（２０１８〜２０１９年）によれば一部の高齢者または関心のある者の間で、煉乳を使ったヨーグルトを自宅でつくる習慣があるという。現在の若い世代の多くは、製品加工されたヨーグルトを購入する傾向にあり、自家製ヨーグルトをつくることが減っている。また、２００1年より限定された地域だが学校での牛乳提供が始まった。ベトナムにおける乳・乳製品の流入・消費実態の詳細は今後も継続調査が必要だが、普及のパターンは、煉乳→煉乳を使ったヨーグルト→牛乳→粉ミルク→バター→チーズであるように考える。

ベトナムの牛乳の国内生産は27〜28％（２０１０年）であり、乳業会社は原料をフランス、米国などの輸入に頼っている。しかし、国内の需要は高まり、人件費の安いベトナムから乳の加工品（育児用調製品など）を東南アジアや中東へ再輸出することで、ベトナムの国家企業として始まったビナミルク社は売り上げを伸ばしているという。

2. 煉乳――滋養食品から嗜好品まで

日本で煉乳は、缶入りで牛乳に比べ腐敗のおそれがなく安心で、母乳の代用や病弱な人への滋養によい（**図2**）と重宝された（日本乳製品協会１９６０：２９２頁）。新聞記事にも「練乳の配達　芝区の薬店が小児飲料として始める　腐敗なく評判／東京」（１９０１年8月14日、読売新聞）とある。

タイやベトナムでも、同様に乳幼児や病人用としても広まっている。その一方で、タイには煉乳入り紅茶、ベトナムには煉乳入りコーヒーがあり、いずれも嗜好品である。前者はインド、後者はフランスに由来するもので、もともとは牛乳を入れるのだが、当時新鮮な牛乳が入手できないうえ、甘いものを好む嗜好もあり煉乳入りが広く普及した（梅棹1989：627頁）。

日本でも煉乳は、「ココアやコーヒー、紅茶にまぜてもよい」（1921年5月27日、読売新聞、森永ミルクの広告より）とうたわれているが、タイやベトナムのように定着することはなかった。しかし、衛生的で滋養があると、「衛生滋養　鳩麦飴　滋養練乳糖／風月堂米津支店」（1888年5月27日、読売新聞）など菓子屋でも販売され、菓子の材料に、またイチゴやかき氷などにかけるものとして定着していった。日本では、明治維新後、欧米諸国から西洋の菓子が流入し、乳製品を用いたキャラメル（明治32（1899）年）やアイスクリームが普及するが、タイでは、これらはココナツミルクやココナツオイルに置き換えられた。例えば、タイのキャラメル「ガラメー」はココナツミルクとヤシ砂糖を煮固めものであり、アイスクリームは「ココナツアイス」である。橋爪（2014）が指摘するように、近代日本において乳は菓子に積極的に材料として取り入られた。この背景にはタイのようにミルクの代用となるものが他になかったこともある。乳を用いた多様な菓子の誕生は、日本の特徴の一つであろう。

図2　1921年5月1日新聞広告（ネッスルミルクフード／ネッスル及アングロスイス煉乳会社）

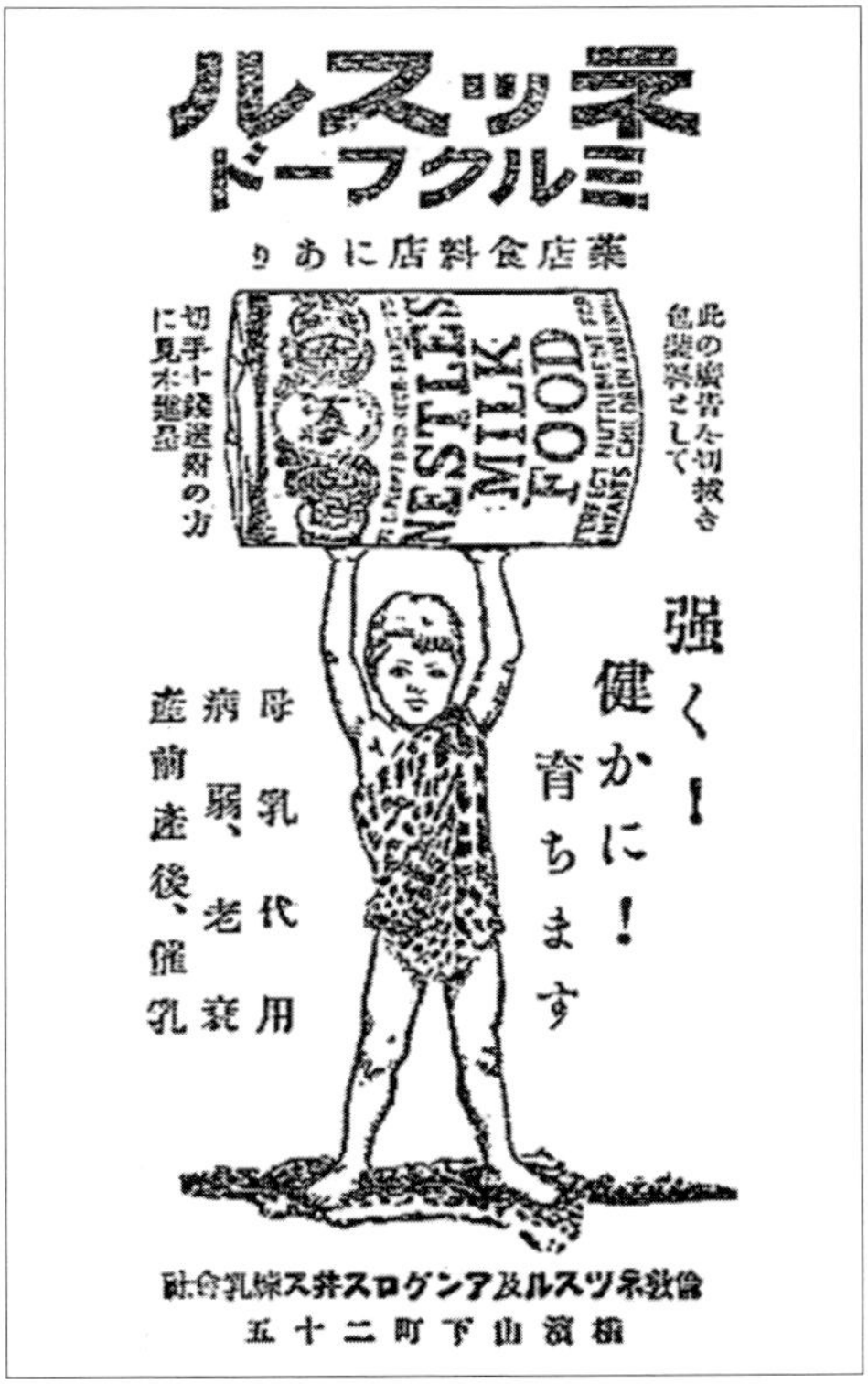

出典：読売新聞

図３　煉乳の新聞記事・広告の掲載件数推移（読売新聞）

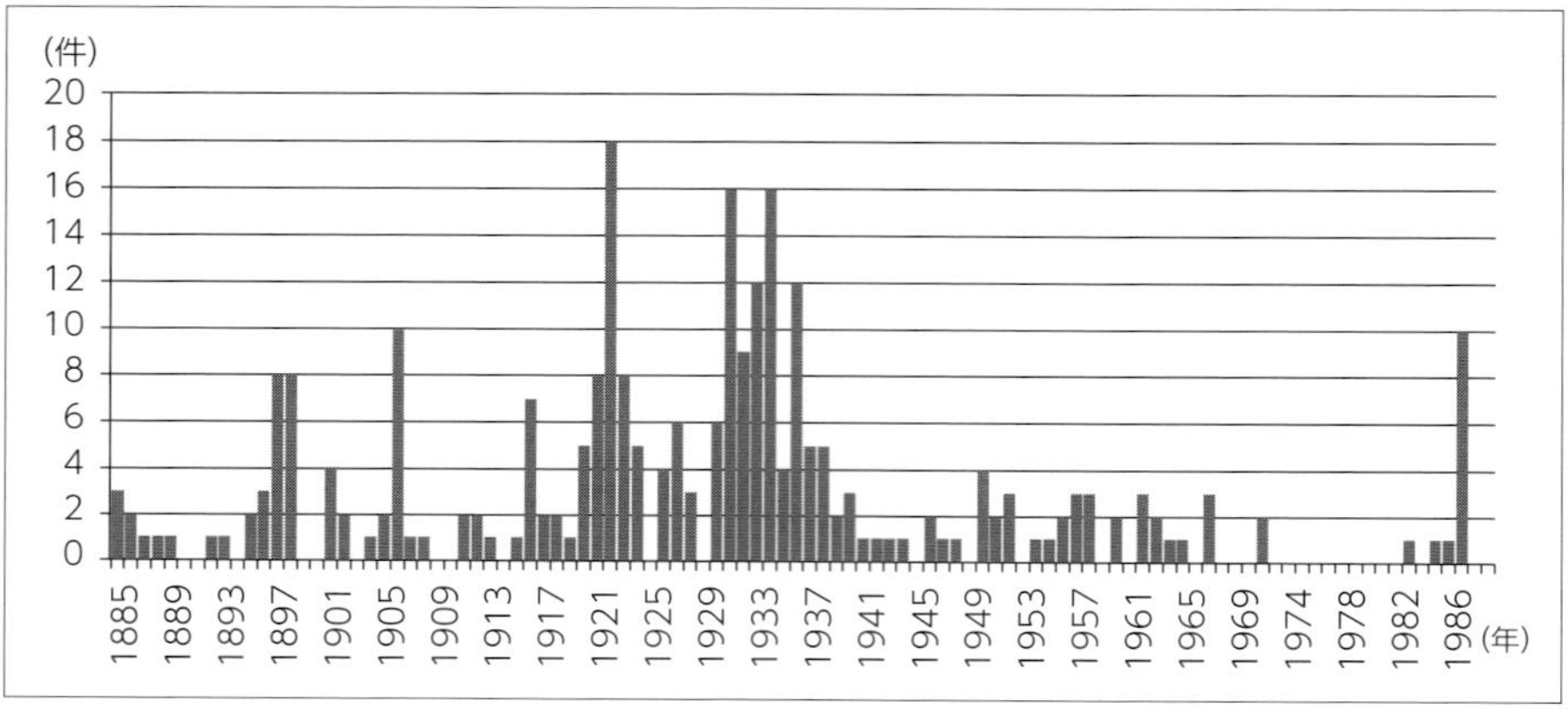

筆者作成

図４　乳製品の新聞記事・広告掲載比率の時代比較

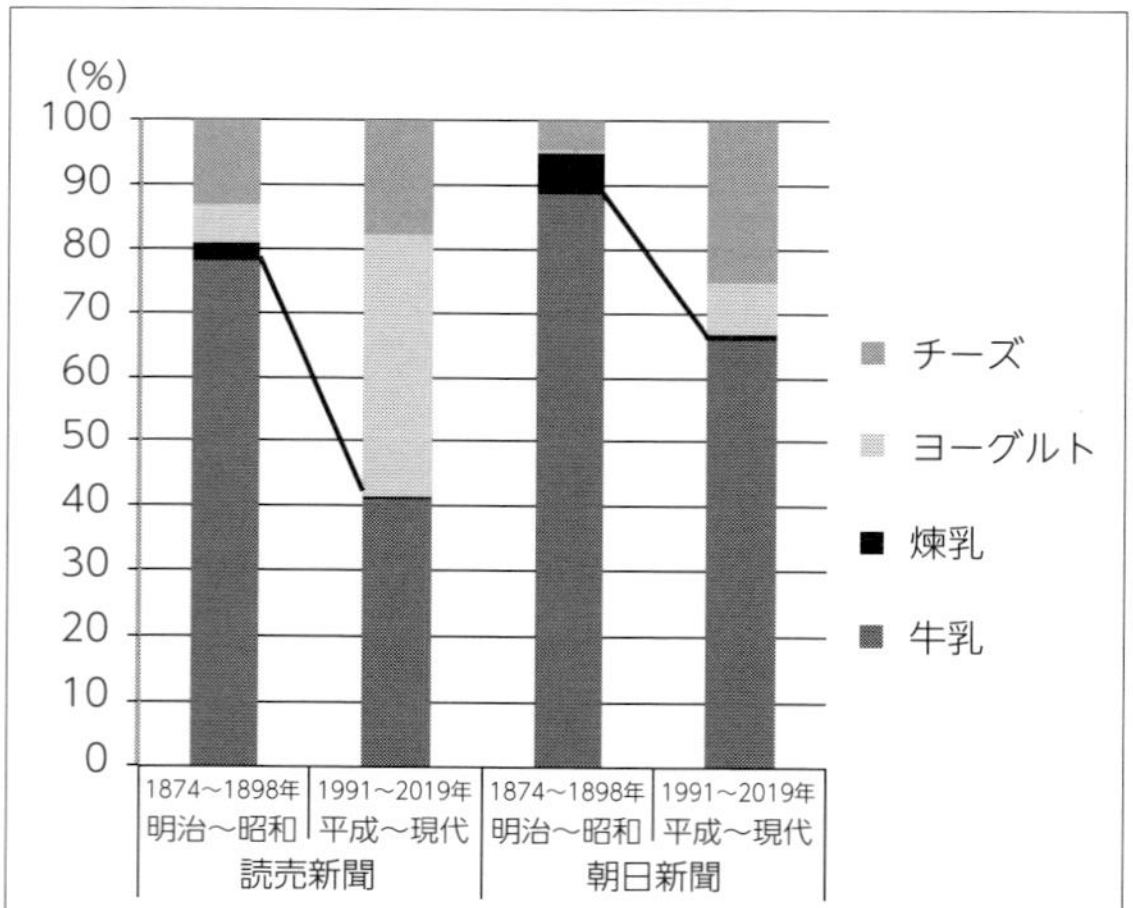

筆者作成

読売新聞、朝日新聞の１８８０年代から２０１９年までの煉乳の記事・広告の掲載件数をみると、明治〜昭和（１８７９〜１９８９年）の間は読売２７１件、朝日６５０件、平成〜現在（１９９０〜２０１９年）で読売１７１件、朝日３８９件であった。煉乳は、戦時中１９４１〜１９４５年頃を境に掲載件数が激減する（**図３**）。戦後、物資が流通し冷蔵庫が普及すると、滋養や健康食としての煉乳の需要が減り、乳製品の掲載件数の比率（**図4**）をみてわかるように、ヨーグルトやチーズへシフトしていったようだ。

3. ヨーグルト——甘いものからすっぱいものまで

タイでは、近年、子どもたちを中心におやつやデザートとして甘いヨーグルトが摂取されるようになった。チェンマイ在住60歳代男性2名へのヒアリング調査（２０１８年）では、煉乳入り紅茶や牛乳は飲んだことはあるが、ヨーグルトは一度も食べたこともなく、今回のこの調査で初めて食べたという。

写真２　自家製ヨーグルトをつくる様子（ベトナム）

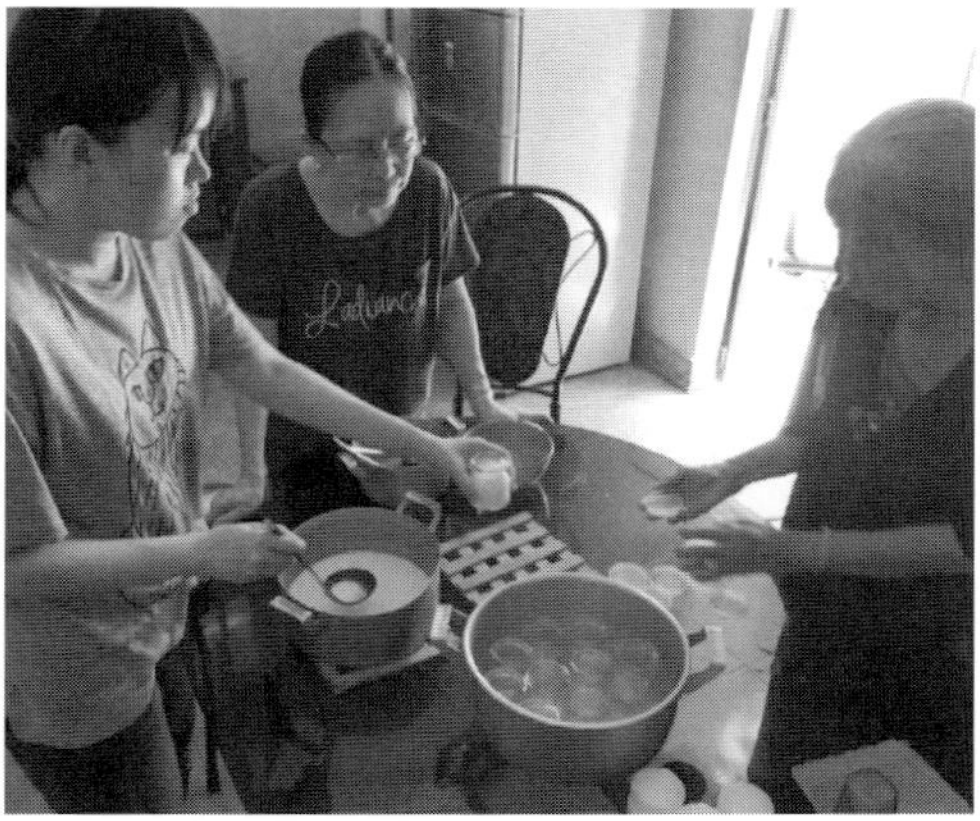

一方、ベトナムでは昔から家庭でヨーグルトをつくる習慣がある（**写真2**）。ホテルの朝食会場はもちろん、市場でも自家製ヨーグルトが並ぶ。ヒアリング調査（２０１８〜２０１９年）を重ねるといずれも１９７０年代頃、新鮮な牛乳やヨーグルトが容易に手に入らない時代につくり始められたようだ。つくり方は、煉乳にお湯とヨーグルト菌を加えよくかきまぜ、小瓶にうつす、それを鍋に入れ、布団でくるみ一晩おく。または70度くらいのお湯が入った鍋に入れてフタをし、４時間ほど放置する。粘性が出たら冷蔵庫で冷やす、または冷凍庫で固めて食べる。

森山（2015：704〜711頁）によると、「ベトナム北部、ハビィ（ハノイから60㎞）、モクチョウ（同200㎞）は50年以上の歴史をもつ酪農開拓地である。周辺に温泉などの観光地もあり、牛乳、ヨーグルトが売られている。キューバや中国、FAO（注6）の協力を得て、東欧に留学した国の研究所員がヨーグルトの製造法を地元に伝授した」という。フエ（ベトナム中部の都市）の大学生（99名）を対象にした調査の結果（2018年）、約半数が自家製ヨーグルト製造の経験があり、4割が「以前につくっていた」、約1割が「現在でもつくっている」と答えた。ホーチミン在住90歳女性によると、つくり方はアメリカ人から習った親戚に教わったという。植民地時代（1887〜1945年）のフランス人、または酪農に従事していたインド人やパキスタン人から教わったのではない。植民地時代に牛乳を少し飲んだことはあるが、生活は大変でヨーグルトをつくる余裕はなかったという。しかし、1970〜80年代には加工製品は高価で、安全性に不安もあり、自家製ヨーグルトを自分でつくったほうが安くて安心だということで、子どもたちの栄養面のことも考えて毎週つくったという。ホーチミン出身の40歳女性によれば、幼い頃母親（61歳）が本や友人から習いよくつくってくれた、昼の冷たいおやつでおいしかったそうだ。当時は煉乳とお湯でつくったとの声が多かったが、現在でもつくっている36歳女性（小学1年生の子をもつ）によれば牛乳も入れるという。また、ハノイ出身の20歳代の大学生によれば、さらにレモン果汁を加えて酸味を足しておいしくするという。これはフエ出身の大学生からも同様のコメントが寄せられた。製法は少しずつ変化しているようである。現在でも自家製ヨーグルト専用の小瓶（1セット12個）が販売されているが、加工製品が容易に入手できることから家でつくる者は減ってきているという。

日本ではヨーグルトは、明治27（1894）年売れ残った牛乳の処理として牛乳を発酵させた「凝《ぎょう》乳《にゅう》」が売り出されたのが最初とされる。大正時代に入り「ヨーグルト」という名称が使われるようになった。当初は一部の人々のみで病人食としても利用されたが、第二次大戦後、本格的に生産され

（注6）FAO（Food and Agriculture Organization）国際連合食糧農業機関。

るようなった。

日本において自家製ヨーグルトはなかったのだろうか。新聞記事をみると、「腐り易い夏季の牛乳ヨーグルトにするのが安全」（1923年8月10日、読売新聞）などのように、夏場に牛乳が腐りやすいためヨーグルトをつくることを推奨する記事が散見され、配合レシピ、雑菌への注意などが掲載されていた。また「夏の健康をまもる、名糖ヨーグルト」（1957年7月19日、読売新聞）、また、雑誌『幼稚園』（1962年7月号、小学館）では、読者と森永乳業社長・日本ヨーグルト協会会長の対談で、「……ヨーグルトは、胃腸にいいから、夏の間のませて、あとは牛乳というお母さんが多いようなんですけど……」という読者の声があり、ヨーグルトは夏によく摂取されていたようである。

業者の加工製品については、大正3（1914）年6月25日の新聞広告に「健康長寿、胃腸病　最新薬　ブルガリン」とある。ただ当時の外国からきたヨーグルトは酸味が強く、日本人には受け入れ難かったようで、前述の対談の中でも森永乳業社長は「……砂糖を入れて甘いヨーグルト作らせてみたら成功でした。……今ではこの甘いヨーグルトが巷ではやり、アメリカ本土に輸出されているんです……（略）」、読者「……確かにフルーツヨーグルトは子ども喜ばれますね」とあり、当時は白、黄、蜜柑色と甘味を添加し寒天で固めたフルーツヨーグルトが普及していた。

現在主流のナチュラルヨーグルトは、昭和45（1970）年開催の大阪万博で本場ブルガリアのヨーグルトが展示されたのをきっかけに、1971年「プレーンヨーグルト」が登場したのが始まりである。しかし、甘い味に慣れた人々には酸味が強くすぐには受け入れなかったようだ。発売から10年後、昭和56（1981）年6月25日の読売新聞の記事には「すっぱすぎると苦情……砂糖や添加物をいっさい含まない本格派のヨーグルト。特有の発酵臭やすっぱみが若い世代を中心に違和感なく受け入れられるようになった……」昭和57（1982）年7月24日には「デザート品の売れ行きは、前年に比べてゼリー177%、ソフトヨーグルト（果肉入り）156%、プレーンヨーグルト143%、

図5　1956年5月7日新聞広告（ヨーグルト/日本ヨーグルト協会）

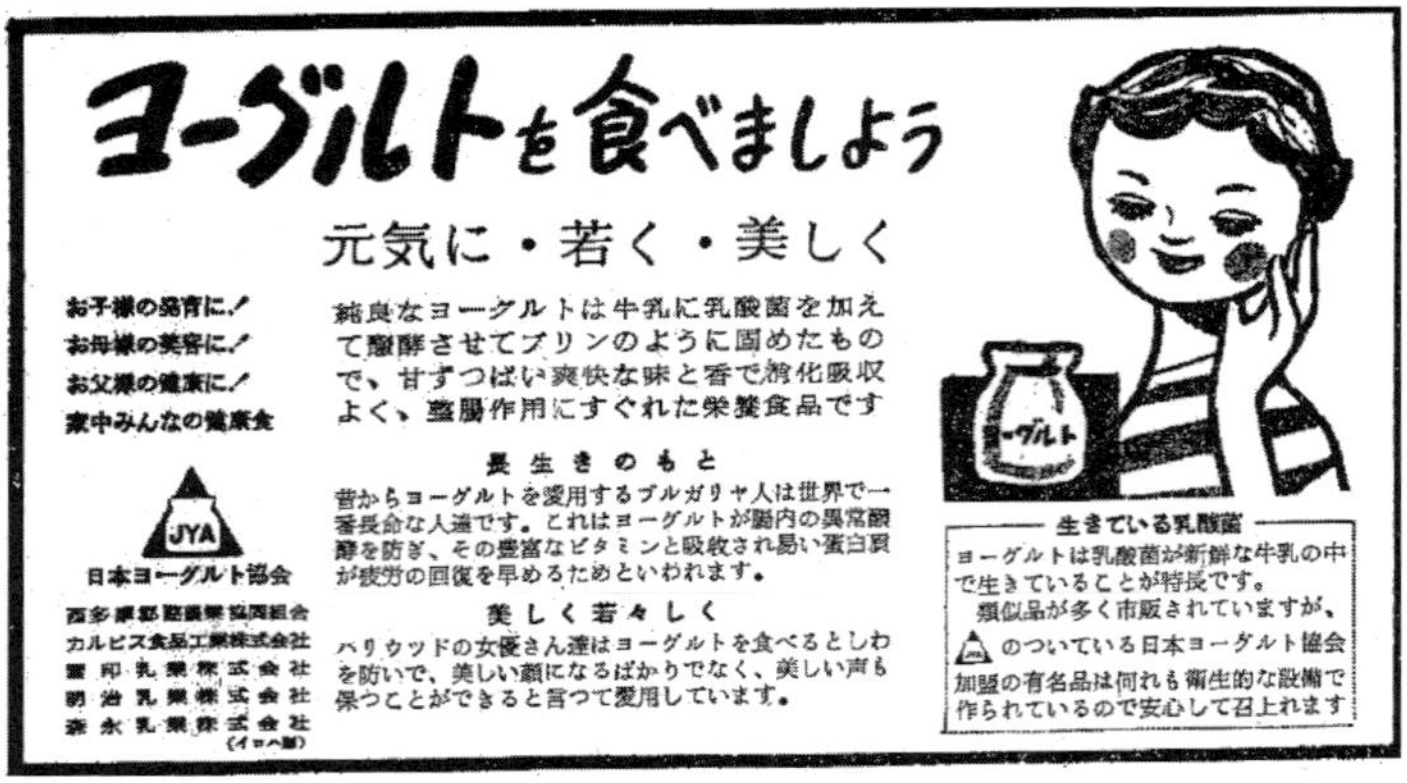

出典：読売新聞

フローズンデザート133％、最近特に売れ行き好調なのはヨーグルト……（略）これまで、〝好き嫌いの激しい食べ物〟とされたヨーグルトも……健康・栄養・おいしさを供えた万人の食品になったようだ……」とある。好き嫌いが激しいとされたナチュラルヨーグルトも、時間を経て若い世代を中心に普及したようである。

新聞広告をみるとヨーグルトに対するイメージは、煉乳とは異なり、胃腸の健康、長寿や美容などをうたったものが多い。読売新聞の広告では、1914年6月25日「健康長寿、胃腸病　最新薬　ブルガリン」から始まり、1956年2月5日「歳をとっても歳をとらない　へえー若く見えるねえ　明治ヨーグルト」、1956年5月7日「ヨーグルトを食べましょう　元気に・若く・美しく　長生きのもと　美しく若々しく　日本ヨーグルト協会」とある（**図5**）。ヨーグルトは子どものおやつとして、また成人の女性や男性に向けて健康食品、高級デザートという位置づけで販売されていた。

ところで、ヨーグルトを一日のうちでいつ食べるかについて2018年に行ったタイ・ベトナム・日本の大学生への調査結果（UTSUNOMIYAほか2019：194～195頁）では、日本は朝食・食後が最も多く、ベトナムでは昼食・食後、タイは夕食・食後とそれぞれ異なっていた（**図6**）。

図６　国別　ヨーグルト摂取の時間帯（大学生）

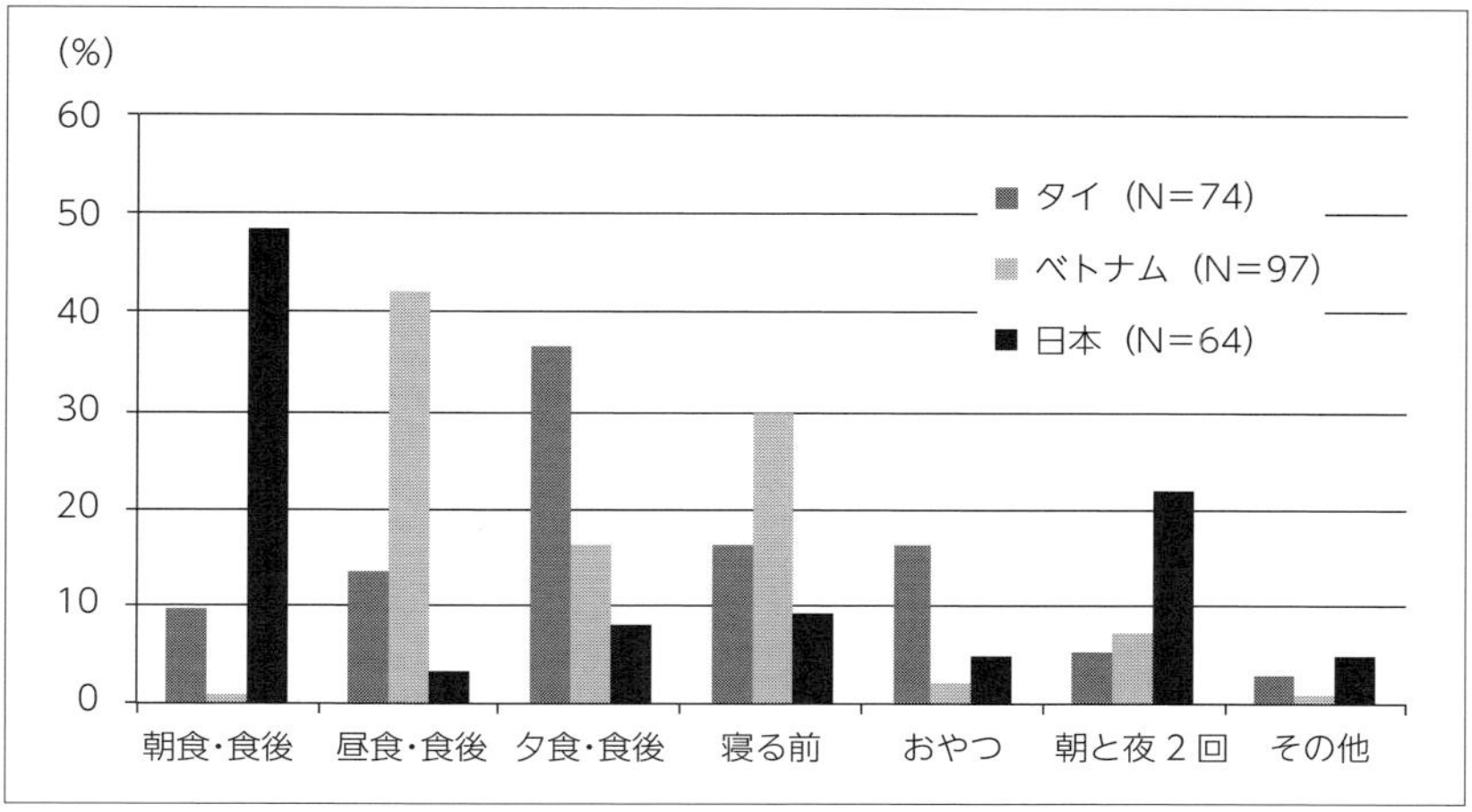

筆者作成

日本の摂取の時間について、１９６１年３月11日の新聞広告をみると「……３時10分前もうすぐおやつタイム　いそいで帰ろう　おやつがまってる〝キミンち　なーに？〟〝ヨーグルト〟……〝ウン　うまいぜ！〟〝元気もでるネ〟」とあり、他の記事でも、おやつや食後のデザートとして食べているようである。いつから朝食に食べるようになったのかについては、１９８５年11月６日の新聞広告をみると「体の中は、朝日では目覚めない」と女性がヨーグルト食べる写真が掲載されている。１９８５年10月21日の広告では「20歳学生〝毎朝２５０gをそのままペロッと食べちゃう。お腹の調子もいいし、一度食べたらくせになりそう〟」、１９８６年９月27日「朝食もとらないで上司と戦えるか。……（ヨーグルト名）くらい食べなさい」とある。１９８０年代は新人類（１９６０年代生）が登場、フランスグルメブームが到来している（畑中２０１３：１６７～２１８頁）。欧米の食スタイルを積極的に取り入れた時代でもあり、朝食にヨーグルトというスタイルが今日にいたる間、定着していることがうかがえる。

近年の日本では、免疫力を高めるなど機能性をうたった飲むヨーグルトが人気を博している。他方、タイやベトナムでは、甘味のあるヨーグルトがおやつや嗜好品として昼食や夕食後に摂取されているが、最近タイでは健康ブームもあり、日本と同様、プレーン味で機能性のある飲むヨーグルトも次第に好まれ始めている。

4. 牛乳—学校での提供

1 タイ—幼稚園から大学まで

タイでは、子どもたちの栄養改善および生乳の国内生産振興などを目的に、１９９２年より幼稚園児（約70万人）を対象とした政府による牛乳の無償提供が年間１２０日開始された。１９９５年は幼稚園児から小学校1年生を対象とし、１９９８年には4年生までが対象となり、それ以降は年々対象の幅を広げ、現在、幼稚園から小学校6年生まで、牛乳２００mLが２６０日／年提供されている。学校での牛乳給食（以下、学乳）の開始後、子どもたちの栄養失調の比率は、実施前１９９０年は19%だったものが、実施後１９９７年には10%、２００６年には5%と減少した。平均身長も学乳の実施前より3～5cm伸びた。また、２００１年に行われた調査で、6歳児と12歳児が虫歯になりやすい傾向があることがわかると、チットラダープロジェクトを中心に児童の虫歯問題を解決するための「フッ素入り低温殺菌牛乳プロジェクト」支援が開始された。フッ素入り低温殺菌牛乳の配布は、首都バンコクから始まり、さまざまな地方に拡大している。

小学校で提供される時間は、各学校の校長先生によって決められている。ヒアリング調査（２０１

写真３　学食で販売されているヨーグルトシェイク（タイ）

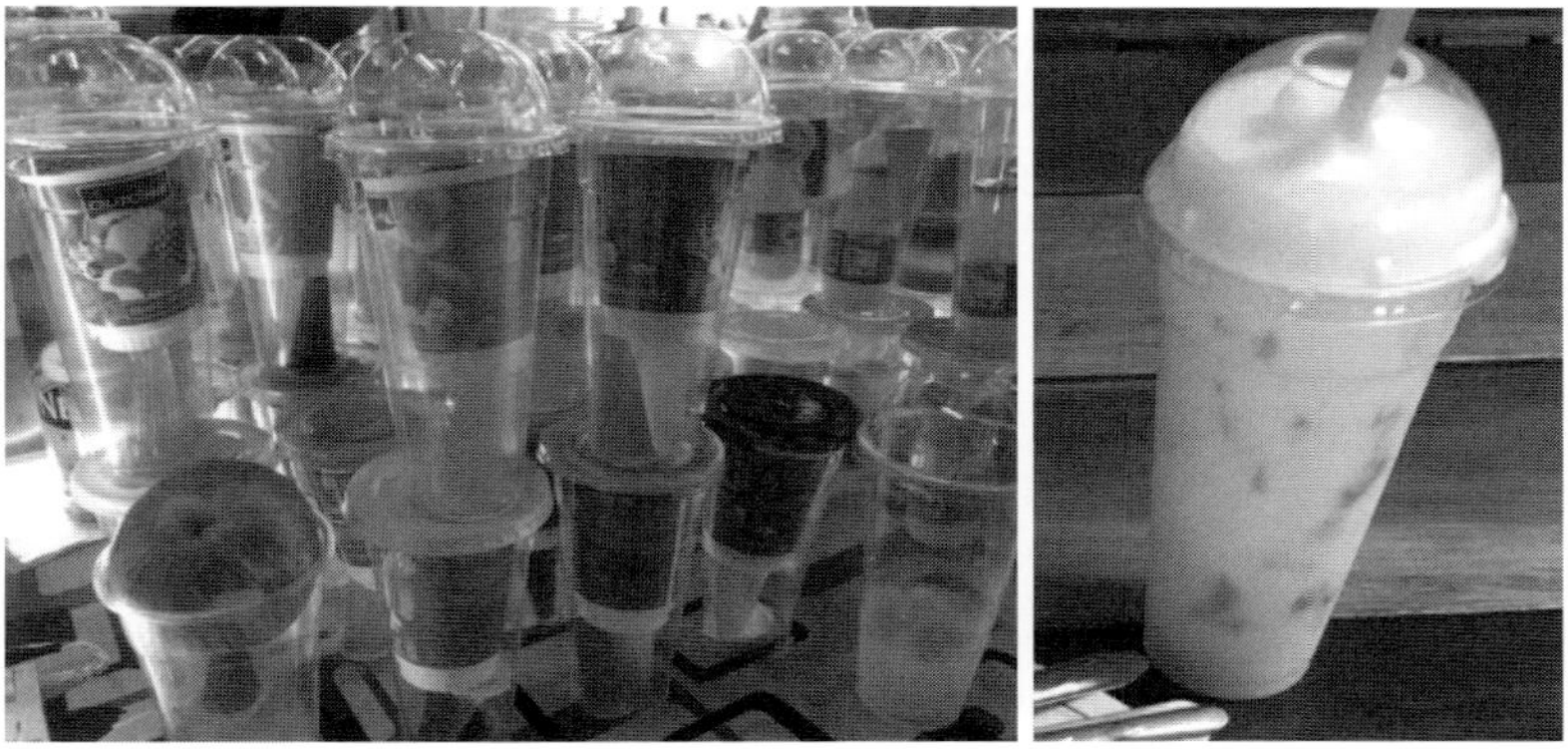

８年）では、８時半（朝のホームルーム）、10時半（２限目の休み時間）などであった。日本とは異なり昼食である給食の際の提供はなかった。提供される牛乳は、工場が近いところはフレッシュ牛乳、コールドチェーンが難しい地域ではＵＨＴが用いられている。アレルギーなどで牛乳が飲めない生徒は、病院から診断書をもらい提出してもらうそうだが、実際はほとんどいないとのことであった。

タイの学校には小学校にも菓子や飲み物を販売する売店がある。中学校や高校では学乳はないものの売店でさまざまな味の牛乳やヨーグルトが販売されている。以前は清涼飲料水なども販売されていたが、近年、児童生徒の肥満が問題になっており、子どもたちの健康を考え、販売を果物ジュースと牛乳・乳製品に限定している学校もある。ラジャパートチェンマイ大学には、２０１６年に大学構内に牛乳メーカーの直売店（ミルクスタンド）ができ、そこで牛乳やヨーグルト、抹茶やチョコレート、バニラ味などのシェイク（ミルクセーキ）が販売されている。隣接する幼稚園・小学校の児童や親も購入することができる。学食では氷、ヨーグルト、ゼリーや果物をジューサーで攪拌させたヨーグルトシェイクが販売され、その場でつくってもらえるため甘味も調節でき学生の間で人気であった（写真3）。

2 ベトナム―栄養改善と農業経済活性化へ期待

ベトナムでは、タイの学乳導入の影響もあり、2001年から学校栄養補助プログラムが開始された。米国の農務省が経済支援を行い、ベトナムの教育訓練省が実施・運営、国営のビナミルク社が強化ミルク330万パックを地区限定で提供した。その結果、平均身長が3・4％伸び、平均体重が8・1％増えたという。保健省国家栄養研究所の調査結果によると2007～2014年の8年間に5歳以下の低体重児の割合は21・2％から14・5％へ減少しており、さらに学乳プロジェクトが実施されている地区では、低体重児は開始前の2006年10％から2015年1・6％へ減少したという（Giang 2016）。さらに学業成績も向上し牛乳摂取に関して、親の認識も子どもの成長促進や健康に効果があると、8割以上が肯定的であった。

なお、牛乳の摂取の時間帯は、ベトナムでは児童は家に一度戻って昼食を食べるため、その前後となる。

この学乳プログラムの導入により、牛乳の消費量が増加し生産者である酪農家の収入も増えたという。ベトナムの政策目標では、2010年には1週間にコップ1杯（約250mL）、2020年にはコップ2杯の牛乳摂取を掲げており、今後、幼稚園にも牛乳を提供し、都市部から離れた地域の人々にも牛乳が提供できるようにするという。小規模かつ地域に根差した形で、低温殺菌牛乳（low temperature long time milk：LTLT milk）を製造することで、政府が望む農業多角化、都市と地方の格差解消、栄養改善につなげたいようだ。しかし、政府として全国の児童を対象にした補償制度はまだ機能していない。ビナミルク社、TH True Milk社など乳業各社が、飲用乳の消費促進や拡大も視野に、企業からの支援として学校での牛乳普及活動を実施している。

3 タイ、ベトナム、日本における学校牛乳と乳文化受容

３カ国いずれも児童生徒の栄養改善を目的に、国の政策として学校で牛乳が提供されていた。そこには、子どもたちの栄養改善はもちろん、学校で提供することによりある一定の消費が見込め、各地域の酪農業を支え、乳の生産向上にもつながっていく。学乳は、農業経済の活性とともに、子どもたちが牛乳に継続的にふれることで牛乳の味に徐々に慣れ、乳食文化の受容と定着に貢献している。

詳細にみると、摂取している牛乳の味や食事の中での位置づけは、日本とタイ・ベトナムでは多少異なる。日本の場合、戦後の昭和33（１９５８）年にパンと一緒に脱脂粉乳が児童に提供されたため、牛乳に甘い味付けはされておらず、学校給食の献立に常に入っていることから、食事の中の一部として受容された。

一方、１９９０年代以降後発的に導入されたタイやベトナムでは、甘味のある牛乳が広く普及している。しかし、ベトナムより約10年早く学乳が導入されたタイでは、甘味料が入ってない種類を好む者も増えてきた。ベトナムの牛乳は、加糖、微糖、無糖と３タイプに分かれ、甘味の付いた牛乳が主流であり、売り場の３分の２を占める。大学生を対象に、日本（11名）とベトナム（18名）で牛乳の官能評価（注７）をした際、ベトナムの学生は全員甘味のあるものを嗜好した。また、イチゴやチョコ味の牛乳がプレーンより人気であった。しかし、タイでは前述のような変化の兆《きざ》しが近年みられていることから、今後ベトナムでも変わるかもしれない。

学校での牛乳摂取の時間帯は、タイとベトナムは日本のように昼食と一緒ではない。自国の料理の場合、食事中の飲み物は基本的に水である。タイの大学生をみるとパン食の場合は牛乳を選んでいる者もおり、人によっては食事中に摂取したり、間食の一つであったりする。

後述するが、大学生の牛乳の摂取頻度はタイが３カ国の中で最も高い。これはもちろん、学内にあ

（注７）ヒトの五感（視覚、聴覚、嗅覚、味覚、触覚）に頼ってモノの特性やヒトの感覚そのものを測定する方法。

る牛乳の直売店の存在も影響しているが、日本の場合、給食で無理やり飲まされたという反動があり拒否感が生まれているのではないだろうか。日本では、牛乳が和食に合わないという声もあり、牛乳の提供をやめて、カルシウムやタンパク質を他の食品から確保できるよう献立を工夫する保育園や学校も一部に出てきた。学校での牛乳の提供スタイルの違いによって、学乳終了後、食生活における牛乳の位置づけや飲み方が異なってくる可能性もある。

5. 大学生の乳食文化の受容実態――3カ国比較

大学生を対象に2018年8~11月記述式質問調査（注8）を実施した。質問内容は、乳製品に対するイメージ、乳・乳製品の摂取の実態、好きな乳・乳製品、嫌いな乳・乳製品とその理由、自国の食文化との融合などについてである。

1 乳製品のイメージ

各国の乳製品に対するイメージについて自由記述で質問した。各国共通して「栄養がある」とのイメージがあるようだが、ベトナム、日本が3割強程度なのに対して、タイは最も高く6割以上がそのように回答しており、「タンパク質が多い」「健康によい」も含まれている。また、「おいしい」「菓子／タブレット菓子」「いい香り」が挙げられている。ベトナムで乳製品といえば4割以上が「牛乳」をイメージするようで多くの回答が挙げられ、「おいしい」「脂肪分が多い」との回答もあった。日本は、他の2カ国に比べるとイメージが多様化している。「白い」「カルシウム／骨を強くする」などのほか、「発酵」「クリーミー」がチーズやヨーグルトをイメージしてか列挙されていた。

（注8）タイ：チェンマイにて8月実施（男女80名）、ベトナム：フエにて10月実施（男女99名）、日本：東京にて11月実施（女性のみ67名）。

図7　国別　乳・乳製品の摂取頻度

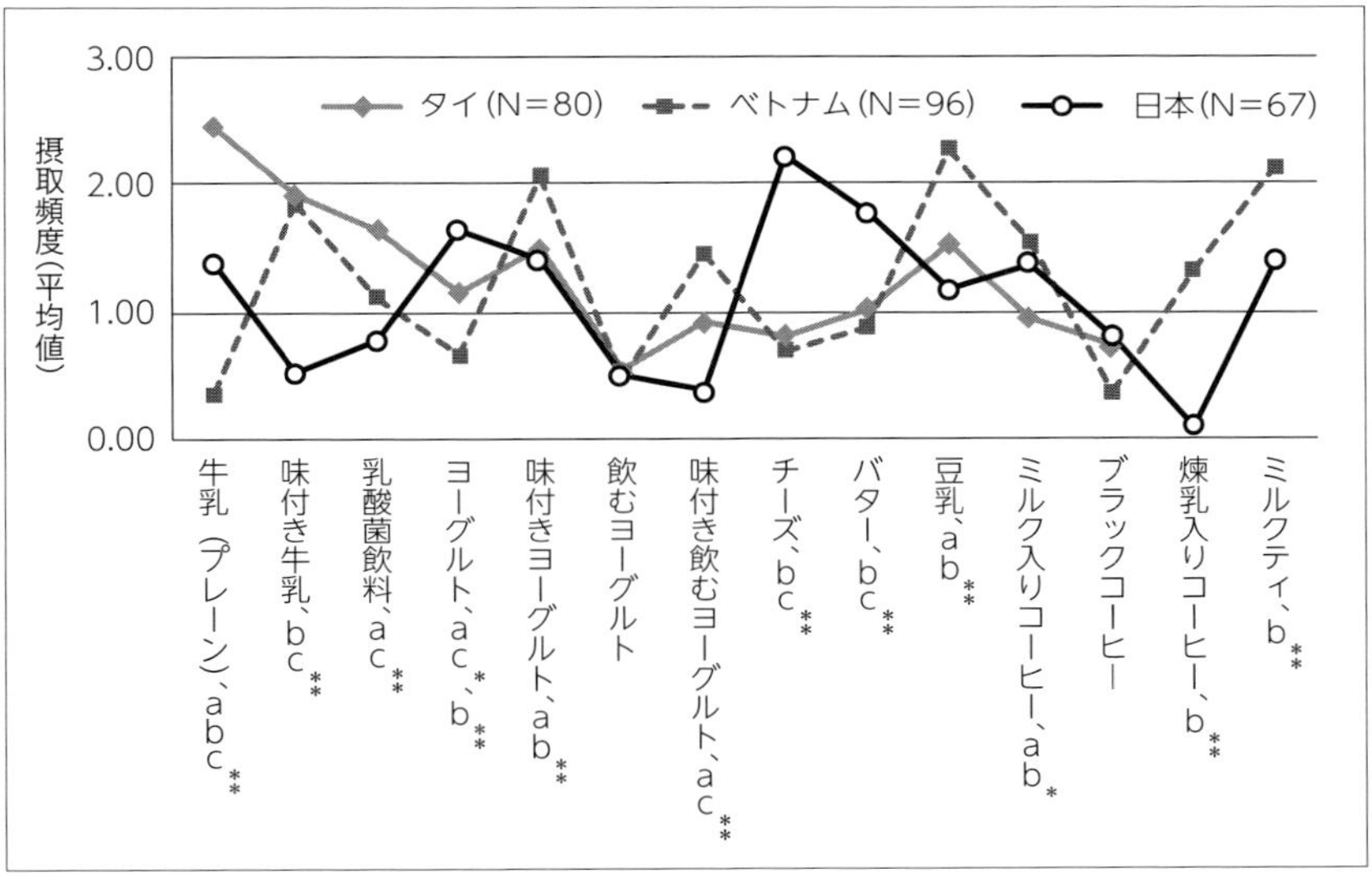

T検定　**p<0.01、*p<0.05
検定の組み合わせ　a：タイ・ベトナム、b：ベトナム・日本、c：タイ・日本

筆者作成

2 乳・乳製品の摂取の実態

次に乳・乳製品の摂取頻度について、「ほぼ摂取しない」を0、「月1～2回」を1、「週1～2回」を2、「週3～4回」を3、「週5～6回」を4、「毎日」を5として、それぞれの平均値を**図7**に示す。

摂取頻度の高い乳・乳製品をみると、タイは「牛乳（プレーン）」が乳・乳製品の中では最も摂取され、次いで「味付き牛乳」「乳酸菌飲料」「味付きヨーグルト」であった。ベトナムは「味付きヨーグルト」が最も摂取され、次いで「味付き牛乳」「味付き飲むヨーグルト」で、両国で乳製品は味付きが好まれる傾向にある。日本は、「チーズ」が最も高く、次いで「バター」、そして「ヨーグルト」「味付きヨーグルト」であった。

牛乳（プレーン）および味付き牛乳を「週3～4回以上」飲用している比率は、タイは牛乳46・3％、味付き28・8％で計75・1ポイント、ベトナムは牛乳4・2％、味付き27・1％で計31・3ポイント、日本は牛乳23・9％、味付き3・1％で計27・0ポイントとなった。牛乳の摂取としてはタイが最も頻度が高く、次いでベトナム、日本は最も低い傾向にある。タイでは、前述のとおり学内に牛乳直営店があることに加えて、近年「タイ語：スッカパーディ（健康によい）」が注目され、またエクササイズなど運動を推奨する動きも関係している。日本はダイエット志向があり低脂肪などに着目されているが、タイではプロテイン強化、ビタミン添加が強調された製品も多く、近年の健康志向が牛乳摂取の追い風になっているようである。

一方、日本が低い傾向については、前述したように学校給食での反動、また身近にお茶やコーヒー、清涼飲料水に野菜ジュースなど、牛乳のほかに多種多様な飲み物が豊富にあることも関係していると考えられる。

3 好きな乳・乳製品と嫌いな乳・乳製品、その理由

好きな／嫌いな乳・乳製品、その理由について自由記述で回答してもらった。キーワードを抽出し複数回答として比率（％）を算出したものを**表1**に示す。

⑴ 好きな乳・乳製品

好きな乳・乳製品について各国上位を挙げると、タイとベトナムでは、「牛乳／味付き牛乳」（注9）が最も高く、2位に「ヨーグルト（味付き／飲むヨーグルト含む）」、3位に「タブレット菓子／ミルクキャンディ／ミルク菓子」であった。一方、日本は、「チーズ」に次いで「ヨーグルト」がほぼ同数（50～55％）で上位であった。3位が「アイスクリーム」で、「牛乳」はタイ・ベトナムに比べ低い順位であった。

（注9）自由記述のため好きなものは複数書いていることが多く、また製品名での回答もあり、牛乳のプレーンと味付きを厳密に分けることができなかった。反対に嫌いなものはプレーン、味付きのフレーバーとより詳細にわかった。

表1　好きな/嫌いな乳・乳製品

好きな乳・乳製品

（　）：人数

内容	タイ (80)	ベトナム (99)	日本 (67)
牛乳/味付き牛乳	61.3%	47.5%	9.0%
ヨーグルト	21.3%	24.2%	50.7%
チーズ	2.5%	—	55.2%
アイスクリーム	1.3%	1.0%	13.4%
ダブレット菓子/ミルクキャンディ/ミルク菓子	15.0%	11.1%	—
生クリーム	1.3%	—	4.5%
乳酸菌飲料	5.0%	—	1.5%
バター	2.5%	—	3.0%
粉ミルク	1.3%	—	—
ミロ	—	6.1%	—
ミルクティ	—	1.0%	—
乳製品全体	2.5%	—	—
牛乳を原料にした石鹸	1.3%	—	—
豆乳	3.8%	6.1%	1.5%

嫌いな乳・乳製品

（　）：人数

内容	タイ (80)	ベトナム (99)	日本 (67)
牛乳/味付き牛乳	37.5%	16.2%	29.9%
ヨーグルト/飲むヨーグルト/濃厚ヨーグルト	6.3%	6.1%	4.5%
チーズ	15.0%	21.2%	31.3%
ケーキ	1.3%	—	—
タブレット菓子/ミルクキャンディ	2.5%	11.1%	—
生クリーム	1.3%	—	4.5%
ミルク入りコーヒー	1.3%	—	—
バター	6.3%	2.0%	1.5%
煉乳	—	4.0%	—
ミロ	—	1.0%	—
豆乳	7.5%	1.0%	6.0%
特になし	18.8%	36.4%	28.4%

筆者作成

4位以下で特徴的なものを概観すると、豆乳が入っており、商品の売り場が同系列にあることなどから乳と混同したものと考えられる。「チーズ」はタイでは6位にあるもののベトナムでは全く入っていない。

ところで、タイの回答では食材以外の牛乳を原料にした石鹸が入っていたのが特徴的で、近年でも、乳をモチーフにしたかわいいコスメブランドが人気である。ベトナムでは「ミロ®（MILO）」（ネスレ社製造、販売の麦芽飲料）が挙げられており、現地では紙パック入りも販売されている。ミロは、1990年代後半からタイの小中学生に「オバルティン（タイ語発音）」（注10）とともに人気であった。

好きな理由をみると、「牛乳」についてタイでは「牛乳（プレーン）」は「健康によい」「甘くなくてよい」「身体が丈夫になる」など、ベトナムでは「おいしい」が最も多く、「ちょうどよい脂質」「衛生的」「宣伝文句“NGON-BO-RE”美味しい・体にいい・安い」「品質がよい」が挙げられた。日本では「昔から慣れた味」「甘くておいしい」などで、他の国のように健康によいや栄養価が高いなどが好きな理由として挙げられなかった。

「ヨーグルト」は、タイでは「さっぱりしておいしい」「甘ずっぱくて食べやすい」など味について、ベトナムでは「おいしい」「栄養が豊富」などが好きな理由として挙げられた。日本では、「いろいろな味があり」「消化によい」「毎朝食べているから」「身体によい」など、習慣やアレンジなど食生活の一部に入っていることがうかがえる。

「チーズ」は、タイでは「こってりして塩気がありおいしい」が、日本では「どんな料理でも合う」「風味がまろやかになる」「焼くとトロトロ」「とろける」「のびた状態がおいしい」など、料理への組み合わせ、調理した際の食感がよいことなどが好きな理由として多く挙げられた。

（注10）「オバルチン（OVALTINE®）」スイスの製薬会社ノバルティスの関連会社であるWander AGが開発、製造する麦芽飲料。

(2) 嫌いな乳・乳製品

一方、嫌いな乳・乳製品についてみると、「特になし」がベトナムは1位であった。タイでは、「牛乳（プレーン牛乳14件、味付き牛乳11件、無調整・低脂肪・ヤギの乳５件）」が最も高く、次いで「チーズ」、「豆乳」を除くと「バター」「ヨーグルト（飲むヨーグルト）」が続く。ベトナムは、「チーズ」が最も高く、次いで「牛乳」、「ミルクキャンディ」であった。また「ヨーグルト（濃厚ヨーグルト）」が挙げられた。日本は、「チーズ」「牛乳」が同じくらい嫌いなものとして挙げられた。それ以外は５％も満たない。

嫌いな理由について「牛乳」は、３カ国共通して「匂い」と「おいしくない」との回答が挙げられた。その他、タイではプレーンの牛乳は「味がない」、味付きの牛乳は「甘すぎる」、ヤギなどの乳は「生臭い」であった。ベトナムは「脂質が多い」、日本は「匂いが駄目」という回答が最も多く、「腹が痛くなる」という理由が挙げられた。日本のみ乳糖不耐症が要因と思われる回答があった。「チーズ」は、タイでは「臭い」「おいしくない」「高脂肪」で、ベトナムでは「脂肪分が多すぎる」ことが最も多い理由であった。日本では「匂いが臭い」であった。またタイやベトナムでは、バターや濃厚ヨーグルトもチーズと同様に栄養成分である脂質の多さが嫌いな理由に挙げられたが、日本は匂いについてであった。

4 自国の料理と乳の融合に対する意識

乳文化が流入すると、米食文化圏においては、どのように自国の料理へ融合していくのだろうか。日常的に食べている自国の料理と乳を組み合わせたものについて受容できるか否か「おいしそう、食べてみたい」「まずそうだけど食べてみたい」「絶対食べたくない」の３択で質問した。料理の内容については、日本在住のタイ人、ベトナム人と議論をし、各国料理との組み合わせを選んだ。その結

図8　各国の自国の料理と乳の融合に対する意識

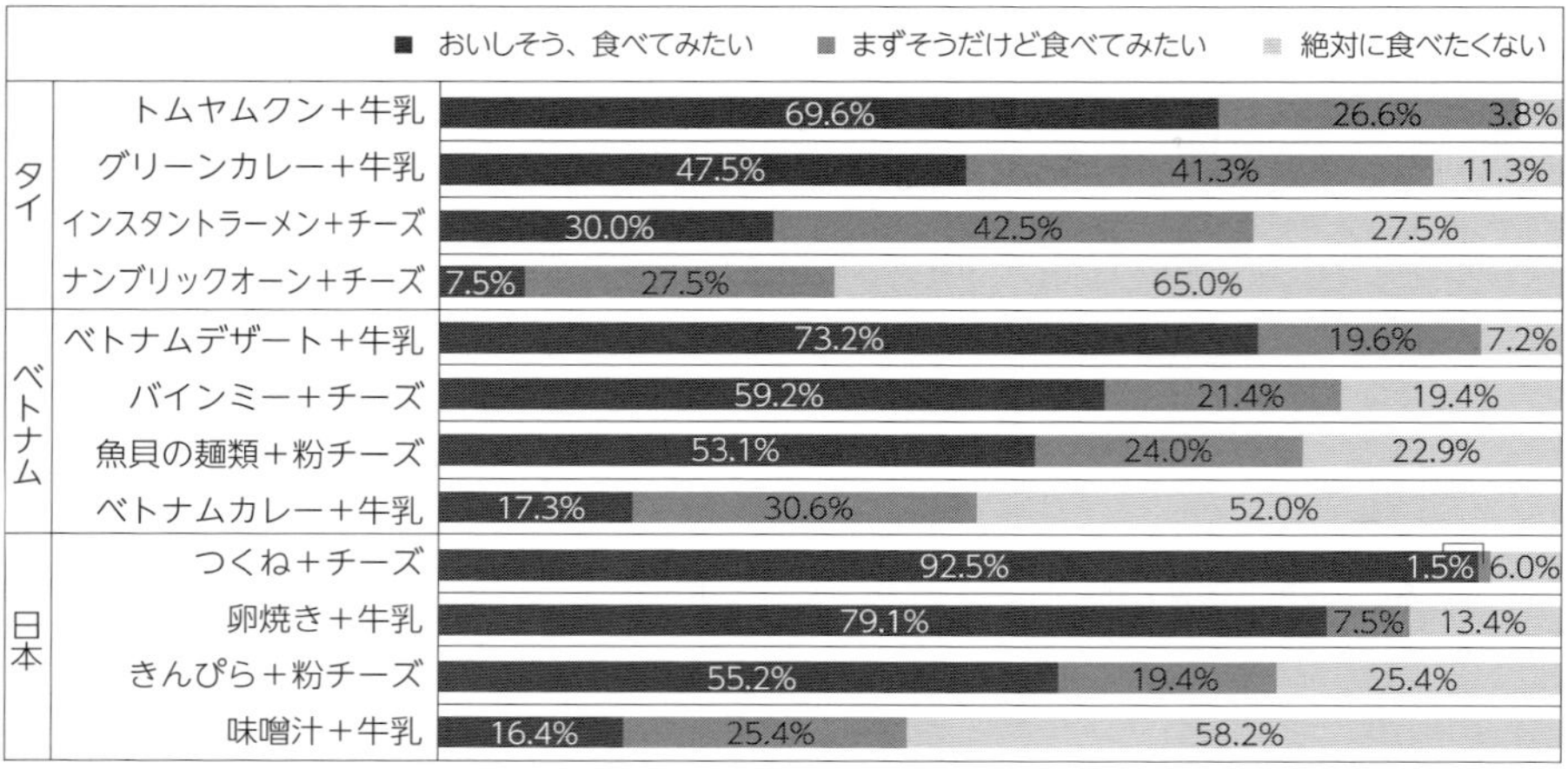

筆者作成

果について、食べたみたい比率が大きい順に並べ替え図8に示した。

タイでは、ココナツミルクの代わりに牛乳を用いるようにしたトムヤムクンやグリーンカレーは約9割が「食べてみたい」と回答し、トムヤムクンは約7割が「おいしそう」と回答している。一方、チーズを入れたインスタントラーメンは、7割は「食べてみたい」と回答したが「おいしそう」は3割であった。イタリアのミートソースにも似たナンプリックオーン（野菜などにつけるトマトとひき肉のディップ）に粉チーズを入れたものは6割以上が「絶対食べたくない」と回答していた。

ベトナムでは、最も受け入れやすいと考えられる組み合わせのデザートと牛乳で約9割の人が「食べてみたい」と回答し、7割以上が「おいしそうだ」と思っている。またチーズに関して、バインミー（ベトナム風サンドイッチ）や貝類の麺類にチーズを加えたものは8割の人が「食べてみたい」、5割以上が「おいしそう」と回答している。ベトナムカレーについてはタイとは異なりに牛乳を入れたものは半数以上が「絶対食べたくない」と答えている。

日本では、つくねとチーズ、卵焼きに牛乳は約9割が「おいしそう、食べてみたい」と回答している。野菜との組み合わせのきんぴらと粉チーズは、やや下がり7割強が「食べてみたい」、5割強が「おいしいそう」と答えており、動物性タンパク以外にも乳製品を用いることに好印象である。しかし、味噌汁との組み合わせについては、5割以上が「絶対食べたくない」と回答していた。

料理が同一でないため一概に比較はできないが、米を主食と考えた場合に乳と組み合わせた料理をみると、日本が最も「おいしそう、食べてみたい」が高い比率を示した。また、食べてみたくない組み合わせに挙がったのは、味に想像ができないもの、日常的によく食べていてその味に慣れ親しみ、おふくろの味のように変化させたくないものかもしれない。

おわりに

タイ、ベトナムと日本の乳・乳製品の摂取実態の共通点や相違点を抽出しつつ、米食文化圏および日本の乳食文化受容の特徴をみると、牛乳が3カ国共に学校で提供されており、いずれも子どもたちの成長を促す目的であるため乳製品に対して栄養があるという共通認識がある。ただその内容については、導入された時期が異なるため、タイでは健康志向でタンパク質、ベトナムは子どもたちの栄養改善で良質な脂質があげられている。一方日本は、戦後の栄養改善が解消され、現在は骨を丈夫に、身長が伸びるなどカルシウムが多く摂取できるなど違いがみられた。

また、タイとベトナムでは甘く味付けされた牛乳が人気であった。熱帯地域で甘味が強いデザートが好まれる傾向にあるが、タイでは近年健康志向でプレーンな味、甘さを抑えたものを好む人が増えている。日本ではコーヒーの受容において当初砂糖・ミルク入りが広く人々に受け入れられ、それから現在はブラックや微糖が多くなっていることをみると、外来の食に対してはじめは「甘くする」ことで受容しやすくし、普及が進むと、経済や健康などの要因を絡みながら本物志向に移行していくようである。

ヨーグルトは、3か国で共通して好きな乳製品として挙げられている。ベトナムは自家製の文化があり摂取頻度が高い。甘ずっぱい味が好まれ、腸内環境をよくするなど健康や美容にもよいとして、おやつとしても食べられている。タイやベトナムでは製品としてすでに味付きのものが選ばれていた。日本でも当初は同様であったが、1980年代半ば以降ナチュラルのプレーンヨーグルトが選択されるようになり、現在では各自でフルーツやジャムを加えるなど食べ方をアレンジしている、また、それを朝食に摂取していることが特徴であった。日本では「甘くない（甘すぎない）」ことが好評価の一つとなっていることもあり、自ら味を調整したいのであろう。

チーズは、日本では最も好きな乳製品として挙げられていたが、まだ流通量が少ないタイやベトナムでは嫌悪感をもつ者のほうが多い。理由としては、味や脂肪が多いことなどがタイやベトナムで多く挙げられていたが、一因としては食べ慣れないこともあるだろう。事実、日本の導入期のほとんどの反応は嫌悪感であった。現在でも苦手な者はおり、匂いが駄目だという回答が顕著であった。匂いについては、最近人気のパクチー（香草）も好き嫌いが分かれおり、日本の食生活において、日常的に香辛料や香りの強い食材を用いることが少なく、匂いのある食材に対する受容は個人差が大きいのだろう。現在チーズが好まれる理由には、どの料理でも合うとの回答が多く挙がり、日本の料理つくねとの組み合わせをみると好意的な反応であった。とろける、トロトロ、のびるなど食感が好まれており、きんぴらごぼうなどには粉チーズよりも、とろけるチーズを用いたほうがより受け入れられた可能性がある。また、味がクリーミーになる、コクが出るなど、調味料の一つとしても用いられている。

写真4　カレーや牛丼にチーズトッピング（上段左：日本）、乳製品（上段右：タイ）
抹茶味のフローズンヨーグルトや抹茶ミルクティ（下段：ベトナム）

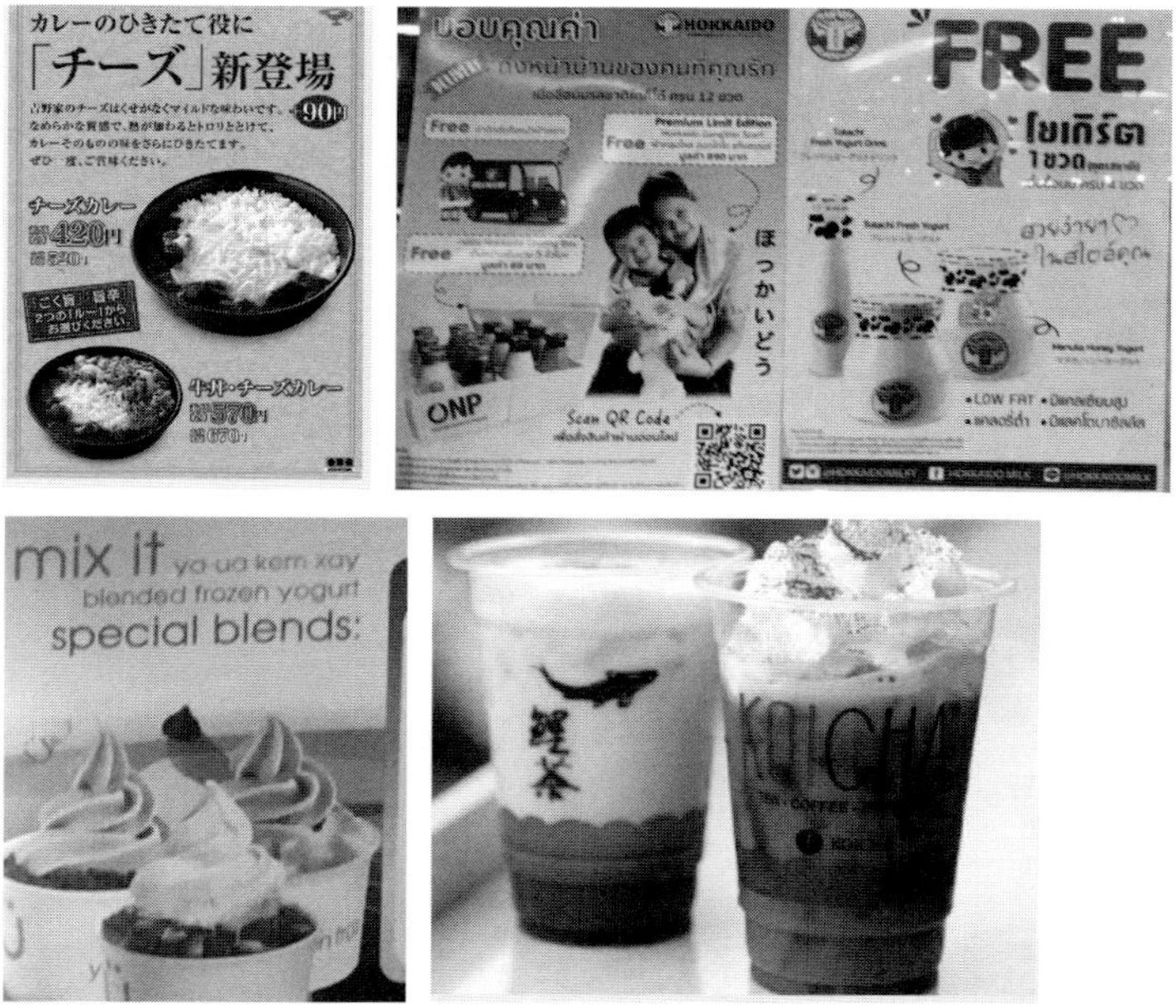

自国の菓子やデザートに乳製品を用いることについて、日本ではすでにバターや牛乳を用いた和菓子、クリーム入りの大福がつくられ普及・浸透している。タイやベトナムでもデザートに乳を用いることは好意的であり、融合はしやすいものといえる。ただ、ココナツミルクが豊富にあり、おいしいため牛乳に置き替えたものが普及するかは不明である。

自国の料理に乳製品を用いることについて、タイは日本に次いで「おいしそう」の比率が高く、チーズに対する嫌悪感があるものの日本式のラーメンやカレーなどにチーズがトッピングされたもの、バター醤油味、さらには抹茶ミルク、日本式の生クリームやバターの入った菓子などは人気がある（**写真4**）。日本の食文化を通して乳食文化が受容されつつある点は特筆できるだろう。

米食文化圏インドシナ半島の両国からみる日本の乳食文化の特徴としては、タイ、ベトナムでは、乳製品を単体で摂取していることが多いが、現在の日本では、さまざまなアレンジや、乳・乳製品を料理の具材として調理をすることで変化する味や食感を楽しんでいるといえよう。最近では日本国内で、台湾のタピオカミルクティ、韓国のチーズタッカルビやレインボーチーズドックなどが若者を中心に人気を博している。

今後、欧米から伝わったものだけでなく、日本をはじめ米食文化圏であるアジア各地を経由して乳と融合した料理や食べ方が、相互に流入・変化しながら新たな乳食文化として形成されるのではないだろうか。

引用文献

青沼悠平、小林誠「ベトナムの酪農乳業をめぐる動向」『畜産の情報』２０１８年1月号、２０１８年、https://www.alic.go.jp/content/000144737.pdf（閲覧 2019/6/30）

宇都宮由佳「ポルトガルの伝統菓子 Fios de ovosのアジアへの伝播―ゴア（インド）、タイ、日本の調査をとおして」『会誌食文化研究』第6号、２０１０年

梅棹忠夫「東南アジア紀行」『梅棹忠夫著作集　第6巻―アジアをみる目』中央公論新社、１９８９年

小林弘明「家計調査等からみたタイの食料消費構造の変化と牛乳乳製品事情」、日本農業経済学会編『農業経済研究、別冊　日本農業経済学会論文集』、１９９８年

小林誠、宮本敏行「ベトナムの酪農・乳業事情」『月報　畜産の情報（海外編）』２００２年10月、http://lin.alic.go.jp/alic/month/fore/2002/oct/rep-sp.htm（閲覧 2019/01/31）

チットラダープロジェクト広報部「プミポン前国王陛下のチットラダープロジェクト」『盤谷日本人商工会議所、所報』（No.668）２０１７年12月号、２０１７年

中島祥雄「東南アジアの牛乳・乳製品需要動向：タイおよびインドネシアの酪農事情を中心に」『alicセミナー資料』

２０１６年、https://www.alic.go.jp/content/000124120.pdf（閲覧 2019/6/30）
日本乳製品協会編『日本乳業史』日本乳製品協会、１９６０年
橋爪伸子「近代日本の乳受容における菓子の意義―京都の事例を通して」２０１５年、m-alliance.j-milk.jp/ronbun/shakaibunka/huh1j4000000biqf-att/shakai_study2015-05.pdf（閲覧 2018/12/17）
畑中三応子『ファッションフード、あります―はやりの食べ物クロニクル１９７０～２０１０』紀伊国屋書店、２０１３年
森山浩光「ベトナムの経済概況と乳製品の動向」『畜産の研究』第69巻・第８号、２０１５年
Giang Hoang Nhon「ビナミルクの給食牛乳プロジェクト、栄養失調児の削減で成果」『ベトナムニュース』２０１６年、https://www.viet-jo.com/news/social/161005095446-pic1.html（閲覧 2019/2/17）
UTSUNOMIYA Yuka, SRIVANASONT Patthanit, SAKKAYAPHAN Saowapa, et al. Research on the acceptance of milk and dairy products in Thailand, Vietnam, and Japan. ARAHE 20th Biennial International Congress. 2019

参考文献

磯部禎夫「タイの牛乳利用の現状と水牛乳への期待」『日本畜産技術士会　会報』第65号、46～51頁、２０１１年
後呂洋一『２０１５年東南アジアの飲料市場―旺盛な個人消費が後押しする東南アジアの飲料市場』総合企画センター大阪、30～40頁、41～53頁、２０１５年
木田秀一郎、斎藤孝宏「タイの酪農・乳業（前編）」『月報　畜産の情報（海外編）』２００５年５月、http://lin.alic.go.jp/alic/month/fore/2005/may/spe-01.htm（閲覧 2019/01/31）
日本ヨーグルト協会「ヨーグルトのおはなし」『幼稚園』７月号、小学館、１９６２年
保険省保健局、ティパラディ・コスワン、スポット・リュンルクリン「タイ人児童の栄養促進と牛乳の飲用―年齢に相応しい身長と体格づくりのために」『盤谷日本人商工会議所　所報』（No.656）２０１６年12月号、25～28頁、２０１６年
細川大輔「ベトナム―中国関係：協調のなかの管理された対立」『立命館国際地域研究』第39号、１２５～１４４頁、２０１４年、http://r-cube.ritsumei.ac.jp/repo/repository/rcube/5512/as39_hosokawa.pdf（閲覧2019/2/17）
Jackson DA, Imong SM, Silprasert A, Preunglumpoo S, Leelapat P, Yootabootr Y, Amatayakul K and Baum JD. Estimation of 24 h breast-milk fat concentration and fat intake in rural northern Thailand. Br J Nutr. 59（3),

365-371, 1988
National Statistical Office Ministry of Digital Economy and Society. The 2017 Food Consumption Behavior Survey. National Statistical Office, 18, 2017
Nestlé Thailand「History : Nestlé Group, Thailand」https://www.nestle.co.th/en/aboutus/history（閲覧2019/1/31）

明治から戦後「家庭」創設までの初等・中等教育において、「乳」はどのように扱われてきたか

宮崎大学教育学部　教授
篠原　久枝

はじめに

小学生に「何故、給食に牛乳がでるの?」と尋ねると、元気よく「カルシウムが多いから!」「栄養があるから」という答えが即座に返ってくる。このような牛乳飲用の栄養意識が何故小学生から定着しているのか、この背景には、わが国の栄養政策としての学校給食における牛乳の提供と、教科「家庭」における「乳の位置づけ」に一因があるものと推察される。

戦後、民主的な家庭建設の教育と位置づけられた「家庭」は、小学校では、第五、第六学年で男女共修の教科としてスタートした。中学校、高等学校では、女子のみの教科としてスタートしたが、平成元（１９８９）年の学習指導要領の改訂により、男女必修の教科となった。筆者らが戦後の小学校の「家庭」、中学校の「技術・家庭（家庭分野）」の教科書における「乳」に関する記載の分析を行った結果、「食物領域」では、「牛乳」は「カルシウムの供給源」としての視点から必ず記載されてきた（篠原ほか２０１７：69～90頁）。「乳・乳製品」の種類も昭和30年代には「牛乳、粉ミルク」のみであったものが、国民一人当たりの乳の供給量が増加した昭和40年代以降は「ヨーグルト、チーズ、アイスクリーム」なども記載されるようになった。平成元年以降は、「牛乳から作られる主な加工食品の例」や「アレルギー原因食品の例」、「特定保健用食品の例」など多角的な視点で記載されており、調理実習における出現数も増加した。一方、「保育領域」に関しては、学習指導要領（注１）の変遷をみると、「技術・家庭（女子向き）」が必修教科となった昭和33（１９５８）年度以降、「幼児」が対象となり、牛乳は「おやつ」の材料としてのみの記載となった。選択教科としての「家庭」が位置づけられていた昭和33年度ならびに昭和44（１９６９）年度の学習指導要領では、「乳幼児の栄養」が学習内容として提示され（注２）、教科書（三省堂、実業之日本社、１９６１年）においても母乳と牛乳の組成の比較が掲

（注１）学習指導要領は国立教育政策研究所「学習指導要領データベース」による。

（注２）乳幼児は乳児と幼児を合わせた呼び方で、児童福祉法では乳児は生後０日から１歳未満の子、幼児は満１歳から小学校就学前の子をいう。

載されていた。

このように、「家庭」の教科書における乳の記載は、その時期のわが国の食生活における乳の受容・定着の様相や社会情勢の変化、学校教育における指導内容の変化などを反映しているものといえよう。

明治維新は、わが国における乳文化の受容の始まりであると同時に、近代教育制度の幕開けでもあった。「家庭」の前身である「家事に関する教科」（裁縫教育と家事教育とする）も学校教育の中に位置づけられた。そこで本章では、わが国の近代における乳文化の受容・定着の様相を探る一側面として、明治期から戦後の「家庭」成立までの初等・中等教育では「乳」について何がどのように教授されてきたのか、「家事に関する教科」における乳の記載の分析から概観することを試みる。

1. 教育制度の変遷と「家事に関する教科」の位置づけ

まず、明治から戦後にかけての義務教育を中心とした初等・中等教育制度と「家事に関する教科」の位置づけについて、**表1**に示す。

明治4（1871）年に文部省が設置され、翌明治5（1872）年にフランスを模範とする中央集権的な「学制」を発布し近代学校制度が発足した。裁縫教育は江戸時代から寺子屋で裁縫・紡績などの技能を学ぶ実科的教養であったことから（常見1972：25頁）、学制発布当時から、女児小学校（注3）に「手芸」として設置された。その後も「裁縫」と名前を変え、初等・中等教育において一貫して教授されてきた。

一方、家事教育は、その重要性をうたわれながらも独立した教科にはならず、「読方読本《よみかたとくほん》」の中の教育としてスタートした。その後、明治14（1881）年に、高等科の女子には男子の経済に代えて

（注3）明治6（1873）年の学制による制度では下等小学（四年）、上等小学（四年）から成る尋常小学のほか、女児小学・村落小学・貧人小学・小学私塾が設立された。

表1　教育制度の変遷と「家事に関する教科」の位置づけ

年代	法令	義務教育年限	裁縫ならびに家事に関する教科
1872（明治5）年	学制	尋常小学校（下等小学4年、上等小学4年） 女児小学校、村落小学校など	裁縫教育：女児小学校に「手芸」 家事教育：下等小学校、女児小学校の「読本読方」で教育（1）
1879（明治12）年	教育令	教育年限は基本的に8年（最短で16カ月と規定）。	裁縫教育：小学校女子に「裁縫科」
1880（明治13）年	改正教育令	教育年限は8年のまま、最短規定を3年と規定 （毎年32週通学の場合）	
1881（明治14）年	小学校教則綱領制定	小学校は初等科（3年）、中等科（3年）、 高等科（2年）の3段階の編成	裁縫教育：小学中等科、高等科女子に「裁縫」 家事教育：小学高等科女子に「家事経済」（1）
1886（明治19年）年	小学校令	尋常小学校4年（義務教育と規定）と 高等小学校（4年）の2段階の編成	裁縫教育：尋常小学校、高等小学校女子に「裁縫」 家事教育：「家事経済」は削除
1890（明治23）年	小学校令 （第2次小学校令）	尋常小学校3～4年（義務教育）、 高等小学校2～4年と規定	裁縫教育：尋常小学校、高等小学校女児に「裁縫」
1900（明治33）年	小学校令 （第3次小学校令） 小学校令施行規則	尋常小学校4年（義務教育）、 高等小学校2～4年と規定	裁縫教育：尋常小学校、高等小学校女子に「裁縫」 家事教育：女児の読本に家事、理科に家事を授ける
1907（明治40年）年	小学校令改正 （第5次小学校令）	尋常小学校6年（義務教育）、高等小学校2年と規定	裁縫教育：尋常小学校、高等小学校女子に「裁縫」
1911（明治44）年	小学校令改正 小学校令施行規則改正		裁縫教育：尋常小学校女子、高等小学校女子に「裁縫」 家事教育：高等小学校女子に「理科家事」（理科の一部）（2）
1919（大正8）年	小学校令改正 小学校令施行規則改正		裁縫教育：尋常小学校女子、高等小学校女子に「裁縫」 家事教育：高等小学校女子に「家事」（選択科目）
1926（大正15）年	小学校令改正 小学校令施行規則改正		裁縫教育：尋常小学校女子、高等小学校女子に「裁縫」 家事教育：高等小学校女児に「家事」（必修科目）（3）
1941（昭和16）年	国民学校令	国民学校初等科6年、高等科2年を義務教育と規定	裁縫教育：初等科、高等科女児に「芸能科裁縫」 家事教育：高等科女児に「芸能科家事」（4）
1947（昭和22）年	教育基本法	小学校6年、中学校3年を義務教育と規定	小学校　昭和22年「家庭」の創設（5、6年男女共修） 中学校　昭和22年「職業」（女子の選択科目として「家庭」）（5） 昭和26年「職業・家庭」 昭和33年「技術・家庭」
	学校教育法		

「女児」と「女子」の表記は法令に従った。（1）～（5）は表2の教科書名を示す。

文部省『学制百二十年史』（ぎょうせい、1992年）ならびに教育史編纂会編『明治以降教育制度発達史』（竜吟社、1939年）を参考に筆者作成

「家事経済」が課せられた。この「家事経済」は、英国の女子用教科“Domestic Economy”および“Household Science”をベースに起草されたもので、衣服、食物、什器などの日常生活に必要な知識系と、洗濯、割烹、理髪などの家事技能系、これらを統合する目標的概念としての「出納」（経済）からなる（野田1999：66～70頁）。

しかしながら明治19（1886）年の「学校令」により、小学校は尋常小学校4年（義務教育）、高等小学校4年の二段階編成となり、高等小学校では理科が新設された一方で「家事経済」は廃止となった。この背景には、教授する教員の雇用や施設・教科書などの教育条件の不備、さらに女子の就学率の低迷があった（野田1999：91～92頁）。

明治44（1911）年には「小学校令」が改正され、高等小学校での理科の授業時間のうちの1時間を女児のための「家事ノ大要」の学習に当て、「理科家事」として家事に関する教科が復活した。大正8（1919）年には、理科に含まれていた「家事」が選択科目として独立し、大正15（1926）年に「家事」は必須科目となった。

昭和16（1941）年、「国民学校令」が公布され、これまでの「小学校」は「国民学校」に改められ、義務教育年限を高等科までの8年にすると規定されたが、実施を延期したまま終戦となった。国民学校令では、「芸能科」の中に「裁縫」、「家事」が位置づけられた。

戦後は、「学校教育法施行規則」により、小学校では「家庭」、中学校では「職業」、「職業・家庭」を経て「技術・家庭」となった。

常見は、家庭科教育史の時代的区分を、第一期「翻訳的家事時代（1868～1878）」、第二期「家事科潜在時代（1879～1912）」、第三期「理科的家事時代（1913～1937）」、第四期「戦時下体制時代（1938～1945）」、第五期「新しい家庭科時代（1946～）」としているが（常見1972：17～18頁）、当時の社会情勢から、教科名の変更と教科書出版時期の乖離もある。そこで今回は、

	調理等		その他	保育							看護等	
				乳汁栄養								
灰分	牛乳	バター		殺菌法衛生	希釈法	与え方	栄養価	離乳	おやつ	その他	看護	染み抜き

			○									
				○	○					○		
						○						
						○						
		○										

				○	○	○		○				
											○	○
○				○	○	○	○				○	

○				○	○		○	○	○	○		
(○)	○	○										
○				○	○		○	○	○	○		
(○)	○	○										

					○						○	

〈○〉												
			○				○					

筆者作成

表2　資料とした教科書一覧と「乳」に関する記載の概要

資料番号	教科書名	出版年		保存法使用法	栄養価/食品成分							
					滋養栄養	熱量	たんぱく質	脂肪	炭水化物	ビタミン A	ビタミン B$_1$	ビタミン C
(1) 読本読方～家事経済												
①	西洋衣食住	1867	慶応3									
②	家事倹約訓　下	1874	明治7									
③	母親の心得　上	1875	明治8									
④	経済小学　家政要旨（中）	1876	明治9			○						
⑤	経済小学　家政要旨（下）	1876	明治9									
⑥	厨のこころえ	1880	明治13	○								
⑦	家事経済訓　一	1881	明治14	○								
⑧	家事経済訓　二	1881	明治14									
(2) 高等小学理科家事教科書（文部省著作教科書）												
⑨	第一学年児童用	1915	大正3									
⑩	第二学年児童用	1916	大正4									
⑪	第三学年児童用	1918	大正6									
⑫	第一学年教師用	1915	大正3									
⑬	第二学年教師用	1916	大正4	○	○		○	○	○			
⑭	第三学年教師用	1918	大正6									
(3) 高等小学家事教科書（文部省著作教科書）												
⑮	第一学年児童用	1933	昭和8							○		
⑯	第二学年児童用	1934	昭和9				(○)	(○)	(○)	(○)	(○)	(○)
⑰	第三学年児童用	1936	昭和11				(○)	(○)	(○)	(○)	(○)	(○)
⑱	第一学年教師用	1935	昭和10							○		
⑲	第二学年教師用	1935	昭和10				(○)	(○)	(○)		○	
⑳	第三学年教師用	1936	昭和11				(○)	(○)	(○)	(○)	(○)	(○)
(4) 高等科家事（文部省著作教科書）												
㉑	高等科家事（上）	1944	昭和19								△	
㉒	高等科家事 第一学年用暫定	1946	昭和21								△	
㉓	第二学年用暫定	1946	昭和21									
(5) 家庭　中学校（文部省著作教科書）												
㉔	第一学年用	1947	昭和22				〈○〉	〈○〉	〈○〉	〈○〉	〈○〉	〈○〉
㉕	第二学年用	1947	昭和22									
㉖	第三学年用	1947	昭和22									

(○)：本文中には乳に関する記載はなく、巻末の食品成分表中の「牛乳」として記載されていたもの。
△　：「卵乳類」として記載されていたもの。
〈○〉：本文中の「食品分析表」ならびに「ビタミンの性質」に記載されていたもの。

教科名による五区分とし、文部省著作教科書の分析を中心に乳に関する記載をたどりたい。本章で資料とした教科書一覧と乳に関する記載の概要を**表2**に示した。

2. 各教科書における乳の記載について

1 「読方読本」～「家事経済」の時期：学制　明治5（1872）年～教育令公布（明治18（1885）年）

「読本読方」の教科書として、外国の育児書や家事の教科書の翻訳書が下等小学校や女児小学校で使用されたが、本稿では採用数の多かったものを分析対象とした。

①「西洋衣食住」（片山淳之助1867）

常見は、下等小学校第六級「読本読方」の教科書とされたこの本を家事科教育の起源としている（常見1972：130頁）。西洋の近代文化を紹介した啓蒙書として、欧米の衣食住について絵入りで説明している。「食之部」では西洋人の食事の仕方について述べられており、「食事台ノ上ニ置ク」として美しい形の「乳汁入　ミルキポット」が描かれている。しかしながら、当時の一般庶民の子どもたちにとっては、「乳汁入」も「乳汁」も想像し難いものであったろう（**図1**）。

②「家事倹約訓　下」（ウィリアム・チェンバース、ロバート・チェンバース編、永田健助訳1974）

文部省が英国で刊行された“Chamber's Information for the People”の最終章“Household Hints”を翻訳出版したものである（谷口1991：103～110頁）。「身體ヲ攝養スル方」の項はあるが、食物や乳に関する記載はない。

③「母親の心得　上」（クレンケ、ハルトマン、近藤鎮三訳1875）

ドイツ人の医師、クレンケ著"Die Mutter als Erzieherin"にハルトマン著の「養生説」を加えて、近藤鎮三が翻訳し「母親の心得・出版人近藤鎮三」と題して上梓したもので、子どもの健全な発達を確保するために母親のあるべき姿を説いたものである。妊娠中の食生活の注意として、飲用して良いものとして牛乳が、食して害なるものとして乾酪（チーズ）が紹介されていた。牛乳を与える時には新鮮なものを選ぶことや、牛乳の善悪は牛の性質と飼い方によるので、牛と飼主をよく吟味することなどが述べられている。

図1　「西洋衣食住」より「食事台ノ上ニ置ク」

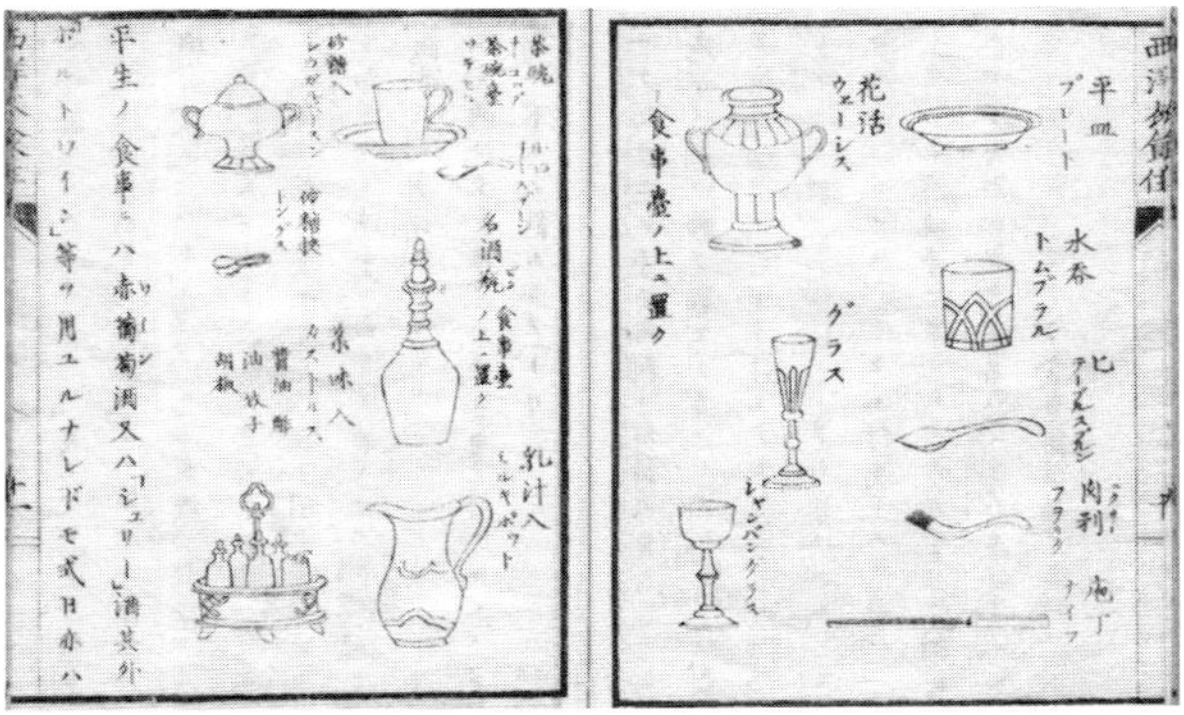

①「西洋衣食住」十～十一丁

資料提供：国立国会図書館

> ③「母親の心得　上」
> ○妊身の間の心得
> 四丁オ
> ・飲みて害なきもの、水、砂糖水、淡泊製の麦酒、温めたる麦酒、牛乳、薄き珈琲、及び茶、葡萄酒、（水を加ふ）なり
> ・食して害なるもの、菜肉に限らず總べて油多き食物は何れも害なり、…（中略）其外逆上を發する食物、乾酪の類、及び香氣

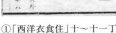

高きもの…（後略）

○乳を止めて他の食養に慣らしむるの法

二十ウ

・この習慣法も甚だ用ゐること難し且つ暑中に長く乳を飲ませざれば忽ち病氣を發するに至らん且その乳に代ふべき牛乳も暫時の内に酸敗するの患あればよく意を用ゐるべし

さて右の方法に由りて乳を離れさするには先乳を飲まする度數を徐々に減少してその漸く慣る丶に至れば夜中は決して飲まさず晝も午時は乳の代りに牛乳を薄くし砂糖を加へて之を飲ませ又乾麵包を煮て牛乳或はソップと共に與ふべし…（後略）

○母及乳母の乳なくして小兒を養育する方法

三十二ウ～三十三オ

・初生兒には液汁の食物を與ふべし（中略）さてその後には牛乳又は山羊乳に水を加へ消化力に適當せる程に薄くなし母の乳に擬へて之を與ふべし…（後略）

・初生兒を養ふものは人乳の外には只獸乳のみ就中山羊及驢の乳はよく人乳に類するが故にこの乳を採り得る者は之を用ゐるを可とす牛乳は時として雜物の交りあればよく吟味せざるべからず又都會に住みては難きことなれども成るべくは同じ牛の乳を飲ますべし且新鮮なるものを擇ぶは固より無論にて薺りて尚温かなるものを最も良しとす若し否ざれは必温めて飲ましむべし又牛乳の善悪は牛の性質と飼ひ方とによるものなれば成るたけ其牛及飼主をよく〱吟味すべし

④**「経済小学　家政要旨（中）」**、⑤**「経済小学　家政要旨（下）」（ハスケル、永峰秀樹抄訳1876）**

永峰秀樹がハスケルの"The Housekeeper's Encyclopedia"（全424頁）の中から、小学女子用教科書として家族、家庭経営、栄養、食品、介護、保育に関する内容を訳出したものである（全195頁）。原著の中で約6割を占めた調理については、わが国にはそぐわないとしてほぼ割愛された。

食物については「第四章　料理ノ経済」、「第八章　栄養ノ事」、「第九章　食物ノ心得」、「第十章　食糧ヲ買フ時ノ心得」の章があり、各栄養素や食品の滋養について詳しく述べられている。しかしながら、本文中には「乳」に関する記載は見当たらない。「第九章　食物ノ心得」の巻末には「第一表　食糧中最要品ノ滋養ノ比較表」として食品中の「肉量」（注4）、「熱量」が示されており、「牛乳」は「人乳」に次いで二番目に上げられていた（**図2**）。

保育については、「第十三章　嬰児ノ事ニ付テノ心得」において、牛乳は補助的に用いることや、牛乳よりもヤギ（野羊）の乳や大麦のほうが栄養価は優れていることが記載されていた。

図2　第一表　食糧中最要品ノ滋養ノ比較表

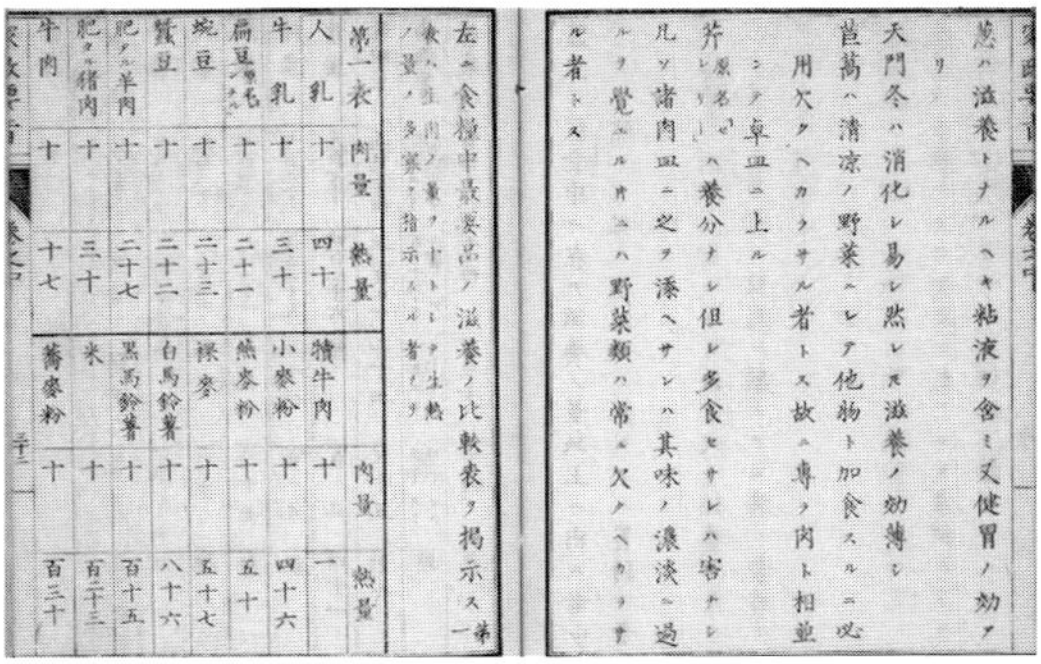
左ニ食糧中最要品ノ滋養ノ比較表ヲ掲示ス

第一表	肉量	熱量
人乳	十	四十
牛乳	十	三十
扁豆	十	二十一
豌豆	十	二十三
蠶豆	十	二十二
肥タル羊肉	十	二十七
肥タル猪肉	十	三十
牛肉	十	十七
犢牛肉	十	一
小麦粉	十	四十六
燕麦粉	十	五十
裸麦	十	五十七
白馬鈴薯	十	八十六
黒馬鈴薯	十	百十五
米	十	百二十三
蕎麦粉	十	百三十

④「経済小学　家政要旨（中）」三十二丁オ
出典：早稲田大学デジタルコンテンツ

⑤「経済小学　家政要旨（下）」
下十八丁オ
・乳汁ノ出サル間ハ嬰児ニ母ノ乳房ヲ含マシムル後時ヲ定メテ牛乳等ヲ與フルヘシ
下十九丁ウ
・母乳ノ外他食ヲ要スル嬰児ニハ野羊ノ乳汁恐ラクハ最佳ナラン
下十九丁ウ
・嬰児ノ生長ニハ牛乳ヨリモ大麥ノ功著シトス

（注4）「肉量」：原著では「Flesh-giving（肉を与えるもの）」となっている。タンパク質10g当たりの熱量換算をしても掲載通りの数字にはならない。原著においては調理の章では牛乳の使用例は多いが、栄養学的記載はこの表以外には見られない。

⑥厨《くりや》のこころえ（石川県第一女子師範学校1880）

この本は翻訳書ではなく、わが国の日常の調理が具体的に書かれており、割烹教育の充実を目指したものである。乳は薬餌《やくじ》として認知されつつも臭気が強く一般には受け入れ難いため、炭酸ナトリウムや炭酸マグネシウムを添加して腐敗を防止する方法や、硝石《しょうせき》で臭気を消す方法が述べられていた。さらには牛乳を瓶《びん》に詰めて煮沸し、土蔵などで一年間も保存する方法が詳しく記載されていたが、いずれも食品衛生上、安全な方法であったとは思えず、家庭で実践されたかどうかは疑問である。

⑥「厨のこころえ」
物の腐敗を防ぐ法
十三丁ウ～十四丁オ
○牛乳の腐敗をふせぐ　牛乳を一旦煮たて涼處におき或は井中に垂れあるひは氷上に置く位のことは誰も知りたることなるがそれよりよきは炭酸曹達または炭酸麻屈尼失亜を少許いれ置くなり
物の味をなほし並に失はざる法
十七丁ウ
○牛乳牛酪の臭氣を消す　牛乳牛酪は共に薬となる物なれども兎角臭氣を嫌ひて用ゐざる人あるは口惜ことなりいま清水にて硝石を解き小茶碗に一杯程を絞りたての温ある乳凡弐斗に加ふれば臭氣全く消ゆるなり
○牛乳の甘味を脱さぬ　牛乳は甚酸化しやすきものなれども食塩をすこし加へ置けば数日間甘味の脱る患なし邊鄙に住みて日々求め難き仁などには至りて便利なり
玉子及び牛乳の貯様
卅八丁オ～卅八丁ウ

○牛乳　先牛乳を入るべき罎を清潔になしてよく乾し頓て牛より直に其罎一杯に乳を絞りいれ塞子を嵌めて其上を金線にて緊く結紮け又釜底に藁を敷き釜一杯に罎と藁とを填合せてこれに水を注ぎて火を焚き水の沸騰を度として火を除き自然と冷ゆるを待ちて罎を取出し大籃の鋸屑中に埋めて土蔵又は船の内におくなり若遠方へ送る時は之を箱に填めてよし　夏なれば其上を「フランケツト」にて裹むべし斯すれば一年餘を歴るも絞りたての品と味毫も異ることなし

⑦「家事経済訓　二」、⑧「家事経済訓　二」（青木輔清1981）

和漢洋の本から「婦女経済ノ一助トナルベキ者」を青木自身の実地経験に合わせて記したものである。

⑦「家事経済訓　二」の「第九章　食物ノ性質及効用」においては、「動物ノ乳汁ハ大抵食用ニ供スベシ」として牛乳で子を養う時は、水で希釈することや、乳汁の保存には陶器、硝子器、銀器が良く、銅器、鉛器は不適切であることが述べられていた。

⑧「家事経済訓　二」では、「第十三章　手軽洋食割烹ノ事」において、「洋食ヲ供スルニハ香料、焼塩、膝拭、麺包、牛酪等ハ欽（ケツ）クベカラザルモニ付食前ヨリ食卓ニ上セ置クベシ」とテーブルセッティングに関する内容や、「油煎」の調理例として牛酪《ぎゅうらく》（バタ）を使って牛肉を炒める調理、「蒸焼」として、アヒルやハトに牛酪と塩を混ぜたものを塗って焼炙りする方法が記されていた。「第十七章　家事出納計算ノ事」には乳関連の記述はない。当時の庶民の家庭で調理用にどの程度牛酪が浸透していたかは不明である。

以上より、この時期はわが国においても母乳の代用品として牛乳が使用され始めたが、搾乳したままの殺菌されていない牛乳であったため（海沼２００１：23～26頁）、いずれの書においても、乳の衛生状態への忠告と対処法が述べられていた。一部、調理の例として牛酪の使用例も見られたが、まだわが国の食生活への受容にはいたらないと翻訳の段階で削除されたために、記載が少ないものと思われる。

2 「高等小学理科家事教科書」の時期：小学校令　明治44（1911）～大正7（1918）年

⑨～⑭「高等小学理科家事教科書」（文部省）

明治44（1911）年の小学校令施行規則中改正（文部省令第24号）により、高等小学校の理科の授業時間3時間のうち1時間を女児に「家事ノ大要」として当て、「家事教育」は「理科家事」として復活した。文部省著作の「高等小学理科家事教科書」（児童用、教師用、計6冊）が初めて発行された。これら「理科家事」の教科書は、「家事科」独立後の昭和初期まで使用されていた。「理科家事」は理科的知識を活用した応用的教科とされたが、教科書の構成は第一学年では住居や手入れ、洗濯、被服、看病、第二学年では食物（調理、献立、食品の貯蔵）、小児、一家の経済、第三学年では食物（調理）、洗濯、年中行事などの学習題材の羅列であり、実技的、実践的な内容が大半を占めていた。

⑩「高等小学理科家事教科書　第二学年児童用」では、基本的な調理法、献立の立て方など食物の技能の習得が23課中16課を占めた。「八　牛肉の調理」の課もあるが、いずれの課においても「乳」の利用は見られなかった。「十三　飲食物」の課では、植物性食品と動物性食品の例を挙げ、「人体の営養に欠くべからざる蛋白質・脂肪・炭水化物・灰分等は是等の食品によりて供給せれる」としているが、動物性食品の例は「肉類・鶏卵」のみであった。

一方、保育領域では、1890年代に入るとわが国においても「人工養育法」が推進されたのを受けて（東四柳2014）、「十八　哺乳、嬰児の食物」においては牛乳による哺乳法が詳しく述べられていた。「希釈法」や「離乳」などの実践的な記載が見られ、特に「殺菌法」については、「牛乳消毒

図3　牛乳消毒器と哺乳器

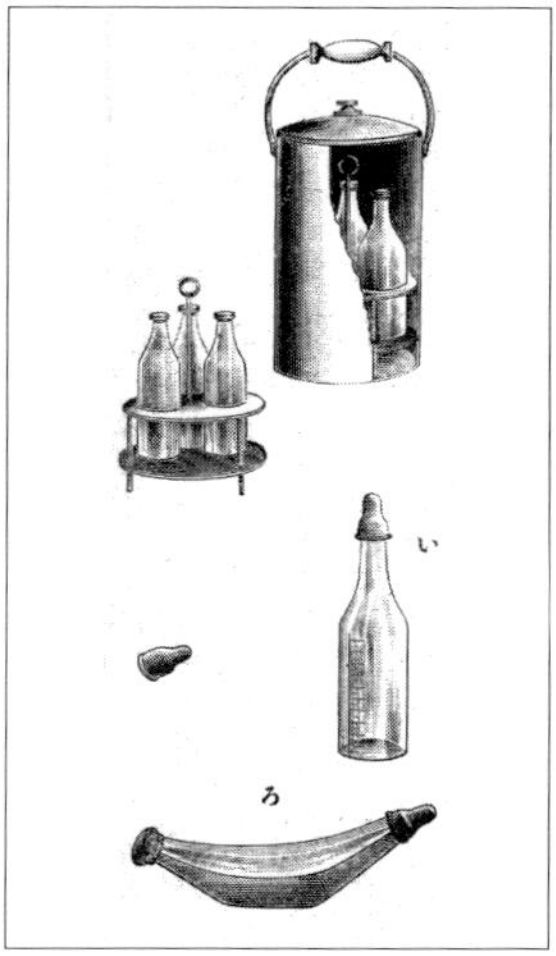

⑩「高等小学理科家事教科書　第二学年児童用」一九頁
出典：広島大学図書館教科書コレクション画像データベース

器」の使用方法が図入りで示されていた（**図3**）。

この背景には、ようやく明治33（1900）年に内務省令として「牛乳営業取締規則」が公布され、配達容器へのガラス瓶の使用や牛乳成分の規格などが定められたことがあると思われる。まだ殺菌についての規定はなく、

> ⑩「高等小学理科家事教科書　第二学年児童用」
> 十八　哺乳、嬰児の飲食物
> 一八～二〇頁
> ・母乳の質よろしからざるか、叉は其の量の不足なるときの外は、乳母を雇ひ叉は牛乳を用ふるなどの事をなすべからず。
> ・牛乳を用ふるときは、嬰兒の發育に應じて之を薄め、白砂糖を少し加へ、其の溫度を加減し、叉其の消毒に注意せざるべからず。
> ・牛乳を消毒するには、硝子瓶に入れ牛乳消毒器にて煮るをよしとす。消毒の後は、器より取出したる硝子瓶に護謨の哺み口をつけて其の儘用ふるを可とす。哺乳器は用ひたる後熱湯にて丁寧に洗ふべし。
> ・離乳の後は、初めに牛乳・玉子・粥等を與へ、次第に軟き米飯・魚肉、消化し易き野菜等を用ひ、生後二ヶ年を過ぎたる頃より、大人と略、同様なる食事をなさしむべし。

⑬「高等小学理科家事教科書　第二学年教師用」の「第十三課　飲食物」では、「一旦煮たてて用いるべき」としている。さらに、牛乳と鶏卵との栄養価の比較も見られた。保育領域では「月齢別牛乳の希釈法」や「人乳と牛乳の成分比較表」（注5）も掲載されていた。

⑬「高等小学理科家事教科書　第二学年教師用」

第十三課　飲食物

一。日常の食品　牛乳及び鶏卵

五三頁

・牛乳及び鶏卵は、いづれも滋養に適せる食品なり。牛乳は、その良否を見分くること容易ならざるものなれば、なるべく信用ある店より買入れ、一旦煮立てて用ふべし。

五四頁

牛乳一合（四九匁）に付

水分	四三匁	蛋白質	二匁	炭水化物	少量	脂肪	二匁	灰分	少量

鶏卵一個（十四匁）に付

水分	八匁	蛋白質	二匁	炭水化物	少量	脂肪	一匁	灰分	少量

第十八課　哺乳、嬰兒の食物

二。牛乳

七七～七八頁

・牛乳は生後八ヶ月頃までは、白湯又は煮冷しにて薄めて用ふべし。其の割合凡そ左の如し。

（注5）乳汁の成分は100g中の値（g）である。灰分は、日本標準食品成分表では「灰分は一定条件下で灰化して得られる残分であり、食品中の無機質の総量を反映している」としている。

年齢	牛乳	水	純乳一日の量
生後一週より三週	一	三	一合
四週より二ヶ月	一	二	二合
三ヶ月より四ヶ月	一	一、五	三合
五ヶ月より六ヶ月	一	一	四合
七ヶ月より八ヶ月	一	○、五	五合

・牛乳は人乳に比して糖分少きが故に、之を補ふ為に、三盆白等上等の白砂糖を加ふるを可とす。その分量は、牛乳一合に對し小匙山盛一杯位とし、砂糖のよく解くるまで掻き廻してもふべし。

三。離乳期前後の飲食物

八三頁

備考

乳汁成分比較表

	蛋白質	脂肪	炭水化物	灰分	水分
人乳	一、五三	二、九七	七、六一	○、一六	八七、七三
牛乳	三、三五	四、四○	四、九四	○、六九	八六、四四

看護の領域においても、病人の食として滋養分のある「牛乳」の利用が記載されていた。

⑫「高等小学理科家事教科書　第一学年教師用」

第十八課　病人の衣食住

一。飲食物

七二頁

・病人に與ふる飲食物は醫師の命に従ひ、滋養分に富み且消化し易きものを選ぶべし。牛乳・鶏卵・粥・粥汁《おもゆ》・葛湯・豆腐・刺身等の如きもの是なり。

⑬「高等小学理科家事教科書　第二学年教師用」

第十二課　病人の食物

三。葛湯

四五頁

・湯の代りに煮え立てる牛乳を用ふるときは、一層滋養分多きものとなるべし。

興味深いのは理科的知識の応用であろうか、⑫「高等小学理科家事教科書　第一学年教師用」の「第十四課　しみ抜法」にも牛乳が利用されていた。

⑫「高等小学理科家事教科書　第一学年教師用」

第十四課　しみ抜法

一。白色の綿布・麻布のしみ抜法

五六頁

インキ…（略）新しく附きたるものは熱き牛乳にて洗ひ取るも可なり。

以上よりこの時期は、教授要領レベルでは「乳」の栄養的価値を科学的に認めつつも、家庭生活における乳の利用については、まだ乳児と病人のみを対象とした薬餌的な利用に限定されていたといえる。「人工養育法」、「人工哺育」という用語は用いられていないが、牛乳の哺乳法について実践的な知識・技能が記述されており、学校教育を通して啓発に努めていたと思われる。しかしながら、男性教員が「理科家事」を担当することもあり、時間、設備の問題に加えて、指導者の知識、経験不足も指摘されており（常見1972：226〜229頁、野田1983：51〜56頁）、どの程度の実践的な知識・技能が教授されていたかは疑問である。

3 「高等小学家事科」の時期：小学校令　大正8（1919）〜昭和15（1940）年

⑮〜⑳　高等小学家事教科書（文部省）

大正7（1918）年に臨時教育審議会は「女子教育に関する件」の答申を出し、国家的観念を強調した良妻賢母主義の方向を示した（野田1983：51〜56頁、1984：8〜12頁）。これにより大正8（1919）年には、理科に含まれていた「家事」が随意科目として独立し、その後大正15（1926）年に必修科目となった。しかしながら、高等小学家事教科書が発行されるのは昭和8（1933）年以降であった。

この時期、育児用粉乳の製造が始まり（和泉2009：169〜175頁）、大正10（1921）年にはわが国で最初の乳製品専門料理書「家庭向牛乳料理」（津野1921）が発行され、乳製品の家庭料理への導入が図られた。「家庭向牛乳料理」の最終章「(庚) 飲料」では、全乳、脱脂乳など乳の種類別の衛生基準や、人乳との栄養価の比較なども掲載されている。児童への牛乳飲用を推奨する動きも見られ、「学校児童衛生㈣児童と牛乳及び鶏卵」の中では、牛乳には「カルシュームや多くのヴィタミン」が含まれていることが述べられている（岡田1921：45〜49頁）。大正12（1923）年の関東大震災後には、乳幼児への牛乳配給も行われ、大正13（1924）年には東京市社会局「牛乳のすすめ」などが発行された（武田2017：189〜191頁）。

⑮「高等小学家事教科書　第一学年児童用」の「第一課　女子と家事」では、「衣服・食物・住居に関するいろ〳〵の事から、子女の養育、病人の看護、家計の処理等に至るまで、女子が娘とし、妻とし、母として、引き受けて為すべき家庭の務は甚だ多い。其の勤め振りのよしあしは、直ちに一家の幸不幸に関係し、ひいては一國の盛衰にも響くものである。されば、それ等の務を完全に果すには如何にするのが最もよいか、家事科は此のことについて調べる学科である。」と、良妻賢母主義を鼓舞する文言となっている。学習題材の構成は、第一学年では食物、被服、住居、被服、手入れ、第二学年では食物、被服、保育、一家の経済、看護、第三学年では食物、保育、看護、さらに関東大震災を受けて災害に対する心得もある。いずれの学年においても食物領域が大半を占め、第三学年では、44課中33課が調理実習であった。教科書の文体は口語体となり読みやすくなっていた。

「第二十課　食物の成分」においては、各栄養素の元素や消化・吸収、代謝過程など栄養学的な記述が出てきた。灰分についての説明はあるが、元素類のみの表記でその働きや多く含む食品についての記載はない。ビタミンAについては、多く含まれる食品として「牛乳」が筆頭に挙げられていた。

⑮「高等小学家事教科書　第一学年児童用」

第二十課　食物の成分

五〇～五四頁

・我々が生命を維持する爲には、炭水化物・脂肪・蛋白質・水及び灰分等を含む食物を攝取しなければならぬ。

・灰分　灰分とは食品を焼けば殘るものであつて、これには燐・硫黄・カリウム・ナトリウム・マグネシウム・カルシウム・鐵等が含まれてゐる。

・ビタミン　ビタミンAは、脂肪に溶ける性質を有し、牛乳、バタ・鶏卵・肝油等に殊に多く含まれてゐる。

一方、⑯「高等小学家事教科書　第二学年児童用」では、「第一課　献立」において献立作成上の留意点「(三)灰分に不足せぬ事」において、初めて「カルシウムの給源としての牛乳」が明記されていた。さらに、「(四)各種ビタミンに不足なき事」においても、食品分析表を活用することや、牛乳、卵黄、七分搗の米などが有効な食品であることを明記している。

続く「第二課　献立の例と其の料理」においては「牛乳」の使用例は見られない。

⑯「高等小学家事教科書　第二学年児童用」

第一課　献立

一～三頁

平常向きの献立を作るに留意すべき主な事を擧げれば、第一には保健に適する事である。之が爲に必要な條件は、

(一)蛋白質の量の適當なこと（略）

(二)炭水化物及び脂肪の量の適當な事（略）

(三)灰分に不足せぬ事

炭分の中で、カルシウムと燐と鐵とは不足に陥り易いものであるが、其の内でも特にカルシウムに於て此のおそれが多い。是等の灰分の欽乏を避けるには、植物性食品では種々の野菜特に葉菜類を重んじ、動物性食品では骨も共に食し得られる小魚、或は牛乳・卵黄等を重んずるがよい。

(四)各種ビタミンに不足なき事

之には食品の分析表に基き、此の目的に應ずるやう食品を選ばねばならぬ。一般に云えば、菜葉類・果物及び牛乳・卵黄・胚芽をもつた七分搗米などは、此の目的に對して頗る有効な食品である。

⑰「高等小学家事教科書　第三学年児童用」では洋風の献立がみられるようになり、「第二十四課　キャベツ巻き　ドーナッツ」において、初めて「牛乳」の使用が認められた。この教科書においては、献立の材料ごとにその分量が「グラム」、「立方センチメートル」で明記され、科学的な調理実習になったといえよう。「キャベツ巻き」では牛乳を煮汁、小麦粉と混ぜてソースにしている。「第十二課　魚の油焼き」、「第二十課　サンドウィッチ」、「第二十七課　コロッケ、キャベツのバタ煎」、「第三十三課　スチュウ　野菜サラダ」には「バタ」が使用されていた。これらの料理の出典についてはたどることができなかった。

⑰「高等小学家事教科書　第三学年児童用」

第二十四課　キャベツ巻き　ドーナッツ

八七～九〇頁

キャベツ巻き

キャベツ	約六十グラム
牛肉（又は鶏肉・豚肉・魚肉等）	約三十五グラム
玉葱	約三十グラム
人參	約二十グラム
馬鈴薯	約七十グラム

鹽　適宜
胡椒　少量
小麦粉　約五グラム
牛乳　約二十立方センチメートル

（中略）

殘りの汁に牛乳を加へて味を調へ、其の中に小麦粉を水でといて入れ、輕くまぜながら暫く煮た後、皿に盛つたキャベツ卷の上にかける。

ドーナッツ（約十個分）

鶏卵　一個
砂糖　約七十グラム
牛乳　約五十立方センチメートル
小麦粉　約二百グラム
ふくらし粉　約三グラム
ヘット（又は胡麻油）　適宜

鶏卵を器に割り入れ、砂糖を加へてよくかき混ぜ、牛乳を入れ、更に小麦粉とふくらし粉を混ぜて二回篩にかけたものを加へ、輕く混ぜ、板の上に取つてざつと捏ね、之を十個くらゐにちぎり、手にて中央に穴を開ける。又抜型を用ひて形を作つてもよい。之を油にて揚げ、砂糖を全面にまぶす。
油の温度は、普通の揚物の場合よりも低くてよい。

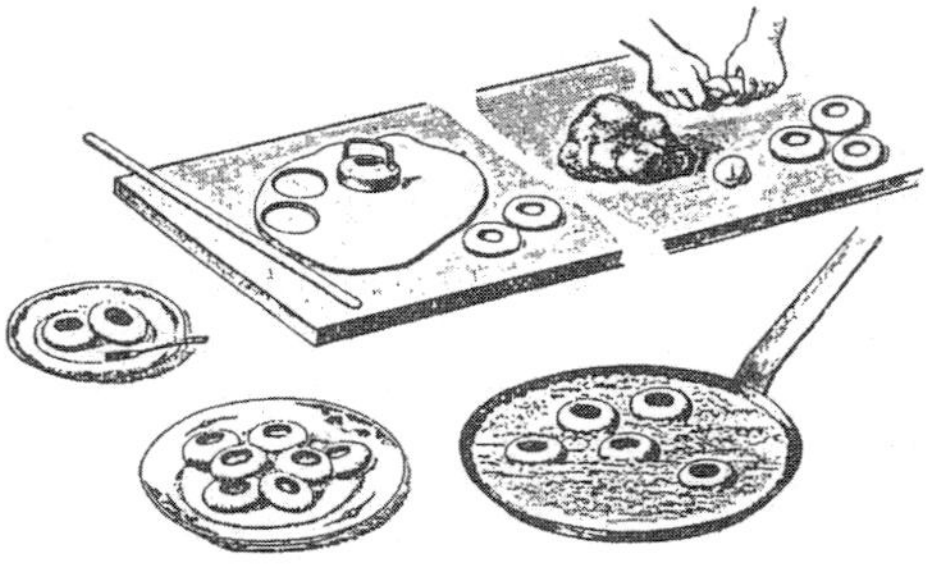

食品分析表は巻末に、⑮第一学年児童用では穀類、野菜、肉類など30種類が、⑯第二学年児童用では人乳、牛乳、粉乳、練乳を含む野菜、魚介類45種類が視覚的にわかりやすい百分比で、それも色刷りで示されていた（**図4**）。⑰第三学年児童用では、これらに加えて「バタ、牛肉」など68種類が数表として掲載されていた。百分比では水分、蛋白質、脂肪、炭水化物、繊維、灰分、ビタミンA、ビタミンB、ビタミンCが、数表ではさらにビタミンE、ビタミンDも表記されていた。「牛乳」、「人乳」の「ビタミンD」には「？」の印が記されていた。

一方、保育領域では、⑯「高等小学家事教科書　第二学年児童用」において、「母乳哺育」と「牛乳哺育」という用語が使用され、その注意点についても記載されていた。さらに、警視庁の「牛乳営業取締規則」（昭和2（1927）年）改正、内務省の「牛乳営業取締規則」（昭和8（1933）年）改正によって、牛乳の殺菌が義務づけられたことから、衛生上安全な牛乳が配給されるようになったことがうかがえる。「配達せられたままの牛乳は消毒上に不安のないのが原則である」として、追加殺菌についての注意と哺乳瓶と洗浄ブラシの図になっていた（**図5**）。⑬「高等小学理科家事教科書　第二学年教師用」に掲載されていた牛乳の希釈法の表は、⑯「高等小学家事教科書　第二学年児童用」に掲載されていた（**図6**）。

⑯「高等小学家事教科書　第二学年児童用」
第二十五課　哺乳
六〇～六二頁

・牛乳は人乳に比べては、蛋白質に富んで炭水化物に乏しいから、牛乳哺育の場合には、乳児の月齢に應じて、表（筆者注：図6）のやうに水・砂糖・重湯または穀粉煎汁を加えて用ひるがよい。
穀粉煎汁の用方は牛乳の一乃至三パーセント位に當る玄米粉其の他の

図4 食品分析表（百分比）

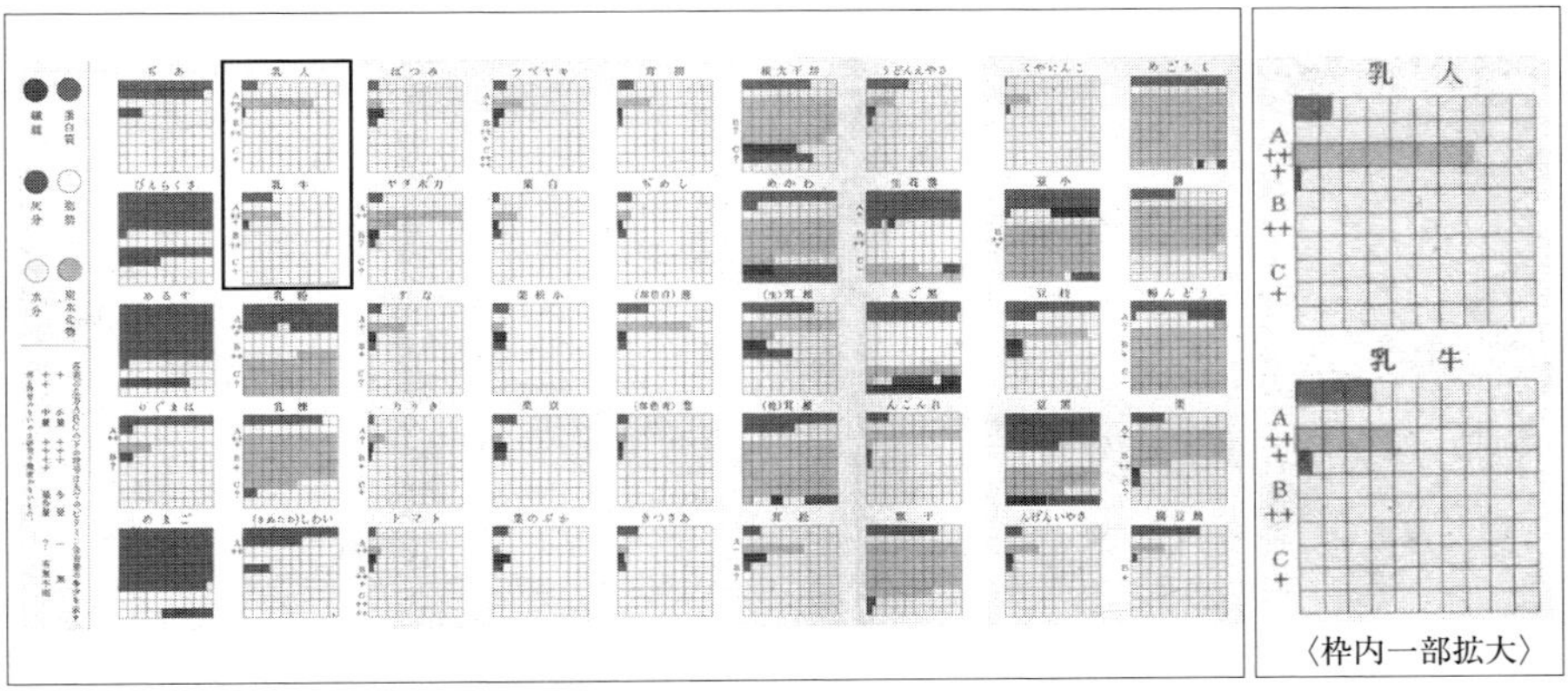

⑯「高等小学家事教科書　第二学年児童用」

図6 牛乳と希釈液の割合

月　齢	牛乳と稀釋液との割合	稀釋に用ひるもの	砂糖添加の割合	一回量
第一ヶ月前半	1：1 或は 1：2	水	5％	10cc—90cc
第一ヶ月後半	1：1	同	〃	90cc–100cc
第二ヶ月	1：1	同	〃	150cc
第三ヶ月	2：1 或は 1：1	水又は重湯	〃	160cc
第四ヶ月	2：1	同	〃	170cc
第五ヶ月	2：1	同	〃	180cc
第六ヶ月	2：1	穀粉煎汁	〃	200cc
第七ヶ月	全　乳		〃	200cc

⑯「高等小学家事教科書　第二学年児童用」六二頁

図5 哺乳瓶とブラシの絵

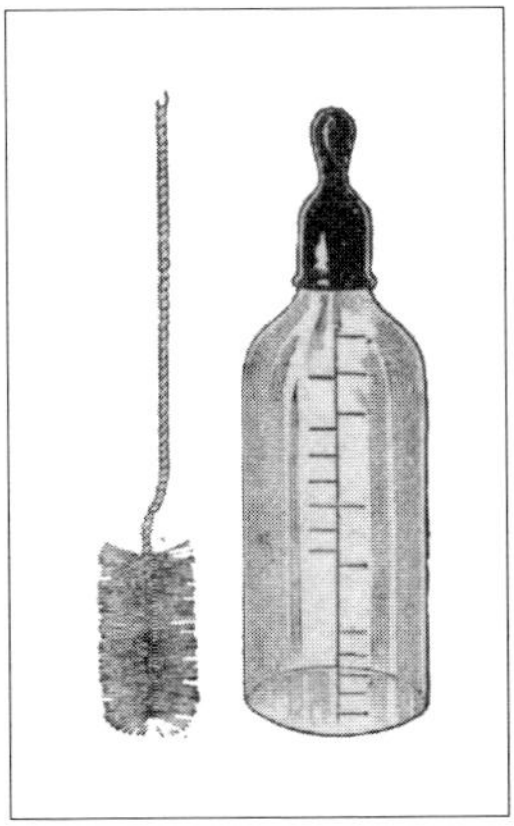

⑯「高等小学家事教科書　第二学年児童用」六一頁

図4、5、6の出典：広島大学図書館教科書コレクション画像データベース

> 穀粉を水又は牛乳の一部分でよく煮て後、ガーゼで濾したもの全體の牛乳に加へるのである。
>
> ・牛乳は甚だ腐敗し易いから、取扱方に十分に注意し、常に消毒したものを用ひ、凝固する牛乳は飲み殘りの牛乳などは決して與へてはならぬ。
>
> ・配達せられたままの牛乳は消毒上に不安のないのが原則であるが、自分で消毒する場合には三分間以上は沸騰させないがよい。

⑲「高等小学家事教科書　第二学年教師用」においては「母乳哺育」、「人工哺育」の定義が見られ、「取締規則があって消毒上不安がない」と市販牛乳の安全性を強調するものとなったが、牛乳栄養では夏季に死亡率が高いことや、ビタミンC不足についても言及していた。

> ⑲「高等小学家事教科書　第二学年教師用」
>
> 第二十五課　哺乳
>
> 一七〇～一七四頁
>
> ・母乳哺育（略）
>
> ・人工哺育　人乳以外の代用榮養品で乳兒を養ふ事を人工哺育と云ふ。
>
> ・人乳の代用品の主なものは牛乳・粉乳等である。
>
> ・配達されたまゝの牛乳は、取締規則があつて消毒上に不安のないのが原則であるが、尙自分で消毒する場合には、瓶のまゝ湯煎の方法によるがよい。
>
> ・牛乳榮養の場合、夏季に於て消化不良が原因で死亡する乳兒が多いから特に注意を要する。
>
> 備考
>
> ・粉乳にはビタミンCが缺乏して、それが爲に榮養不良に陷るから、蜜柑類・リンゴ等の果實、トマト・大根等野菜の生の汁を少しづつ與へるがよい。新鮮な牛乳の場合にも、果汁・野菜汁を少

しづつ與へるやうにするがよい。

⑯「高等小学家事教科書　第二学年児童用」の「第二十六課　乳児の衛生」では、母乳栄養児と牛乳栄養児の便性状の違いにまで言及しており、「第二十七課　離乳」においても「牛乳」の積極的な利用が見られた。

⑯「高等小学家事教科書　第二学年兒童用」

第二十六課　乳兒の衛生

六四頁

・便通　人乳のみで養はれる乳兒の便は山吹色で軟かく、牛乳を用ひる場合には黄色が薄くや﹅硬いのが普通である。

・乳兒の便通の回數は、母乳榮養の時は一日二三回ぐらゐ、牛乳榮養の時は一日一二回ぐらゐの事が多い。

第二十七課　離乳

六七～六八頁

・離乳期の食物は初めには牛乳・重湯葛湯・野菜スープ・果物の汁等の流動食、次には輕燒・ボール・ウェーファース等の輕い菓子、半熟卵、お混り、食パンを牛乳又はスープにて煮たもの……（略）。牛乳は一日三百六十立方センチメートルぐらゐ與え……。

・食事は三食の外に午前午後に各一回ぐらゐ牛乳・ビスケット・プディング等の如き甘味の弱い輕い間食を與えるがよい。

第二十八課　幼兒の食物
六九～七〇頁
・プディング
鶏卵一個につき砂糖約三十五グラムの割で入れてよくかき混ぜ、次に牛乳約九十立方センチメートルを加へて混ぜ、適宜の器に入れて中火にして蒸す。

以上より、この時期の教科書は、児童への牛乳飲用の推奨という社会情勢を受けて、「牛乳」の栄養的価値について食品分析表によって明確に示していた。牛乳がカルシウムの給源であることも初めて明記された。殺菌された安全な牛乳の流通により、牛乳やバターを使用した調理実習や離乳食も掲載され、家庭料理の食材として乳の普及が進んだことがうかがえる。

しかしながら、昭和6（1931）年には満州事変が勃発し、これらの教科書が出版された頃には食糧事情は厳しくなっていった。昭和初期の大阪市児童の身体異常に関する報告では、小学校および幼稚園児童の実に21～23％が発育異常、4％以上が栄養不良となっていた（藤原1934a：2～7頁）ことを受け、大阪市衛生試験所長であった藤原九十郎は児童への健康教育の重要性を説いている。「児童の健康教育㈧第五上級生に対する健康教授　第三、子どもに教ゆべき栄養学」（藤原1934b：2～7頁）、「子供に教ゆべき栄養学」の中で、各栄養素の働きを述べている。さらに食品を「身体を作る物質（蛋白質・カルシウム・鐵）」、「身体を働かす食物（澱粉類・脂肪）」、「身体の調子をよくする食物（ビタミンＡＢ・ビタミンB1及B2・ビタミンＣ）」の群に分け、牛乳は「蛋白質、カルシウム、ビタミンＡＢ、ビタミンB1及B2」に挙げている（藤原1934b）。さらにより具体的な助言として「安くて栄養価値の大なるものを選べ」（藤原1935：2～8頁）では、米、パン、牛乳など13種類の食品について、五銭で得られる重量、活用カロリー、蛋白質の値の表を示している。この表中で「牛乳」

は「一合　八銭」であり、五銭で得られる活用カロリーは80 cal、タンパク質は4・2gで豚肉とほぼ同様の価であった。植物性食品と動物性食品を比較した場合、動物性食品のほうが高価となっているが、動物性の蛋白には生存、健康に必要な「アミノ酸」を含み、一定量は必ず摂取しなければならないことも言及していた。このような実生活に根差した視点も教育には必要であろう。

4 「高等科家事」の時期：国民学校令　昭和16（1941）〜昭和21（1946）年

㉑〜㉓「高等科家事」（文部省）

昭和12（1937）年に日中戦争開始、翌昭和13（1938）年には「国家総動員法」が制定され、日本は軍事態勢へと入っていった。牛乳は軍需用が優先された。昭和15（1940）年には、「牛乳及び乳製品配給統制規則」が施行され、牛乳は母乳が足りない満1歳以下の乳児や病弱者への配給制となった。

昭和16（1941）年「国民学校令」が公布され、昭和19（1944）年に芸能科家事の教科書として、㉑「高等科家事（上）」が発行された。下巻は昭和20（1945）年に編纂されたが、戦時下のため発刊されなかった。教科書の構成は、これまでの課ではなく、家庭管理、住居、食物などの領域ごとの章立てとなりわかりやすくなったが、教育の目的が「皇国ノ道を修めしむ」として、最初の三章は「一　わが国の家と女子」、「二　祭事」、「三　敬老」など国家主義が全面に出されていた。

「四、日常生活と保健」では、「健康は国力の本であります。国民のすべてが健康であれば、国は栄え、国威があがるのですから、私どもが健康につとめることは、また、お国のためであります」として、「健康を保つには、からだの養ひとなる毎日のたべ物に就いて、十分心得ておかねばなりません」、「最も考へなければならないことは、からだの栄養であります」と健康と栄養の重要性を説いていた。一方で「平時の生活と比べると、不自由や不便が多いのですが、これに打ち克つて健康を保つためには日常生活に不断の工夫と努力が必要であります」と厳しい現実にも言及していた。これらの社会情勢を受けて、教科書中の「乳」の記載も激減した。

「七、保健と栄養　二、食物の成分」では、灰分から「牛乳」の表記が消え、「不注意に捨てがちな葉・皮・臓物・骨等」の利用を促す記載となった。ビタミン欠乏によって起こる疾患が初めて列記された。これまでビタミンAを多く含む食品として挙げられていた「牛乳」も消え、「卵乳類」という表記になった。「九、日常食品とその調理」においても、味噌汁、煮しめなど大戦下の倹約重視のものとなった。なお、保育領域の記載はなく、下巻に収録予定であったものと思われる。

㉑「高等科家事（上）」
七　保健と榮養　二、食物の成分
七九～八一頁
・灰分は齒・骨骼・血液・筋肉等を作るのに大切な成分であり、又、健康を保つのに、必要なはたらきをするものであります。
・灰分は野菜・果實・海藻・小魚類に多く含まれ、特に、日常私どもが不注意に捨てがちな葉・皮・臟物・骨等に多いことを忘れてはなりません。
・夜盲症・脚氣・壊血《くわいけつ》病・佝僂《くる》病などはビタミンが十分でない時によく起る病氣であります。
・ビタミンの種類によつてそれを含んでゐる食品は違ひますが、大體、穀類・豆類・卵乳類・肝臟・野菜・果實等に多く含まれます。

敗戦直後、文部省は応急措置として、それまで使用していた教科書に敗戦後の新事態に応じた削除、修正等を行い「暫定教科書」として発行した。㉒「高等科家事　第一学年暫定」では国家思想が削除されて「一　わが国の家と女子」は「一　家事と女子」となり、「二　祭事」は削除された。食物領域「六　保健と栄養　二、食物の成分」における記載の変更はなかった。

㉓「高等科家事　第二学年暫定」は、食物、家庭看護、保育、家庭管理の領域からなり、「第一食物　一　食糧と国民保健」では、「国民の健康の良否は、国運の前途に大きな関係をもつてをります。特に平和国家の再建と生産力の拡充のために、最大限の活動を要求されている現在のわが国は国民の一人一人が最もよい健康状態にあることが、極めて大切であります。国民の健康を左右する条件にはいろ〳〵ありますが、食糧はその重大なものの一つであります」と、復興に向けた決意と食糧の重要性が述べられていた。「灰分」は「無機質」となり、カルシウム不足の忠告もしているが、供給源としての「乳」は削除されたままで、「魚の骨、卵の殻等の食べ方に工夫」という厳しい食糧不足を物語っている記載であった。「ビタミン」についても「卵乳類」が削除されていた。「二　日常食の調理と食品の栄養価値」では肉類を使ったカレーや固焼きパンなどの調理例もみられたが、「牛乳」や「バタ」を使用した実習は皆無であった。

㉓「高等科家事　第二学年暫定」
第一　食物　一　食糧と國民保健
2〜3頁
（二）無機質に不足しないやうにすること。
特にカルシウム・燐・鐵は不足しやすいものでありますから、注意しなければなりません。それには海藻・青菜類を重んじ、魚の骨、卵の殻等の食べ方に工夫します。
（三）各種のビタミンに不足しないやうにすること。
これには、米はなるべく精白の度の少いものを用ひてビタミンBをとり、青菜・にんじん・トマト・卵黄のやうに自然の色素を多く含んだもの、及び生のまゝの果物や野菜類を食べるやうに心掛けて、ビタミンAやCをとるやうにします。

一方、看護や保育領域においては「乳」の記載が見られた。「第二　衛生・看護　二　家庭看護」では病人のために栄養補給として「牛乳などの栄養品を腸内に入れる」と述べられているが、どのような栄養法なのか理解できない。「第三　育児　三　乳幼児の栄養」においては、「牛乳栄養」に代わって「人工栄養」ということばとなり、「山羊乳」の利用法についても言及していた。

「離乳食」においては、以前の⑯「高等小学家事教科書　第二学年児童用」「牛乳で煮たパン」から「よく煮たパン」に変更され、依然として牛乳の供給が厳しい状況であったことがうかがえる。

㉓「高等科家事　第二学年暫定」
第二　衛生・看護　二　家庭看護
40・43頁
・灌腸は、普通には便通を促すために薬を肛門から腸内に注入するのですが、また口から食物のとれない病人に、牛乳・卵黄・葡萄酒などの栄養品を腸内へ入れることもあります。
・病人のための消化のよい栄養に富む食物の調理法は流動食と半流動食とがあります。家庭で調理される流動食は、重湯・くず湯・牛乳・重湯牛乳・野菜スープ・魚（鳥）（獣）肉スープ、貝肉スープ・卵黄汁・果汁など、半流動食は、おまじり、かゆ・おじや・裏ごし野菜・半熟卵黄・かき卵黄・茶碗蒸し・卵豆腐などであります。

㉓「高等科家事　第二学年暫定」
第三　育児　三　乳幼児の栄養
51～52頁
・母乳の不足な時は牛乳などで補ひます。

・人工榮養は牛乳・乳製品・山羊乳などでします。牛乳の時は、初め二箇月ほどは二倍に薄めたもの、三箇月頃からは牛乳二、水一の割合に薄めたものを用ひ、五箇月頃からは全乳を用ひます。
・山羊乳の成分は牛乳と殆ど同じですから、用ひ方は牛乳と同様でよいのであります。
乳製品には全粉乳・調整粉乳・粉乳などがありますが、これらは使ひ初めに、使ふ分量をよく調べてから用ひ、あまり薄め過ぎないやうにします。
・人工榮養ではいつも果物や野菜のしぼり汁を與へてビタミンCを補ふやうにします。
・すり潰した野菜や濃厚重湯・潰しがゆ、よく煮たうどんやパンなど消化しやすいものを一種づつ取り換へて與へ、あとを乳で補つておきます。

以上より、この時期の教科書では、戦中・戦後の厳しい食糧事情を受けて、乳に関する記載は激減した。この「芸能科　家事」は義務教育の中に初めて位置づけられたものであり、教授内容については今まで以上に強いメッセージ性をもっていたものと思われる。山羊乳については、明治期に『乳用山羊の飼養』（山下1908）という著書が刊行され、山羊乳と牛乳の成分比較も掲載されている。戦中・戦後の食料難の時代には、粗末な餌でも飼育できるヤギの乳が貴重なたんぱく源であったが、一方で、長期間哺育による「山羊乳貧血」（山羊乳栄養失調症）が起こる懸念も報告されていた（廣島1941：6～12頁）。人工栄養におけるビタミンCの補給はこの「山羊乳貧血」への対処でもあったと推察される。

5　「家庭　中学校」の時期：教育基本法・学校教育法　昭和22（1947）年

昭和20（1945）年2月、連合国軍最高司令官総司令部（GHQ）のもと、民間情報教育局（Civil Information and Educational Section. 以下、CIE）が開設された。CIEの指導、助言により新し

図7　食品の四つの分類表

熱や力になるもの	筋肉その他の体組織を作るもの	骨や歯を作るもの	全体の栄養機能を高めるもの

㉔「家庭　中学校第一学年用」24～25頁
出典：広島大学図書館教科書コレクション画像データベース

い教育課程がつくられ、昭和22（1947）年には「学習指導要領家庭科編」（試案）、「学習指導要領家庭編（中等学校第四、五学年用）」（試案）が発表された。中学校の「家庭」は「職業科」の中の選択科目の一つとなり、男女ともに選択できる教科となった。新しい家庭科の目標は家庭生活についての理解を深め、これを改善向上させるための技能や態度を育成することである（常見1972：284～288頁）とされた。これまでの家事科の内容に加えて、「家庭生活の理解、生活の改善、近所つきあい」などの学習題目が加えられた。

一方、厚生省栄養課では、昭和20（1945）年以降、GHQの覚書に基づき全国的な栄養調査を実施した結果、都市部でも農村部でもカルシウムの著しい不足と、リンとカルシウムの比率の不良を指摘している（厚生省公衆保健局栄養課1947）。昭和24（1949）～昭和26（1951）年に滞在したCIE家政教育担当官モード・ウィリアムソンも日本日記の中で、「日本人に最も欠乏しているのは牛乳である」（柴2008：345～354頁）と記している。

㉔「家庭　中学校第一学年用」の「六　食物と栄養」では、「骨や歯を作るもの」など4つの群の分類表（**図7**）と食品分析表（**図8**）、ビタミンの性質表（**図9**）が掲載され、生徒自身で分類表を完成させる学習法がとられていた。さらに「良質たんぱくの多いもの、カルシウムの多いもの、ビタ

図8 食品分析表

	水分	たんぱく質	脂肪	炭水化物	粗せんい	灰分	ビタミン A	ビタミン B_1	ビタミン C
こんぶ	23.9	6.6	0.9	53.7	5.0	19.9	40	100	0
わかめ	18.9	11.6	0.3	37.8	—	31.3	400	100	0
のり	21.2	29.9	1.3	39.4	5.5	9.6	36000	150	20
みかん	87.1	0.9	0.2	9.9	0.4	0.4	2000	80	35
なし	86.7	0.4	0	12.4	0.6	0.6	0	10	5
りんご	82.7	0.3	0.1	15.3	1.9	0.7	20	15	5
ぶどう	80.1	1.3	—	16.5	1.6	0.5	5	20	5
かき	83.6	0.6	—	12.6	2.7	0.4	450	10	30
くり	57.9	2.9	0.4	36.5	1.1	1.2	70	400	40

	水分	粗たんぱく	粗脂肪	乳糖	灰分	ビタミン A	ビタミン B_1	ビタミン C
牛肉中肉	72.0	20.9	5.4		1.1	40	50	0
ぶた脂肉	47.5	14.5	37.3		0.7	50	1500	0
鶏肉(白色)	61.4	17.1	18.2		1.2			
鶏肉(赤色)	59.5	15.9	24.2		1.0	0	100	0
鶏卵	73.7	12.5	12.1		1.1	800	90	0
卵黄	50.9	16.7	31.7		1.0	2000	250	0
卵白	85.6	12.7	0.3		0.7	0	0	0
まぐろ	71.7	15.8	10.6		1.8	0	50	0
いわし	70.2	21.4	6.7		1.6	0	20	0
ひらめ	79.2	19.2	0.5		1.1	0	40	0
かき	89.9	8.4	0.9		0.8	300	300	5
はまぐり	84.1	13.2	0.8		1.9	0	0	0
牛乳	87.4	3.3	3.4	5.2	0.7	20	40	2
やぎ乳	82.4	5.6	6.5	4.6	0.9			

	水分	たんぱく質	脂肪	炭水化物	粗せんい	灰分	ビタミン A	ビタミン B_1	ビタミン C
玄米	14.0	7.3	2.0	74.1	1.0	1.6	2	400	0
白米	14.5	6.1	0.3	78.0	0.2	0.9	0	50	0
小麦	13.4	12.0	1.8	68.8	2.3	1.7	0	400	0
大麦	11.8	8.4	1.8	73.8	1.6	1.7	2	300	0
ひえ	12.2	9.0	1.0	73.0	3.0	0.8	10	500	0
とうもろこし	19.0	9.5	3.5	66.7	3.1	2.2	200	300	0
そば	12.9	13.1	2.7	68.7	1.2	1.4	0	300	0
さつまいも	70.4	1.2	0.2	25.3	1.9	1.0	10	150	40
じゃがいも	76.8	1.5	0.1	19.1	1.4	1.1	0	100	15
里芋	85.2	1.4	0.1	11.7	0.6	1.0	0	100	10
大豆	9.8	34.8	18.0	27.7	5.1	4.7	10	400	0
小豆	12.7	22.0	0.4	55.4	6.4	3.6	10	400	0
えんどう	13.1	23.6	0.6	51.0	9.2	2.5	40	400	0
そら豆	15.8	28.9	1.2	49.7	1.2	3.1	200	500	0
いんげん	17.5	20.3	1.1	53.1	4.5	3.5			
落花生	7.5	27.5	44.5	15.6	2.3	2.5	20	700	0
大根	94.5	0.7	0.01	3.7	0.5	0.5	0	35	10
かぶ	94.0	1.6	0.07	2.8	0.7	0.8	0	30	6
にんじん	89.1	1.2	0.4	7.4	1.1	0.8	14000	70	8
ごぼう	70.5	1.4	0.07	25.2	2.2	0.6	0	30	5
きうり	96.6	0.9	0.1	2.0	0	0.5	100	20	5
かぼちゃ	90.2	0.7	0.1	6.0	2.2	0.8	500	60	30
トマト	92.4	1.3	0.3	1.5	0.8	0.6	300	50	15
なす	94.0	1.0	0.1	3.1	1.4	0.4	20	50	5
ほうれん草	93.9	2.3	0.3	1.6	0.6	1.3	9000	100	150
小松菜	92.6	2.5	0.5	1.2	1.8	1.4	6000	100	100
キャベツ	90.1	1.8	0.2	5.0	1.6	1.2	60	60	50
白菜	95.1	1.7	0.2	0.9	1.2	0.9	100	50	30
ねぎ	92.6	1.5	0.1	4.3	1.1	0.4	0	40	20
玉ねぎ	85.9	1.7	0.1	8.1	0.7	0.7	0	30	10

㉔「家庭　中学校第一学年用」26～27頁
出典：広島大学図書館教科書コレクション画像データベース

図9 ビタミンの性質表

ビタミン	A	(カロチン)	B_1	B_2	C	D	E
百度の熱に	酸素のない所では強い	かなり強い	かなり強い	強い	酸素のある所では弱い	酸素のある所では弱い	強い
水に	とけない		極めてよくとける	わずかにとける	よくとける	とけない	とけない
脂肪に	とける		とけない	とけない	とけない	とける	とける
調理に使う酸に	強い		強い	強い	わりに強い	わりに強い	わりに強い
調理に使うアルカリに	酸素がなければ強い	かなり強い	弱い	弱い	わりに弱い	わりに強い	わりに強い
欠乏したら	とり目 眼乾燥症 傳染病にかゝりやすい		脚氣 食欲が進まない つかれやすい 神經障害	成長障害 くちびるの炎症	壊血病 歯の発育不全 抵抗力減退	くる病 骨軟化症 発育不全	筋肉まひ
何にふくまれているか	卵黄、バター、牛乳、肝油、魚の肝臓、八つ目うなぎ。	ほうれん草・大根葉・キャベツ等の青菜、にんじん、トマト、かぼちゃ、バナナ、かき、びわ、みかん、のり、まっ茶等	米のはい芽と米ぬか、玄米・半つき米・大麦・小麦・あわ・ひえ・そば等穀類一般、ビール酵母 大豆・小豆・落花生等豆類一般 さつまいも、じゃがいも、かぼちゃ 果物 肉類(特に豚肉)、卵	青菜、ぬか、はい芽 牛乳、牛のじん臓および肝臓、卵、魚の肝臓、蚕のさなぎ みそ、その他の醸造物、酵母	みかん、夏みかん、キャベツ、ちしゃ、ほうれん草、青えんどう、大根の葉、かぶの葉、トマト、いちご、いも、とうがらし、大根、ねぎ、もやし、緑茶	魚の肝臓、肝油、魚の干物、卵黄、干ししいたけ	米・小麦・とうもろこし等のはい芽、およびその油、小松菜、ちしゃ、かぶの葉

㉔「家庭　中学校第一学年用」28～29頁
出典：広島大学図書館教科書コレクション画像データベース

ミンA、B_1、B_2、Cの多いものには印をつける」指示が書かれており、生徒自身が「牛乳」の栄養素について学べるようになっていた。食品分析表では「無機質」ではなく「灰分」の表記であり、カルシウム量としては示されていない。「牛乳」、「やぎ乳」の項では「乳糖」の値も提示されていた（**図8**）。さらに「ビタミンの性質」の表ではビタミンB_2、Eも含めて化学的な性質や欠乏症の問題、多く含まれる食品について詳しく述べられていた（**図9**）。牛乳は、ビタミンA、B_2、Dを含む食品として記載されていた。バタはビタミンAを含む食品として記載されていた。

図に示した四つの分類表の出典は不明である。わが国最初の「6つの基礎食品」は厚生省が昭和23（1948）年に示したものといわれている（塩入2016：68～73頁）、一方、米国の最初の食品群は1916年に発表されており（足立ほか1994：91～109頁）、この表の掲載にはCIEの意図があったのではないかと推察される。

㉕「家庭中学校　第二学年用」の「七　食物と保健」では、「日本人一人一日の栄養標準量」が提示されている熱量、たんぱく質、脂肪、ビタミンA、B_1、Cの値であり灰分の値は示されていなかった。

㉖「家庭　中学校　第三学年用」の「七　特別調理　○会食の作法」では、和食の場合と洋食の場合が紹介されている。西洋料理ではテーブルセッティングの仕方の図が提示され、パンの食べ方に、「バタは、バタナイフまたは普通のナイフを用いてつける」との説明がされていた。

また「十一　病人の看護　○病人の食事」では、栄養品として記載されてきた「牛乳」は削除され、「回復期の胃腸病患者に適当な半流動食の献立を作って、実習してみよう」とこちらも適切な材料と調理法を生徒が考える問となっていた。

「十二　乳幼児の保育　○乳幼児の栄養」においては、最初に「乳児にとって、母乳ほどありがたい栄養はない」と母乳栄養が強調されていた。これまで掲載されていた牛乳の希釈法は削除され、母乳、牛乳、やぎ乳の成分比較表となっていた。母乳については、初乳と永久乳の二つの値が初めて提示された。初乳の免疫学的特性についてはすでに明治末期に報告されていたようである（吉永1912：179~196頁）。

離乳についての記載はすべてなくなっていた。

㉖「家庭　中学校　第三学年用」
十二　乳幼児の保育
52頁
○乳幼児の栄養
乳児にとつて、母乳ほどありがたい栄養はない。

乳百グラムの成分		たんぱく質	脂肪	糖	灰分
母乳	初乳	三・二	三・九	五・五	○・四
	永久乳	一・二	三・○—四・○	七・○	○・二
牛乳		三・五	三・○—四・○	四・五	○・七
やぎ乳		三・六	三・五—四・○	三・五—四・五	○・七—一・○

以上より、この時期の乳の記載は、生徒自身が自らの食生活を振り返り、課題を見つけ出す中で「乳」の栄養的価値や利用法を学ぶものとなっていた。栄養調査結果より、カルシウムの不足が指摘

されたが、いまだ「日本人一人一日の栄養標準置」にはカルシウムの値は提示されておらず、「牛乳」はビタミンの給源としての記載であった。看護や保育領域では教授内容の縮小に伴い、乳の記載も減少していた。

おわりに

本章では、明治期から戦後までの「家事に関する教科」の教科書における「乳」の記載について概観した。その結果、**表2**に示したように、明治初期は、まず「乳」は、母乳の代用品として保育領域で多く記載されていた。当時の「牛乳」の衛生状態から「牛乳の殺菌法」や「牛乳の希釈法」など実践的な知識・技能が教授されてきたが、乳の工業的な殺菌法の確立や育児用調製粉乳の普及、母乳栄養の推奨などから次第に記載内容は減少し、戦後の「家庭」の教科書においては、母乳との成分比較のみとなっていた。

一方、食物領域においては、明治初頭から「滋養のあるもの」として認識されつつも、児童用教科書に栄養素、栄養価とともに明記されたのは昭和初期の⑯「高等小学家事教科書　第二学年児童用」が最初であった。児童への牛乳飲用推奨の機運と相まって、献立作成上の注意として「カルシウムが不足しやすいこと。牛乳を重んずるがよいこと」が述べられていた。カルシウム給源として牛乳が記載されていたのは、唯一、この教科書のみであった。食品分析表には「蛋白質・脂肪・炭水化物・ビタミンA、B、C、灰分」が記載されているが、同時期に出版された食品分析表（大阪市立衛生試験所栄養研究部１９３２：91〜96頁）には、ビタミンの掲載はなく、この出典をたどることはできなかった。さらにこの教科書では、唯一「牛乳」を利用した料理が掲載されていた。大正期以降、乳製品を利用した家庭料理が浸透してきたこと（東四柳２０１４）や、高等女学校の家事科教科書にも乳の利用が多くなっていたこと（江原ほか１９８６：67〜75頁）が、児童用教科書にも反映されたものと思われる。

しかしながら、その後の戦時下から終戦直後の「高等科家事」では、牛乳生産量の減少と牛乳の配給制度、食糧不足により、「乳」の記載は一切なくなっていた。戦後の「家庭」の教科書においては、新家庭科の目標を受け、それまでの知識の羅列から、生徒たち自身が乳に含まれる栄養素やその食品に気づかせるものへと変化していた。

以上より、教科書における「乳」の記載内容は、教育課程の改革や、災害、戦争などの社会情勢、乳に対する世論の影響を反映しており、わが国の近代における乳文化の受容・定着の様相の一側面を表したものといえよう。

引用文献

足立己幸、武見ゆかり「食材料選択型栄養教育の主教材としての〝食品群〟の国際的動向―その１：諸外国及びアメリカ合衆国を例に」『栄養学雑誌』第52巻・第3号、１９９４年
和泉裕久「育児用調製乳の過去・現在・未来」『ミルクサイエンス』第58巻・第3号、２００９年
江原絢子、石川寛子「家事教科書からみた調理教育の営的研究（その２）大正期」『家政学雑誌』第37巻・第1号、１９８６年
大阪市立衛生試験所榮養研究部「食品分析表（其の十）」『家事と衛生』第8巻・第5号、１９３２年
岡田道一『学校家庭児童の衛生』新陽堂、１９２２年
海沼勝『東京の牛乳衛生史―１３０年のあゆみ』白眉堂、２００１年
厚生省公衆衛生局栄養課「国民栄養の現状（昭和22年国民栄養調査成績）」１９４７年、http://www.nibiohn.go.jp/eiken/chosa/kokumin_eiyou/1947.html.
塩入輝恵「食品をバランスよく選択するためのツール―食教育における「三色食品群」を活用した指導」『月刊フードケミカル』第32巻・第9号、２０１６年
篠原久枝、金子佳代子、品川明「小学校〜高等学校家庭科教科書における「乳」に関する記載の変遷」『宮崎大学教

育文化学部附属教育協働開発センター研究紀要』第25号、２０１７年
柴静子「占領下の日本における家庭科教育の成立と展開（22）モード・ウィリアムソンの日本日記から」『広島大学大学院教育学研究科紀要　第二部　文化教育開発関連領域』第57巻、２００８年
武田尚子『ミルクと日本人―近代社会の「元気の源」』中央公論新社、２０１７年
谷口彩子「永田健助訳『百科全書　家事倹約訓』の原典研究（第１報）」『日本家政学会誌』第42巻・第２号、１９９１年
常見育男『家庭科教育史　増補版』光生館、１９７２年
津野慶太郎『家庭向牛乳料理』長隆舎書店、１９２１年
野田満智子「小学校における「理科家事」の成立と実施の経過（第２報）―「理科家事」の問題情況」『日本家庭科教育学会誌』第26巻・第１号、１９８３年
野田満智子「小学校女教員会における家事科教育研究（第１報）―女教員会の設立と家事科教育研究の開始」『日本家庭科教育学会誌』第27巻・第３号、１９８４年
野田満智子『日本近代学校教育における「家事」教育成立史研究』ドメス出版、１９９９年
東四柳祥子「牛乳・乳製品の家庭生活への定着・浸透に尽力した人びと―明治・大正期を中心に」『平成26年度「乳の社会文化」学術研究　研究報告書』乳の社会文化ネットワーク、２０１４年
廣島英夫「愛育講座（十八）」『家事と衛生』第17巻・第７号、１９４１年
藤原九十郎「兒童の健康教育（一）」『家事と衛生』第10巻・第１号、１９３４年ａ
藤原九十郎「兒童の健康教育（八）」『家事と衛生』第10巻・第11号、１９３４年ｂ
藤原九十郎「兒童の健康教育（十）」『家事と衛生』第11巻・第３号、１９３５年
山下脇人編『乳用山羊の飼養―実験応用通俗産業叢書』博文館、１９０８年
吉永福太郎「乳汁及初乳ノ生物學的意義ニ就テ」『衛生學及細菌学時報』第５巻、１９１２年

参考文献

青木輔清編『家事経済訓　一、二』同盟舎、１８８１年
石川県第一女子師範学校編『厨のこころえ』益智館、１８８０年
片山淳之助『西洋衣食住』出版者不明、１８６７年
クレンケ・ハルトマン著、近藤鎮三訳『母親の心得　上篇』近藤鎮三、31〜35頁、１８７５年

三省堂『中学家庭』、家庭—７００５、165~167頁、１９６１年
実業之日本社『中学家庭』、家庭—７００２、173~175頁、１９６１年
ハスケル著、永峰秀樹抄訳『経済小学　家政要旨（中）（下）』内藤伝右衛門、１８７６年
文部省『高等小学理科家事教科書　第一学年児童用』１９１４（大正３）年、佐々木亮監『文部省著作家庭科教科書　第１巻』大空社、１９９２年
文部省『高等小学理科家事教科書　第二学年児童用』１９１５（大正４）年、佐々木享監『文部省著作家庭科教科書　第１巻』大空社、１９９２年
文部省『高等小学理科家事教科書　第三学年児童用』１９１７（大正６）年、佐々木享監『文部省著作家庭科教科書　第１巻』大空社、１９９２年
文部省『高等小学理科家事教科書　第一学年教師用』１９１４（大正３）年、佐々木享監『文部省著作家庭科教科書　第１巻』大空社、１９９２年
文部省『高等小学理科家事教科書　第二学年教師用』１９１５（大正４）年、佐々木享監『文部省著作家庭科教科書　第１巻』大空社、１９９２年
文部省『高等小学理科家事教科書　第三学年教師用』１９１７（大正６）年、佐々木享監『文部省著作家庭科教科書　第１巻』大空社、１９９２年
文部省『高等小学家事教科書　第一学年児童用』１９３３（昭和８）年、佐々木享監『文部省著作家庭科教科書　第７巻』大空社、１９９２年
文部省『高等小学家事教科書　第二学年児童用』１９３４（昭和９）年、佐々木享監『文部省著作家庭科教科書　第７巻』大空社、１９９２年
文部省『高等小学家事教科書　第三学年児童用』１９３６（昭和11）年、佐々木享監『文部省著作家庭科教科書　第７巻』大空社、１９９２年
文部省『高等小学家事教科書　第一学年教師用』１９３５（昭和10）年、佐々木享監『文部省著作家庭科教科書　第８巻』大空社、１９９２年
文部省『高等小学家事教科書　第二学年教師用』１９３５（昭和10）年、佐々木享監『文部省著作家庭科教科書　第８巻』大空社、１９９２年
文部省『高等小学家事教科書　第三学年教師用』１９３６（昭和11）年、佐々木享監『文部省著作家庭科教科書　第８巻』大空社、１９９２年
文部省『高等科家事　上』１９４４（昭和19）年、佐々木享監『文部省著作家庭科教科書　第11巻』大空社、１９９

２年
文部省『高等科家事　第一学年用』１９４６（昭和21）年暫定、佐々木享監『文部省著作家庭科教科書　第13巻』大空社、１９９２年
文部省『高等科家事　第二学年用』１９４６（昭和21）年暫定、佐々木享監『文部省著作家庭科教科書　第13巻』大空社、１９９２年
文部省『家庭　中学校第一学年用』１９４７（昭和22）年、佐々木享監『文部省著作家庭科教科書　第14巻』大空社、１９９２年
文部省『家庭　中学校第二学年用』１９４７（昭和22）年、佐々木享監『文部省著作家庭科教科書　第14巻』大空社、１９９２年
文部省『家庭　中学校第三学年用』１９４７（昭和22）年、佐々木享監『文部省著作家庭科教科書　第14巻』大空社、１９９２年
文部省『中学校学習指導要領』昭和33年（１９５８）改訂版、明治図書出版株式会社、「第８節　技術・家庭」https://www.nier.go.jp/guideline/s33j/chap2-8.htm
文部省『中学校学習指導要領』昭和44年、「第14節　家庭」https://www.nier.go.jp/guideline/s44j/chap2-14.htm
文部省『中学校学習指導要領』昭和52年、「第８節　技術・家庭」https://www.nier.go.jp/guideline/s52j/chap2-8.htm

学校給食における牛乳利用の現状と課題
――学校現場の視点から――

千代田区立富士見小学校　栄養教諭
布川　美穂

1. 学校給食の背景と現場の実態

学校給食の実施は、明治22（1889）年に山形県鶴岡町（現、鶴岡市）の私立忠愛小学校が始まりであるとされている。その後、昭和7（1932）年に政府による学校給食への補助が始まり、貧困児救済から、栄養不良児や身体虚弱児の改善とその施策対象も広げられていった。第二次世界大戦時には学校給食の実施校は減少し終戦時には中止となっていたが、終戦直後の児童の著しい体位低下が問題視され、その改善のため旧日本軍の保管食料や救援物資を受けて再開されることとなった。昭和29（1954）年「学校給食法」が制定され、学校給食の実施体制が法的に整った。そして、昭和32（1957）年頃から学校給食に牛乳が支給されるようになり、脱脂粉乳の利用は減少していった（注1）。

学校給食における牛乳提供は、戦後、タンパク質摂取が目的であったが、児童の体位の改善がみられ、食料不足も解消されたことから、現在では日本人に不足とされているカルシウム摂取が主な目的となっている（Kanedaほか2015：268～272頁、IWASAKI2009：19～32頁、山本ほか2010：85～91頁）。

昭和51（1976）年には学校給食への米飯導入が始まり、その実施回数も年々延伸し、文部科学省は週当たり3回以上の米飯給食を推進している（注2）。

現場の栄養士たちは「学校給食法」に基づき、「学校給食実施基準」（注3、4）や「学校給食摂取基準」を意識し、日々栄養価計算をして献立を作成している。また、栄養価だけでなく、食品構成や米飯給食の回数（注2）、会計の側面からも給食管理を職務として担っている。その給食管理上、牛乳が重要な存在であることは事実であり、現場の栄養士たちもよくわかっている。筆者も平成8（1996）年から学校給食現場に携わり20年以上給食管理を担っているが、200mLの牛乳の重みを常に感

（注1）全国学校給食連合会「学校給食の歴史」参照。https://www.zenkyuren.jp/lunch/（閲覧2019/4/30）

（注2）文部科学省「学校における米飯給食の推進について」（20文科ス第8023号）平成21年3月31日、参照。

（注3）文部科学省「学校給食実施基準」（平成25年文部科学省告示第10号）児童又は生徒1人1回当たりの学校給食摂取基準、参照。

（注4）文部科学省「学校給食実施基準の一部改正について（通知）」（30文科初第643号）平成30年7月31日、参照。

じながら、目の前の子どもたちのため、給食づくりを遂行している。
その学校給食と牛乳を現場の目線から考え、調査、実践した事例をここに記していくこととする。

1 給食の脱脂粉乳（現代バージョン）

第二次世界大戦後の日本において、タンパク質栄養不足が大きな課題であり、それを改善するために学校給食にミルクの提供が開始された（Kaneda ほか２０１５：２６８頁～２７２頁、IWASAKI２００９：19～32頁）。初めは米国のＬＡＲＡ（Licensed Agencies for Relief in Asi：アジア救援公認団体）およびユニセフが支給した脱脂粉乳であり、全国規模での学校給食へのミルク導入は、脱脂粉乳から始まった（注１）。

当時はパンと脱脂粉乳のミルクとおかずの給食が、国の方針として学校給食の基本として推奨されていた（**写真1**）。

このＬＡＲＡやユニセフが支給した脱脂粉乳は、今もなお学校給食とつなげた食育の観点において、大きな存在でもある。毎年1月24～30日は全国学校給食週間として位置づけられており、文部科学省からも各学校に取り組みの推進を促している（注５）。その中に、給食の歴史を振り返る活動が多くの学校で実施されている

写真１　「学校給食法」が制定された頃の給食

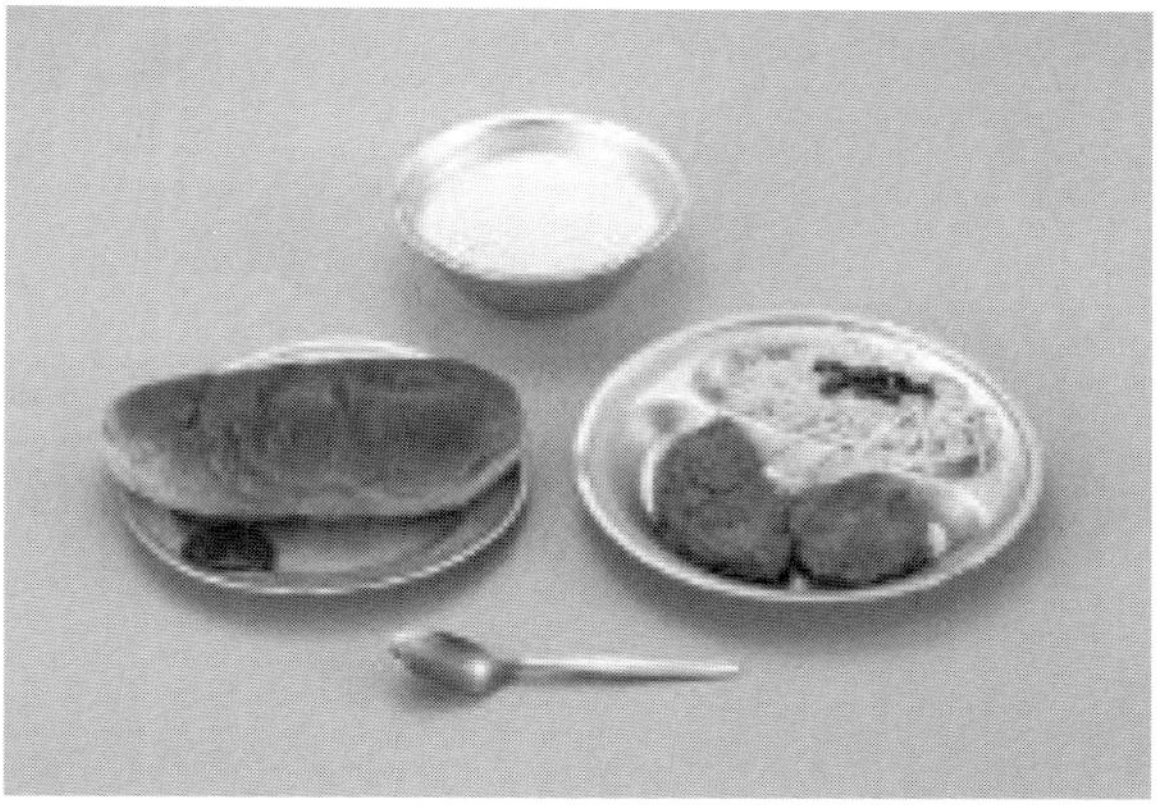

パン・おかず（鯨の竜田揚げ／千キャベツ）・ミルク（脱脂粉乳）
出典：「独立行政法人日本スポーツ振興センター」

（注１）２９４頁

（注５）文部科学省「全国学校給食週間の実施について」（30文科初第１３０５号）平成30年12月26日、参照。

写真2　全国学校給食週間の教材にもなる給食写真

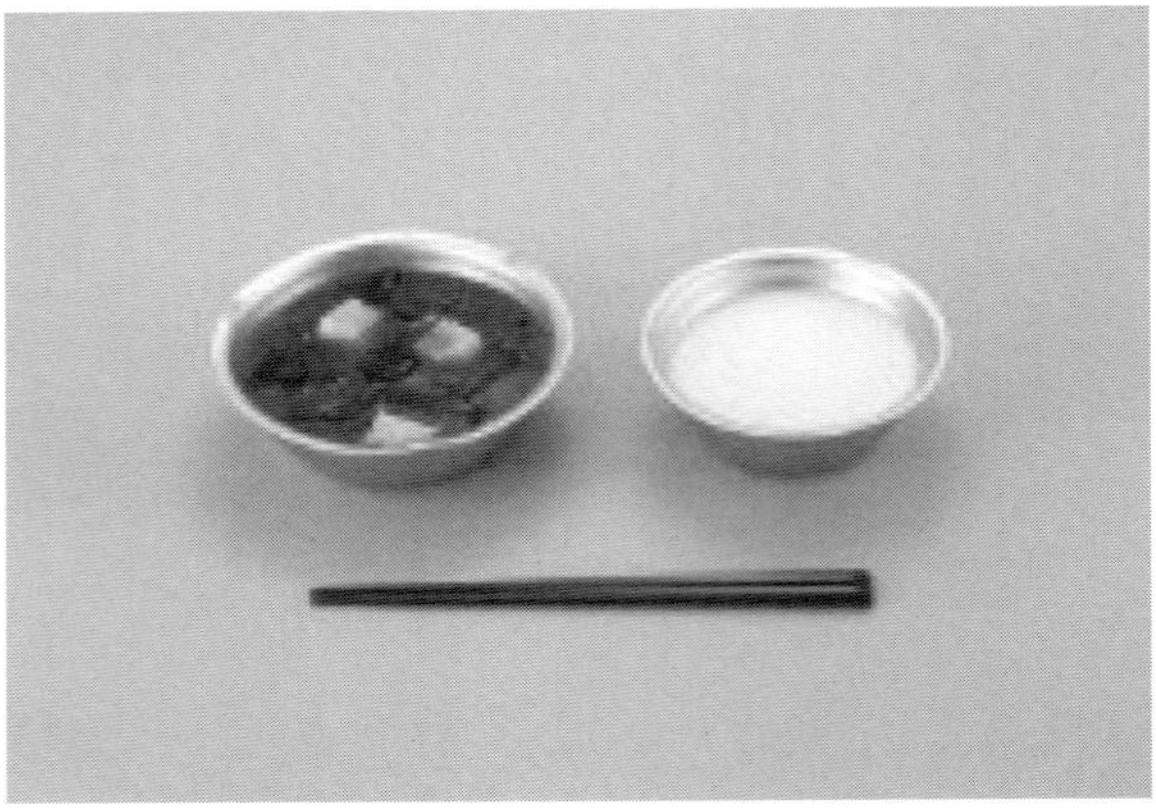

トマトシチュー（脱脂粉乳入り）・ミルク（脱脂粉乳）
出典：「独立行政法人日本スポーツ振興センター」

が、その活動の中で脱脂粉乳の話は必ずといってもよいほど登場する実態がある。給食の歴史を題材に教材作成をする際には、文部科学省関連のホームページや学校給食の専門誌などを食育教材として採用しているからである（**写真2**）。そしてこの脱脂粉乳の話題は、飲用経験があるか否かへと発展していくことが多い。さらに、この飲用経験の有無から年齢あてクイズに発展し、校内で盛り上がることもあった。また、現場の栄養士たちは、「食育基本法」（注6）にある、〝家庭と繋がる〟食育を進めるため、お便りや学校ホームページなどで食育活動などを発信している。この発信ツールにおいても、脱脂粉乳の話題は広がりを見せたことがある。子どもたちから祖父母などに脱脂粉乳の飲用経験者がいる情報が入ることもあり、そのようなときには給食時間の食育指導で、リアルな話題として活用したこともあった。

現代の学校給食現場においては、多くの教職員が脱脂粉乳の飲用世代ではないため、学校給食週間を活用し、現代の給食で再現を試みる活動を計画し実践も行った。「昔の給食をふりかえる」として、脱脂粉乳を陶器の碗食器で飲用する試みである。脱脂粉乳の飲用体験活動は、学校給食専門誌などで紹介されており、日本の学校現場で繰り広げられていることがわかる。

（注6）「食育基本法」（平成17年6月17日法律第63号）最終改正：平成27年9月11日法律第66号、参照。

実際の現場では、現在市販されている脱脂粉乳を扱うことになるが、調味料の一環としてではなく、料理の一品として200Lの鉄製の大きな回転釜で調理するのは栄養士や調理従事者も初めてのことであった。「学校給食法衛生管理基準」（注7）により、75度1分以上の過熱が義務づけられているため、この大きな鉄製の回転釜で飲用を目的とした脱脂粉乳調理を適切にできるのかが大きな課題であった。しかし、学校給食の歴史を語るうえで、子どもたちに脱脂粉乳の飲用体験をさせる活動が有用であると考え、実践済みの学校などから情報を入手し、実施することとなった。実施当日は緊張の面持ちで、ゆっくり、丁寧に神経を使い、鉄釜と向かい合って加熱調理をしたことが記憶に新しい。

そしてその脱脂粉乳が、通常はスープが入る食缶（でき上がりの給食を入れる入れ物）に配缶され、牛乳の替わりの一品として提供された。子どもたちはこの脱脂粉乳を口にして、通常給食のときには決して見せない思い思いの表情と言葉を発していた。事前に献立表のコメントから脱脂粉乳が提供されることがわかっている子どもたちの中には、どこからか情報をキャッチし、鼻をつまんで飲んでいた者もいた。給食時には校内テレビ放送を使って、脱脂粉乳飲用経験者の管理職に思い出を語ってもらう活動も取り入れた。その放送コメントには、「今日の脱脂粉乳はおいしいですよ。昔はもっと飲みにくくて、大変でした。」とあり、子どもたちからは、驚きの声があがっていた。しかし、栄養士が教室を巡回すると「脱脂粉乳はもう出さないで！」との意見が多く寄せられる反面、笑顔でおかわりをしている子どももおり、当日の校内は脱脂粉乳の話題で持ちきりであった。この脱脂粉乳給食は、子どもたちにとって鮮烈な給食の思い出として心に刻まれたことであろう。もちろん翌日の給食からは通常の牛乳に戻ったので、安心して牛乳を飲む子どもたちの様子を確認した。現場の栄養士として、脱脂粉乳飲用の体験から日々の給食に提供されている牛乳のおいしさを再認識させることができ、有用性のある食育活動になったと捉えている。

（注7）文部科学省告示第64号「学校給食法学校給食衛生管理基準」（昭和29年法律第160号）平成21年3月31日、参照。

2 「学校給食摂取基準」と牛乳

「学校給食実施基準」や「学校給食摂取基準」は、厚生労働省発行の日本人の食事摂取基準（注8）をもとに策定されている。多くの栄養素では、1日の1食分である給食を鑑み、1日の三分の一相当量を目安に目標量が定められているものに対し、カルシウムは、二分の一相当量で算出されている（注9）。これは、現代社会の問題でもあるカルシウム摂取不足に対する策でもある。

独立行政法人日本スポーツ振興センターの調査（注10）においても、給食のある日とない日のカルシウム摂取量が明らかに違う結果であることを報告しており、学校給食の牛乳がカルシウム摂取において重要な役割を担っていることがわかる。

学校給食におけるカルシウム摂取基準（8〜9歳）350mg中、約200mgを牛乳から摂ることができるので、とても意味があるものである。牛乳をなくし、小魚などでの摂取では、さらなる献立研究が必要になり、カルシウムサプリメントの使用を視野に入れることも必要ではないかという意見もある中、現在の給食では、自然の食品を使うことを基本としているために、牛乳を排除するという選択肢は考えにくい。

現場においても献立作成を行う際、牛乳は必須であることが大前提に作成業務を実施しているという現状がある。例えば、家庭に配布される献立予定表では、牛乳の欄が特別に設けられているケースが多いことや、学校給食に特化した栄養計算ソフトで、牛乳を計上することが基本仕様になっていることからも、その理由がわかる。また、栄養価の観点からも牛乳以外の飲み物を献立に組み込もうとすると、カルシウムだけでなく、その他の栄養価を合わせることが困難になるという実態がある。

このように、学校給食の牛乳は、あらゆる角度からも必須になっていることがわかる。

（注8）厚生労働省「日本人の食事摂取基準（2015年版）」参照。

（注9）文部科学省 学校給食摂取基準策定に関する調査研究協力者会議「学校給食摂取基準の策定について（報告）」平成30年3月、参照。

（注10）独立行政法人日本スポーツ振興センター「平成22年度児童生徒の食事状況等調査報告書【食生活実態調査編】」参照。

（注11）文部科学省「学校給食実施状況等調査—平成30年度結果の概要」参照。

3 米飯給食と牛乳の批判

　1970年代、給食に米飯給食が取り入れられるようになり、その頻度も年々増加していった（注11）。現在も米飯給食や和食給食を多く取り入れようとする取り組みが、全国の学校現場で行われている（注12〜14）。同時に「牛乳が米飯給食や和食給食に合わない」との批判的な見解も出現した。2013年には和食がユネスコ無形文化遺産に登録され（注15）、和食給食がさらに推奨されていくことが予測された中、現場の栄養士である筆者自身も、献立によってはお茶のほうが望ましいのではないかと、日々自問自答していた。

　給食の牛乳に対する批判は、米飯を主食とした日本の食文化に合わないというものが多い。しかし、伝統的なものを残しつつも、文化も変わってくるのではないだろうか。山本茂は「日本人の食生活も、1950年以前の米、麦を主食とし、魚の塩蔵物や漬物といった塩分の多い食事から、諸外国の新しい料理を取り入れた食事が普及してきた。このことは、食生活が欧米化したとよく批判されるが、むしろ多様化し、食生活をもっと楽しむ機会が増えたと考えられる。」（山本2007：60〜65頁）と記しており、そのような多様な食生活の中で、給食の牛乳は伝統の食文化を損なうものであるという批判は、科学的根拠に基づいたものではないように思えていた。

　そして、ちょうどこの時期に、一時的に給食の牛乳中止を発表した自治体が現れた。

　主食として米飯主流の学校給食に提供される牛乳が、食文化の観点から不適切であることより、試行的に牛乳の提供を中止し、その後の牛乳提供を検討していくとの発表であり、学校給食に携わる者として、とても衝撃的な反面、その実態を知りたくなった。学校給食の牛乳を研究していた筆者は、すぐにその自治体の担当栄養士に連絡をとり、取材へ向かった。取材時には現地の栄養教諭も加わり、現地の米飯給食を食べながらインタビューを行った。該当の自治体は年間を通して米飯給食を推

（注12）農林水産省「米飯学校給食の推進について」参照。http://www.maff.go.jp/j/syokuiku/pdf/2_s_3-1.pdf（閲覧2018/11/24）

（注13）農林水産省「米飯給食の一層の普及・定着に向けた取組」参照。http://www.maff.go.jp/j/syokuiku/wpaper/h27/h27_h/book/part2/chap3/b2_c3_3_03.html（閲覧2018/11/24）

（注14）和食給食応援団ホームページ参照。http://washoku-kyushoku.or.jp/（閲覧2018/11/24）

（注15）農林水産省「〝和食〟がユネスコ無形文化遺産に登録されました！」参照。http://www.maff.go.jp/j/keikaku/syokubunka/ich/（閲覧2018/11/24）

進・実施しており、「米」に対しての強固な姿勢があると同時に、牛乳提供の中止に伴う現場の栄養士や調理従事者の努力を目の当たりにすることになった。

取り組みの一例として、「学校給食摂取基準」の栄養価を満たすため、汁物にはだし用小魚を粉末にしたものを使用し、カルシウムが多い食品を積極的に取り入れていた。また、乳製品のチーズやヨーグルトも活用するなど、創意工夫が随所に見られ、同じ栄養士として学ぶことが多くあった。

しかし、牛乳の停止は一時的なもので終了となり、給食時間以外の飲用なども含め、牛乳提供は再開され、筆者に新たな疑問が生じることになった。

筆者は、日々学校給食の現場で、子どもたちが給食を食べる姿を目の当たりにしている。米飯給食の回数も年々増加傾向にあり（注11）、和食給食も増えてきている中、ある疑問が湧いていた。米飯給食や和食給食に牛乳が合わないと言っているのは一体誰なのであろうか？　給食の牛乳を実際に飲んでいる子どもたちは、米飯給食に牛乳が合わないと思っているのであろうか？　給食の時間に牛乳を飲みたいとは思っていないのか？　もし給食と牛乳を切り離したとすると、給食時間以外に牛乳を飲みたい、もしくは飲んでみたいと思うのであろうか？　このような疑問から、筆者は子どもたちの目線から学校給食の牛乳に関する調査を開始することとなったのである。

（注11）２９８頁

2. 給食の時間以外に牛乳を飲むという調査

学校においては給食の時間以外に牛乳を飲用する習慣がほぼない現状をふまえて、先行研究を追求してみると、給食の時間以外の中休みに牛乳飲用をする研究（石井ほか２０１１：27～36頁）が行われており、米飯給食時の中休みの牛乳提供は児童にとってよいものと考えているると結論づけている。

そこで、筆者が関与していた目の前の子どもたちを中心に、教員や保護者を対象とした調査を実践することとした。

1 学校で牛乳を飲みたい時間（調査①）

調査①として小学生（3～6年生）に自分たちが牛乳を飲みたいと思う時間はいつかを調査した。対象は東京都某小学校3～6年生（415人）の児童、3年生102人、4年生109人、5年生109人、6年生95人で、平成26（2014）年7月3～10日にかけてアンケート調査を行った。学校で牛乳を一番飲みたいと思う時間はどれか（8時頃・9時頃・10時頃・11時頃・12時頃・13時頃・14時頃・15時頃・16時頃）を問うものである。時間設定は、学校の登校時間から、高学年が最大学校にいることができる時間帯とした。アンケートの対象を3～6年生としたのは妥当性を高めるためである。

結果は、お昼の12時頃が39％で最も多く、続いて8時頃16％、15時頃9％、10時頃8％となり、その他や無回答を除くと、ほかの時間帯は1～5％にばらついていた。

この調査①は、子どもが学校で牛乳を飲みたいと思う時間はお昼の12時が一番多い結果となった。その理由の一つとして、対象である子どもたちが、給食時以外の飲用を経験していないことが影響していると考えられた。そこで、この調査①の子どもたちが、給食の時間以外に飲用体験をすることで、飲用希望時間の結果に変化が生じるかもしれないとの仮説を立て、次の調査②を実施した。

2 朝8時の飲用体験後、学校で牛乳を飲みたい時間（調査②）

調査②では調査①を受けて、実際に給食の時間以外に牛乳飲用の体験をした子どもの反応等を知るために、調査①と同様の東京都の小学3～6年生の児童（403人）を対象とし、まず、調査①の結果で給食の時間の次に多かった、8時頃に牛乳飲用を実施することにした。実施日は2014年9月9日午前8時20分~8時50分。朝の登校後、子どもたちが外遊びや教室で自由に過ごした後に行う朝の会の時間帯での実施である。当日は通常教室前まで運ばれる給食の牛乳とは違い、所定の場所に子どもたちが受け取りにくる形式をとった。これは、担任の教員や給食業務従事者の負担軽減を考えてのことである。この日は給食にはお茶などの飲み物をつけることはしなかった。これは、飲み物を2回出すことになると、給食費(食材費・ゴミ等の諸経費・人件費など)への影響が出るためである。当日の給食献立は、ご飯・ひじきのふりかけ・魚の立田揚げ・呉汁で、水分補給として家庭から持参の水筒の飲み物(お茶か水)を飲用してよいこととした。飲用体験後のアンケートでは、これからいつ牛乳を飲みたいかを選択させる内容とし、時間の選択肢には、調査①の結果を受けた上位四つの時間帯(8時頃・10時頃・12時頃・15時頃)を設定した。

調査②の結果は、調査①の結果と同様、12時頃(給食の時間)が52%で最も多く、続いて8時頃16%、15時頃13%、10時頃11%、その他無効となった。

仮説とは相反し、お昼の12時頃が多く、調査①の結果と同様となった理由として、朝8時頃では朝食摂取後の時間経過が少ないため、空腹感をもっている子どもは少なく、喉の渇きを潤すための飲み物としての牛乳は、子どもたちには受け入れることが難しかったのかもしれない。

この二つの調査は、牛乳が米飯給食に合わないとの意見と栄養価の観点から、牛乳を学校で飲用させるには時間的措置で解決できるかもしれないと考え、子どもたちの意見をふまえて実施したものであった。しかし、調査①②の結果からもわかるように、子どもたちは学校でお昼の12時頃、すなわち給食の時間に牛乳を飲みたいと思っていることがわかった。

3 教員から見た牛乳時間差飲用の課題（調査③）

調査②を実施した際、日々子どもたちと接している教員からの意見も重要なファクターになると考え、調査③を実施した。対象は、学級担任などの日常子どもたちと関わりのある教職員24名で、調査②で実際に8時頃に牛乳を飲んでいる子どもの様子や時間差飲用の課題などを自由記述形式にて問うものである。調査期間は、調査②である朝8時に飲用した当日から翌日の放課後までに記入、回収とした。

調査③の結果では、「いつもと違う取り組みに対し喜んで飲んでいた」という回答もあったが、「牛乳だけでは飲みにくそうで、飲みきれない子どもや、おなかが痛くなる子どもがいて始業に間に合わない」などの意見もあり、苦手な子どもと、好きな子どもとの二極化が見られたことがわかる。

おなかがゴロゴロするといった子どもが多かったことに関して考えてみると、他の食べ物がないため、給食のときより速いスピードで飲用していたことが推察できる。さらに、通常給食では10分以上配膳準備の時間がかかり、その間教室に放置される牛乳が、今回は冷蔵庫から取り出してすぐの飲用であり、牛乳の品温が通常より低かったことも示唆され、牛乳のみを短時間で飲用することは、子どもたちにとって、望ましくないことも考えられた。

指導上の課題では、時間調整が難しく大変であり、体調不良のため次の時間に影響が出て困ったとの意見が多かった。調査③においては、朝の時間に牛乳を飲用させるには時間的措置だけでなく、子どもたちの体調の変化からも、指導運営上、困難であることがわかった。

前述の石井らの研究報告（石井ほか2011：27～37頁）においても、指導上の課題については同様の内容が報告されており、朝の時間や中休みの牛乳飲用を定例化させるには、これらの課題について策を講じる必要性があることがわかった。

4 時間差飲用や牛乳に対する保護者の意見（調査④）

学校で朝の時間に牛乳飲用をした子どもたちの保護者の意見を知るために調査④を実施した。対象は調査②に参加した子どもの保護者（４０３名）で、牛乳の提供時間変更の取り組みをどのように思うかを「よい」「どちらでもない」「よくない」から選択し、その理由や学校給食と牛乳についての意見を自由記述式にて問うものである。調査期間は、子どもが朝8時に牛乳を飲用した日に質問紙を家庭に持ち帰り、その後4日以内に回収とした。

朝の時間に牛乳飲用を実施した取り組みをどのように思うかの質問をまとめた。結果は、「よい」１４１人（38％）、「どちらでもない」１４０人（38％）、「よくない」91人（24％）であった。またアンケート対象者は４０３人に対し、３７２人から回答が得られ、回収率は92・３％であった。

自由記述では、ネガティブな意見とポジティブな意見、その他に分類することができた。

ネガティブな意見としては、朝食で牛乳を飲んでいるから必要ない・牛乳の批判的な文献を読むと不安になる・ご飯に牛乳は合わないと思う・子どもがおなかの調子が悪くなったと言っていた・牛乳での栄養過多が心配・今の時代にあっているのか和食のときにはいらないと思う・さまざまな問題も多いので無理に飲ませる必要はないと思う・食育の面で疑問に残る・日本人にとって必要ない・乳糖不耐症やアレルギーの問題もある・味覚障害になるようで心配、などがあった。

ポジティブな意見としては、朝飲むほうがよいと言っていた・朝飲むことで授業に集中できた・家でもよく飲んでいるのは給食のおかげ・給食で飲むのが当たり前になっている・給食と牛乳は切っても切り離せないと思う・苦手な子にとっては給食だから飲めることもある・給食で牛乳を飲むことが習慣になっている・食事中は水分があると飲み込みやすいと思う・献立に関係なく牛乳は提供したほうがよい・学校給食での牛乳は思い出になるのでよいと思う・献立と合わないこともあると思うが、栄養面を考えて牛乳は大切な一品として続けてほしい・自分もそう育ってきたので、どのような組み合わせでも違和感ない・家庭での消費が減少しているので、給食で出してほしい、などがあった。

その他の意見としては、子どもの意見を聞くことはよいことだと思う・量を選択できるとよいと思う・牛乳を中止するニュースにも興味がある・賛否両論であるが、カルシウムの問題も含めて慎重に論議してもらいたい・いろいろな問題が多いと思うが、給食には栄養バランスを第一に考えてもらいたい・国が今後どのように考えていくのか気になる、などがあった。

調査④では、回収率が92・3％であることから、保護者の関心が非常に高いことがわかった。保護者自身が育った環境も給食に牛乳があったことで違和感がないこと、子どもにとって不足する栄養素の摂取を重視することがポジティブな意見として目立った。反対にネガティブな意見の中には、牛乳そのものを否定するメディアの資料を添付し提出した保護者もいた。ちょうどメディアでも多く取り上げられている時期であったこともあるが、牛乳に対して根拠のない情報に保護者も困惑していることが表れており、子どもたちに本当に必要なのか是非を問う様子がうかがえた。

5 給食時間以外の牛乳飲用を試みて

今回の調査のポイントとして、朝8時の牛乳飲用体験をしたことが挙げられる。調査①②③において、子どもたちは、12時頃に牛乳を飲みたいと思い、また教職員も指導運営上の観点から、給食の時間がよいと思っていることがわかった。調査④においては、保護者の意見として給食の牛乳に対する関心度の高さと同時に、牛乳に対してのマイナス情報にも敏感に反応し、子どもたちにとって本当に大事なことを探ろうとしていることがわかった。

本調査は東京都の1校のみの限定的な調査結果であり、この1校を代表校として捉えることは難しい。しかし、子どもの意見を中心として進めた方法であったことや、さらに、その子どもを取り巻く教職員や保護者へも調査を発展させた事例として、新規性のある調査であったと認識している。

以上の調査の結果より、限定的ではあるが牛乳は給食時間の飲用が望ましいことがわかった。しかし、給食の時間に牛乳を飲用していくことを前提として考えると、先にも述べた「子どもたちは米飯給食に牛乳が合わないと思っているのであろうか」という論点について追及していく必要性があると考えた。

中澤弥子の研究では、約8割の小学生が全く抵抗なく米飯給食時に牛乳を飲んでいるという報告がされている（中澤2014：1～12頁）。筆者は、学校現場で日々子どもたちの給食時間の様子を見ており、この研究報告と現場の実態に相違はないと感じていた。しかし、この中澤の調査においては米飯給食としての調査であったため、米飯という分類から細分化していくことも重要ではないかと考えた。そこで、子どもたちに米飯給食を中心に、麺類やパンも含めた献立別における調査を行うこととした。

3．牛乳は給食に合わないのか？——子どもの献立別意識調査の実施

東京都の1校で実施した調査①～④をふまえ、対象校を大幅に広げた調査を計画、平成28（2016）年、東京・新潟・福岡の小学3～6年生の児童、約2千人に献立別の意識調査を実施した。9種類の献立の給食から、牛乳と各献立が「あう」「少しあう」「どちらでもない」「少しあわない」「あわない」の5段階評価より一つを選択するものである。どのような献立をもって妥当性を図るのかを考えるに当たり、さらなる細分化も検討したが、小学生の発達段階や調査の複雑化を回避するため9種

類に絞り込むこととした。

使用した献立は、ご飯献立5種類（和食風3種類、洋食風1種類、中華風1種類）、麺献立3種類（和食風1種類、洋食風1種類、中華風1種類）、パン献立1種類とした。ご飯献立では和食・洋食・中華に加え、和食の中でも白飯・混ぜご飯・酢飯を細分化した。質問紙には、献立名を文字だけで表すのではイメージが湧きにくく、個々のばらつきも大きくなると考え、視覚に訴えかけるよう、カラーの写真を採用した（**図1**）。また、先入観をなくすため、献立のカラー写真は調査対象校以外の給食を使用し、調査前後の食育指導も実施しなかった。

結果は、東京都（329人）、新潟県（632人）、福岡県（986人）の7校、68クラス、計1947人分の調査解析を行うことができた。

ご飯献立で「あう」の最も高かった献立はカレーライス（847人、44％）、「あう」の最も低かった献立は、ちらしずし（547人、28％）であった。麺献立で、「あう」の最も高かった献立はスパゲティ（863人、45％）、「あう」の最も低かった献立はジャージャー麺（666人、34％）。パン献立（ピザトースト）では、「あう」（1049人、54％）となり、全体として「あう」が28～54％、「少しあう」16～25％、「どちらでもない」12～18％、「少しあわない」7～19％、「あわない」11～18％となった（**表1**）。

図2において、**表1**の「あう」と「少しあう」を合計して「あう群」、「あわない」と「少しあわない」を合計して「あわない群」とし、献立別に2項目での比較を行った。

結果は「あう群」47～70％、「あわない群」18～37％となり、平均にすると「あう群」57％、「あわない群」27％、「どちらでもない」16％となった。

献立別の「あう群」と「あわない群」をχ^2検定にて解析した結果、すべての献立において、牛乳が「あう」と答えた子どもが有意に多いことがわかった（$p<0.01$）。

図1　2016年、東京・新潟・福岡の小学3～6年生の児童を対象に実施した献立別意識調査質問紙

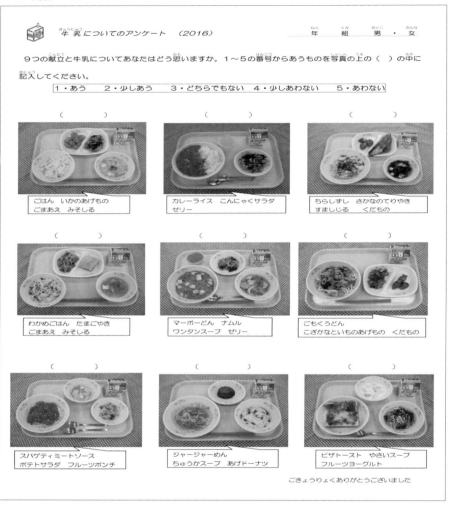

牛乳《ぎゅうにゅう》についてのアンケート　(2016)　　　年《ねん》　組《くみ》　男《おとこ》・女《おんな》

9つの献立《こんだて》と牛乳についてあなたはどう思《おも》いますか。1～5の番号《ばんごう》からあうものを写真《しゃしん》の上《うえ》の(　)の中《なか》に記入《きにゅう》してください。

1・あう　2・少しあう　3・どちらでもない　4・少しあわない　5・あわない

(　　)

ごはん　いかのあげもの
ごまあえ　みそしる

(　　)

カレーライス　こんにゃくサラダ
ゼリー

(　　)

ちらしずし　さかなのてりやき
すましじる　くだもの

(　　)

わかめごはん　たまごやき
ごまあえ　みそしる

(　　)

マーボーどん　ナムル
ワンタンスープ　ゼリー

(　　)

ごもくうどん
こざかなといものあげもの　くだもの

(　　)

スパゲティミートソース
ポテトサラダ　フルーツポンチ

(　　)

ジャージャーめん
ちゅうかスープ　あげドーナツ

(　　)

ピザトースト　やさいスープ
フルーツヨーグルト

ごきょうりょくありがとうございました

献立名を文字だけで表すのではイメージがわきにくく、個々のばらつきも大きくなると考え、実際の質問紙には、視覚に訴えかけるようカラーの献立写真を採用している。

表1　2016年、東京・新潟・福岡の小学3～6年生の児童を対象に実施した献立別意識調査結果

N＝1,947（人）

	1 あう	2 少しあう	3 どちらでもない	4 少しあわない	5 あわない
	人数（%）	人数（%）	人数（%）	人数（%）	人数（%）
ごはん　いか	608（31）	494（25）	320（17）	281（14）	244（13）
カレーライス	847（44）	436（22）	255（13）	192（10）	217（11）
ちらしずし	547（28）	360（19）	318（16）	362（19）	360（18）
わかめごはん	767（39）	388（20）	322（17）	240（12）	230（12）
マーボー丼	636（33）	407（21）	360（18）	286（15）	258（13）
ごもくうどん	684（35）	386（20）	333（17）	285（15）	259（13）
スパゲティ	863（45）	389（20）	278（14）	179（ 9）	238（12）
ジャージャー麺	666（34）	419（22）	359（18）	232（12）	271（14）
ピザトースト	1,049（54）	316（16）	236（12）	140（ 7）	206（11）
平均	741（38）	399（21）	309（16）	244（13）	253（13）

筆者作成

図2　2016年、東京・新潟・福岡の小学3～6年生の児童を対象に実施した献立別意識調査結果②

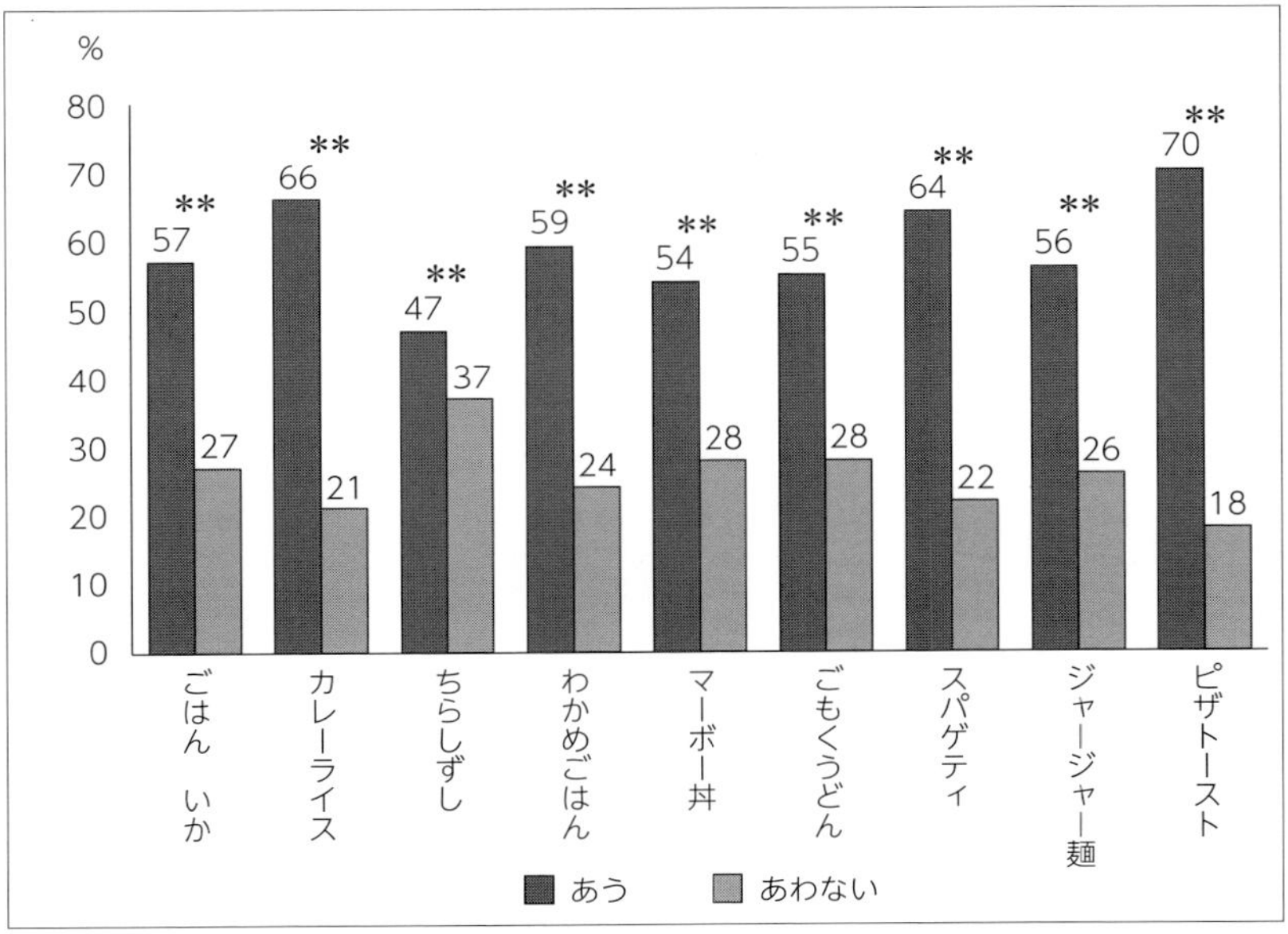

5段階評価の中から、「あう」と「少しあう」の合計を「あう」とし、「あわない」と「少しあわない」の合計を「あわない」として集計、χ^2検定により有意差を調べた（＊＊$p<0.01$）。

筆者作成

今回の調査で、最も重要な発見は、大人の観点からは明らかに牛乳と合わないと思われる献立もある中、ほとんどの献立で合うと思う子どもが約60％もいたことである。子どもたちは献立の種類に関なく給食の牛乳が合うと思っており、大きな違和感もなく受け入れていることが明らかになった（図2）（布川ほか２０１８：１６７〜１７２頁）。

現代の子どもたちにとって、学校給食の牛乳は、大人が考えているものとは違い、米飯給食であれ、和食の献立であれ、給食には牛乳がつくことが、ごく自然なものになっている可能性が示唆され、学校で牛乳を飲みたい時間も給食の時間であるという結果とも合致した。

4. 和食給食の推進と牛乳

1 日本の食文化と和食給食

和食がユネスコ無形文化遺産に登録され、和食給食がさらに重視されている昨今、学校現場においては、多様な食育が行われている。

また、日本教育新聞社が平成26（２０１４）年5月に行った調査（注16）によると、和食中心の学校給食提供を「必要」とした学校は約60％、「必要ない」と「その他」が約20％ずつであったと発表している。この調査は、全国の公立小、中学校５００校を抽出して調査用紙を送付、１３０校の校長、教頭、栄養教諭、学校栄養士、食育担当教諭らが回答したものである。回収率は26・０％であった。「必要」の理由としては「家庭で洋食が多くなってきているので、給食で和食にふれさせたい」「日本の食文化に興味をもたせ、そのよさを確認させるよい機会になると考えられる」、一方、「必要ない」

（注16）日本教育新聞社「和食中心〝必要〟6割」『日本教育新聞』２０１４年6月9日発行、参照。

とした理由では「異文化の食事を摂ることも食育の一つと考えるから」、「国際理解にもつながるから」が多かった。また「その他」では、「和食も必要、他の国の食文化を知ることも必要」という内容が多く、さまざまな文化の理解という意味で、「必要ない」と同様の傾向が見られたとある。

新学習指導要領においても、食育がさらに重要な位置づけとなり、日本の食文化を伝承していくことが盛り込まれている。

文部科学省中央教育審議会答申においても、「生きた教材」としての学校給食の充実を求めており、文化や伝統に対する理解と関心を深め、食に関する高い教育効果を期待しているとある。給食を通して文化の理解を育むことを考えると、給食文化もあるのでなかろうか。

筆者の所属する栄養教諭研究会においても、和食給食は和食文化であるのか否かで協議されたことがある。意見の分かれた結果になったが、授業者が文化として扱ったことが条件となり、文化としても捉えられる側面があるとの結論づけに至った。そして、そこには、牛乳が存在していることが忘れてはいけないポイントであると筆者は考えていた。

2　「総合的な学習の時間」からの和食と給食

学校で食育を教科と連携して進めていく際、各教科の単元目標を食育の観点をつなげている。

総合的な学習の時間（以下、総合学習）においては、「学習指導要領」（注17）第5章第23（5）に目標を実現する際の事例として、「伝統と文化など地域や学校の特色の応じた課題、児童の興味・関心の基づく課題などを踏まえて設定すること」とされており、それを意識し、総合学習にて和食に関して単元設定を行った事例を紹介する。

小学5年生の総合学習で「和食をつなごう　ひろめよう」という単元を設定した。単元設定は、栄養教諭と5学年の担任団にて行った。設定の理由としては、5年生のときに社会科で食料生産の学習

（注17）文部科学省「新学習指導要領」（平成29年3月公示）参照。

をしており、家庭科においても、味噌汁の調理実習で「だし」の学習をしていたからである。

しかし、総合学習では、課題設定後は子どもたちが探求したいことを考え、選択し学習を進めることになるため、栄養教諭はいろいろな方法を提案、担任団と協力して授業展開をした。

導入は、栄養教諭から「○○小で、和食を伝えていきたいのだが、みんなの力を貸して欲しい！」と切り出し、和食からイメージできることをウェビングマップ（注18）で表し、クラス内で共有した。子どもたちの発想から出てきたものをキーワードにしカテゴリー別に分類、少人数グループで調べ学習をし、壁新聞やパンフレットを作成、学会形式で口頭発表へと展開するものである。そこには和食文化の定義を子どもなりに考え、新しい角度から和食を捉えていく姿があった。例えば、外国人からみた和食の人気ランキングを調べた子どもが「ラーメン」を和食と定義づけ、発表したところ、質疑応答の際に「ラーメンは和食か？」の意見があり、子ども同士での協議が繰り広げられていた。この発表会では、まるで大人の学会と同じ様子であるだけでなく、先入観を強くもっているわれわれの想像をはるかに超えた、子どもならではの発言や発表があった。

そのうちの1グループが、「和食の定義は、日常の食事であることから、毎日の○○小の給食も和食の一つであるのです」と発表しており、この発表には筆者も大変驚かされた。子どもたちは給食を和食文化の一端であると捉えていたのだ。もちろん、和食の定義を十分理解しているとは言い難いが、「給食とつなげた食育」を目指している栄養教諭として、この思考プロセスが評価できる発言であった。

この総合学習は、次年度も継続して行き、給食の牛乳について着目した振り返りを計画している。

3 「和食の日」食育行事と牛乳

写真3は、平成30（2018）年の和食の日（11月24日は「いいにほんしょく」で和食の日）を一

（注18）ウェビングマップ（webbing map）は、キーワードから連想したことを、クモの巣（web）のように図式化（mapping）することにより、思考を広げていく手法。

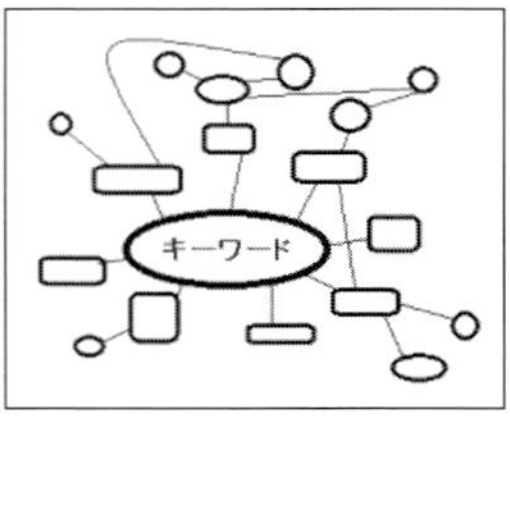

つの行事として、和食給食を実施した日の給食である。**写真4**は、**写真3**と同様の献立であるが、本格的な和食器を使用し、お品書きを添えた給食である。主催は一般社団法人和食文化国民会議（注19）による募集型の授業で、今回は筆者の勤務する小学校の5年生を対象に、2コマの食育授業を展開した。その後、和食器に盛りつけられた給食を、和食会議、農林水産省、三信化工株式会社（注20）の方々と一緒に喫食するという食育行事である。和食の日の食育行事は、日本の多くの学校でも実施されているが、今回はお客さまも多く、メディアの取材も入る予定があるなど、特別な行事となっていた。そして、まずは献立立案計画から考えていくのであるが、牛乳をお茶に変更するべきか、校内で

写真３　和食給食と牛乳

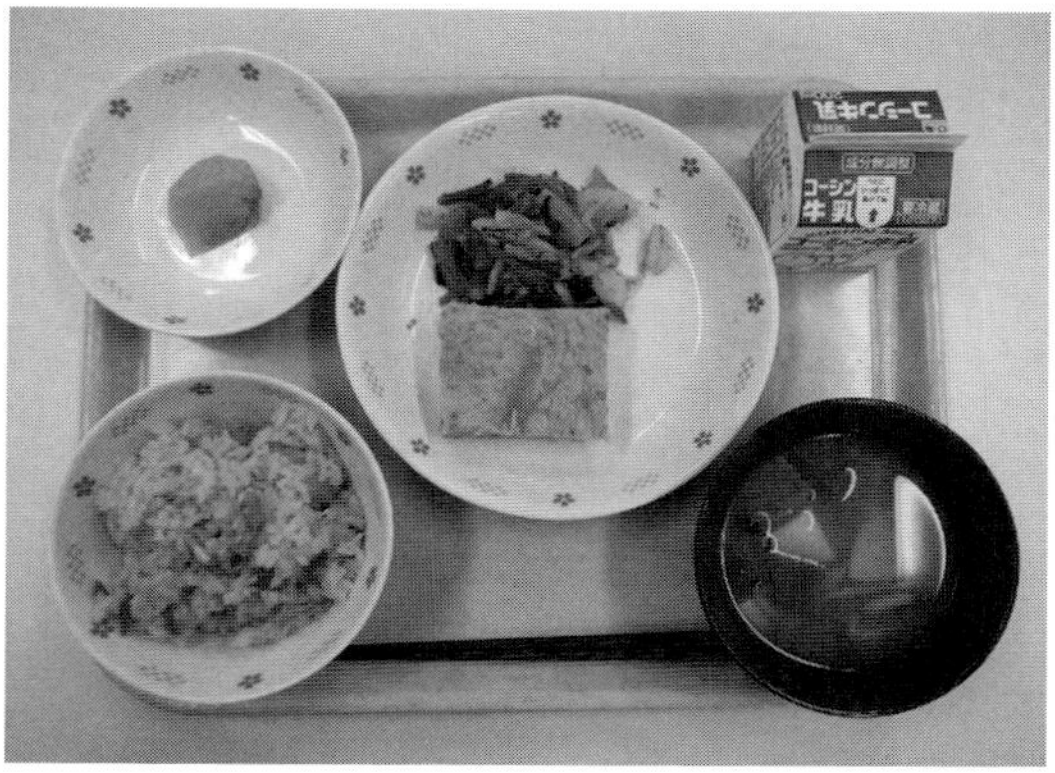

かやくご飯・千草焼き・白菜のおひたし・田舎汁・柿・牛乳
平成30年11月22日　千代田区立富士見小学校での和食給食。

写真４　和食器での和食給食での牛乳

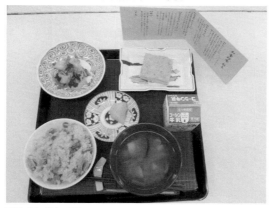

写真３と献立は同じ。
平成30年11月22日「だしで味わう和食の日」（協力：一般社団法人和食文化国民会議、農林水産省、三信化工株式会社、実施校：千代田区立富士見小学校）にて。農林水産大臣政務官、児童と喫食。

（注19）一般社団法人和食文化国民会議（略称、和食会議）は、和食文化を次世代へ継承するため、その価値を国民全体で共有する活動を展開している（https://washokujapan.jp/）。

（注20）三信化工株式会社では、「うつわから広がる食育」として実際に和食器を用い、昔の日本人がさまざまな存在（自然・人・生き物・ものなど）をどのように敬い大切にしてきたか、その大切にする思いを「かたち」として紹介する食育活動を行っている。日本の文化への理解だけでなく、他国の文化を理解・尊重した歴史も取り入れ、子どもたちの「気づき」へと繋がる出前授業を小・中学校で実施している（http://www.sanshin-kako.co.jp/csr/visit.shtml）。

議論が交わされた。和食器セットには、湯飲みも入っており、お茶を提供してはどうかとの意見もあった。和食給食を定義づけるときには、文化として給食をどのように捉え、牛乳の位置づけを考えるのかが論点であった。先の総合学習で子どもたちが繰り広げていた論議のようでもある。

「和食」「給食」「牛乳」については、特別行事の直前まで論議が続いた結果、和食とはいえ、学校給食の位置づけであることより、牛乳つきで実施することになったのであった。普段の給食でも和食に牛乳が出ていることもあり、和盆に和食器とともに並んだ牛乳に対し、子どもたちは通常の給食と変わらずに、和食の米飯給食と牛乳を飲用している姿があった。

学校現場においては、和食給食を推進するうえでも、多くの場合で牛乳が提供されていることは、「学校給食摂取基準」の観点からも述べているが、筆者としてはこのような特別な和食行事のときでさえ、子どもたちには給食と牛乳は違和感ないものになっているのかもしれないと考えている。

5. 学校での牛乳を考える

1 教育的観点からの牛乳

牛乳を題材とした食育は多くの学校でも取り入れられており、筆者の学校でも小学1年生を対象に行っている。1コマで行う授業では、牛乳ができるまでをJミルクの提供教材を活用し導入とした。また、日本乳業協会から実物大の牛のタペストリーと骨の模型をお借りし、授業を展開した。

学級担任と協力してタペストリーをできるだけリアルに動かすため、教室の外から担任が「モ〜」を発声、タペストリーを広げて教室を練り歩き、実際の高さ相当で黒板掲示をした。栄養教諭は「カルシウムのカルちゃん」と称した教材を活用し、227人のカルちゃんを教室いっぱいに広げ、牛乳のパワーを紹介した。カルちゃんとは、1㎎をカルちゃん一人分として200㎖の牛乳に入っているカルシウムの量を教材化したものである。その後の給食時間には、牛乳のパッケージを見て、227の数字を見つけて喜ぶ子どもの姿や、牛乳が苦手な子が、少しずつ飲めるようになる姿があった。

また、給食の準備中にも子どもたちは牛乳のパッケージよく観察し、反応していた。給食当番が牛乳を配り終わると、紙パックの底をのぞきこみ「ラッキー！当たりだ！」という子どもがいる。牛乳パックに当たりはずれなんてないのでは？ と内心思いつつ、「どれどれ？」と聞いてみると、カラフルな色の小さな印があった。きっと印刷工程などの印だろうと思われるものだが、この小さな発見を子どもたちは日々楽しみにしているのである。また、令和元（2019）年9月、長い夏休み明けの給食時にも子どもたちは、牛乳の紙パックの新発見をしていた。ちょうどこの時期は、日本でラグビーワールドカップが開催されており、いつものキャラクターがラグビーボールをもって応援するデザインに変わっていたのである。その応援をしているキャラクターを見逃してはいなかった。そこから、給食の時間はラグビーの話に発展し、日本のラグビーの歴史からラグビー精神、はたまた、道徳心へと話を展開できる場面までも発展していくのである。もちろん、子どもの発達段階により、その手法はさまざまであるが、牛乳パッケージの変化から、担任教員と連携を図りながら子どもたちにリアルタイムの生きた教育を行える実態もある。

これ以外の学級活動上においても、牛乳が活躍している場がある。時折、給食時間に「かんぱーい！」という元気な声が聞こえてくることがある。それは、クラスで何かよいことがあったときや、お誕生日のお祝いのときなどさまざまではあるが、子どもたちはいつも笑顔いっぱいで「牛乳乾杯」をしている。牛乳乾杯は学校給食では多く見られる場面であるが、ある意味、学校給食ならではの光景かもしれない。

また「こちそうさま」の後も、牛乳は給食指導で大切な位置にある。飲み残しを専用容器に移し替えることや、紙パックの片付け指導では、どのようにしたらきちんと折りたたむことができて、きれいに片付けることができるか、ストローの袋が散乱していないか等、子どもたちへの多角的な視野を育む指導が盛り込まれている。

このように、学校での牛乳には、栄養価摂取の観点や咀嚼嚥下のための飲み物としての役割だけでなく、子どもたちの心を揺さぶる重要な教育教材としての役目も果たしているといえよう。

2　食文化の観点からの牛乳

学校給食の牛乳に対する批判は、日本の伝統的な食文化にそぐわないというものであった。約60%の子どもたちは、食文化の視点（どのような給食の献立であっても）からも不適切とは思っていないという事実は、学校給食の現場にいるわれわれにとっても、新たな発見であった。このことより、食文化も他の文化と同様に変化していくものかもしれない。日本の食文化を考えると、昔の食事と今の食事には、献立内容だけでなく食事を取り巻くライフスタイルの変化も大きな要因であろう。今の家庭環境の特徴として、共働きの家庭が増え食事に費やす時間や労力も変わってきており、学校給食がもたらす影響は計り知れないものであると推察できる。学校給食に牛乳を組み合わせていることが、子どもたちの意識づけに影響を与えていることも示唆できる。

給食と牛乳を取り巻く多くの意見や情報は、給食に関わる大人たちの意見が主流である。また、その大人の意見も、どのような立場の人が提唱していることなのかが明らかになっていない部分も多い。今回の調査や報告においては、子どもたちの意見が中心となる調査であり、子どもたちが給食の牛乳をどのように捉えているのかがわかったことより、今後の学校給食と牛乳の新たな歩みにつながるかもしれない。

伝統的な考えに従えば、和食米飯と牛乳という組み合わせは受け入れ難いものであるが、現実に子どもたちがそれを問題視していないとすれば、われわれはそれをどう評価していくか、あらためて見直していく必要があると考えられる。学校給食文化という視点で牛乳を捉えてみると、学校給食の歴史とともに歩んできた牛乳は、習慣化され、伝承されているといえるのではないだろうか。江原絢子の食文化研究の対象10領域（江原2009：269～274頁）においても、学校給食・食育が提唱されている。学校では、給食を通して子どもたちに将来の身体を見据えた食育を行っており、その食育の中には、ほぼ毎日提供される牛乳についても盛り込まれている。この観点からも、給食の牛乳は学校給食文化として根付いているようにも考えられよう。しかし、これは学校給食の中でのみいえることであり、給食と離れた環境下における、牛乳摂取量の著しい低下という事実からは、生活の中に定着しているとは言い難い。

学校給食からつなげる食育を研究しているわれわれにとって、今後、給食で培ってきた知識や習慣をいかに継続し、伝承できるかが、大きな課題となっている。

学校給食で提供される牛乳だから、受け入れているのか、飲める環境が整えば、飲用は給食がなくなっても継続されるのか、今後も子どもたちの、知識・意識・行動への変容プロセスが解明できるような研究が望まれていると考えている。現代の子どもたちは、情報化社会の中で生きており、その情報の中から、根拠のある情報を的確にキャッチしなければならない。しかしながら、まだまだその力が未熟であり、いろいろな情報に翻弄されている実態も少なくない。また、子どもたちだけでなくわれわれ大人でさえ、正しい情報をキャッチしているのか危ういこともある。

栄養学は日進月歩で大きく変化を遂げている学問の一つでもある。その栄養学の観点からも、長い歳月、学校給食に提供されている牛乳を子どもたちと共に見つめていきたいと感じている。

最後に、学校給食は子どもたちのためのものであり、子どもたちの感じていることに、われわれが耳を傾けることからも、今後の給食のあり方に大きな影響を与えることにもなるであろう。

さらによりよい給食と牛乳との関係を発見していくために、今後も現場の目線を大切にしていきたいと思っている。

引用文献

石井雅幸、矢野博之、鈴木映子「小学校における中休み牛乳提供の実施とその効果」『大妻女子大学家政系研究紀要』第47号、２０１１年

江原絢子「食文化研究の蓄積と今後の課題—調理、料理形式、日常の食生活を中心に」『日本調理科学会誌』第42巻・第5号、２００９年

中澤弥子「日本の学校給食と牛乳利用の現状と課題—食育及び食文化の視点から」『会誌　食文化研究』第10号、２０１４年

布川美穂、鴨下澄子、脇田哲郎、山本茂「学校給食の牛乳に対する小学生の嗜好に関する研究」『日本食育学会誌』第12巻第2号、２０１８年

山本早苗、石田裕美、上西一弘「牛乳と食品添加物からのカルシウム、リン摂取カルシウム、リン恒常性および骨代謝の与える影響の違い」『女子栄養大学栄養科学研究所年報』第16号、２０１０年

山本茂「日本人の食生活は欧米化したのか?」『食文化誌ヴェスタ』第68号、２００７年

Kaneda, M. and Yamamoto, S. Japanese school lunch and its contribution to health. Nutrition Today. 50 (6). 2015

Michiko. IWASAKI. Memories of "LARA" relief and skimmed milk sent to day-care centers After World War II. Journal of Tokyo Kasei University. 14. 2009

チーズは日本人の心の伴侶たりうるか

西日本食文化研究会主宰
一般社団法人Ｊミルク・乳の学術連合　乳の社会文化ネットワーク幹事
和仁　皓明

はじめに

明治維新という日本の歴史上稀に見る国を挙げての文化革命は、また日本人の食文化にも大きな変革をもたらした。私たちが現在日常的に接する食品であってカタカナで表記される飲食物、例えばキャベツ、ビフテキ、チョコレート、コーヒー、ビールなどは、明治政府による文明開化政策、言葉を換えれば欧米食文化導入政策によって新しく日本社会にもたらされた飲食物である。

その中に明治政府が特に旧体制と一線を画す目的で、その導入を新しい国策とした食の典型が肉食および乳食であった。本稿ではその乳食が、いかにして日本の社会に導入され融合していくか、その経過と受容にいたる諸様相を概観する。なお本稿では特に明記する場合を除いて、液状の乳、固形の乳製品も一括して「乳」と総称する。

1. 明治期に乳はどのように受け入れられたか？

1 官民挙げてのプロモーションだった

明治維新によって新たに発足した新政府は、それまでの旧幕藩制度のうち活用すべき組織制度は名前を変えて再利用した。

その一つが、江戸城中にあってウシを飼い搾乳をして「白牛酪《はくぎゅうらく》」なる乳加工品をつくっていた、「御厩《おうまや》」と呼ばれていた牛小屋（搾乳・加工を行っていた）を、そっくり築地に移転させ「牛馬会社」

と改称、明治政府の乳肉食奨励の尖兵にしようとしたことであった。

この牛馬会社の発足にあたり、明治政府の文明開化政策の強力なプロモーターであった福澤諭吉は、『肉食之説』（福澤1870）というタイトルでこの会社の宣伝文を公表した。

この宣伝文の前段では、「もともと日本人は肉食を忌避してきたけれど、それは意味のないことであって、いま肉食をして健全な身体を作らなければ国の存亡にかかわることだ」と肉食の重要さを説き、さらに牛乳について次のように論じる。

「我が（牛馬）会社は、牛馬の牧場を設け、最近はもっぱら牛乳の使い方を世に広めようと、チーズ、バター、……などを作ろうとしている。そもそも牛乳の効用は牛肉を食べるより有効で、発熱・疲労などはもとより体の弱い人にとって必要不可欠な食べ物である。たとえ何かいい薬品があったとしても、牛乳で体力をつけておかなければその薬効は活きない、よってまさに万病に効く薬と言っていい。

しかし病気に有効だというだけではない。西洋諸国では、毎日のように牛乳を飲んでいるし、またチーズやバターを使うこともまるで我が国で鰹節を料理に使うようなものである。スイスという国は魚がとれない山国だが国民は牛乳だけで栄養をとっている。

我々日本人も今日から目を見開いて、牛乳を飲むことに関心を持てば、不治の病も治り不老長寿も保って身体健康、精神活発となって、始めて日本人の名を恥ずかしめないことになろう。

……以下略……明治三年　秋」（福澤諭吉『肉食之説』より抜粋、現代語訳筆者）

さらに明治4（1871）年に登場したわが国で最初に発刊された新聞でも、官民一体の乳食消費奨励のプロパガンダが展開された（木村1973：14頁）。

「日本人は性質総て智巧なれども根気甚乏し　是肉食せざるに因れり、(中略) 小児の内より牛乳等を以て養ひ立てなば、自然根気を増し身体も随て強健なるべし」(『新聞雑誌』第1号、明治4年5月)。

このような政府側からの乳肉食消費促進政策に基づいて牛馬会社が発足した後、牛乳搾取業者が次々に創業、明治8(1875)年には「東京牛乳搾取組合」が結成され、文明開化政策に沿った新規事業として形を整えていく。驚くべきことにこのウシを飼い搾乳するという新規事業参画への熱意は、新政府お膝元の東京だけではなく極めて急速に全国に拡散している。

現代の常識から考えると、搾乳に適する乳牛が日本にはまだいない、周りには農耕運搬用の和牛しかいないのに何故？　と疑問に思うところだが、例えば、島根県松江では「鴻生舎」なる牛乳販売業者が明治6(1873)年に創業し、山口県では明治7(1874)年に明治政府から乳肉兼用牛デボン種の種牛を借り受けているし、宮城県でも明治8(1875)年に玉造郡の「鍜冶谷沢牧場」にて洋種牛の牧場を開設したと記録されている。この時期の文明開化政策に対応する国民の対応の早さに驚くのである。

文明開化のお手本になった米国からもたらされた搾乳業という未知の事業が、あたかも現代のIT産業の導入のように受け取られ、失業した武士集団をはじめ多くの知識人たちが、我も我もと新しい導入文化に参入する風潮に乗ったと見るべきであろう。しかしながら、このような国を挙げての政策推進の背景には、次のような政治的動機が潜んでいたのではなかろうか。

当時、日本に開国を迫った欧米列強の国々の軍人たちとの交渉にあたった幕府の要人たち、また薩摩や長州からロンドンや上海に密航して現地の欧米人たちと直に接した、いわゆる幕末の志士たちが身をもって体験したことは、欧米の工業文明の水準の高さもさることながら、彼らとの体格の差、特に身長の差に著しい劣等感を抱いたに違いない。

というのは明治初期における日本人男子の平均身長は約158cm弱だったそうだ。当時の来日米国人の平均身長171cmとおよそ13cm以上の身長差である（OECD2014：127頁）。この差は当時の写真や浮世絵などの表現でも明らかである。その身長差でいったん戦争にでもなれば、当時の戦術は歩兵による白兵戦が主流であるから、米国人、ロシア人たちの体格を見るにつけ、いざとなれば戦場で組み合って負けない体格をつくり上げねばならないという想念が生まれ、それが当然のように富国強兵という政策に結びつく。そして、そのための食とは何か。それは欧米の食すなわち乳肉食でなければという国策に帰着したのであろう。

2 ネガティブな受け取り方も

日本人の体位向上のための国家を挙げての乳肉食奨励キャンペーンは、その後の対外国関係が日清、日露の戦争へと進んでいく中で、時の栄養学者やメディアが動員されることで広範囲に展開された。その概略は東四柳祥子の論考に詳述されている（東四柳2014）。

ただ、これらのキャンペーンが確実に日本人社会に受け入れられ、政府の意向通りに乳肉食の消費が順調に伸びたかというと、現実には乳消費と肉消費の進み具合に差が生じたようだ。

肉食のほうは、江戸時代から「ももんじや」と呼ばれたイノシシ・シカなどの肉を煮て食べさせる店が江戸、大阪などにあったし、牛鍋屋に関しても維新前の文久2（1862）年に横浜で開業した例があるようだ（石井1997：54頁）。ただそれらの店は、江戸時代の人々の食風俗という観点からは、ややアウトロー的な存在ではあったのだが、これが一変して政府の号令で肉を食べようということになったのだから、新しい食体験に飛びつく若者たちに歓迎されたのは当然のことであった。

それに比べ乳食の場合、肉食のように大衆に歓迎されたという兆候が見当たらない。肉と違って明治の日本人にとって全く初対面の食べ物であったこと。消費促進の焦点が病弱者、乳幼児のための養生食ということに当てられて、ほとんど日常の食として取り扱われなかったせいでもあろう。

当時の搾乳業者の回顧によると、彼らは乳の取り扱いに慣れていなくて、原料乳量を水増しするために米のとぎ汁を混ぜ込んだり、殺菌不十分で凝固する牛乳にアルカリを加えて凝固を防いだりすることが後を絶たなかったという（黒川1998：120頁）。

要するに乳の販売促進をするという前に、本来乳のプロであるべき搾乳販売する側の人々が、まだ乳の取り扱いについては素人同然であったという現実は致命的なことであった。細野明義によれば、初期の牛乳品質に関する研究文献には「市販牛乳中における牛糞の検出」に関するものが発表されていたという（細野2018）。したがって、明治初年当時の乳処理業者には、乳という食べ物に対する基本的な安全品質の概念がまだ十分に備わってなくて、乳そのものは最もレベルの高い品質管理が要求される食材であるにもかかわらず、消費者の期待に応え得なかったのが現実であった。

食の文明開化という流れの中で飲用乳だけでなくバター、チーズなどの乳製品も当然紹介された。明治後期においてベストセラーになった村井弦斎の『食道楽』（村井1904：151頁）という新聞連載小説にチーズの食味に対する評価が記述されている。

引用はその小説中の主役お登和さんとその友人の玉江さんとの、西洋料理の食味についての対話である（文中の「チース」とは、チーズのこと）。

「お登和嬢……、最初食べ馴れない物を人に御馳走する時は、不味《まず》く拵《こしら》えて懲々《コリゴリ》させるとモー不可《いけ》ません。……西洋料理の後で出るチースなんぞは大概な御婦人は最初にお嫌ひなさいますネ」
玉江嬢「チースですか、あれは私も閉口で我慢にも戴けません」（原文ママ『食道楽』秋の巻）

一般に発酵食品とは好き嫌いが多い食べ物の一つ、そしてその中でもチーズは独特の風味をもつ発酵乳製品である。さらにこの明治初期に日本人が味わったチーズとは、欧米から長い輸送期間を経てきた輸入品だけであったから、ほとんどのものは賞味期限を過ぎて匂いの強い熟成が進みすぎた品質のチーズしか市販されていなかったに違いない。当たり前のことだろうが、明治期に登場した新しい味覚としてのチーズは、当時の社会に受け入れられ難かったという見本である。現代では死語となったが「バタ臭い」という形容詞があった。不快な味の典型的な表現でもあったし、さらに日本人には似合わない欧米風の立ち居振る舞い、言動に対する否定的表現でもあった。

このようなことから、多くの日本人にとって明治初期のバターやチーズに対する食品としての評価は、「おいしい」という感性的な受容にほど遠いものであったと見ていい。

しかし、村井弦斎の『食道楽』という小説そのものは、食をモチーフにして明治という新しい時代への適応を説く好著、そして明治期のベストセラーでもあった。乳という新しい食材に対して否定的な紹介ばかりではなく、次のような、牛乳飲用について好意的な記述がある（村井1904：161頁）。

「……、牛乳を沢山飲ませなければならんという場合に、昔風の老人は牛乳なんぞ見るのもイヤだという人があります。そういう時にはさっきお話し申した手軽なプデンだとか淡雪だとか、ブラマンヂだとか云う料理にして差し上げると病人が悦んで牛乳料理を食べるようになります。」（『食道楽』秋の巻）

村井弦斎は、牛乳の栄養的な効用、特にアイスクリームについては、栄養だけでなくそのおいしさを強調し家庭での製法まで紹介している。ただ、牛乳の品質については、ちまたには粗悪な品質のものが売られていると注意を喚起している。

もう一つ、この時代における牛乳に対する好意的な記述といえば、俳人正岡子規の日記『仰臥漫録』が挙げられよう。脊髄カリエスで病臥《びょうが》していたとはいえ牛乳を配達させてほとんど毎日のように飲んでいた。

明治初期に日本がお手本として導入した乳処理技術が、ほとんど米国からの導入であったことは、その後の日本の乳に対する人々の通念、さらに産業への発展を方向づけるものになった。

搾乳された未殺菌乳は保存しにくい。なるべく早く殺菌しなければならない。その概念が欧州型の新鮮な静置乳から発酵乳やバター・チーズをつくるという方向よりも、まず瓶詰市販牛乳からスタートし当時米国で新しく開発された加糖煉乳製造の方向に展開した。この煉乳生産志向は、アイスクリームや洋菓子特にミルクキャラメルの原料として、テンポは遅いが次第に国民の間に普及していく。総体的にみて日本社会にとって初対面だった乳食全般のうち、すんなりと庶民の嗜好に適合し歓迎されたのはアイスクリームと加糖煉乳だけであったようだ。

明治期における牛乳消費量について信頼できる記録が乏しいので、時代が下がった大正年間（1912～1921年）の消費量を見ると、1年一人当たり消費量は292～584mLと記録されている（窪田1970：442頁）。ちなみに現代ではこれが約3万mL（農林水産省牛乳乳製品統計、2016年）。ほぼ100年間で100倍の消費量になった。この消費量の伸びが単純な右肩上がりではなく、第二次世界大戦を境に増加率の勾配が全く異なり、戦後の増加率が急激な右肩上がりの増加率を示すことに注意を喚起しておきたい。

推測すれば、明治初期の乳食導入は、栄養という乳の機能性を強調して展開されたのであったが、人々が乳食をおいしい食べ物と感性的に受容したかについては、甘味を加えた加工品以外は受容されたとはいいにくいようだ。

2. 肉食の導入はどうだったか?

1 肉食の普及には素地があった

乳食の消費奨励キャンペーンと並行して行われたのは、肉食の消費奨励であった。こちらは、先に引用した明治3（1870）年の福澤諭吉『肉食之説』に加えて、新聞記者として活躍していた仮名垣魯文が刊行した、戯作『安愚楽鍋』（明治4（1871）年）の中で「肉食をしない人間は時代遅れ」と書いて肉食流行を先導する。

このような世間の風潮は文明開化というスローガンによって、同時にチョンマゲの廃止とか、和服から洋服への転換、草履・わらじから靴への転換のような、庶民の生活文化の変化を促進させるものであった。行政の動きもそのような民間の動きに連動する。

『安愚楽鍋』刊行と同年（明治4年）に、神奈川県庁から次のような食牛飼育奨励の布告が出された（川辺1980：51頁）。

「近頃、外国人が多く来日それらの人々の食用のため、並びに日本人も次第に肉食をする人が多くなって、牛肉の需要が増えてきたので生産が追い付かない状況である。したがってこれまでの牧牛場に加え、村々、山間、原野などで牛を飼い、横浜に持ってくればいい利益が得られる。稲作以外の耕作地では、牛の飼ものとは十分に副収入になるものと考えられるから、村人たちに経済力に応じ数頭の飼育を行うようよく説得するように、……以下略」（現代語訳筆者）

同じ年、京都府でも肉牛の飼養を勧めている（川辺１９８０：53頁）。

「近年、肉食が普及し人々の栄養として必要なことは、いまや三才の子供でも知っていることである。

特に中でも牛肉はその典型で、海外の諸外国では年中牛肉を食卓に載せている。よってこの段階で我が国に牧畜業を起こさなければ、三、五年中に牛の需要を満たすことは出来なくなる。……牧牛は、舎飼い、放牧、いずれにせよどんどん進めなければならない。牧野に適地があれば早速申し出て欲しい。……以下略」（現代語訳筆者）

肉に関するこのような官の動きに比べ、乳のほうはほぼ同時期の明治６（１８７３）年、東京市によって「牛乳搾取人心得規則」が制定、明治８（１８７５）年には阪川當晴が同業者20名ほどを集めて「東京牛乳搾取組合」を結成する。肉に比べてややスタートが遅く、牛乳搾取組合の結成は民間主導型で進められ、官の関与は乳食奨励より乳による衛生取り締まりが目的であった（和仁２０１３：５頁）。

ただ文明開化とはいいながら、明治期の人々すべてが肉食歓迎というわけではなかったようだ。

明治の世相について多くの随筆を残している柴田宵曲は、「牛鍋は人力車と共に明治初年の流行物で、魯文の『安愚楽鍋』なども出たが、実際は新奇を追う者はこれをよろこび、守旧派は眉をひそめて箸を取らぬ状態であったろう。」と述べている（柴田２００６：１４６頁）。

明治期における牛肉の消費量についての記録に乏しいが、年間一人当たりの消費量は明治27（１８９４）年で34・６g、明治33（１９００）年で50・７gに上がり、明治37（１９０４）年で60・２gになった（『日本肉用牛変遷史』１９７８：28頁）。ちなみに現代、平成28（２０１６）年の牛肉消費量は６千５６７g（総務省『家計調査』、２０１８年）、１００年で約１００倍に達している。また、明治、大正、昭和にかけて全国の食肉消費における牛肉の割合をみると、1907～1911年での牛肉割合は65％、1917～1921年では58％、1965～1977年では15・6％で、明らかに明治期は牛肉優位の時代であった（農林水産省食肉鶏卵課資料、1979年）。

2　新しい食べ物の導入と食嗜好

前述のように、明治政府の文明開化政策で乳肉食の消費を奨励した真の狙いは、日本人の体位を向上させ富国強兵の国を目指すことであった。したがってその訴求点は、乳肉食のおいしさよりも伝統的な日本食と比較して栄養が優れているという機能性に重点を置くものであった。

建築、交通、通信のような工学的な文明や技術の導入ならば、利便性とか経済性のような計算可能な評価基準で優位性を判断できる。しかし食の場合は、人間の嗜好という厄介なハードルを越えられなければ栄養学的な優位性を強調しても人々は必ずしもそれに同調するとは限らない。

食の嗜好性とはいかなるものであろうか。

「食嗜好とは食経験の蓄積によってのみ形成される食に対する受容感覚の水準。食経験の蓄積をはかる尺度とは、継続的な喫食頻度とその時間的な長さおよび喫食量の積」と定義できる（佐竹ほか2016：XX頁）。

われわれは、世界各地でカタツムリを食べるとか、ゴキブリを食べるとか、特異的な食文化が形成されている例を多く知っている。それは一種の文化の多様性として認識され、そのような食べ物を常食にしている人々に接したとき、「そういうものを食べる人々がいることは知っているけれど、私は食べない（食べられない）」といった態度をとるだろう。それは一種の心理的な抵抗感であって、その壁を取り除くこと、すなわち未経験の食べ物を前にして「食べる」という行動から、「おいしく感じる」という心の満足の状態になるためには、その食べ物が、食べ慣れる過程（喫食頻度の多さと量の経過）を経ない限り、口に入れる受容、ましておいしく感じる嗜好の定着は起こり得ない。

多くの社会において新しい食べ物の導入とその受容は、飢餓、戦争さらに災害などによる生産流通の途絶などのような非常な事態によって日常的な食の供給が途絶え、生存のために継続的に食べざるを得ないという食経験を重ねたときに、受容が成立している。

明治の文明開化政策によって人々の生活の中に採用された食以外の生活文化は数多い。「衣」の分野で和から洋に最も早く切り替わったのは軍服であった。もともと武士には袴《はかま》という行動衣があったため、ズボンの採用は比較的容易に受容された（刑部２０１０：１２２頁）。ちなみにこの当時、日本の仮想敵国として北方のロシアが想定されていた。軍服生地は防寒性でなければならず、日本の絹・木綿の繊維は不向きであったので防寒性の羊毛が望ましいと欧米から学び、それまで日本にはいなかったヒツジの飼養が、明治以降になって積極的に導入されたことを付記しておく。

建築においては、職場が畳敷きから椅子・テーブルに代わるにつれて、洋服のほうが機能的で合理性があり受容された。ただ、家庭女性の洋服化が庶民レベルまでに広がるのは大正期あたりまで遅れた。多くの日本女性が洋服の機能性よりも和服に対する嗜好性のほうに評価基準をもっていたのかもしれないし、または女性の職場進出が遅れたとか、女性用の既製服産業が未発達だったことによるのかもしれない。

乳肉食の場合、その栄養という機能性に着目し富国強兵という国策に沿うならば、ある程度乳肉食を強制的に食べ慣れさせる場が必要になる。その場とは軍服と同様、軍隊の糧食という場が最適のはずだった。

3 軍隊糧食への採用状況

日本陸軍の場合、明治43（１９１０）年に刊行された『軍隊料理法』が最初の糧食調理書であった。

その洋食の部に、15種の肉料理レシピ（シチュー、カツレツなど）が掲載されているに反し、牛乳を使用する料理はホワイトソース、ミルクソースの2種類のみである（『軍隊料理法』1910：112頁）。その後、日本陸軍は昭和3（1928）年に、『軍隊調理法』（糧友会1928：186頁）という改訂版を刊行したが、掲載されている全153レシピのうち、肉料理は22品目、乳使用のレシピは「野菜スープ」「浮島汁（牛乳入りスープに卵白のメレンゲを浮かしたもの）」の2品目のみ、それも患者食としての扱いであった。

引き続きその翌年に編集された「食材選択のための食品区分表」（藤田2009：50頁）における牛乳素材のレシピは、患者食の分類としてココア牛乳、牛乳ポンチ、卵牛乳、牛乳豆腐など4品目が挙げられているにすぎない。要するに陸軍では健康な兵士に対する糧食として乳は無視されていた。

日本海軍の場合は、明治19（1886）年に艦船勤務の水兵たちに対する食料支給規定を公布した（瀬間1985：45頁）。その規定における食材のうち肉類には、牛肉（生肉または缶詰）、塩牛肉、鶏肉および鶏卵が挙げられ、乳類では牛乳が指定されている。しかしその後、明治23（1890）年にそれらの食材支給の量的基準が「糧食品日当表」の形で定められたが、その表では貯蔵獣肉（ボイルドビーフ、ローストビーフ、コンビーフ）は毎日でもよく、生獣肉（牛・豚のみ）も採用と定められ、鶏肉と牛乳は支給基準からはずされている。それは当時まだ保存性を保証できる技術が伴わなかったせいであろうか。

海軍では、確かに牛乳を食材として登録していたものの、実際に一般の水兵たちの日常食に牛乳は登場せず、朝のパン食にバターを添えることだけであった。さらに「特別食」と呼ばれた航空機、潜水艦などの乗務に従事する際の食事に煉乳が支給されることだけであった（藤田2014：82頁）。

当時、多くの青年たちは徴兵制のもとで軍隊生活を経験していたから、彼らは軍隊の食堂で新しい食べ物に遭遇した。明治・大正期の庶民の食生活は決して豊かではなかったし、昭和期に入ってから

表1　東京市設「真砂町公衆食堂」定食の主菜献立一覧（昭和4年12月）

月日	12/1	12/2	12/3	12/4	12/5	12/6	12/7	12/8	12/9
昼食	玉子丼	牛カツ	鉄火丼	牛焼肉	鰈フライ	開化丼	牛鋤焼	コロッケ	鉄火丼
夕食	牛旨煮	月見丼	牛丼	鯖照焼	牛野菜煮	カレー	鮪刺身	親子丼	五目飯

出典：藤田晶雄『写真で見る日本陸軍兵営の食事』光人社、68頁、2009年

でも軍隊の食堂で始めて牛肉を食べ、さらには白米飯を腹一杯食べたという兵士が多かったのである。そして徴兵期間中にそれらの食べ物に慣れ新しいおいしさの基準がつくられていったのであった。

ちなみに、かつて海軍基地が置かれていた横須賀、佐世保、呉などの地で、ご当地グルメとして「海軍カレー」と銘打って人気を集めている一皿の基本レシピは、明治41（1908）年に舞鶴海兵団が発行した『海軍割烹術参考書』（『復刻海軍割烹術参考書』、2007年）のレシピ（前田2007：85頁）に準拠しているという。

文明開化の波が一応安定したと思われる昭和初期の大衆食堂での定食の献立を紹介する（**表1**）。見てのとおり牛肉料理が大人気でほとんど毎日提供されている。調味料はおおむね味噌・醤油系であろう。

このような庶民の嗜好から、明治初期に乳・肉ともに素材としてほぼ同時に導入されたものの、これらの食材に初めて接した多くの日本人にとって乳より肉のほうが受容しやすかったと考えられる。

それに引き換え乳食のほうは、アイスクリームや菓子などの甘味との組み合わせが成立したものの、飲用乳や種々の乳製品などが乳幼児・病人用食材の域を出なかった理由は、食素材としての乳の扱いにくさに加え、ご飯のおかずとしての一皿、味噌・醤油などの和風調味料との調和などが難しく、換言すれば欧米型レシピそのままを提案するだけでは日本人の感性的受容域に達しなかったと考えられるのである。

かくして明治政府の文明開化政策による乳肉食の導入は、肉食はほぼ軌道に乗ったけれど、乳食については多くの学者たちが栄養学的な優位性を強調したも

のの「笛吹けど人踊らず」で、現実の消費量の増加にはあまり貢献しなかった。

蛇足ながら、明治期の乳の栄養機能性を強調するマーケティングの残影が現代の発酵乳に反映されていて、近来腸内細菌の健康への貢献が知られるようになり乳酸菌の生理活性を強調する商品が出回って、発酵乳の健康機能性を強調している。

3. 文化は変遷する

1 文化変遷の様式

文化とは「人間が自然に手を加えて形成してきた物心両面の成果。衣食住をはじめ技術、学問、芸術、道徳、宗教、政治など人々の生活形成の様式と内容とを含む」（『広辞苑』第六版、２００８年）と定義され、さらに「西洋では人間の精神的生活にかかわるものを文化と呼び、技術的発展のニュアンスが強い文明と区別する」（同上）と補足されている。

食の文化全般について立ち入って議論をするには紙幅が十分ではないが、前述の定義における「人々の生活形成の様式と内容」には、理性で納得できる文化の様式（または機能性文化）と人々の情感に訴える文化の様式（または感性文化）という二つの文化類型に大別されると考えられる。

前者はその機能性の価値評価に賛同を得られるだけで社会への導入に問題は起こらない。一方、後者の場合はその社会で形成されている共通の感性で、その価値を共感できるかどうかの問題だから、理屈抜きで「美味しいか不味いか」という価値評価が導入に優先する。

これを食における異文化の接触と受容という観点から考えてみると、食における機能性価値とは

「栄養」そのものであり、感性で評価される価値とは「おいしさ」、さらに拡張していえば「思い出」「なつかしさ」などの評価である。したがって、食における異文化の接触受容を考える場合、この二つの価値評価を分けて考えなければならない。

明治期における文明開化政策とは、欧米の社会文化の諸様相水準に追いつくことを目的とした国家事業であったから、鉄道とか、郵便とか、軍事などの社会インフラストラクチャーに関する機能性型の文明の導入が優先されたことは確かだが、しかし実際には食文化を含む多くの文学、絵画、音楽などの感性的な文化様式も導入された。

2 文化の変遷には起動力がある

日本はユーラシア大陸の東端に位置する島嶼《とうしょ》国である。そしてこの国は上古から絶えず国外からの異文化導入の経験を積み重ねてきた。現代われわれが入手できる食べ物の伝来導入に関して、次の四つのパターンがあるというのが定説である。すなわち、

一．弥生時代から鎌倉期くらいまでの主として中国大陸からの伝来（コメ、ムギ、ダイズなど）
二．安土桃山期の大航海時代におけるポルトガル経由新大陸からの伝来（トウモロコシなど）
三．明治の文明開化政策による欧米からの導入（乳、リンゴ、タマネギ、ビールなど）
四．第二次世界大戦後の主として米国から導入された食文化（ピザ、ファストフードチェーンなど）

である。

コメは中国大陸からの伝来以降、数千年の歴史の中で日本人の食の中心的地位を確立した。さらに、コメ以外のダイズ、蔬菜《そさい》、調味料、酒などの大陸由来の食材が現代日本の食生活を支えていて、むしろ日本列島原産の食べ物を挙げるほうが難しい。その意味で和食文化とは、多くの外来食が受容され融合定着した文化体系で、かつ優れて洗練された様式に磨き上げられたものだともいえるだろう。

食に限らずすべての文化は常に変遷する。その変遷には一時的な流行に終わって消え去るものもあるし、またはそれが社会に受容され融合定着していく場合もある。しかし、いずれの場合でもその変化が生じるだけの力（起動力またはモメント）がなければ変化は生じない。

ある文化現象が何らかの力で変遷していく場合、その起動力がその社会に内在している場合にはこれを「内発的モメント」、またその起動力がその社会の外側からの刺激または誘導によって起こされるならこれを「外発的モメント」と呼ぶことにする（和仁1997：33頁）。

一．内発的モメントの典型は、その社会内での発明・改良などによって、機能的または感性的な文化の変容が生じる場合である。その典型例は平安時代に中国伝来の漢字を変形したひらがな、カタカナの発明。食文化に関しては、自らの発明による農業技術の進歩によって収穫物の品質や収量の変化をもたらすこと。例えば、中国大陸から北九州に導入された亜熱帯性植物のコメ原種を、約2年かけて亜寒帯の北海道網走まで耕作範囲を拡大した品種改良の成功も一つの典型例である。

二．外発的モメントについては、上述のとおり日本の食文化には外来作物や外来技術によって形成されてきた歴史があって、そのほとんどが外発的なモメントにより変遷が起動されたものと考えてよく例示するまでもなかろう。

前述のように、文化変遷のモメントが内発と外発との両方が混交する場合もある。その典型は日本における酪農の導入に見られる。

明治期における酪農の導入は明らかに外発的なモメントであった。一方、第二次世界大戦後、それまで稲作農耕不適地として放置されていた土地を、国家事業として外地からの引揚者たちを対象にして新しく開拓し、集約酪農地帯として成立させたことは引揚者に生業を与えるという内発的なニーズからの酪農開拓事業であったと考えてよい。

このような戦後の「酪農振興法」に基づく稲作不適地における近代酪農の定着、明治期以降の北海道・本州各地域の酪農開拓の実績は、これまで世界の乳搾りの分布図（石毛2009：273頁）上で非搾乳地域と位置づけられていた日本列島が酪農生産地域へと転換する可能性を明確にするものであった。

4. 何故唱歌「ふるさと」が歌い継がれるのか？

1 異文化の感性を受容すること

明治政府の文明開化政策では、先述のように多くの機能性の面から導入された欧米の諸文化に並行して、「美しさ」や「感動」などの感性に訴える感性文化の導入も並行して行われた。これらの文化の中で最も抽象的で機能性に乏しいのは音楽であろう。本項では明治期における感性的異文化との出会いの例として西洋音楽の導入について考えてみる。

明治初期における西洋音楽の導入目的は、その感性的な特性に着目したものではなかった。薩摩藩では明治維新以前に藩士たちを英国式軍隊に育てようとして軍隊行進の訓練を計画した。そのために軍楽隊が必要と考え、当時英国陸軍軍楽隊長だった英国人フェントンを雇ったのが、日本における西洋音楽導入の始まりである（田中2018：332頁）。

このときは西洋音楽体系の中のリズムという機能的な部分だけに着目したのであった。この方針は維新後も明治政府に引き継がれ、フェントンは薩摩藩から明治政府に移って日本の軍楽隊の指導を続け、さらにフランスやドイツからも軍楽指導者が来日して、陸軍、海軍の指導にあたったのであった。

では、この西洋音楽の日本社会への導入に際して、感性的にすんなり受容されたのだろうか。チーズのときと同じようにとても聞かれたものではないと拒否反応がなかったのだろうか。

ここで、江戸時代からの日本古来の音楽体系（和楽）と西洋音楽の体系（洋楽）の比較についてちょっとおさらいをしてみよう。

日本人にとって伝統の和楽とは、琴、三味線、長唄、小唄であり、歌舞伎、お座敷、お祭りなどで伝承されてきた音楽体系で、それなりに歴史的に完成された文化であった。その様式は中国や東南アジアの音楽とほぼ同じで、単旋律で和音がない、かつ「ド・レ・ミ・ソ・ラ」の五音のみの音階（日本民謡音階）で成り立っている。「さくらさくら」、「ずいずいずっころばし」など、われわれにとって耳なつかしいこれらの和楽はすべてこの音楽体系で成り立っていて、演奏する場合全員同じ旋律を歌い弾くだけで、西洋音楽的なハーモニーが存在しない。

それに比べて、明治政府が導入しようとした洋楽の体系は、前述の五音に「ファ・シ」の二音が加わった「ド・レ・ミ・ファ・ソ・ラ・シ」七音の音階（ピタゴラス音階）で、ド・ミ・ソとかソ、シ、レなどの和音が構成できる。要するに和楽はハモらない、洋楽はハモる。

薩摩の人々は初めて見る整然とした英国の軍隊行進に目を見張り、「これだ！」とばかりにまずそのリズムをまねしようとした。それが官軍の錦の御旗を立てた討幕行進曲「宮さん宮さん」であり「ピーヒャラドンドンドン」のリズムに反映された。

しかし洋楽には、リズムだけではなくメロディー、ハーモニーなどの構成要素が組み合わさって、人々の感性に訴え感動させる文化力が内在している。お雇い外国人の洋音指導者たちは、洋楽の体系すべてを国民の身につけさせるためにリズムだけではなく、欧米諸国と同様に幼少時から音楽全体の訓練をしなければならないと主張し、政府の初等教育システムの一教科目として音楽を採用させたのである。

2 小学唱歌が心の歌になること

明治政府は、明治12（1879）年頃、まず文部省に「音楽取調掛《とりしらべがかり》」を創設し、ほぼ西洋音楽体系に準拠する「小学唱歌集」の編纂に取り掛かる。それらの唱歌には、「蝶々」、「むすんでひらいて」、「蛍の光」などがあった（櫻井ほか2015：292頁）。次の施策は、音楽学校をつくりオルガンが弾けて唱歌を教えられる先生の養成であった。それは文明開化の波に乗った新しい文化の指導者教育システムだったので、当時の青年たちにとって音楽教師になることは一つのステータスシンボルになった。島崎藤村が作家になる前に音楽学校に入学したことは有名である。

このような経過を見ると、明治期における小学生への洋楽の導入はトントン拍子に進んだように見えるが、実はそれまで小唄・端唄の世界で育ってきた人々だから、初めて出会う西洋音楽に共感を覚えたかというとそうではなかったようだ。例えば明治12（1879）年に日本で始めてオペラが外国人歌手によって上演されたが、これを聞いた日本人聴衆は、まるで犬がほえているようだといって大笑いしてコンサートが成立しなかったという。学童たちに対する唱歌指導は明治20（1887）年あたりから本格的に始まったのだが、この場合も学童たちは授業時間中騒ぎ立てたという話が残っている（倉田2011：25頁）。

ただ西洋音楽を小学校の教科に取り入れ、そのための音楽教師を育成するといったシステムの成果は次第に実を結び、明治中期頃から日本生粋の音楽家たちが台頭してきて、彼らの作曲による日本の洋楽が世に出始めた。

軍楽では瀬戸口藤吉の「軍艦マーチ」、小学唱歌では岡野貞一の「ふるさと（兎追いしかの山）」、童謡では「浜辺の歌（あした浜辺をさまよえば）」（成田為三）、「赤とんぼ（夕焼け小焼けの赤とんぼ）」（山田耕筰）などの名作がつくられ現代にまで歌い継がれている。

振り返って、明治12（1879）年の洋楽導入というスタートから、日本人作曲の歌による小学唱歌集が作成される明治44（1911）年まで、ほぼ30年余の時間が必要だったことは記憶にとどめておいていい。

平成18（2006）年、文化庁から「日本の歌百選」が発表された。100曲のうち洋楽による歌は96曲、この中で明治の小学唱歌以来ずっと歌い継がれてきた歌が15曲もあり、一方、日本音階による歌はわずか4曲（「江戸子守歌」「さくらさくら」「ずいずいずっころばし」「通りゃんせ」）だけだった。この事実は明治の文明開化政策に基づき音楽に託した感性文化の導入が、日本社会にしっかりと根付き融合していることを示している。

現代、ベートーベンやシューベルト作曲のようなクラシック音楽や、AKB48が歌い踊るポップミュージックなどの音楽が、ちまたに氾濫していて何の違和感もなく聞き流されている。さらに、多くの老人ホームで音楽のボランティアたちが「では最後に皆さんと一緒に歌いましょう」と音頭をとって、入居者と合唱する歌が「ふるさと（兎追いし、かの山、）」である。いずれもAKBと同根の洋楽である。恐らく、唱和する老人たちにとって、「ふるさと」の歌は彼らの子どもの頃のすべてを思い出させる歌であるに違いない。すなわち、多くの音源の中でも幼少時から繰り返し刷り込まれた感性的経験の蓄積が、老人ホームという一つの社会に共感をもたらす文化の場を成立させたのである。

これは前述の定義「食経験の蓄積をはかる尺度とは、喫食頻度の時間的な長さと喫食量の積」と同一のこと。要するに、一つの異文化の刷り込みの頻度とその時間的な長さが、その異文化の感性的な受容と嗜好の成立と継続を保証するということにほかならない。

5. チーズは私たちの「ふるさと」になりうるか

1 学校給食に牛乳が

食に関して前述の明治期の小学唱歌に匹敵する具体例は、第二次世界大戦後の学校給食への乳食の導入であろう。戦前から牛乳は家庭配達によって一般に流通してはいたが、それは健康な人のための日常食というよりも養生食のような概念で存在していた。

学校給食は、よく知られているように、戦後の食糧難を救済する目的でＧＨＱ（連合国軍最高司令官総司令部）の政策として、小学校児童を対象に実施された。給食の献立の中に溶かした脱脂粉乳が全国の小学校に供給され始めたのは昭和22（１９４７）年頃からであったが、残念なことに当時の脱脂粉乳の給食は、おいしくなかった食べ物の代表例として現在までに語り継がれている。

この当時、敗戦日本に贈与された脱脂粉乳は、米国の余剰農産物として常温にて長期在庫（一説には数年間、家畜飼料用に回される予定だったという）されていて、粉末状ではなくすでに吸湿固化していた。そして粉乳中に微量に含まれる脂肪の酸化臭によるステールフレーバー(stale flavor：古臭)が強く、溶かして飲用に供するには不適当な品質のものであった（注1）。

当時ＧＨＱの栄養行政担当だったサムス准将は、当初この脱脂粉乳を学童一人当たり1日１００g摂取させることを要求したという。当時はまだ乳糖不耐症や乳アレルギーなどの科学的知識が一般的でなかった頃だった。乳糖不耐の場合を考えてみると、この1日１００gの脱脂粉乳中に含まれる乳糖量は約50gだから、大ざっぱに脱脂粉乳１００gを液状乳に戻したら1Lを超える量になる。大人ですら牛乳１Lを一度に飲んだらどうなるか、当時の小学生の体格からみて間違いなく完全に下痢す

（注1）筆者は、昭和24（１９４９）年頃に在校していた学校が小学校を併設していた関係で、給食用の米国産脱脂粉乳の飲用経験がある。完全に溶解せず粉乳粒子がお椀の底に沈殿していた記憶がある。

る量であった（Scrimshaw ほか1991：76頁）。飲まされるほうにしてみたら飛んでもない迷惑な話だった。

サムス氏にとって、脱脂粉乳は単にタンパク質やカルシウムの供給源だという栄養機能だけの認識しかなかったのだろう。この試みは、乳糖不耐でない米国人を基準にして割り出されたらしいが、実は知識不足による無理強いだったとも考えられ、実験校はＧＨＱの要求を断るのに苦労したという話も残っている（藤原２０１８：１１２頁）。

繰り返すが、食を栄養という側面で評価することは合理的で機能性の側面からの評価だが、もう一つの重要な食の側面、すなわちおいしさとか喫食時の個人の体調などは感性の領域である。したがって、学校給食で脱脂粉乳をという行政上の施策は、栄養的に不可欠という機能性の理解では成立したが、給食を受ける個々の児童にとってはそれを受容できた子と、それが受容できず給食の時間が地獄と感じていた児童もいたに違いない。

視点は異なるが給食を時間内に完食しなさいという指導も、胃袋の容量や食べる速さには個人差があり、給食をおいしく楽しく食べられたかという感性重視の観点からみると、無理強いされたと感じる子が結構いたのではなかろうか。よく学校給食のイメージ調査で「よくない記憶がある」という人が見られるのは、この完食指導が負担になっていた可能性がある。本来、食事の場とは平和で心安らぐ場でなければならない。完全指導には栄養面と恣意的な食べ残しを戒めるという食育面での必要性も認識しなければならないと同時に、それが食の強制の場になることは食育の本質から離れる可能性もある。現実的な難しい問題ではあろうが、食の本質を理解して指導に当たってほしいと思う。

しかし明治期の小学唱歌導入に比べて戦後の脱脂粉乳給食による乳食の導入が、おいしくないという不人気の中でなんとか受容されたのは、日本人全体が戦後の食糧難に困窮していたこと、さらにその仕事がＧＨＱから指示された政策であったし、何よりも日本政府が栄養という機能性によって政策推進を図ったことによる。

ただ客観的に、乳食という文化が日本の学童たちに導入された時点において、その食材がかなり粗悪な品質のものでスタートされたことは、文化の導入という事象に一種の偏りを与えるものであって、その異文化の受容を拒否した理由が、提供品の低品質に由来するものか、または優れた品質のものであったにもかかわらず受容されなかったのかが明確になっていない。

米国産脱脂粉乳の給食は、その後次第に国産脱脂粉乳に切り替えられ、さらに脱脂粉乳給食の開始から10年後の昭和32（1957）年頃から、次第に市販牛乳と同品質の瓶詰牛乳に転換される。さらにその10年後の昭和40年代には全国的に完全に瓶詰普通牛乳に切り替わった。

それ以来、牛乳給食に対する感性的な拒否の評価は途絶えてしまう。むしろ、おいしい、待ち遠しい給食という評価に変わっていくのであった。ここに至るまでほぼ20年の導入期間が必要だった。

小学唱歌における西洋音楽体系の導入の場合も同じように、導入からほぼ30年が経過した１９００年代に入ると、「夏も近づく八十八夜……」などの唱歌を、何の感性的抵抗もなく子どもたちが歌うようになるということと通底するものがある（倉田２０１１：25頁）。

2 チーズは乳の発酵食品

「蓼食う虫も好き好き」という諺《ことわざ》のとおり、発酵食品という食べ物は、国の内外を問わず昔から極めて地域的な伝統食品であることが多く共通の嗜好性に乏しい食べ物である。日本人同士ですら関東の「くさや」、関西の「鮒寿司」に顔をそむける人は少なくない。

まして１００年前には、新鮮な牛乳ですら顔をしかめられたという歴史をもつ日本人である。本稿の最初に村井弦斎『食道楽』に記述された、「チースですか、あれは私も閉口で我慢にも戴けません」という強烈な感性の拒否表現を紹介した。したがって、日本における乳食の導入から定着へという文化の変遷事象を検証しようとするなら、乳の中でも最も感性的な受容が難しいと考えられるチーズを題材にとるのがいい。

ここで明治以降の日本社会へのチーズ導入経過を消費量という形で振り返ることにする。

20世紀の入り口、明治33（1900）年にはまだ国内でチーズは生産されていない。したがって、この年代における消費量とはチーズ輸入量を人口で割った数値で、年一人当たり消費量はわずか0・9gであった。日本在留の外国人とごく一部の日本人しか消費していなかったということであろう。

その消費量が約10倍の年一人当たり10gになるのは、その50年後、第二次世界大戦終了後の昭和27（1952）年であった。これを消費量増加率（年／一人当たり）でみると、明治33～昭和27（1900～1952）年の52年間で毎年わずかに0・2gずつの増加であった。

そしてさらに、その10倍の100gになるのが10年後の昭和38（1963）年である。この50年で10倍、終戦をはさんでその後の10年でさらに10倍という増加率の上がり方に注目してほしい。要するにチーズの消費量は単純な右肩上がりではなく、終戦を変曲点として戦前・戦後の二相に分かれるのである（注2）。

この昭和38年という年は、牛乳に加えてプロセスチーズが初めて学校給食に採用された年でもあって、日本のチーズ消費の足跡上では重要な年である。

チーズの学校給食がスタートしたとき、10kgほどのブロック状のプロセスチーズを、給食職員が10gのサイズに細かく正確に切り分けなければならなかった。これはとても煩雑な作業で給食職員にとって手に余る仕事であった。しかし、スタートから数年後の昭和40（1965）年に、1個10gのアルミ包装の学給用プロセスチーズが開発されると、直ちに採用され全国的にチーズ給食が広まった（和仁2017：145頁）。

この学校給食チーズの登場を機にして日本人全体のチーズ消費量は、年一人当たり100g台から

（注2）**日本人のチーズ消費量（g：年／一人当たり）の変遷**

年	1900	1952	1963	1980	2000	2018
消費量	0.9	10.0	100.0	790.0	2,039.0	2,820.0

出典：一般社団法人Jミルク「酪農乳業参考データ―主要国の消費動向」

200～300g台へと以後は急激な右肩上がりに増加して、そして平成28（2016）年には一人当たり年間約2600gにまでに達した。実に明治33（1900）年における0・9gからほぼ10０年間で、約2千倍を超える消費量になった。これを戦前の消費量増加率でみると、昭和27～平成28（1952～2016）年の64年間で毎年40・5gの増加になる。先述のような終戦が分極点になる一種の食の文化革命のような事象だといえよう。

ただし、これが学校給食での消費量だけで日本全体の消費量が増加したというわけではない。マヨネーズ、ケチャップ、ソースなど同様の軌跡をたどった食品も多いとは思うけれど、チーズが学校給食に採用され小中学生たちが週に何回か食の経験を重ねたことが、消費増加の起爆剤になったということなのである。

チーズの消費量をその食べられ方という観点からみると、お父さんがビールのつまみにプロセスチーズをという食べ方はすでに古く、現代のメニューではピザやグラタンなどの調理品、チーズケーキのような菓子類などに使用する食材という形で、次第に日本人の食卓の一部に無視できない位置を確保するようになったのである。

このようなチーズが料理の一素材としてレシピの中に入ってくる傾向は、昭和35（1960）年代頃から流通し始めた「シュレッドチーズ」（ナチュラルチーズを細い短冊状に細断し、加熱するとトロトロにとろけるチーズ）が業務用として市場に出回ることになって促進される。さらにシュレッドチーズの家庭用サイズ包装の商品がスーパーに並ぶようになる1980年代には、外食店だけではなく家庭での料理にチーズが多く使われるようになり、インターネット料理情報にもとろけるチーズを使った料理が普通に見られるようになる。

アンケートによると、チーズをおいしいと感性的受容を肯定する人々には、子どもの頃テレビのアニメ番組で観た「アルプスの少女ハイジ」のファンでもあって、とろけるチーズが容易に手に入ると

表2　乳のおいしさの評価（15～69歳、男女1,000人、第二次調査）　（単位：%）

品目	とてもおいしいと思う	おいしいと思う	どちらかといえばおいしいと思う	おいしいと思っている人の合計
牛乳類*	22.7	28.3	25.4	76.4
ヨーグルト	29.2	31.8	22.2	83.2
チーズ	32.4	29.3	20.1	81.8
バター	22.7	31.4	30.8	84.9

＊：牛乳類のデータは同調査の第一次調査（15～79歳、N＝10,500人）による。

出典：一般社団法人Jミルク「牛乳乳製品に関する食生活動向調査2016」

「あの番組で見た憧れのチーズフォンデュが自宅で簡単につくれることを発見した」と答える人が多い。

ハンバーガーチェーンが提供するチーズバーガーも起爆剤になった。また、チーズドリアも定番メニューになり某レストランチェーンでは単品オーダー日本一だという。実際冷凍チャーハンを炒めて深皿に入れ、シュレッドチーズをその上に乗せてレンジで1分間チンするだけで、あっというまに子どもが好きなチーズドリアが完成するのである。

この種のチーズはほとんどナチュラルチーズそのものを原料としているので、平成5（1993）年頃になると日本人のチーズ消費量に変化が生じ、ナチュラルチーズの消費量がプロセスチーズのそれを超える。そのあたりで日本人の食卓においてチーズが安定した地位を占めるようになったと考えられる。

かつて昭和40年代、多くの小学生たちが学校給食でおそらく初めてチーズを味わうという食経験をした。それらの児童たちは今や40～50歳になっている。そして、自分たちの子どもらの食に対して大きな影響力をもつ世代になっている。その人たちが自分たちの食経験を、その子どもたちに伝えることをためらうはずがない。

次に引用するチーズの好みについての消費者調査の結果（**表2**）は、そのような戦後の乳食の導入と受容の成果の表れであろう。

この調査における被験者の年齢構成をみると、チーズが学校給食で提供されそこでチーズ食の経験をもった人々と世代的に重なる人々であったと推測できる。幼少の頃からのチーズの食経験の継続が、チーズに対する感性的な受容をもたらし、「おいしい」と評価する人の割合が80％以上になる結果が得られたことを示している。

蛇足だが、外来の食材や調味料が前触れもなく日本人の食卓に忍び込んできた多くの例がある。たとえばマヨネーズは裂きイカと組み合わせられコップ酒のおつまみに、トマトケチャップはチキンライス、スパゲティナポリタンに、そしてオムライスの上にちょんと載せられ、さらにウースターソースと半々に混ぜられて日本独自の豚カツソースになったなど数え切れない。かくして多くのカタカナ食材がいつの間にか日本食の一角に市民権を獲得するのであった。

3 チーズと日本食

日本人は、受容した異文化を自分たちの価値観に適合するように変形し融合させることに長じている国民だといわれる。明治以降導入された食に限っても、インド料理が日本化したカレーライス、銀座木村屋総本店が発案したパンに小豆餡《あん》を入れた「あんパン」などはその典型である。

乳についても伝統的な日本食に融合させようとする試みが行われている。

日本人に対する乳の融合はまず甘味系の菓子に始まる。中でも、アイスクリームは最も早く日本人の生活に融合したものの一つだった。俳人正岡子規は明治32（1899）年に「一匙のアイスクリムや蘇る」という句を詠んでいる。さらにアイスクリームの和風化は、「抹茶アイス」「小倉アイス」「最中アイス」などが大衆に親しまれ、そして「雪見だいふく」（ロッテ）といういかにも和風の雰囲気を強調したアイスクリームが市場に出回るようになる。

乳の発酵食品であるチーズを、主として栄養機能の見地から和風レシピと融合させようとする試みは早くから始まった。その先駆けになったのは、戦後間もない昭和43（1968）年に東京の食品会社「丸善」が発売した「チーかま」であった。これはスティック状の蒲鉾《かまぼこ》の中に細断したプロセスチーズを混和し、蒲鉾の味にチーズの風味・栄養をプラスさせたものであった。

この商品は発売の翌年に20ｇサイズの学校給食用として供給され、その栄養機能性も評価されて直ちに全国的に広まった（**写真1**）。「チーかま」に類似する蒲鉾とチーズとの組み合わせ食品は、その後おいしさや新しさの提供というコンセプトで、多くのバラエティーで全国的に普及している。

このような食における異文化融合の試みは、乳食の分野だけではなく、「明太子スパゲティ」とか「ツナマヨおむすび」など多くの食品分野で試みられている。その背景には、日本の食文化が近年急速に国際的な多様化に向かっていて、欧米食材とのコラボレーションが特に奇異なものとして受け取られないという風潮があるからであろう。

写真1　チーかま（東京都：丸善）

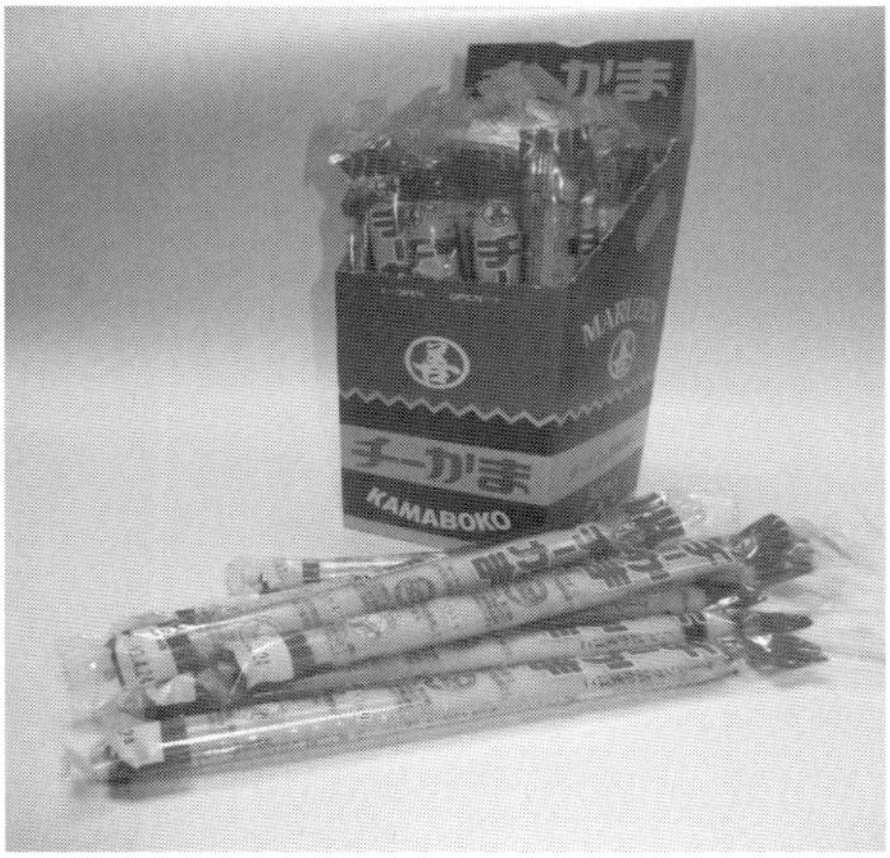

現時点から振り返って、そのような日本人の食文化変遷の起動力になった事象を挙げてみよう。

１９７０年代は、大阪万博が強い起動力となって、マクドナルド、ケンタッキーフライドチキン（ＫＦＣ）、スカイラークなどの外食産業が次々に創業し、庶民に家庭外で洋風食を楽しむことを覚えさせた。「外食の時代」ともいうべき10年間になった。

さらに引き続く１９８０年代は、外国為替レートが1ドル２００円台になったこともあり、欧米からの輸入食品、著名な外国のレストランの開店、エスニック料理などが急速に市場に現れ、日本人がシャワーを浴び続けるかのように外国の食文化に対面した10年になった。この頃からグルメという用語がアンアン（『an・an』）やノンノ（『non-no』）などの女性誌に登場してきて「食文化多様化の時代」ともいえる10年になった（和仁１９９８：１４０〜１４４頁）。

１９８０年代には、先述のようにカマンベールやゴーダなどの輸入ナチュラルチーズが単体で食卓にのるだけではなく、チーズケーキ、ピザ、グラタンなどのレシピに不可欠な食材となるチーズを使った料理が普及してくる。チーズ食材としては先述のレストラン向け業務用の加熱するとトロトロととろける「シュレッドチーズ」が家庭用の包装サイズでスーパーマーケットに並ぶようになったことも大きい。

またこの年代には、国内のチーズ生産が大資本の乳業メーカーだけではなく、家族経営のような小規模の手づくりタイプの個性的なチーズ農家が出現して、個性的なチーズが市場に出始めアンアン、ノンノのような女性誌に大きく取り上げられたということも記憶していていい。

この１９８０年代では、第二次世界大戦後に導入されたさまざまな食の異文化の洗礼も一通り終わり、次に日本人の嗜好に合うように欧米のレシピに日本風のアレンジを加える試みが現れる。その先兵になったのはイタリアンパスタであった。

昭和58（１９８３）年に東京渋谷のイタリアンパスタの店「壁の穴」で、「たら子スパゲティ」を提供し始めブームになった。「壁の穴」創業者の成松孝安は、ゆで上げたパスタに単にバターとたら子をあえるということだけではなく、そこに昆布粉を少量加えることによってグッと日本風味が強調されたと述べている。昆布という実に日本的な食材を融合させることで日本人に身近な風味の一皿に変身したのである。

今や、日本のパスタ店でたら子スパゲティをメニューに載せていない店はないだろう。

１９８０年代になると栄養機能重視の「チーかま」とは別な、おいしさを求めた和風レシピとの融合の試みが続々と登場している。それにはいくつかのパターンがあるようだ。

一．チーズそのものを和風化したネーミングや品質に仕立てるタイプ

カチョカバロタイプのチーズに「もちーず」というネーミング（北海道：ながぬまチーズ）、ヴァランセータイプの山羊乳チーズに「茶臼山」という地域表示ネーミング（栃木県：今牧場）、白カビ系のチーズを塩漬桜葉で包み香りを移し「さくら」というネーミング（北海道：共働学舎（**写真2**）、類似のものに「さくら餅」岡山県：三良坂フロマージュ）など。

二．チーズを従来の和風料理に添加するものタイプ

「3種のチーズ牛丼」（全国展開：ガストチェーン）、「チーズ親子丼」（全国展開：なか卯チェーン）、「チーズみそらーめん」（長野県：くるまやラーメンチェーン）（**写真3**）、モッツァレラ醤油漬の寿司を握る（岡山県：寿司ひさ田）など。

三．チーズと和風の食材との融合を目指したタイプ

カマンベールとおかき（東京都：あげもち屋）、カマンベール入り「いかあしチーズ」（北海道：三協印カトウ食品）、油揚げの中にラクレットチーズをはさんで焼き、生姜醤油で供する「狐ラクレット」（東京都：シンスケ）（**写真4**）など。

四．さらに組み合わせを進化させた融合タイプ

写真2　白カビ系のチーズ「さくら」（北海道：共働学舎）

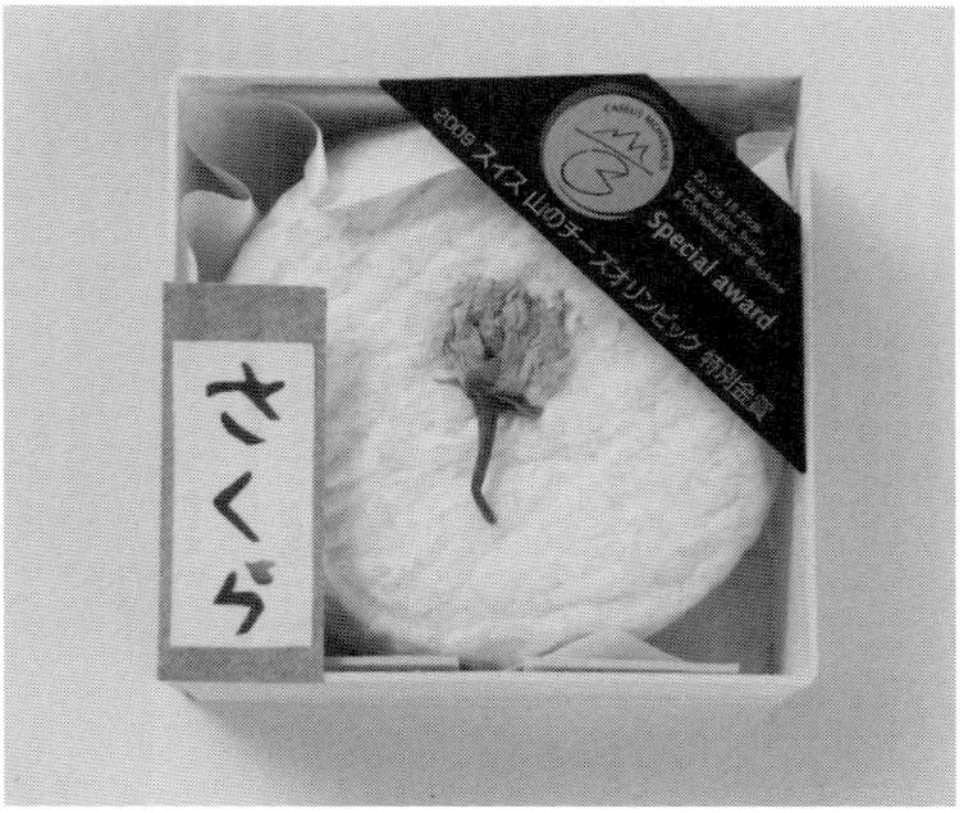

写真３　チーズみそらーめん（長野県：くるまやラーメンチェーン）

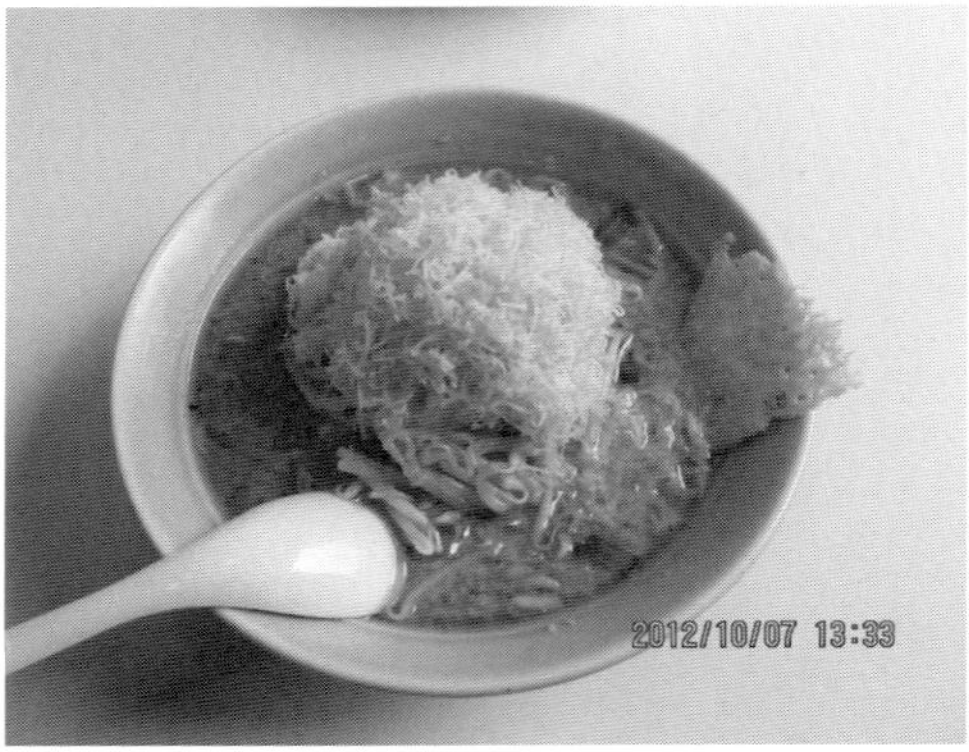

写真４　狐ラクレット（東京都：シンスケ）

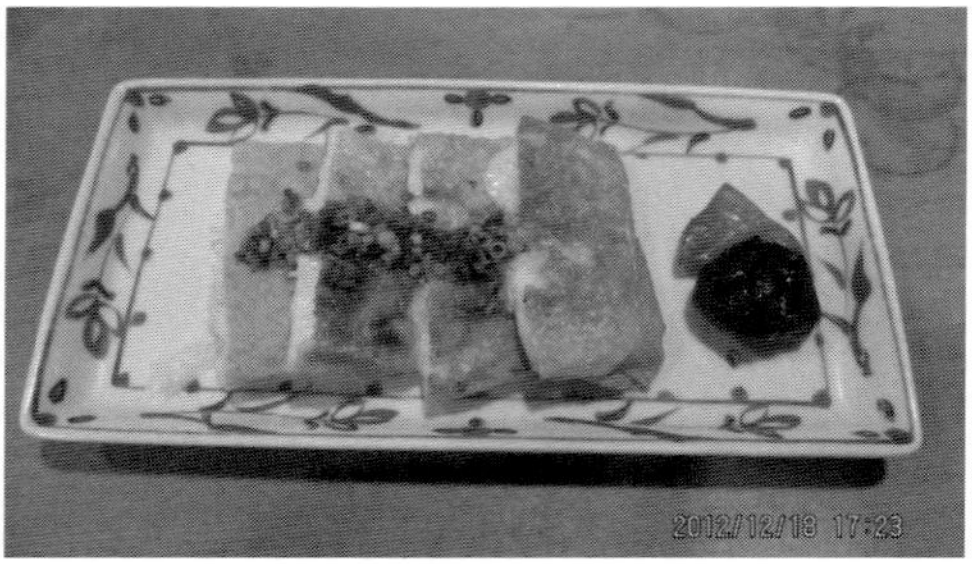

餡にクリームチーズ、ゴルゴンゾーラを配合した「大人のチーズまんじゅう」（宮崎県：菓子工房そらいろ）、チーズの味噌漬けと酒粕漬け（東京都：銀座若菜）（**写真5**）、そして、おそらく究極のマリアージュと考えられる試みが「チーズふなずし」（滋賀県：薫彩堂）で、和の発酵食品鮒ずしとチェダー系チーズの組み合わせ、雄鮒の腹に雌の眞子の代わりにチェダーを入れ酸味のバランスをとった逸品（**写真6**）など。

これらチーズの和風化の例を主として市販包装食品について列挙したが、このほか家庭料理の主菜として和風レシピにチーズをバランスよく使っている例は、クックパッドなどのインターネット情報やTV料理番組など枚挙に暇がなく、また居酒屋、料亭を問わずプロの調理人がつくるチーズを使った一品料理は、小洒落た一皿として定番化している。

このような新しい食べ方の提案は、全国的に行われている「牛乳料理コンクール」への応募、インターネットメディアへのレシピ提案など、メディアが多様化することに伴って雨後の筍のように数多く行われている。しかしそれらは、場合によっては先端的なレシピアイデアの表現として発表されるケースもあって、レシピの定着可能性という観点からは必ずしも満足できるとは限らない。それに対して一つの企業がアイデアの発案から、レシピ開発、市場調査、パッケージデザイン制作から市場導入までの投資というハードルを乗り越え、新製品として発売しマーケットに価値を問うた食品につい

写真５　チーズの味噌漬と酒粕漬（東京都：銀座若菜）

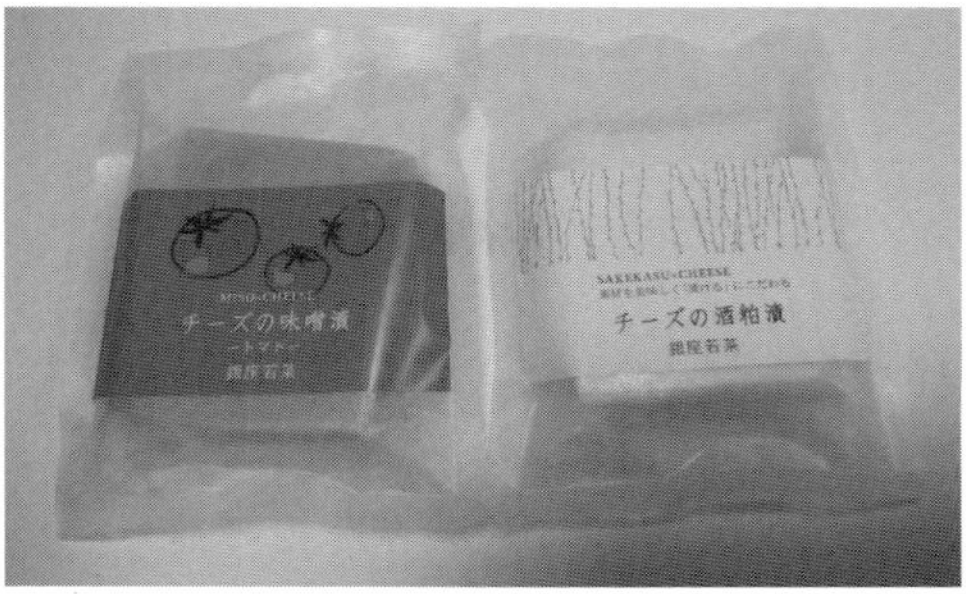

写真６　チーズふなずし（滋賀県：薫彩堂）

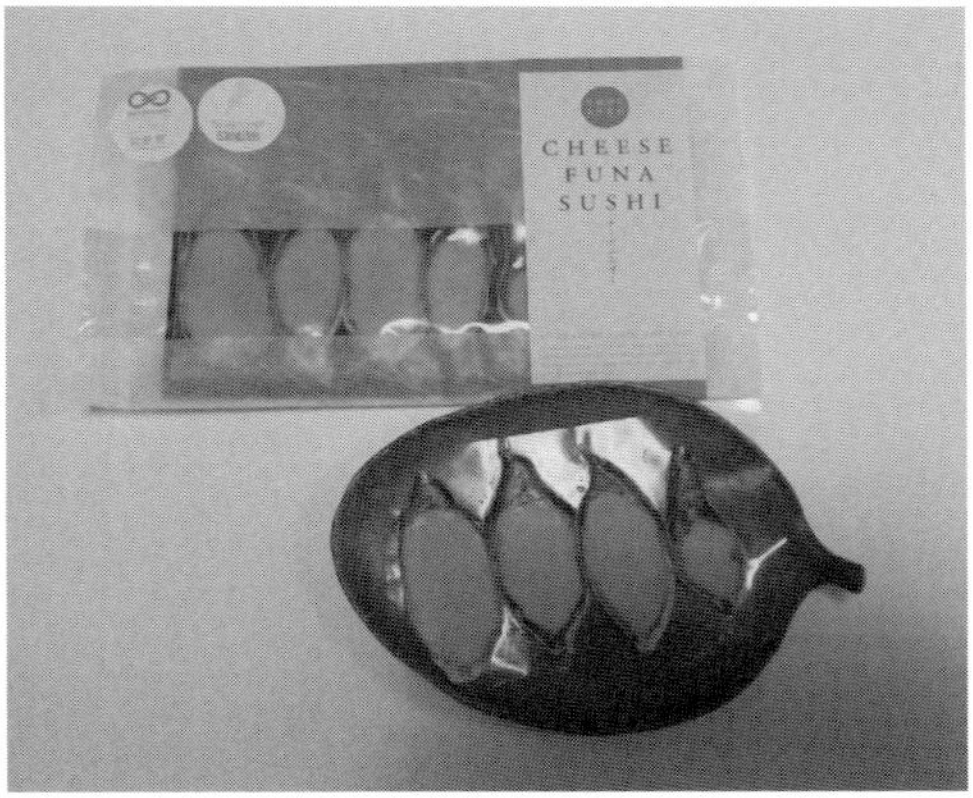

ては、よりその普及が現実的でかつ革新性を内在した提案と判断していい。

その意味で、最近多く市場に出回り始めた乳、特にチーズを多用した和風食品の登場は、新しい日本の食文化を形成していく先行指標だと考えられるのである。

6．チーズは日本人の心の伴侶たりうるか（まとめに代えて）

ソウルフードと呼ばれる食べ物がある。その食とはかつてアフリカから米国へ連れてこられた奴隷たちが選んだ、遠い故郷を思い出させる食という。しかし、現代における ソウル（soul）とは、「望郷の」というよりは「身に沁みついた懐かしさ」そして「心安らぐ」ともいうべき概念に変容しているようだ。

現代の米国におけるソウルフードとは、アフリカ系米国人にとって幼時から食べ慣れた内臓系の素材や雑多な野菜に強い香辛料で煮込まれた料理のようなものが多く、故郷アフリカでというよりも米国で生まれた独特の食なのである。

この「幼時から」というキーワードは、ソウルフードに不可欠なものといっていい。ビー・ウイルソンによると、第二次世界大戦中捕虜として日本の収容所に抑留されていた英米人兵士たちの夢に出てきた食とは、チョコレート、プデング、カスタード、アップルパイ、レアケーキなど、日々収容所で配給されるコメと粗末な副食との乖離が激しいものばかりだったそうだ。そして彼らが共通してもう一度食べたいと憧れた食とは、大人になってから味わったレストランの料理ではなく、子どもの頃に家で食べたごく普通のおなかが一杯になる家庭料理だったという（ビー・ウイルソン2017：97頁）。

前述のような諸例を見ると、「ソウル」の本質は「幼時から」「身に沁みついた」もので、極めて社会心理的な記憶なのだと考えられる。換言すれば時には人の「心のよりどころ」になりうるような精神性を内包している食ともいえよう。

日本の新聞紙上で「人生終末を迎えて最後の食に何を選びますか?」という問いに、「炊き立ての白いご飯に、お豆腐のお味噌汁、糠漬けの茄子」などと答えている例を見る。確かにこの献立は日本人が弥生時代から心に育んできた日本食の原風景であろう。これも日本人にとって、心が安らぐ一つのソウルフードのイメージに違いない。

平成16(2004)年度、この年の日本人のチーズ消費量は年一人当たり2078g(日本輸入チーズ普及協会調べ)であった。そして同年、日本人の納豆消費量は年一人当たり1953g(2006年農林水産省総合食料局食品産業振興課調べ)であった。すなわち、この年に日本の伝統的発酵食品の代表ともいえる納豆の消費量をチーズが超えたのである。

納豆は、納豆として単体で食べられることが多いだろう。しかしチーズは単体としてよりも、ピザ、グラタン、サンドイッチ、ハンバーガーなどのほか、先に紹介したように実に多様なレシピに採用されて単体の風味よりも、他の食材との融合した味で親しまれている。そして平成30(2018)年の日本国内のチーズ消費量は35万2930tで、4年連続過去最高、年一人当たり2819gに達した(農林水産省牛乳乳製品統計)。

このような現代のチーズの消費は繰り返すようだが第二次世界大戦後チーズが学校給食に繰り入れられたことから急激に発展してきたという実態に注目したい。

この乳の学校給食への導入は、国の政策として昭和29(1954)年制定の「学校給食法施行規則」第一条第二項で「完全給食とは、パンまたは米飯、ミルクおよびおかず」と規定され、さらに学校栄養士制度のような体系のもとで、1950年代から現在まで小中学校の学童生徒に乳の食経験が継続されている。これはほぼ90年前の明治初期に国の政策として西洋音楽を学校教育の体系に組み込んだこととほぼ同じ道のりをたどっているとみてよい。

要するに「幼時から」文化的接触の頻度が多く「身に沁みつく」食経験の積み重ねによって、チーズを含む乳食は今や日本食体系に融合しつつあるといっても過言ではなさそうである。

しかし、現代のように価値観が多様化している時代においては、異文化の受容と融合のパターンは単純ではない。

西洋音楽の場合、日本人社会には確かに定着し融合しているといっても、人さまざまの受け止め方がある。美空ひばり、北島三郎が歌う懐メロ演歌に感動し涙を流す人、ポップやロックミュージックに没入する人、またはバッハやベートーベンに陶酔する人と実に多様である。それは西洋音楽発祥の地である欧州でも同様であろう。

食においても同様、ピザも好きだが、お寿司も好き、毎朝のコーヒーが欠かせないという人がいて当然である。ただ「おいしさに感動する」という感性的受容が成立するならば、彼の記憶にその食に対する感動が刻み込まれるのであって、それは本質的にその食がその人の内面にかけがえのない文化的存在として止め置かれるということにほかならない。

感性的受容の本質は個人的なものである。単なる受容性調査ならば数値的に評価可能なものであっても、その個々人の受容の深さまでは評価できるものではない。さらに食における感性的受容は、思想信条のような社会的強制が生じる可能性が低く、また、宗教規範のようなアプリオリな事象でもないので個人における受容の程度は多様である。

明治政府の文明開化政策によって酪農乳業が導入されてから150年経過した。そして今われわれの社会において乳が一般的に見られるようになるその起動力になったのが乳の学校給食であり、それが始まってからはわずか55年しかたっていない。その導入当初に劣悪な品質の脱脂粉乳の提供によって受容にいささかの障害を生じたことは確かだったが、その後正常な牛乳に変わったこと、さらにチーズが給食メニューに加わったという過程を経て、今ようやく乳食と日本の伝統食との融合が始まった時期を迎えたと認識できるのである。

さきに1980年代に、家族経営のような小規模の手づくりタイプの個性的なチーズ農家が出現して、個性的なチーズが市場に出始めたと述べたが、それからほぼ40年を経て令和元（2019）年10月にイタリアのベルガモ市で開催されたワールドチーズアワード（WCA2019）において、栃木県の「那須の森チーズ工房」の出品「森のチーズ」が、世界42カ国、3804点の出品チーズの中で10位に入賞したこと、日本からの出品30点あまりの約半数が入賞したという事実は、日本人の食品加工に関する品質レベルの高さを示すと同時に、もはや国産チーズは借り物の乳加工ではなくなったことを示している。

生産面だけではなく、特に1980年以降のチーズを始めとする乳食の消費量、新しく開発される和風の乳加工品の数々、家庭料理やプロの調理人たちが提供する乳を利用した和風融合の数々のレシピなどを見て、乳食の日本人の食文化に占める地位は、確実に無視できないものに育ってきている。換言すれば、今や「チーズは日本人の心の伴侶になったか」と問いかけても言い過ぎではないように感じられる。

なぜなら、社会への一つの異文化の導入と融合とは、換言すればそれはその社会に一つの新しい文化を形成することでもある。その文化形成の過程とはいつの世でも混沌《こんとん》の中で、誰かが試み、その芽生えが成長し、次第に確固たるものに変容していく道筋に違いない。わが国の乳食文化はまさにその混沌の中から明確な姿を現しつつあるといっていい。

あえて故事にいう「不易流行」の辞を借りるなら、日本人の乳食文化はすでに「流行」を通りすぎ、「不易」の領分に突入している感があるといって過言ではないようだ。

引用文献

石井研堂『明治事物起原8』筑摩書房、1997年
石毛直道『飲食文化論文集』清水弘文堂書房、2009年
刑部芳則『洋服・散髪・脱刀―服制の明治維新』講談社、2010年
川辺長次郎編『日本食肉史年表』食肉通信社、1980年
木村毅『幕末明治新聞全集　第6巻上（復刻版）』世界文庫、1973年
窪田喜照『日本酪農史』中央公論事業出版、1970年
倉田喜弘『近代歌謡の軌跡』山川出版社、2011年
黒川鍾信『東京牛乳物語―和田牧場の明治・大正・昭和』新潮社、1998年
『軍隊料理法』川流堂、112頁：1910年
櫻井雅人、ヘルマン・ゴチェフスキ、安田寛『仰げば尊し―幻の原曲発見と「小学唱歌集」全軌跡』東京堂出版、2015年
佐竹元吉、黒柳正典、正山征洋、和仁皓明『健康・機能性食品の基原植物事典―食薬区分（非医）：写真で見る形態と食経験』中央法規出版、2016年
柴田宵曲『明治の話題』ちくま学芸文庫、2006年
瀬間喬『日本海軍食生活史話』海援社、1985年
田中健次『図解日本音楽史』東京堂出版、2018年
『日本肉用牛変遷史』全国肉用牛協会、1978年
東四柳祥子「牛乳・乳製品の家庭生活への定着・浸透に尽力した人びと―明治・大正期を中心に」『平成26年度「乳の社会文化」学術研究　研究報告書』乳の社会文化ネットワーク、2014年
ビー・ウイルソン著、堤理華訳『人はこうして「食べる」を学ぶ』原書房、2017年
福澤諭吉『肉食之説』牛馬会社、1870年
藤田晶雄『写真で見る日本陸軍兵営の食事』光人社、2009年
藤田晶雄『写真で見る海軍糧食史』潮書房光人新社、2014年
藤原辰史『給食の歴史』（岩波新書）岩波書店、2018年
細野明義「日本におけるミルク科学の歩み―明治期から戦後15年までの研究と技術」（明治150年記念シンポジウム「近代日本における酪農乳業の展開と発展」講演における口述）2018年

前田雅之監・現代語訳『復刻海軍割烹術参考書』イプシロン出版企画、２００７年
村井弦斎『食道楽　秋の巻』報知社出版部、１９０４年
糧友会編『軍隊調理法』糧友会、１９２８年
和仁皓明「食物選択の文化的要因その５、食物選択行動の継時的変遷について」『東亜大学研究論叢』第22巻・第1号、１９９７年
和仁皓明「食の環境・食文化と調理学―生存から実存への半世紀」『日本調理科学会誌』第31巻・第2号、１９９８年
和仁皓明「明治初年の牛乳屋さんたち」『酪農乳業史研究』第7号、２０１３年
和仁皓明『牧野のフロントランナー―日本の乳食文化を築いた人々』デーリィマン社、２０１７年
Nevin S. Scrimshaw, Edwina B. Murray 著、木村修一、和仁皓明監訳『乳糖不耐症と乳・乳製品の消化能』雪印乳業健康生活研究所、１９９１年
OECD. How Was Life? Global Well-being since 1820. 2014.

食文化研究の方法について

―近現代の日本人における乳食の受容を視座に―

一般社団法人Ｊミルク　専務理事
前田　浩史

はじめに

日本における牛乳乳製品の消費量（純食料としての国内仕向け量）は、平成29（2017）年度において、生乳換算で1184万6千t、国民年間一人当たりでは93・5kgである。この数値は、昭和35（1960）年度に比べ、国内消費量全体では5・7倍、国民年間一人当たりでは4・2倍であり、わが国における牛乳乳製品の消費が、戦後、大きく増加してきたことが確認できる。

しかし、国民年間一人当たりの消費量が最も多かったのは平成12（2000）年度の94・2kgであるので、戦後50年ほどの間、着実に増加を続けてきたわが国の牛乳乳製品の消費量も、2000年度からの約20年の間は、数量ベースではほとんど変化せず頭打ちの状況になっていることがわかる。

一方、乳利用の内容（生乳の利用用途）について、平成12（2000）年度と平成29（2017）年度で比較してみると、牛乳などの液状製品に利用される飲用向け用途は国民年間一人当たり39・0kgから31・1kgへ約20％減少し、チーズやバターなどに利用される乳製品向け用途は55・0kgから62・3kgへ約13％増加している（注1）。さらに、飲用向け用途を製品別内訳で見ると、牛乳の消費量（総量）は、同じく2000年と2017年で比較し、389万5千kLから309万1千kLへ約20％減少し、はっ酵乳は68万4千kLから107万2千kLへ約60％増加している（注2）。

また、家庭内における牛乳乳製品の消費頻度（購入頻度・年間一世帯当たり）を、平成14（2002）年度と平成30（2018）年度で比較して見ると、牛乳は53・25回から42・68回へ2割減少、ヨーグルトは32・49回から44・07回へ3割強増加、チーズは9・25回から17・13回へほぼ2倍に増加している（注3）。

このように、近年の日本人の乳利用は、牛乳乳製品全体では明らかに成熟化傾向にある一方で、そ

（注1）農林水産省「食料需給表」参照
（注2）農林水産省「牛乳乳製品統計調査」参照
（注3）総務省統計局「家計調査」参照

の利用の仕方は徐々に変化してきたことがわかる。

25年ほど前、当時の雪印乳業が編纂した本に、著名な文化人類学者による「乳食文化の系譜」と題する鼎談《ていだん》が載せられている。その中で、日本に乳文化が定着するための提言として、中尾佐助は「発酵食品は馴れるまでは時間がかかるが馴れてしまったら忘れられない。したがって、学校給食では牛乳ではなくヨーグルトを出すべきだ。」と述べ、谷泰は「やはりナチュラルチーズやカッテージチーズを普及することが大事だと思う。」と述べている（石毛ほか1992）。すなわち、両氏とも、食文化として乳利用が定着するためには、飲用牛乳ではなく発酵食品であるヨーグルトやチーズの消費が中心であろうという考えである。前述したデータを見ると、確かにその後の乳利用の変化方向と両氏の意見は符合しているが、実際には、日本人の家庭内での乳利用の仕方は、現在においても牛乳飲用が中心であることから、両氏の考えを尊重すれば、日本人の乳利用は依然文化的な定着にいたっていないという解釈になるが、さてどうであろうか。逆に、現在の牛乳乳製品の消費のあり方を、日本における乳食の文化的な定着の姿として解釈することはできないのであろうか。そもそも乳食が文化的に定着したという状況はどのような基準で判断するのであろうか。

このテーマは、日本人の食生活における乳利用の将来像、したがって、日本の酪農乳業の将来を考えるうえで本質的な課題であり、その解明が期待されるが、答えを出すのはさほど簡単ではなさそうだ。なぜなら、乳食は単独の食行動ではなく食生活全体の中で他の食物と相互に関係して存在しているからである。また、乳の利用は、フードサプライチェーンの川下での現象であることから、その川上にある乳に関する生産や加工、流通などの状況とその変化に大きく影響される。さらに最近では、家庭内での調理や食事の機会が減少し中食や外食への依存がますます強まっている。環境問題や安全性など、食に対する社会環境や人々の意識の変化も食の選択行動に大きな影響を与える。したがって、わが国の酪農乳業の将来を考えるためには、日本人の乳食に影響を与える諸要因を構造化し、その相互関係の中から全体像と日本的な特徴を把握することが必要であろう。

そこで、乳利用を日本人の文化として総合的に扱う学術研究の中にその答えやヒントを求めることとなるのだが、わが国における乳食は明治以降の近代化とともに徐々に受容され、特に戦後になって一般の食生活に浸透してきた外来の食文化であり、それを文化的な視点で専門的に扱う研究者はわずかで、その受容・定着の実態とプロセスを構造的に解釈するという体系的な検討はこれまで着手されてこなかったといってよい。また、後に述べるが、そもそも食文化という新たな学問領域への学術的アプローチが本格的に開始されてから40年足らずと歴史が浅く、依然、その研究の方法を体系化する試みが続いている。

そこで本稿では、日本における乳利用の文化的な構造とその形成過程を明らかにするという問題意識から、食文化研究の方法論について試論的な整理を行うとともに、併せて、わが国の乳食の文化的構造について部分的な解釈を試みてみたい。

1. 食文化研究の領域や方法

われわれの食生活は、複数の食物を選択して組み合わせる行動を基本としているので、乳利用は単独の食行動として存在しない。したがって、乳食に関する文化的研究は、食文化研究の一部として存在する。また、乳食にかかる文化的研究が一般の食文化研究と異なった独自の方法を求められるとしたら、乳食の文化的形成の背景にある他の食にない特質との関係からその方法論を明らかにする必要がある。そこで本稿では、まず、食文化研究に関する一般的な議論として、その研究領域や研究方法について考えてみたい。

家政学の立場から料理書の歴史的な研究を行ってきた江原絢子によると「食文化という言葉は、１９６０年代に、文化人類学者であった石毛直道が、食事文化と表現したころから少しずつ広まり、１９８０年代以降に一般化したとされる比較的新しい言葉」（江原２００９：２６９頁）であり、食文化研究の本格化は、１９８０年代になって「味の素食の文化センター」や日本家政学会「食文化研究会」などによる研究活動がスタートしてからである（江原２０１９：２９８頁）としている。

なお、石毛自身も、「ヨーロッパでもアメリカでも１９８０年ごろまでは本格的に食を文化として広い視野で眺めることはなかった。」「１９８１年のオックスフォード大学で開かれた食文化の国際会議の第１回会合の時に呼ばれていったら、アジアからの参加者はひとりだった。ヨーロッパとアメリカの学者たちと話してみると、自国で食を文化として考え始めたのは俺が初めてだという人ばっかりだった。」と述懐している（石毛ほか２０１８：25頁）。したがって、取りあえず、わが国における食文化研究のスタートは、ほぼ１９８０年代と考えてもよいようだ。

なお、それまでの食に関する研究をたどっていくと、食の文化的な側面を対象とする研究がなかったわけではない。江原は「食文化研究は、歴史学、文化人類学、民俗学、経済学、考古学、社会学、文学、調理学、食品学などあらゆる分野で研究されてきたともいえる。」（江原２００９：２６９頁）としつつ、「食物を歴史的に研究する動きは明治期以降から見られたが文化論の展開や記述は少ない。」（江原２０１９：２９８頁）と述べている。

また、石毛は「１９６９年から食文化研究を開始したが、当時は欧米でも、食の文化研究は食物史の分野に関する研究で、文化人類学的な視点からの総合的考察ではなかった。」とし、またそれまでの研究は、食物をモノとして扱う「農学」、食物をどう加工するかを研究する「調理学」、食物を人体にどう取り入れるかを研究する「生理学・栄養学」など、「生産領域の技術経済や生体の分野」が中心であったとしている（石毛２０１５）。

すなわち、それぞれの学問領域の中で、歴史学から見た食、経済学から見た食、調理学から見た食という具合に、食やその文化的側面は一つの部分的な要素として取り扱われてきたにすぎない。逆説的に考えれば、食というテーマが多くの学問領域で取り扱われてきたということは、食の全体像を文化的な視点で構造化して捉えるためにはそれらの多様な学問領域を総合化して扱うことが求められ、そのための独自の方法論が確立される必要があるともいえよう。

1 食文化の定義と研究の対象領域

食文化研究の対象領域は、当然、食文化とは何かという研究者の定義に規定されるであろう。ここでは、主要な研究者の食文化に関する定義や研究対象領域の考え方を紹介する。

先にも述べたように、わが国において、初めて食文化研究を一つの独立した学問領域として体系づけようとしたのが石毛直道である。石毛は、食文化の本質は、「食物や食事に対する態度を決めている精神の中にひそむ人々の食物に関する観念や価値の体系」であり、食の文化とは、「人間の集団のなかで後天的に習得」した「動物の食行動に認められない人類独自の食行動」である（石毛1998：31頁）としている。そして、人類にとって普遍的な二つの特徴的な食行動は、「料理すること」および「共食すること」であり、したがって、食の文化に関する研究の命題は「料理と共食」であるとしている。すなわち、「料理」とは食物の加工を通して自然の産物である食料に文化を付加する行為で、食の文化の「物質的側面」であり、一方、「共食」は、人間が、家族という基本的集団において食物の獲得と分配という二大原則に基づき食物を分かち合い一緒に食べる行為で、食の文化の「社会的側面」である（石毛2015）。このように石毛は、食事の文化的システムを食文化研究の対象領域の中心に捉え、このため、当初は「食事文化」という単語を用いていた。

栄養学者である豊川裕之は、食文化について、「物質文明に対する精神文化」という人文科学における「文化」の定義と区別し、また、自然科学の中の分子生物学としてのパラダイムでもなく、文化人類学者であるハースコヴィッツの「文化とは、自然環境に対して人間が作った環境」という定義の基づき、「文化人類学的な展開、とくに食生態学的展開」が好都合であると述べ、食文化をシステムとして取り扱う石毛の研究視点を支持している（豊川1999：11頁）。

江原は、石毛の「文化とは、人間が自然界に対処してきた人間らしい行動様式を示す」、文化人類学者のエドワード・タイラーの文化とは「人間が社会の成員として獲得した習性の複合的全体」「ある生活様式を共有するかなり多人数の集合とそれを継続して集合体に定着させる一定の期間を含んでいる。」、川喜田二郎の文化とは「人々の共有財産となり、先輩から後輩へと伝承されない限り文化とはならない」という考え方を引用して、これらを統合的に整理したうえで、食文化とは「民族・集団・地域・時代などにおいて共有され、それが一定の様式として習慣化し、伝承されるほどの定着した食物摂取に関する生活様式を指す」と再定義し食文化研究の基礎的な枠組みを明確にしている（江原1998：161頁）。そして、食文化研究の対象領域についても、食の思想、食料・調味料、菓子・酒・茶、日本料理の発展、異文化の接触・受容、台所・食器・食卓、日常の食、非常の食、郷土と行事食、学校給食・食育の10領域を具体的に挙げ（江原1998：161頁）、「データや目で見て判断できることだけではない。」「人間が後天的に習得したものすべてをその対象とする。」「そこに、技術的なことも含まれるが、食行動による価値、評価など、いわゆるソフト部分が重要となる。」（江原2019：298頁）と述べている。

食品科学者でもある和仁皓明は、「食生活は、食品を購入して、それぞれの伝承のもとに加工調理を行って食物とし、これを食することにより感覚的満足感と精神的快楽を得るとともに健康を保つという営みである」という栄養学者の林淳三の考え方を支持するとともに、「文化とは人間が自然に手を加えて形成してきた物質と精神における成果」という定義をふまえ、食文化研究の領域は、生物学的分野の栄養学、消費経済的分野の食物経済学、生活環境・文化伝承的分野の食物文化学の三分野で構成されるとしている。

さらに和仁は、「食物文化は、自然の条件、人間の技術、社会の規約の三つの要因で構成される。」とし、「自然の条件」は人間の文化形成に影響する与件としての地象条件や気象条件、「人間の技術」は自然に手を加えて人間にとって食用可能な物質に変えるもので、具体的には「獲得の技術、調製の技術、保存の技術、流通の技術」を挙げ、そのうえで、「狭義の食文化論になると、食品の技術論は横に押しやられて、食習慣や食作法の問題が食文化の代表として取り扱われることが多い」となかば批判している。また、「社会の規約」については、権力者がアプリオリ（先験的）に取り決めたルールと、人々の永年の生活の知恵としての慣習的なルールとの二つに区分すべきであるとして、食物に関する人々の価値意識の形成要素を具体的に指摘している（和仁1998：99頁）。

なお、和仁は、人間の技術について、獲得の技術と保有の技術は、自然科学的研究分野で取り扱われ、流通の技術は、社会学、心理学の研究分野でアプローチされているが、文化が「人間により形成された物的な成果」であるのだから、「食体系を組みたてる技術的発展の過程は、同時に食文化形成の発展過程と重なる」ものであり、したがって生産の効率性や保存の合理性という物的側面だけではなく、食味への受容性の向上という文化的視点からの研究が重要と述べている（和仁2014a：72頁）。

吉田集而は、「食文化は食事の生産から人の胃袋に入るまでの範囲」であり、食の「生産の文化」、食の「流通の文化」、食べることを対象とする「食事文化」の三領域に分類されるとし、食文化研究の対象領域をいわばフードサプライチェーン全体を対象にして、食の生産・流通・利用の連続性のある三分野であるとしている（吉田1998：17頁）。

このように、食文化の定義については、その研究者が本来的に取り組んできた「出身」分野も影響しそれぞれに多様であり、したがって、食文化研究の対象領域に関する考え方も単純に比較することは困難である。あえて整理するならば、食利用の様式、すなわち食事文化の領域については、すべての研究者が共通して取り扱っている一方で、石毛のいう農学や栄養学といった自然科学的な研究分野、あるいは和仁のいう消費経済的分野、吉田のいう生産と流通の文化などについては、その位置づけや食利用との相互関係性の整理が共通ではなく、取り扱う視点も分かれている。

2 食文化研究の方法

食文化研究は、その対象領域の中心をどこに置くのか、影響を与える要素間の関係をどのような構造で捉えるのかによって、研究の方法も異なるはずである。また、研究仮説をどのような文脈でどのようにアウトプットするのかという視点や自らの専門研究領域で得られた成果を食文化の構成要素として発展的に活用するといった立場から研究の組み立てが行われる場合もあるので、研究の対象領域と研究方法は相互依存的であろう。

石毛直道は、食は「食物の獲得から口に入れるまでの一続きであるが、それぞれの分野が独立して相互関係が研究されていない。」「自分たちの方法で解決できないお互いのはみ出した部分に別の手法を挿入することで目が開かれる。」(石毛1998：42〜44頁)とし、例えば「食物史は歴史学という独立した研究分野として、栄養学は化学と生理学の横断領域として、論理的に構築された研究体系、方法論を持っている。」ため「この方法論の枠外は雑学とみられるが、このはみ出した部分を共通の場に持ち出す学際研究こそが、食文化の統合的研究となる。」と述べている(石毛2015)。食文化研究を個別の学問領域の一部分ではなく、多様な学問領域を総合化して独立した学問領域に体系化するという意図が明確である。

また、文化を考察する際の有効な姿勢として、言語学のアナロジーを活用した「食事文化研究の視野」を提案している。具体的には、要素間の比較として、「異なる文化間における共有要素を比較研究すること」（エチック）と「ひとつの特定の文化における要素相互間の構造を研究すること」（エミック）、時間軸（推移）として、「歴史的発展と変化の過程を研究すること」（通時的研究）と「特定の時期に区切りその断面における様相を構造的・体系的に研究すること」（共時的研究）である（石毛1973）。

吉田集而は、食文化研究には、自然科学と異なる方法が求められるとしている。科学的方法論は、時間や場所を超えた共通性、再現性を求め、また物事をより小さな単位に分解し、分解した個々の小さな集まりを再構成し定量可能な形に普遍化するといった、一般に、仮説検証型の命題からスタートする。しかし、食文化研究は、小さな集まりに分解するのではなく全体を取り上げるため仮説発見型である必要があり、したがって、定性的で直感的な類推を、異なった研究者が各々の主観と主観の間で判断する「間主観的方法」が有効であるとしている。また、再現性や普遍性ではなく、その物語が成立したプロセスとしての歴史性（推移性）と場所的な特徴（場所性）が重視され、したがって、方法論としては、時間的比較と場所的比較が求められるとしている（吉田1998：17頁）。時間的な比較と場所的な比較という視点は、言語学のアナロジーを活用した石毛の提案と同様である。

和仁皓明は、食文化を構成する自然の条件、人間の技術、社会の規約という三つの要因それぞれの分野を「部分集合として体系化する方策が必要」であり、したがって、三つの要因から個別に解明したうえで、それを集合して構造化するという方法論を提案している。特に、社会の規約は定性的情報であってその分析は自然科学的方法になじまないが、文化的定着に関する蓋然性の推測は可能であるとしており、方法論的には吉田の「間主観的方法論」と類似している。また、「自然・技術・規約は、食の成立に関する空間的相互関連（クロスセッション）」であり、それらの要因の関係は静的な構造である一方で、蓋然性の推測には、動機とプロセスの研究である食物文化史の動的な研究が必要であるとしている。和仁による食の成立に関する「要因の関係構造としての静的研究と動機とプロセスとしての動的研究」という整理は、石毛の「共時的研究と通時的研究」、吉田の「場所性と推移性」というそれぞれの研究方法論の概念的整理と類似している。

なお、和仁は、食の成立の動機において、特定文化圏における技術や価値観の変化である「内的誘発要因」と外来文化圏からの模倣や同化による技術や価値観の導入である「外的誘発要因」の両側面での研究が必要であるとしている（和仁1998：99頁）。

これらの視点を総括して、後に和仁は、「食文化の研究とは、本質的に地球上に無数に存在する人間社会の（略）、異同に関して正しく認識し、その多様性について理解を深め、さらにそのような異同がいかなる経過を辿って現在に至ってきたのかを探索する知的研究分野」であると述べている（和仁2014b：171頁）。

豊川裕之は、近代栄養学について、それが、よりミクロ的な構成要素を観察する分析的手法に強く依存しているため、「統合的な手法」による全体像の把握が困難になっているとして批判的に捉えている。具体的には、近代栄養学は、「医学における生化学・生理学と農学における農芸化学・食品学の分野で構成」され、人体の分析では、臓器↓組織・細胞↓細胞内酵素・DNA、食品の分析では、丸ごとの食品↓栄養素（化学物質）とますますミクロに分解され、それらのミクロな酵素やDNAと栄養素（化学物質）を結びつける分析科学の方法論がとられてきたが、食文化研究では、こうした「ものを構成要素に分解するのではなく、ものが作る模様・パターン、他のものとの相互関係を把握する手法」が有効であり、その場合、重要なことは「理論体系の構成要素を確定すること」であるとしている。この考え方は、吉田が、全体をまとまりとして取り扱うという点と共通しているが、間主観主義的方法により仮説発見型に理論構成するという方法とは異なり、豊川は、構成要素をパターンとしてイメージする方法を提案している。

また、食の思想は、「無数の構成要素からなるまとまりの集団で、各要素が他の要素にたえず相互作用を行っている結果、全体としてみれば部分の動きの総和以上になんらかの独自のふるまいを示す」、いわゆる複雑系であり、多次元で多変量な要素が関与するという点では、一つの要素が一つの結論と強く結びつくといった自然科学の決定論的な方法に期待してはならないとし、食の文化は、多変量分析的な考え方の確率論を通してしか得られず、こうした考え方に順応することが必要であるとしている。すなわち、食文化の構成要素は決定論的に確定されるべきではなく、想定されるすべての要素が研究の対象となり、それらの要素の関係性と各要素間の影響の強弱（確率）について検討すべきであるということになる（豊川1999：13〜23頁）。

実際に、最近の栄養学やマーケティングの世界では、人々のさまざまな生活行動や意識を序列化するなどして定性的情報を数量化し、それを他の多様な説明変数と組み合わせて多変量分析を行い要因間の相互関係を構造化して解釈するといった方法がよく使われているし、コンピュータの目覚ましい発展にも助けられ、複雑系に対応した統計分析の手法、特に最近では、ビッグデータ解析の手法が開発されており、豊川の提案する方法論の活用はより身近なものになっている。また、最近の栄養学の研究でも、これまでにほぼ確定されてきた個別の栄養素の効果では説明できない食品の総合的な効果、例えば乳を事例に挙げれば、動物性脂肪中の飽和脂肪酸は心血管系疾病のリスクを高めるが、乳の場合は、飽和脂肪酸を含有しつつも、心血管系疾病に逆に予防的に働くことがわかっており、これを説明するためには乳中の他の栄養素なども合わせた総合的な解釈が必要で、こうした統合的な研究が「フードマトリックス」という名称で本格化しようとしている（Stephan Peters 2018）。こうした一連の新たな方法論は、よりシンプルな決定メカニズムを求める従来の自然科学の方法論への反省から生まれたものであろうが、その食文化研究への応用は依然多くないように感じる。

豊川の方法論と関連するので、カナダの栄養学者、ポール・フィールドハウスの「応用栄養人類学」という考え方を紹介する。この考え方は、和仁が原文を邦訳して紹介したものであるが、応用栄養人類学とは、「人間の栄養学的諸問題を、人類学的データや手法も用いて、食文化的観点から解答を得ようとする」もので、「食物と文化の相互関係や相互の影響度について研究するもの」である。フィールドハウスは、「食習慣とは、それらの文化的様式の中で役に立ち、実際的かつ意味のある行動なので、固有の文化の中で伝承され続けられるものであるが、同時に日常的な環境の影響から生まれるものであり、新しい考えと伝承すべき古い伝統が混合しながら形成されていく歴史的な過程の産物である。」と定義する。そうした視点から、既存の研究を、「人類学者は、食に関わる事柄を、単に文化を構成する慣習の一要素として考え、健康への影響には無関心」で「定性的記述」に終始しており、一方、「栄養学者は、食の健康に対する影響のみに着目し食物の文化的価値にまったく関心を払わ」ず「統計的手法による定量的説明」に終始していると批判し、この二つの種類の学問的方法を結合させるのが「栄養人類学」であるとしている（Paul Fieldhaus 1991）。現代人の健康や栄養の意識・行動を食文化研究にどのように位置づけるのか。これが、フィールドハウスの中心的な問題意識であろう。

なお、江原絢子は、「各集合体の食生活様式に表れる、各食文化の特質と形式、変化の構造・要因を明らかにし、それによって現代の食生活の諸現象の背景、その構造を解明するのが、食文化研究の当面の目標」（江原1998：161頁）であり、食文化研究の方法論としては、現実の食生活実態の中になる文化的構造の解明から出発すべきであるとし、一貫して、社会実装的な研究の枠組みを提案している。同時に江原は、食文化研究において、数値的なエビデンスの確認が難しく再現性に乏しいとか、事例的な研究は普遍性に乏しいという批判を受ける可能性を挙げつつ、前述した吉田の間主観的方法論を支持しつつ、「目的に沿った資料を選択し事例を集め、そこから得られた新たな発見を見出すこと、そして根拠を示して論理的な説明を行うことが必要である。」と述べている（江原2019：298頁）。

ここまで、食文化の定義と研究対象領域、そして研究の方法論に関する主要な研究者の考え方について、入手可能な論述を手がかりに概説したが、これらのほとんどが1990年代に発表されたものである。石毛や江原が述べているように、それまでの食にかかる断片的な文化的研究を総合化する試みは1980年代に世界的に開始され、わが国では1990年代に食文化研究を独立した学問領域として体系化するための方法論の議論が盛んに行われた。しかし、2000年代以降は、方法論に関する議論は下火になったように感じる。その間、若手の研究者も登場しながら個別研究がそれぞれに進められ、その方法論はそれらの研究実践を通してさらに具体化され強化されていると思われる一方で、数値的なエビデンスの提示、再現性や普遍性といった他の研究分野からの食文化研究への評価にかかる議論は収束していないようにも感じられる。

3 乳利用の意識構造の研究—乳文化研究の一事例として

これまで、食文化の定義、対象研究領域、研究の方法について、主要な研究者の考え方を紹介し、一部について比較検討を試みた。その中で、特に筆者が興味をもったのは、食に関する意識構造の実態、すなわち、食の利用行動を引き起こす動機を一般化して明らかにすることである。これができれば、日本人の食生活における乳食の文化的位相を浮き彫りにできるかもしれない。

そこで、ここでは、一般社団法人Jミルクが実施した「牛乳乳製品に関する食生活動向調査」（以下、牛乳食生活調査）の平成27（2015）年のデータを活用して筆者らが行った乳利用に関する日本人の意識構造分析の内容を簡単に報告する。

この研究の目的は、牛乳飲用という消費行動に影響を与えている諸要因を明らかにし、必要なマーケティング上の施策を開発するというものである。前述したように、石毛直道は、食文化の本質を

「食物や食事の対する態度を決めている人々の食物に関する観念や価値の体系」であるとしている。したがって、例えば、人々が日々の食生活で牛乳を飲用している頻度と、人々の食生活に関する意識や行動との関係が明らかになれば、乳利用に関する意識構造、すなわち文化的背景を検討することが可能であり、マーケティング研究の成果が食文化研究に生かせることとなる。

このための分析の方法として、意識や行動を序列化して数値化し、豊川裕之が提案している多次元多変量の統計分析を活用し、その関係性（構成要素）の構造を定量的に把握する方法を試行した。

牛乳食生活調査は、平成24（2012）年度より開始されており、人口統計に基づき、性別・年齢・地域に配分した全国1万人をサンプルとする大規模消費者調査（インターネット調査）である。主な調査項目は、①所得、世帯構成、職業などの社会属性、身長・体重、②牛乳等への関与（購買・利用頻度、購買チャネル、利用方法など）、③牛乳等への意識（美味しさ、酪農への共感性、大切さ意識など）、④栄養や健康への行動・意識・知識（食事の実態、栄養に関する一般知識・牛乳栄養に関する知識、健康のための行動、栄養・健康に係る情報源、病歴など）で、70問程度の設問が設定されている。

この調査の2015年度データを活用し、デシジョンツリー（決定木）分析の方法を用いて、牛乳利用に関する意識構造の解明を試みた。具体的には、調査項目から牛乳にかかる意識構造に該当する調査項目を選定し、類似する12の群に分け、双対尺度法（数量化Ⅲ類）を適用し12群ごとに評価指標を作成。牛乳飲用頻度を目的変数とし各群の指標を説明変数とするデシジョンツリー分析により、意識構造に関する分類（グルーピング）を行い、グループごとに各群の指標の分布の特徴をまとめ、牛乳飲用頻度と意識との関係性を把握した。その結果を表に示した（**表1**）。なお、表中の数値は、それぞれの評価指標について、平均50、標準偏差±20となるように得点化したものである。

表1　飲用頻度別にみた牛乳利用の意識構造

グループ	構成比	栄養健康	酪農共感	牛乳大切意識	牛乳意識変化	美味しさ認識	牛乳関与	良い話題	悪い話題	牛乳アンチ	乳和食	乳糖不耐	学乳問題
H 1	14%	55.5	59.5	71.7	61.9	66.6	57.5	58.1	49.4	43.1	57.9	41.3	43.2
H 2	8%	56.4	58.5	71.7	64.8	64.7	63.7	59.9	55.9	51.9	63.6	62.6	47.5
H 3	7%	47.6	39.4	61.6	48.7	58.0	48.4	46.1	46.2	43.6	48.5	41.3	45.6
H 4	6%	55.9	69.8	61.6	56.8	60.7	53.8	57.8	52.1	45.6	52.9	41.3	43.8
H	34%	54.2	57.0	68.0	59.1	63.5	56.5	56.1	50.7	45.6	56.4	46.0	44.7
M 1	10%	53.6	55.7	61.6	56.7	57.5	56.0	54.7	53.9	54.3	53.2	56.4	49.4
M 2	13%	49.1	48.5	51.9	46.1	52.8	47.6	46.1	48.1	45.3	47.3	41.3	47.6
M 3	8%	53.8	58.8	51.9	49.1	51.5	48.9	52.5	53.8	55.2	52.6	60.7	51.0
M 4	5%	45.1	35.3	51.9	46.0	47.5	47.2	45.8	49.0	52.0	46.8	56.3	49.9
M	36%	50.8	50.9	54.4	49.5	53.0	50.1	49.8	51.0	50.9	50.0	51.8	49.2
L 1	10%	46.6	42.8	39.4	42.5	42.3	44.6	44.2	48.9	51.7	45.4	52.4	53.7
L 2	9%	46.2	42.2	29.3	40.3	34.9	42.8	43.5	48.1	53.3	43.7	52.4	56.5
L	19%	46.4	42.5	34.5	41.5	38.7	43.7	43.9	48.5	52.5	44.6	52.4	55.1
N 1	5%	56.0	38.8	4.2	38.8	18.2	42.0	42.0	53.6	64.3	41.4	58.1	66.6
N 2	5%	23.3	36.0	4.2	39.0	14.8	42.2	38.6	43.0	49.8	37.6	50.4	54.7
N	10%	39.8	37.5	4.2	38.9	16.5	42.1	40.3	48.3	57.1	39.5	54.3	60.7

H層：よく飲む層（毎日）、M層:中間層（週1日以上）、L層：たまに飲む層（月1日以上）、N層：全く飲まない層。各得点数値は、平均50、標準偏差±20となるように標準値変換したもの。　筆者作成

分析の結果、牛乳を毎日飲む層（H層：4グループ合計で全体の34%）は、共通して牛乳に対する「美味しさ認識」が高く（平均63・5）、牛乳を飲むとおなかが緩くなる「乳糖不耐」の生理的負荷が弱く（平均46・0）、多くが酪農生産現場に強い共感性をもつ「酪農共感」意識が高い（平均57・0）。なお、この層には、H2のように「乳糖不耐」の負荷を強く（62・6）感じているグループもあるが、このグループは牛乳を料理に活用する「乳和食」（注4）を強く支持（63・6）していることから、直接牛乳を飲むことが苦手なため、料理を通して牛乳を利用しているものと考えられる。また、H3のように「酪農共感」意識の弱い（39・4）グ

（注4）和食の食材本来の風味や特徴を損することなく食塩や出汁を減らすことを目的に、味噌や醤油などの伝統的な調味料に牛乳を組み合わせて利用する調理方法。参照：https://www.j-milk.jp/nyuwashoku/index.html

ループもあるが、このグループは「乳糖不耐」の負荷が弱い（41・3）ことから、酪農家を支持する意識（飲用動機）は弱いものの、純粋かつ生理的負荷なく牛乳を愛飲しているグループと考えられる。

牛乳をほどほど飲む中間層（M層：4グループ合計で全体の36％）は、「乳糖不耐」の負荷を強く感じているグループが多く、かつその場合、牛乳飲用への忌避感を表す「牛乳アンチ」意識が高い一方で、「酪農共感」意識も高いことから、酪農家を支持する意識が牛乳飲用の強い動機となっているものと考えられる。なお、M2のように、「乳糖不耐」の負荷（41・3）や「牛乳アンチ」意識が低い（45・3）グループの場合は、「栄養健康」意識（49・1）や「酪農共感」意識（48・5）も低い。M層は、牛乳飲用を動機づける要素の多様性が、他のH・L・N層に比べ強いように感じる。

牛乳を飲まない層（L・N層：L層2グループ、N層2グループの合計で全体の29％）は、「乳糖不耐」の負荷は平均的（L層52・4、N層54・3）であるが、「美味しさ認識」が相当に低く（L層38・7、N層16・5）、「酪農共感」意識も低い（L層42・5、N層37・5）。また、「牛乳アンチ」意識が総じて高く、「栄養健康」意識も低い（L層46・4、N層39・8）。N1のように「栄養健康」意識が高い（56・0）グループもあるが、このグループの場合は「乳糖不耐」の負荷が強く（58・1）、「牛乳アンチ」意識がとりわけ高い（64・3）。

これらの結果から、日本人の牛乳飲用に影響している意識は、牛乳の栄養や健康機能が中軸にあり、牛乳を生産する酪農への共感性がこれを補完し、これらが牛乳の「美味しさ認識」を強化するとともに、「乳糖不耐」による身体的負荷の克服につながっているものと考えられる。なお、「乳糖不耐」の生理的負荷を強く感じている層の中には、乳を料理の材料として利用（乳和食）する傾向が強くあり、また、栄養・健康意識、酪農への共感意識が低い場合、「乳糖不耐」の身体的負荷が顕在化（忌避感情を強化）し、結果、牛乳が「美味しくない」というネガティブな意識につながっている可能性がある。すなわち、この調査分析によれば、現代の日本人における乳の利用（ここでは牛乳を飲用する行動）に影響を与える主な要素は、栄養・健康意識、牛乳への嗜好性、酪農生産への共感性、そして、日本人の乳に対する生理的特徴としての「乳糖不耐」であると解釈することができる（前田2016）。

なお、「乳糖不耐」は、成長すると乳特有の糖分である乳糖を消化する酵素の活性が失われ、乳の摂取が生理的に困難となるという、他の食品にはない乳食特有の課題である。成長すると乳糖消化酵素の活性が失われるのは哺乳類に共通することであるが、人類の場合は、約4千年前に、成長しても乳糖消化酵素の活性が維持される遺伝子を獲得した民族が欧州で誕生し、その影響を受けて欧米人の場合には乳糖不耐を発現する比率はわずかであるが、アジアやアフリカ、南米などでは、乳糖不耐を発現する人の比率が極めて高い。こうした乳糖不耐の発現率が、地域や民族の乳利用に影響を与えているが、ただ、乳糖を乳酸菌などの微生物に消費させるような発酵やチーズなどの乳加工技術など、継続的な乳利用により乳糖を消費する微生物を腸内細菌叢に多く存在させることで、相当量の乳利用が行われている地域や民族も存在している。まさに、「乳糖不耐」は、乳食の文化形成に影響する他の食にない特質として特別に取り上げられるべきであろう。

このように、健康意識、嗜好性、社会意識、身体的生理といった、全く異なった要素が、食行動と複雑に関係しており、まさに「複雑系」である。今後は、豊川が提案したように、複雑系としての食文化を構造化するための研究として、こうした統計的な分析手法の活用が可能であり、コンピュータの発展によりますますその傾向が強まると思われる。

2. 食事の構造と文化的変容プロセス

筆者は、冒頭で、現代日本における人々の乳利用の実態を食文化という視点からどのように解釈し評価すべきなのかという、本稿の課題意識を述べた。この課題を解決する基本的な方法としては、江原絢子がいう「食文化研究の当面の目標」である「食生活様式の中に表れる現代の食生活の構造を解明すること」であり、その中において乳食がどのような位置にあるかを確認することだと考える。ここでいう「現代の食生活」とは、まさに目の前にある実際に観察可能な食生活ということであり、その食生活を構成する文化的由来を構造化することが重要である。

文化的由来という点では、わが国の食文化は古くから外来の異文化の影響を受け続け、まさに、異文化交流により日本的な食文化が歴史的に形成されてきたといってよい。

歴史学者である熊倉功夫は、外来の食文化が日本に影響を与えた重要な三つの画期を指摘している。それはまず、7～8世紀で、中国に強い憧れをもち、大唐の文化を積極的に取り入れた奈良～平安初期である。二つ目の画期は、17世紀の大航海時代で、日本は表面的には鎖国をとったものの、鎖国というスクリーンを通してむしろ積極的に外来文化を取り入れた時期であるとしている。そして三つ目の画期が、19世紀、文明開化の時代である（熊倉1988：14頁）。

乳食文化についても、この三つの画期に対応した歴史をもっている。まず、7～8世紀に中国大陸から朝鮮半島を経由して入ってきた乳の生産や利用の文化は、律令国家の発展のもとで朝廷など貴族階層の食生活の一部に受容されたが、室町時代になるとその歴史の記録が消える。二つ目の画期では、平戸にオランダや英国の商館がつくられ、そこを経由して徐々にチーズやバターを経験する日本人が生まれることから始まり、将軍家による白牛《はくぎゅう》の飼養とその乳の利用が江戸後期から行われた歴史があるが、一般庶民の食生活に浸透することはなかった。現在の日本人の乳利用の歴史の起点となるのは、熊倉が指摘する三つ目の画期である文明開化である。なお日本においては、明治期以降の産業革命による輸送技術や交通・情報機関の発展により、大正末期から昭和初期にかけて乳生産の産業的展開が開始され、現代につながっていく。確かに、第二次世界大戦後の米国による食糧支援や戦後の新たな農業政策によって、乳の生産と利用はそれまでにないスピードと規模で定着していくが、その展開は戦前に形成された乳の受容と産業基盤を土台としているので、現在のところは、歴史的連続性という観点から、明治期を乳食伝承の最後の画期と考えてもよいだろう。

1　食事の構造

石毛直道は、食事は外来の食と在来の食が影響し合うシステムであり、それは三つのシステムで構成されていると指摘する。具体的には、「異文化のもつシステムをそのまま採用したシステム」、「異文化の食事システムを要素に分解し在来のシステムのなかに組み込んだシステム」、「伝統的なシステムをそのまま継承したシステム」の三つである（石毛１９８８：２２９頁）。こうした食事システムの中での乳利用の文化的由来を歴史的な変化も含め把握することが重要であろう。

こうしたシステム論の視点から、さらに石毛は、学生などの若い世代50人を対象に昭和47（1972）年に実施した詳細な食事調査をもとに、日本人の食事の具体的なパターンを構造化して**図1**のように示している（石毛１９７５）。この調査は若齢者層を対象にしているので、その点について石毛はバイアスがある可能性を指摘しているが、食生活は習慣的な要素が強いので高年齢層の場合は伝統的な食文化の影響を色濃く受ける。したがって、若い世代の食生活を観察してパターン化するほうが、より現在的な結果が期待されるという考え方もあると思う。

なお、現在の日本人の家庭における食事の献立は、明治以降に取り入れられた多様な外来（特に洋

図1　日本人の食事パターンの構造

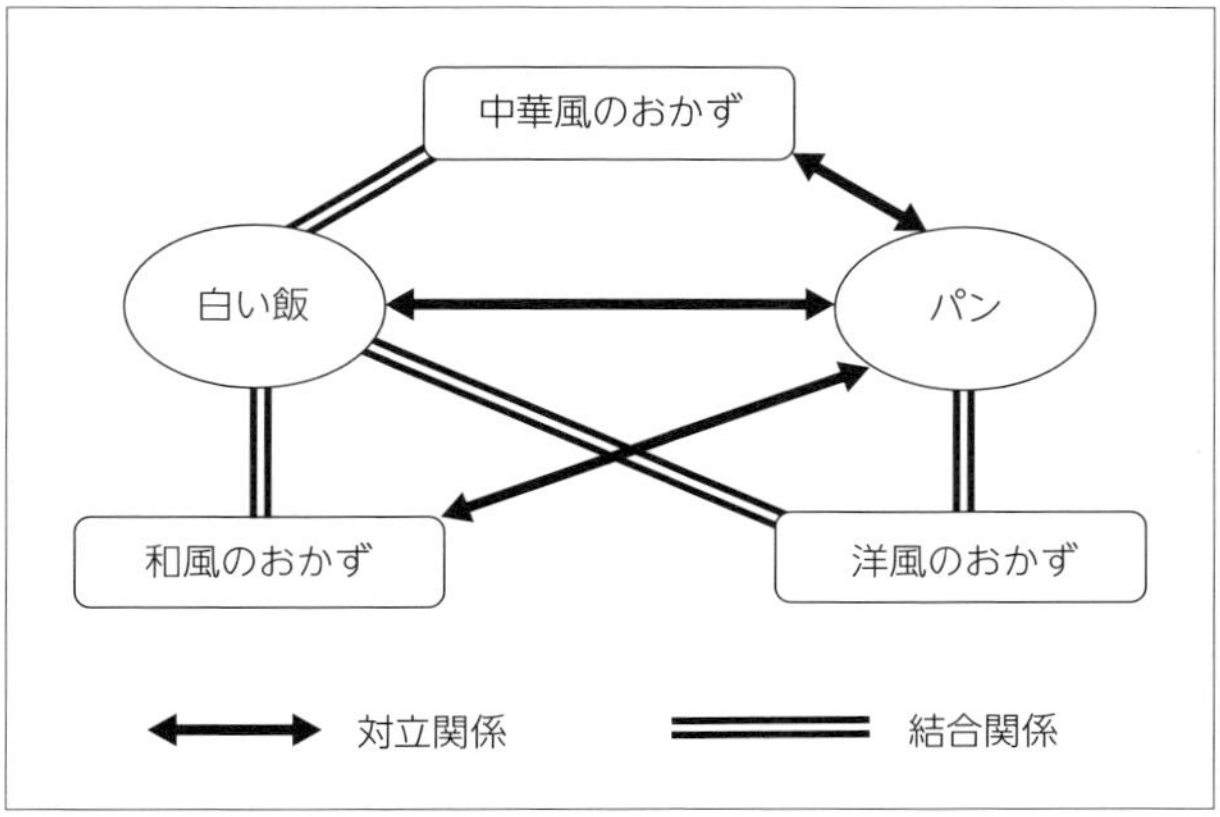

出典：石毛直道「食事パターンの考現学」日本生活学会編『生活学　第1冊』ドメス出版、1975年より一部改変

風と中華風）の食とそれまでの伝統的な食との結びつきであり、ここで示されたものは、日本人の食事献立の文化変容の構造を表したモデルでもある。

日本人の伝統的な食事には、主食とおかず（副食）という概念があることが特徴である。鯖田豊之は、欧州と日本の食生活パターンの違いについて、日本では「米飯を食べながら、魚・肉・野菜などの副食をとるのが食生活の基本パターンである。副食がどんなにぜいたくになっても、変わりはない。副食が足りなければ、塩をかけてでも、米飯を腹いっぱいつめこめば良い。米飯の機能はある意味万能である。」、しかし欧州の場合は「主食的なものがどれか、あんまりはっきりしない。パンの役割は日本の米飯とまったくちがう。」「むしろ、バター・肉・野菜を美味しく食べるためにパンが利用されているにすぎない。」としている（鯖田1966：10～11頁）。

そうした、米飯を主食とする日本の伝統的な食事システムの中に、明治以降、徐々にパン食が浸透し主食として位置づけられるようになることによって、主食の中に白い飯とパンの対立が生まれた。

そこで、主食と副食の関係を、白い飯の系列とパンの系列で分けてみると、**図1**のように、白い飯は、和風のおかずだけではなく、洋食のおかずとも中華風のおかずとも共存する「結合」の関係が成立しており、一方、パンの場合は、洋風のおかずとの間だけで結合する完結した関係で、和風や中華は受け付けないという「対立」的な実態があらためて浮き彫りになったと結論づけている。なお、石毛も自ら述べているように、こうした食事パターンは「当たり前と言えば当たり前だ」が、それでもこの食事パターンをベースにその変化を経時的に比較することで、食事システムの変容について検討することが可能である。

そこで筆者は、この分析の基礎となっている調査が45年前の1972年の調査であるということをふまえ、調査方法は異なるが、先にも紹介したJミルクが毎年実施する牛乳食生活調査の中に同様の意図の調査項目を入れて最新の実態把握を試みた。その結果を世代別に整理したのが**表2**である。主食である「白ご飯」「パン」のそれぞれと組み合わせて食べることがある「和風」「洋風」「中華風」のおかずの採用度を年齢層別に表している。

調査結果からもわかるように、高齢者層と29歳以下の弱年齢層との数値には若干の差異があるものの、基本的には、主食が白ご飯の場合、副食は、和風、洋風、中華風ともに、60%を超える高い採用度であり、共存する結合関係にある。しかし、主食がパンの場合は、副食は、洋風のみが70%を超える高い採用度で結合関係にあるが、和風、中華風は10%程度の低い採用度で対立関係となっており、石毛が確認した外来の食との関係でみた家庭食の文化的なパターンは、45年間を経た現在においても変化せず、根強く定着している。

石毛は、明治以降の外来の食の日本的な展開や変遷について、例えば、フランス料理の高級専門レストランが「異文化のもつシステムをそのまま採用したシステム」をもち、大正期以降に登場した洋

表2　主食（白ご飯・パン）とおかず（和風・洋風・中華風）の食べ合わせ

普段の食事であなたが「白ご飯」にあわせて食べることのあるおかず。

	全回答者	和風のおかず	洋風のおかず	中華風のおかず	この中にはない	食事で白ご飯は食べない
全世代	10,500	89.7%	70.4%	60.5%	1.4%	2.4%
15～19歳	701	82.0%	71.0%	48.8%	2.1%	2.9%
20～29歳	1,410	85.6%	73.0%	59.4%	2.3%	2.8%
30～49歳	3,944	89.0%	72.5%	63.3%	1.4%	2.4%
50～64歳	2,806	91.1%	67.6%	60.5%	1.2%	2.5%
65～79歳	1,639	96.0%	67.4%	59.5%	0.5%	1.5%

普段の食事であなたが「パン」にあわせて食べることのあるおかず。

	全回答者	和風のおかず	洋風のおかず	中華風のおかず	この中にはない	食事でパンは食べない
全世代	10,500	14.7%	73.4%	9.8%	13.1%	9.5%
15～19歳	701	14.1%	69.9%	11.6%	16.8%	9.7%
20～29歳	1,410	17.7%	68.5%	13.8%	15.7%	10.9%
30～49歳	3,944	14.5%	73.1%	10.1%	13.3%	9.8%
50～64歳	2,806	11.8%	77.2%	7.4%	10.7%	8.8%
65～79歳	1,639	17.7%	73.3%	8.7%	12.5%	8.6%

出典：一般社団法人Jミルク「牛乳乳製品に関する食生活動向調査2018」の結果より

食屋が、「異文化の食事システムを要素に分解し在来のシステムのなかに組み込んだシステム」としてつくったトンカツやポテトコロッケなどが、都市の中産階級の食卓に採用され始めたとみている。同様に中華料理については、明治以降に中国人居留地に持ち込まれた料理が、大正後期以降の関東大震災などによる食糧難の中で労働者向けの安価な食として、ギョーザやチャーハン、ラーメンという形で日本化したとみている。それらの日本化したフランス料理や中国料理が、洋風のおかず、中華風のおかずとして家庭料理の中に急速に採用されるようになったのは戦後のことである。

こうした食事パターンの変容プロセスをふまえ、石毛は「朝食に多いパン食を除くと、外来の料理が日本の食事に定着するためには、米飯のオカズとしての結合関係を持てるものでないことには選択されないという性格が読み取れる。」としている（石毛2016：170頁）。

また、筆者は、多様な主食とおかずの組み合わせについて、伝統的な飲料である日本茶と外来の飲料である牛乳との関係についても分析してみた。この調査では、「普段の食事であなたが日本茶（または「牛乳」）を飲みながら食べることがある主食とおかずの組み合わせ」という表現の設問となっており、同じ食卓上に日本茶や牛乳があるかというよりは、食事と一緒に利用しているかという意味合いが強い。その結果を**表3**に示した。

表データを見るとわかるように、日本茶の場合は、白ご飯との結合関係が強い。これは高齢者層に特に強いが、若齢者層になるとその結合は弱まる傾向が顕著である。なお、おかずが洋食風や中華風となると、和食風である場合と比較して日本茶との結合関係はずいぶん弱くなる。

牛乳については、主食がパンでおかずが洋食風である場合にのみ結合関係が認められ、主食が白ご飯の場合は、おかずが何であっても対立関係にある。なお、この場合でも、若齢者層になるとその対立の関係は弱まる傾向にあり、白ご飯が主食の場合でも、若齢者世代においてはある程度の結合関係が認められる。また、主食がパンであってもおかずが和風や中華風となると対立関係となることがわかる。

なお、江原絢子は、日本人の朝ごはんについて同様の分析を行っている（江原2011：8～13頁）。この分析によると、朝食における主食としてのご飯とパンの比率は、昭和56（1981）年と平成18（2006）年で比較して、ご飯が74％から54％に減少し、パンは24％から42％に増加している。また、朝食において一緒に摂取される汁や飲料の比率は、同じ期間の比較で、味噌汁が67％から44％に減少し、牛乳やヨーグルトは20％から31％に増加している。このように、日本人の朝食におけるパンの摂取が明らかに増加しており、これと関係していると推測されるが、牛乳やヨーグルトの飲料類の増加

表3　飲み物（日本茶・牛乳）と食事パターンの関係

普段の食事であなたが日本茶を飲みながら食べることがある主食とおかずの組み合わせ。

	日本茶飲用者	白ご飯と和風のおかず	白ご飯と洋風のおかず	白ご飯と中華風のおかず	パンと和風のおかず	パンと洋風のおかず	パンと中華風のおかず	この中にはない	食事で日本茶は飲まない
全世代	10,221	72.9%	39.1%	36.0%	5.6%	12.4%	4.1%	2.8%	18.2%
15〜19歳	673	62.1%	37.1%	25.0%	4.5%	16.9%	4.6%	3.4%	23.5%
20〜29歳	1,356	67.7%	41.4%	34.9%	9.0%	18.1%	6.9%	3.4%	20.2%
30〜49歳	3,840	71.7%	40.7%	37.9%	6.1%	14.4%	4.6%	2.9%	18.6%
50〜64歳	2,733	75.6%	37.2%	36.8%	3.7%	8.3%	2.5%	2.3%	17.3%
65〜79歳	1,619	80.2%	37.4%	35.5%	5.1%	7.8%	2.9%	2.5%	15.0%

普段の食事であなたが牛乳を飲みながら食べることがある主食とおかずの組み合わせ。

	牛乳飲用者	白ご飯と和風のおかず	白ご飯と洋風のおかず	白ご飯と中華風のおかず	パンと和風のおかず	パンと洋風のおかず	パンと中華風のおかず	この中にはない	食事で牛乳は飲まない
全世代	9,200	10.5%	9.1%	5.2%	7.1%	48.7%	4.3%	9.6%	33.4%
15〜19歳	604	18.7%	17.2%	8.8%	5.8%	42.2%	4.1%	8.3%	33.9%
20〜29歳	1,170	14.4%	12.8%	7.7%	8.7%	41.2%	6.0%	10.9%	37.9%
30〜49歳	3,421	10.9%	10.1%	6.1%	7.0%	47.8%	4.9%	9.5%	35.0%
50〜64歳	2,486	8.0%	5.8%	3.5%	5.1%	51.9%	3.2%	9.3%	32.1%
65〜79歳	1,519	7.6%	5.9%	2.6%	9.7%	53.9%	3.8%	9.7%	28.0%

出典：一般社団法人Jミルク「牛乳乳製品に関する食生活動向調査2018」の結果より

が見られる。また、同じ報告にあるご飯やパンと一緒に食べたものの中から、日本茶と牛乳について比較すると、ご飯と日本茶・牛乳ではそれぞれ57％と18％、パンと日本茶・牛乳ではそれぞれ13％、33％という比率になっている。筆者が報告した調査結果と江原のこの報告を単純に比較することは困難であるが、ご飯と牛乳の組み合わせにおいて、江原の報告したデータの比率が高いという印象をもつ。これは、筆者が報告した調査における設問では、「牛乳（または、「日本茶」）を飲みながら食べることがある主食とおかずの組み合わせ」としており、食事と同じタイミングで一緒に飲み物を摂る場合を想定した設問となっていることと関係している可能性がある。また、食事の際における飲料の摂取の仕方は、日本茶であろうが牛乳であろうが、主食がご飯の場合とパンの場合は異なる。ご飯の場合は食事の前や後に飲む場合が多く、パンの場合は食事をしながら一緒に摂取する場合が多い。これは、ご飯の水分量が約60％であるのに対し、パンの水分量は40％弱（文部科学省「日本食品標準成分表２０１５年版（七訂）」）で、ご飯は飲み物なしに食べられるのに対し、パンは口の中でパサパサしてしまい飲み物で流し込みながら食べるといった状況になるからだ。欧米で、朝食時にコーヒーやミルクにパンを浸して食べる光景をよく見かけるが、こうしたことを反映している。このように考えると、主食と副食、食事と一緒に摂る飲料などの組み合わせは、それぞれの食品の特性や摂取するタイミングなどをふまえて検討することが必要であると思われる。

2 食文化の変容プロセス

食事パターンにおける外来の食との関係構造について、石毛直道は「これは、パンの食事が日本的変形を遂げず、外来の食習慣という性格をまだ強く残していることを物語っている。」（石毛２０１６：１６８頁）と解釈している。また、筆者は、前述の調査結果から、日本的な食文化の構造（外来の食との関係から見た食事パターン）がすでに根強く定着しているという印象をもちつつも、若齢層の中にこれまでと異なった関係性が強まる可能性もあると感じた。

それでは、どのようなプロセスで、こうした食文化構造の変容が起こるのであろうか。これは、外来の食である乳の日本人の食生活における位相を見ていくうえで、特に重要な方法論的課題である。

熊倉功夫は、こうした食文化の変容について、受容から選択、変容、融合の四つの段階で説明している。第一段階の「受容」は、異文化の食がランダムに移入され一度受容される段階である。第二段階は、受容した異文化が「選択」され定着に向かっていく段階で、この段階で受容したものが選択さ

図２　食文化の変容プロセス

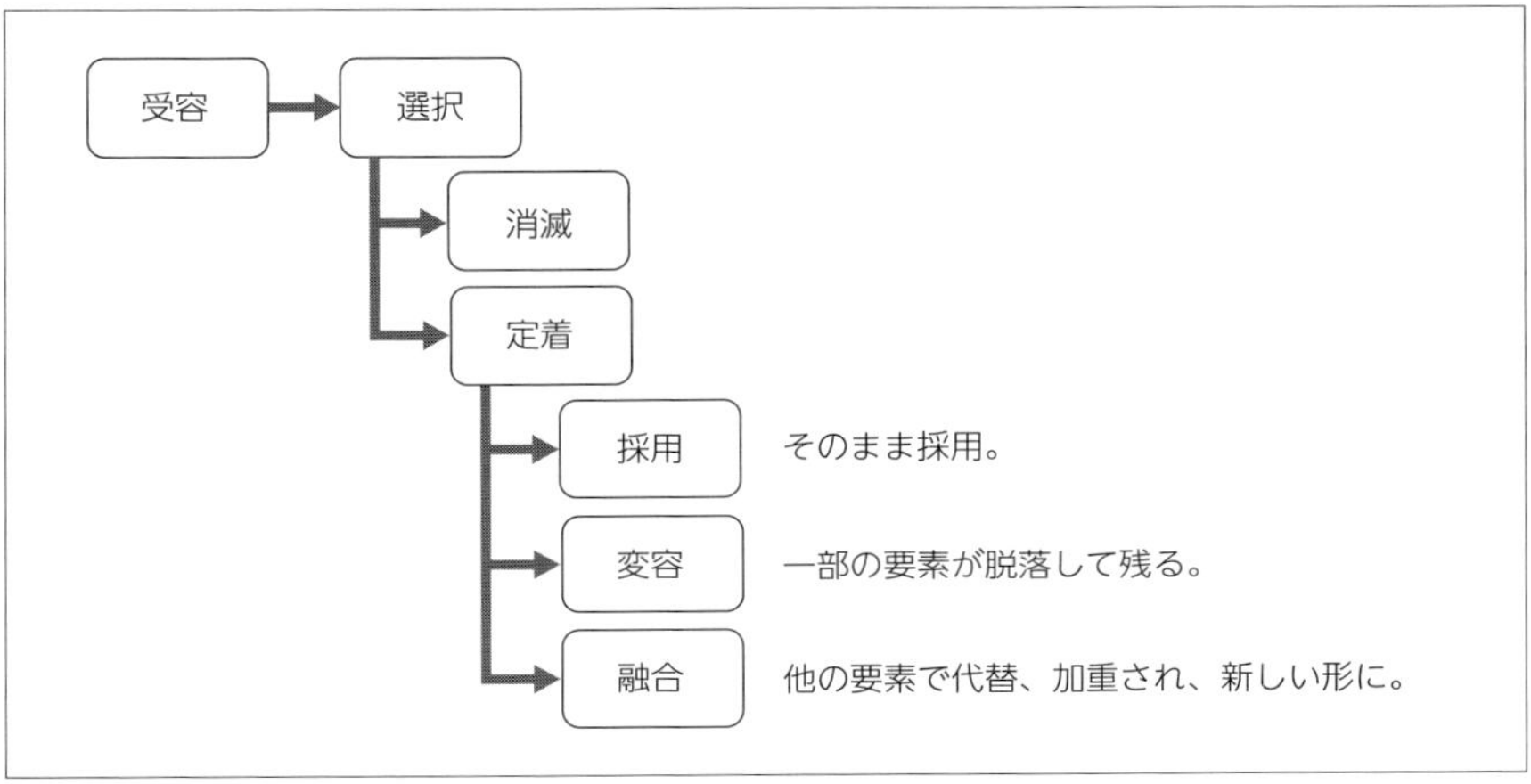

筆者作成

れず消えていく場合である。第三段階の「変容」は、外来の食文化の一部の要素が脱落し変容する段階。第四段階の「融合」は、他の要素で代替したり加重したりすることで融合され、新しい食品・調理・食べ方へ変容する段階である。この熊倉の考え方に、先に紹介した石毛の三つのシステム論をふまえて図示すると**図2**のように整理することが可能である。

こうした変容プロセスについて、現在の食生活の実態を構造的に整理したうえで、歴史をさかのぼって変容の動機と合わせ研究することで、将来に向けた食文化の方向性が示唆されるであろう。

なお、熊倉は、「外来の食を受容するに当たっての基準は、嗜好と外来文化への憧憬であり、定着に向かって選択する段階で嗜好に合わないものは脱落する。」とし、一度受容されるが選択されず消滅していった外来の食の一つに「乳」を挙げている。

日本における乳食の受容は、欽明天皇（531～571年）の時代に、百済《くだら》の智聡《ちそう》という人物が来日した際に乳の生産や利用に関する知識を日本に伝え、その子の善那《ぜんな》が孝徳天皇（644～655年）に牛乳を献上したという記録が『新撰姓氏録《しんせんしょうじろく》』にあることから、6世紀後半と考えられている。その後、牛乳は薬として朝廷で重宝され、8世紀になると、乳に熱を加えて加工した乳製品の酥《そ》を朝廷への献上する貢酥の仕組みがつくられる。平安時代になるとこの貢酥の制度が確立され、醍醐天皇（897～930年）の時代に定められた法典である「延喜式」には、諸国からの貢酥の順番までも決められている。しかしその後、乳の利用は徐々に衰退し、『大日本古文書』（1334年）に貢酥の復活や命令の記述があるのを最後に歴史の記録から消えてしまった。その後、400年くらいの空白をはさんで再登場するのは江戸時代後期である（雪印乳業広報室1988：8～19頁）。

何故、乳は室町時代を待たずに消えたのか。熊倉はこの問いに対して、「日本人の嗜好の問題というほかない」と断言している。その理由として、「国際化が進んでアメリカ的食生活が日常化しているにもかかわらず、日本人の乳製品の消費が格段に少ないのは、大型家畜を食用に受容しなかった歴史的過程が関係」しているとし、「根本的には乳製品の匂いと味に対する嗜好が変化しないのが大きな理由」としている（熊倉1988：26～28頁）。

こうした乳に対する嗜好性については、牛乳が身近になっている現代人の感覚としては十分には理解しづらいが、明治初期に日本の農村部を旅した英国人の探検家のイザベラ・バードが書いた『日本紀行』の中には、「〝あんなに匂いと味の強いもの〟をお茶に入れて飲むなんて、外国人のすることは〝とても不愉快だ〟」と旅先で接した人々に言われた、山形の上山あたりでの経験談の記述がある（イザベラ・バード2008：312頁）。その一方で、渋沢栄一が初めて洋行した際には船上で「食後にミルクと砂糖を入れたコーヒーで爽快になった」と記録している（武田2017：50頁）。

先の牛乳食生活調査の中でも、牛乳の風味に忌避感をもっている人がある程度の比率で存在していて、乳に対する嗜好性については日本人の乳食を考えるうえで今でも一つのポイントになるようであるが、先に説明した石毛と筆者が行った消費者調査の結果からもわかるように、牛乳飲用が日本人の家庭食として定着しているのは確かであることから、近現代における牛乳の食文化的位相は、中世の日本において牛乳が消滅した文化的状況と明らかに異なっている。

なお、熊倉以外にも、中世において乳食が消えていった背景については、朝廷を中心とする律令政治に変わり武士が台頭する時代に入ると公家文化は衰退し貢酥の制度も消滅したことや、牛乳や酥を生産するために牛が飼われていた地方の牧で地方武士階層のニーズから軍馬が飼われるようになったためとか、武具製造のために牛皮が必要とされ牛が少なくなったために乳生産の余力がなくなったためなど、社会構造の変化にその原因を求める説もあり、どれか一つの要因のみを支持することは困難であるが、これらの仮説は、近現代における牛乳飲用の文化的定着を、乳にかかる社会制度、生産の環境や条件という要素から、中世のそれと比較研究する方法を提起している。

3. 近代化と食文化

外来の食の受容や定着のプロセスを検討することによって、現代日本人の食文化の形成の構造を解明する方法論について検討してきたが、そうした視点からわが国の乳食文化について考えると、特に、現在に連続的につながっている明治期以降、すなわち日本の近代について研究を深めることが重要である。

明治4年、天皇家において肉食が解禁される。これは、明治新政府が、富国強兵政策を進めるために、「脱《だつ》亜《あ》入欧《にゅうおう》」（注5）の思想の食生活への適用を図る一般庶民向けの一大パフォーマンスでもあった。国是《こくぜ》としての富国強兵政策を進めるためには、欧米の軍隊と闘える屈強の兵士の育成が必要であ

（注5）明治期において、日本の近代化を推し進めるために、後発地域であったアジアを脱して欧米列国の一員となることを目指したスローガンであり、明治新政府の富国強兵などの政策の根幹となる思想ともいえる。

り、そのためには、欧米型の肉食や乳食の食生活への導入が必要だと、時の政府のリーダーたちは強く感じた。幕末の日本人男性の平均身長は155cm程度と低かった。当時、欧米人に出会った日本人からすれば、すべての欧米人が大男に見え、こうした屈強な欧米の兵士たちと戦うには食生活の改良が不可欠だと感じたのであろう。こうして、肉食や乳食は近代日本の「西洋化」のシンボル的な存在となる。

ただ、ここで留意すべきは、欧州において一般の庶民が肉や乳を日常的に摂取し動物性食品優位な食生活が一般に普及したのは、19世紀末から20世紀にかけてからであり、日本人がステレオタイプで考える西洋の食生活は、実は「近代化」によって成立したものであるということである。実際に欧州の庶民階層の男性の身長が165cm程度に到達するのは、多くの国で20世紀になってからである（南1998：5～52頁）。したがって、欧米型食生活の日本における受容や定着のプロセスは、欧米における食生活の近代化の歴史を確認しながら、そのプロセスと関連づけて検討することが重要である。

それでは、近代化と食生活はどのように関係するのであろうか。近代化は、産業革命による自然科学や工業技術の発展、近代国家の成立、近代都市の誕生という三つの特徴で説明される。そこで、それぞれの要素が食生活にどのような影響を与えたのかについて整理するとともに、乳食文化の受容・定着と「近代化」の関連についてもふれてみたい。

1 科学や技術の発展と食生活

産業革命による自然科学や工業技術の発展は、食生活に重要な文化的影響をもたらした。

その中で、食生活の基本的な考え方に強い影響を与えたのは近代栄養学である。19世紀初頭に英国の科学者プラウトは食物の構成要素としての三大栄養素を提唱し、19世紀後半には、ドイツの化学者リービッヒにより、摂取した栄養量と身体の維持・運動に利用される栄養量との数量的関係、すなわち栄養代謝に関する体系がつくられた。このようにして、人間の成長や健康に対する合理的論理としての近代栄養学が欧州に登場し、これが明治以降の日本における栄養政策の基礎となっていく。

また、自然科学と工業技術の発展は食生産の飛躍的発展を促した。ドイツの歴史研究家のトイテベルグは、「農業革命」によって、新しい輪作の導入、人工的肥料、機械化、牧畜の集約化が進み、新たな土地分配によって食料生産が飛躍的に拡大し、蒸気船や鉄道による「輸送革命」によって、農業地帯や他の国からいつでも迅速の食料を調達できるようになり、「保存革命」（自然科学の食品技術への応用による冷蔵・冷凍技術、種々の保存技術）によって、衛生的な条件が整備され、多くの食材の遠距離輸送も可能となったと述べている。そして、こうした食物にかかる三つの技術革命が、食品製造の大規模化、食品工業の成立、ひいては20世紀型の大量消費者社会の誕生の基礎となった（南２０１５：83頁）。

特に、「農業革命」は、穀物の生産性を高めるとともに、ジャガイモやカブなどの中耕作物の生産、クローバーなどのマメ科の飼料作物の生産を促し、結果、休閑地や不毛牧草地の面積が減少し、こうした中で、中耕作物の廃物や飼料作物の利用により集約的牧畜が始まり、肉や乳の供給が充足されていく。19世紀末から20世紀初頭に形成される現在のヨーロッパ型の食生活は、まさに、中世以降の三《さん》圃《ぼ》式《しき》農業方式（注6）に代わり、新たな集約的土地利用による農業生産方式が確立したことによる（ヴェルヘルム・アーベル１９８９：95～１０８頁）。

すなわち、近代ヨーロッパにおける肉や乳の動物性食品優位な食生活の成立は、近代「農業革命」による土地利用の革新がその技術的背景にあり、後に述べるが、日本における酪農生産の展開が欧米の近代農業の技術と方式の導入によりスタートするという点で、日本における乳食は欧州の「農業革命」を重要な背景にもつ。

（注6）中世のヨーロッパで一般的に行われた農業生産の方式。作物を栽培する畑（圃場）を三つに分けて、一つ目の圃場では夏に大麦やジャガイモなどの夏作物を、二つ目の圃場では冬に小麦などの冬作物を栽培し、三つ目の圃場は何も作らず家畜の放牧地として利用する。これを1年ごとにローテーションすることで、地力を回復させる農業の方式。近代化に貢献する農業革命では、放牧地であった三つ目の圃場にマメ科牧草や根菜類が栽培されるようになった。

2 近代国家の成立と食生活

近代化の二つ目の特徴は、近代市民国家の誕生である。地方に分散した封建的な権力機構が一元化され、次いで、工業化による工業労働者の増加により新たな市民層が誕生して国民主権が成立し、自由主義的な近代市民国家が誕生する。この過程で、地方の権力を支えた軍事力は無力化され、国民の軍隊が再編される。

したがって、近代国家にとっては、労働力として国民経済を支える都市労働者や国家の軍事力の中核である兵士の質を高めることが重要な課題となり、国民の食生活のあり方が国家にとって重要な関心事となる。特に、急激な工業化の進行により労働者階層の貧困問題が社会的課題になると、「健全な」家族を維持・養育し国民国家を支える人的資源を再生産することが必要となり、女性たちに効率的な栄養の摂取や調理技術の知識を与える家政学が教育制度の中に組み込まれていく。近代栄養学は、こうした国家の課題と結びつく形で、健康で質の高い労働者や兵士を育成するための食生活のあり方を合理的に説明できる論理を国家に提供し、これが近代栄養学の実践的普及につながっていく。

南直人は、「近代的な食の科学の成立と専門的な学問分野の地位確立のプロセスは、近代国家の形成プロセスと重なり、効率的な生産労働力の実現のための健康的な食生活を保障する学問的基礎の提供が求められた。」と述べている。こうして近代栄養学とその基礎をなす食品科学の政治的利用が始まった（南２０１５：１７９頁）。

また、南は食品科学の発展によりもたらされた食の変化の二つの特徴を「科学化」と「規律化」であると整理している。「科学化」とは、19世紀前半に三大栄養素が発見されることを契機に、食物が栄養素レベル、分子レベルまで分析的に把握されるようになることを指し、「規律化」とは、科学的知識に基づいて食生活を社会的に管理し規制する方向のベクトルが強くなることを指している。

そして、19世紀には、都市市民層の栄養欠乏への国家的管理・指導、20世紀には、戦争時の食料分配、戦後は栄養欠乏や栄養過剰への国家的指導、そして政府による「栄養摂取基準・食生活指導指針」の設定という流れがつくられていく（南1998：194頁）。

以上のような、欧州で形成された近代栄養学や食品科学を利用した衛生や栄養への国家管理のシステムは、明治後半期、日本においても、乳の生産や利用の場面をモデルとして積極的に導入され、わが国における近代的な乳業産業の発展の基盤となっていく。

3 近代における都市化と食生活

近代化の三つ目の特徴は、都市化、すなわち近代工業都市の誕生である。

高田公理は、近代工業都市が生活文化にもたらした特質として、「職住の分離」、「家庭内の性別分業」、「家庭内生産機能の外部化」、「文化の創出と享受」の四つを挙げている（高田1995）。

第一の「職住の分離」は、近代以前は仕事と生活の場が接近し共同体的な生活であったものが、近代工業の発展により家庭から職場に通勤し俸給生活を行う労働者階層が増加する状況を指す。こうして近代的な家族の形態が誕生し、日本でいえば、卓袱《ちゃぶ》台で家族が一緒にそろって食事するといった、新たな食生活の様式が生まれた。

第二の「家庭内の性別分業」は、「職住の分離」により、夫が通勤者になると妻が専業的に家事労働を担当するというような男女による分業が行われるようになったことをいう。日本では、武士は幕藩体制の権力機構においては俸給者であったことから、そうした思想がそのまま残り、家父長的な色合いが強く女性には良妻賢母で専業的な家庭婦人を求める「日本型の近代家族」が形成された。「良妻賢母」という言葉は1890年代に定着したもので、「家庭を守って夫を支え、何よりも次世代の国民を育成するという、母による教育が大きな位置を占める規範」（千田2011：3～37頁）だった。

こうした国家が求める規範が直接家族とつながったのも近代的な家族の特徴である。

第三の「家庭内生産機能の外部化」は、近代的工業化によって、あらゆる消費財・生産財の商品化という近代的な商品経済が発展する中で、加工食品の製造、調理、育児や教育などの家庭内の生産活動が、徐々に商品化し外部化されることを指す。家庭内生産機能の商品化・外部化は、食堂などの外食産業、食品加工業、食品小売業の発展につながっていく。

第四の「文化の創出と享受」は、人口の都市への集中により、繁華街や盛り場が生まれ、その場が文化の創出や交流、享受の機能をもつようになることを指す。また、繁華街や盛り場によって、食物は単なるカロリー源から文化的価値が付与されて商品化される。なお、石毛直道は、都市の繁華街や盛り場は、外国の料理人、外国の料理技術をもつ料理人、外来の食品が集まる条件をつくり出し、外来の食事文化との交流拠点の機能を果たし、外来食事文化のさまざまな影響が生まれるという点で「食の多様化」を産み出すとしている（石毛１９９５）。

4 日本における近代化と乳食文化

日本の近代化は、欧州の近代化によって生まれた思想、技術、制度を、明治新政府が強権的に採用・導入し、ほぼそのままの形で受容したものであり、こうした国家による異文化導入への人々の戸惑いの中で、短期間に日本において「近代化」が成し遂げられた。したがって、日本の近代における食文化研究に当たっては、これまで見て来たヨーロッパにおける近代の食生活の変化要因をふまえつつ、その日本的特徴が十分に加味されることが必要である。

以下に、日本における乳の利用と生産について、いくつかの事例にふれる。

まず、明治期以降の乳利用は、都市部を中心に、新たに誕生した中産階級による母乳代替としての活用から始まり、滋養によい食べ物として徐々に一般家庭でも受容されていく。これを支えたのが、欧米から導入された近代栄養学と食品科学で、欧米での専門書の翻訳本の出版、次に欧米に留学した知識人による専門書の出版や講演会、さらには料理本などを通して、人々に徐々に受け入れられていった（東四柳２０１４）。

また、乳の生産は、明治新政府が行った士族授産《しぞくじゅさん》（注７）により旧武士階層が始めた東京の牛乳搾取業がその嚆矢《こうし》となった。さらに、近代的な工業の発展と住職分離による労働者階層の増加により、人口密度が高まり東京が都市化すると、国家による牛疫《ぎゅうえき》などの伝染病や乳牛の糞尿による公害の取り締まりが急速に強化され、その結果、都市部から都市周辺部へ、そして近隣の農村地帯に乳用牛の飼養と乳生産が拡散し、それがその後の酪農の産地形成につながる（矢澤２０１４：56～78頁）。ここで採用された乳用牛飼養や牛乳の衛生的な管理と取り締まりは、当時、警察によって行われ、これが、現在につながるわが国の国家的な食品衛生管理システムのモデルとなるが、これは、欧米の食品衛生に関する近代制度の模倣であり、特に米国において食品の衛生問題の中でミルクにかかる制度の整備が最も進んでいたことの反映でもある（ハンナ・ヴェルテン２０１４）。

さらに、日本の明治以降の酪農生産の展開は、明治新政府が招いた欧米の農業技術者が指導した欧米の近代的農業技術によってもたらされた。例えば、明治新政府が領導した北海道農業を見ると、当初、明治新政府が開拓使を設置して米国人技術者により粗放型《そほうがた》のアメリカ農法が導入され、そして再度、民間の手によってデンマーク農法が採用されるという具合で、これが北海道酪農の原型となった（和仁２０１７：65頁）。また、都府県の各地においても、政府の勧農政策により洋式の官営牧場や牧畜会社が設立されるとともに、米国から多種の乳用牛が輸入され民間に貸し付けされ、これらが、明治期後半から昭和前期にかけてのわが国における乳生産の拠点となった（大島２０１７：１６８～１７５頁、矢澤２０１９）。このように、明治以降におけるわが国の乳の生産は、欧米の近代的な酪農生産技術の導入からスタートしたという点で、欧州の近代「農業革命」の延長線上にあるといってもよい。

（注７）明治維新による版籍奉還と廃藩置県によって士族は生活の基盤を失うことになる。したがって、明治新政府は、社会の安定のためにも、士族をなんらかの仕事に就かせ、その生活を維持させるための政策を行う必要があった。この政策を士族授産という。明治政府は士族に対して農・工・商に従事することを許し、官有地を払い下げ、屯田兵の奨励、企業のための資金の援助を行った。

さらに、大正期以降の牛乳乳製品の消費の浸透は、都府県における生乳生産の拡大をその重要な背景とするが、都府県における酪農産地の形成は、大規模な乳業資本との市場競争による都市的搾乳業者の没落、封建的農地利用から農民的農地利用への変化、国産絹糸の競争力低下による畑作養蚕の減退など、日本の近代産業の展開との関連性が強い（石原1979）。

以上の事例からもわかるように、日本の乳食文化の展開は、日本社会の近代化プロセスと密接に関係しており、その中における欧米との共通性と日本の独自性を、多面的に分析、整理することなしには、日本の乳食文化の実相は見えてこない。

おわりに

本稿の問題意識は、わが国における牛乳乳製品の生産と利用の現状を、食文化の受容や定着という観点からどのように評価し、それをふまえどのように将来への展望を導出すればよいのかという実際的な疑問から出発したものである。

そのために、まず、乳食の文化的な構造や歴史的位相を検討するうえでの、食文化研究とその部分としての乳文化研究の全体性と個別性、共通点と特異点を方法論として整理することを試みた。しかし、実際には、多様な研究者の考え方を再配置して比較するという作業にとどまっている。なお、その延長線上で、筆者が牛乳に関するマーケティング戦略の構築作業の一環として、最近の統計的手法を活用して行った牛乳飲用にかかる意識構造の分析結果を、食文化研究の方法論の一事例として報告した。

また、石毛直道が過去に報告した日本人の食事パターンについて、最近の分析結果と比較するとともに、食文化の変容プロセスを再整理し、現代における牛乳飲用の文化的位相を確認した。さらに、近代化という視点から明治時代以降のわが国の乳の生産と利用に関する分析視点を提案した。

幸運なことに、最近、わが国における牛乳乳製品の生産や消費、また酪農乳業という産業について、文化的な視点も組み入れて検討しようとする研究者が増えつつある。その背景には、1980年代に本格化したわが国における食文化研究の第二世代が誕生していること、そして、酪農乳業界の支援を受けて平成22（2010）年にスタートした「乳の学術連合」における社会文化分野の研究活動の成果が出始めたことなどが考えられる。しかし、それらの研究の出自は依然さまざまであるため、どのような方法論で研究を進めるのかという共通の課題は残されたままである。そうした課題の検討に少しでも役立つとすれば、本稿の目的は取りあえず達成されることになる。

引用文献

イザベラ・バード著、時岡敬子訳『イザベラ・バードの日本紀行（上）』講談社、2008年
石毛直道「食事パターンの考現学」日本生活学会編『生活学　第1冊』ドメス出版、1975年
石毛直道「外来の食事文化」熊倉功夫、石毛直道編『食の文化フォーラム　外来の食の文化』ドメス出版、1988年
石毛直道「都市化と食事文化」高田公理、石毛直道編『食の文化フォーラム　都市化と食』ドメス出版、1995年
石毛直道「なぜ食の文化なのか」『人類の食文化―講座食の文化　第一巻』味の素食の文化センター、1998年
石毛直道「日本の食文化研究」『社会システム研究』特集号、2015年
石毛直道「食事文化の変容」『食事の文明論』中央公論新社、2016年
石毛直道編『世界の食事文化』ドメス出版、1973年
石毛直道、赤坂憲雄編『食の文化を探る』玉川大学出版部、2018年
石毛直道、和仁皓明編著、雪印乳業健康生活研究所編『乳利用の民族誌』中央法規出版、1992年
石原照敏『乳業と酪農の地域形成』古今書院、1979年
ヴィルヘルム・アーベル著、高橋秀行、中村美幸、桜井健吾訳『食生活の社会経済史』晃洋書房、1989年

江原絢子「食文化の研究方法について」『日本調理科学会誌』第70巻・第2号、1998年
江原絢子「食文化研究の蓄積と今後の課題—調理、料理形式、日常の食生活を中心に」『日本調理科学会誌』第42巻・第5号、2009年
江原絢子「統計から読み解く日本の朝ごはん」『食文化誌ヴェスタ（vesta）』第81号、2011年
江原絢子「食文化研究のあゆみと研究方法」『日本家政学会誌』第70巻・第5号、2019年
大島卓「近代化産業遺産としての認識に向けた農畜産業施設の歴史的展開に関する研究」『ランドスケープ研究（オンライン論文集）』第10巻、2017年
熊倉功夫「日本の食事文化における外来の食」熊倉功夫、石毛直道編『食の文化フォーラム　外来の食の文化』ドメス出版、1988年
鯖田豊之『肉食の思想—ヨーロッパ精神の再発見』中央公論新社、1966年
高田公理「近代工業都市の生活変化」高田公理、石毛直道編『食の文化フォーラム　都市化と食』ドメス出版、1995年
武田尚子『ミルクと日本人—近代社会の「元気の源」』中央公論新社、2017年
千田有紀『日本型近代家族—どこから来てどこへ行くのか』勁草書房、2011年
豊川裕之「複雑系としての食」『食の思想と行動—講座食の文化　第六巻』味の素食の文化センター、1999年
ハンナ・ヴェルテン著、堤理華訳『ミルクの歴史』原書房、2014年
東四柳祥子「牛乳・乳製品の家庭生活への定着・浸透に尽力した人びと—明治・大正期を中心に」『平成26年度「乳の社会文化」学術研究　研究報告書』乳の社会文化ネットワーク、2014年
前田浩史「ミルクをめぐる食生活と人々の価値意識」『「牛乳の日」記念学術フォーラム報告書』2016年
南直人『ヨーロッパの舌はどう変わったか—十九世紀食卓革命』講談社、1998年
南直人『食から読み解くドイツ近代史』ミネルヴァ書房、2015年
矢澤好幸「明治期の東京に於ける牛乳事業の発展と経過の考察」『平成25年度乳の社会文化学術研究・研究報告書』2014年9月号、2014年
矢澤好幸「京都牧畜の発展と経過の考察—京都府官営牧場を中心に」『酪農乳業史研究』第16号、2019年
吉田集而「人類の食文化について」『人類の食文化—講座食の文化　第一巻』味の素食の文化センター、1998年
和仁皓明「食物文化の形成要因について」芳賀登、石川寛子監『食文化の領域と展開—全集日本の食文化　第一巻』雄山閣出版、1998年
和仁皓明「食文化を学ぶ」『FFIジャーナル』第219巻・第1号、2014a年

和仁皓明「食文化を学ぶ」『FFIジャーナル』第219巻・第2号、2014b年
和仁皓明「牧野のフロントランナー―日本の乳食文化を築いた人々」デーリィマン社、2017年
雪印乳業広報室編『牛乳と日本人』新宿書房、1988年
Paul Fieldhaus、和仁皓明訳『食と栄養の文化人類学―ヒトは何故それを食べるのか』中央法規出版、1991年
Stephan Peters. The food matrix : food is more than the sum of its nutrients, 2018

あとがき

「近代日本の乳食文化―その経緯と定着―」という表題を持つ本書の成立までの経緯は、「はしがき」にて編著者の一人平田昌弘によって述べられているとおりであるが、その企画発想の原点は明治の文明開化政策によって本邦に導入された「乳」という食材を通じて、近代日本社会の形成過程と乳食文化の発展過程との相互関連を炙り出すことを意図するものであった。また平成30（2018）年は明治維新150年にあたり、「内閣府明治150年関連施策」の一環としてJミルクが組織した「酪農乳業史料収集活用事業」との協働的な位置づけの性格を持つものでもあった。

いうまでもなく食は人々の生活文化の重要な要素であり、その文化の様相を客観的に観察するには、小さな一事象であっても「何故そうなったのか？（通時的比較）」、「何故そうであるのか？（共時的比較）」との両面からの観察が求められることになる。したがって、この論考集に備えるべき論点とは、乳食文化という外来の文化が明治以降における日本社会の近代化の中で、その文化がどのように日本人の社会意識に融合し、現在にいたってどのような日本的特徴を形成しているかを正しく認識し、「何故そうなったのか？」「何故そうであるのか？」という疑問に回答を与えるものでなければならない。

一方、食という文化に関していえば、「乳」に限らず異文化の食を受容する側から見れば、どれほど社会の指導者たちから推薦の辞が散りばめられていようとも、未知のものを口に入れることには心理的に抵抗感がある。したがってもしその食文化の受容の変遷を論考の対象にするなら、その心理的バリアーを超えさせたものを明確にしなければならない。日本人は明治以降、衣食住の生活文化の多くを欧米からの外来文化として受容してきたが、食文化の受容については単純な食としての機能性の優劣評価だけではその受容の本質を解明し難いものがあろう。

本論考集では、産業発展、社会教育、学術研究、食生活研究など多角的な切り口から、乳食文化の日本社会への定着の経過について考察を試みた。よく歴史研究の立場からある程度の体系的な知見をまとめるためには、最低限50年100年の事象記録が入手できなければ、研究の成果は期待しにくいといわれる。その意味では乳食の本邦への導入が150年前とはいうものの、その文化的な軌跡を論考した先行研究については寡聞にしてほとんど見当たらないようである。

確かに酪農乳業という産業分野は、牧場での飼養・搾乳から始まって乳の加工、流通、消費まで含む広範囲な人々の営みであるが、産業の本質はどちらかというと人々の日常の生活に深く関わる分野で、近代日本150年経ってようやく光を当てられることが可能になった分野ともいえる。その意味で本書は食文化変遷の軌跡を十分に捉え尽くしたとはいえないかもしれないが、少なくとも次の乳食文化史研究への橋渡しの役割を担うものと考えていただきたい。

ただ、明治以降、日本の酪農乳業産業発展の推移は、産業革命以降に牧畜文化が導入され発展した国という意味で世界の食文化史において特異な存在であり、今後近代日本の酪農生産の農業文化史または経済史的論考や乳加工産業の経済史的論考など、本書で十分にふれ得なかった学術的分野の裾野は広く、多くの研究者の方々の参加を期待するものである。

しかしこの150年の経過をふまえて、最近の酪農乳業について見逃せない変遷の兆候があることを指摘しておきたい。それは明治期以降、酪農が搾乳業と乳処理業に分かれ、乳処理業は大資本企業に集約、搾乳業は個別の酪農家が協同組合組織に属する産業構造であったのが、近年個人経営の酪農家が搾乳からチーズや発酵乳の最終製品までの生産を生業として行う、一見伝統的に見えるがそこに新しい技術を導入した独自性のある牧畜生産方式をとる酪農家が増えてきたという傾向である。

これには農業の6次産業化という政府の施策もあり、さらに酪農家自身が大企業に乳原料を供給するだけの単なる搾乳業から脱皮して、自ら消費者に届ける製品をつくることに生き甲斐を見出す生産文化が生まれてきたと見るべきである。視点を変えれば、現代多くの食品において生産と消費の場の距離が離れつつあることへの反動として、自然に回帰する酪農を志向する風潮ともいえるのかもしれない。この傾向はおおむね1970年代に始まって近年では全国的に広がっているが、事実として注目すべき点でもある。

このような酪農家の動きをフォローし応援してきたのが、本書刊行の企画を担った（一般社団法人）Jミルクであり、ならびに国産チーズの振興についていえば、（一般社団法人）中央酪農会議、（NPO法人）チーズプロフェッショナル協会などの組織であった。

さらに将来に目を向ければ、今後日本の酪農産業の国際化は、既定の事実として進行中である。その国際化に対応するためにはどのような課題をクリアする必要があるのだろうか、それは生産面では生乳生産コスト低減の問題に尽き、その決め手は飼料コストの低減すなわち自営牧草地面積の確保であり、そのために日本の農林政全体の取り組みが国策として実行されなければならない。

消費の立場から見ると、本論考の中で国産チーズ生産農家が日本独特の風土に基づくオリジナルチーズの開発例を紹介したが、この方向には明治以降導入の国産ウイスキーの品質が国際的に評価されているとか、洋菓子界でも日本人パテシェの技術が国際的にトップ水準にあるなど、日本の食加工における技術水準の高さが実を結んでいる例が数多く存在し、国産乳製品の品質的な国際競争力に関しては前途は明るいように考えている。

さて、最後に本書のサブタイトルに付記した「定着」なる事象についての論考だが、本書の執筆者たちの評価は必ずしも意見の一致を見ていない。それは企画の段階で「定着」なる事象をあらかじめ定義していなかったこともあるが、一方で、文化の導入後わずか150年という通時的条件下において、それを一時的な「流行」とみるか「不易」とみるかは判断の分かれるところで、それはあえて結論づけるにはなお時間が必要だということかもしれない。

奇しくも、本書刊行の日である12月5日は、明治2年に明治政府が東京築地に「牛馬会社」なる社名の酪農畜産振興のための国策会社を創立し、文明開化政策によって新しく生まれた日本の食文化の革新を行動に移した日でもある。

省みてそのような時間が経過したことは確かだが。本論考中に明確に示されているように、日本の乳食文化が質量的に変化するのは、第二次世界大戦後学校給食に牛乳が採用されてからである。それから数えてわずか50~60年、要するにいまだ一世紀にも満たない。

現代の酪農乳業に携わる人々が、乳が真に日本人の食生活に文化として根づいた存在になってほしいと願うならば、社会全体の乳食に対する感性的受容の行き先を注意深く見定めることと、その行き先を次の50年へとつなげる普及活動への行動力を失わないことが肝要であろう。

おわりに、ご多忙にもかかわらず公開講座において興味深く知的示唆に富んだ話題を提供してくださった国士舘大学原田信男先生、フードジャーナリスト畑中三応子先生に執筆者一同心から感謝申し上げたい。また、本書の刊行にいたるまでプロジェクト事務局としてJミルクの林雅典氏、前いずみ氏、西本朋己氏、細谷知広氏、伊藤岳人氏には企画調整面で大変お世話になった。おかげで講座や研究会を継続的かつ円滑に遂行でき本書が誕生した次第である。

出版にあたっては中央法規出版株式会社の池田丈氏に丁寧な校閲と助言をいただいたことを付記する。

和仁皓明

近代日本の乳食文化　―その経緯と定着―

2019年12月15日　初版発行
2020年 3 月15日　初版第2刷発行

編　著　江原絢子・平田昌弘・和仁皓明
企画編集　一般社団法人Jミルク
発行者　荘村明彦
発行所　中央法規出版株式会社
〒110-0016　東京都台東区台東3-29-1　中央法規ビル
営　業　TEL03-3834-5817　FAX03-3837-8037
書店窓口　TEL03-3834-5815　FAX03-3837-8035
編　集　TEL03-3834-5812　FAX03-3837-8032
https://www.chuohoki.co.jp/

印刷・製本　永和印刷株式会社
装丁　ケイ・アイ・エス有限会社

ISBN978-4-8058-5999-5
定価はカバーに表示してあります。

酪農乳業近現代史年表

✲年表作成参考資料

- ・大島清・柴山健太郎『牛乳の経済学』法政大学出版局（1962）
- ・日本乳製品協会（編）「日本乳業史」第2巻、日本乳製品協会（1978）
- ・北海道（編纂）『新北海道史年表』北海道出版企画センター（1989）
- ・林弘通『20世紀 乳加工技術史』幸書房（2001）
- ・五島淑子ほか「比較食文化史年表に関する諸問題」『食文化研究』No.5、日本家政学会 食文化研究部会（2009）
- ・田代文子ほか「比較食文化史年表の作成について（日本：昭和期Ⅰ（1926-1960））」『食文化研究』No.9、日本家政学会 食文化研究部会（2013）
- ・栢英彦「日本におけるチーズ製造の歴史的発展」『酪農乳業史研究』10号、日本酪農乳業史研究会（2015）
- ・日本アイスクリーム協会「日本アイスクリーム年表」『アイスクリームの歩み』日本アイスクリーム協会（2016）
- ・酪農経済通信社『酪農経済年鑑』2019年版、酪農経済通信社（2018）
- ・藤原辰史『給食の歴史』岩波書店（2018）
- ・森永乳業、明治乳業、雪印乳業　各社史

✲年表作成協力者（五十音順）

伊藤　岳人（一般社団法人Jミルク）
奥平三枝子（一般社団法人Jミルク）
東四柳祥子（梅花女子大学准教授）
前田　浩史（一般社団法人Jミルク専務理事）
矢澤　好幸（日本酪農乳業史研究会会長）
和仁　皓明（西日本食文化研究会主宰）

酪農乳業近現代史年表

西暦(和暦)	できごと
1868(明1)	内務卿大久保利通は牧畜業の推進を企画する。政府(民部省)は牧畜政策を打ち出し(3月27日)、北防備のため大詔を発して開拓使を置き、鍋島直正が長官に就く。
1869(明2)	牧牛の業を安房、上総の諸牧場で試みる。嶺岡牧場を宮内省の御料牧場とする(1月14日)。
	勧農牧畜開墾政策を開始、政府開墾資等の貸付を始める(明治10年まで)(1月17日)。
	町田房蔵が横浜常磐町5丁目(俗称、馬車道通)にアイスクリーム店を開業、氷水とアイスクリームを売る(5月9日)。日本人によるアイスクリーム製造販売の最初である。
	政府はアルファルファー、チモシー、カブ、燕麦などの西洋牧草と短角種デボン種などの家畜の輸入を試みる(7月)。
	蝦夷を北海道と改称、開拓使を設置(7月)。
	明治政府は牛乳を飲むことを奨励し、大蔵省通商司は築地(今の新橋演舞場)に築地牛馬会社を設立、畜産技術の伝習と牛乳・乳製品製造、食肉の加工をかねた販売を行う。また、乳牛の飼育も始めたが、当時、この牛馬会社には、満足に搾乳のできる者がおらず、わが国市乳業者の開祖である前田留吉のスカウトにより、同社の牧夫に搾乳法の技術指導を行った。同牛馬会社から刊行の牛乳、食肉の宣伝のパンフレットには、牛乳(洋名ミルク)、乾烙(同名チーズ)、懐中乳粉(同ミルクパウダー)、懐中薄粉の基(同コンデンスミルク)が5品を挙げられている(12月)。
1870(明3)	政府は嶺岡牧場(千葉県)にオランダ、英国から乳用牛、牝牡5頭を輸入(4月)。
	阪川當晴が、蘭法医の松本良順に勧められ、東京赤坂(麹町五番町)で牛乳搾取所を開設。
1871(明4)	黒田清隆(開拓使次官)が米国人開拓使ホーレスケプロンを顧問に招き、米国式農業の普及のために札幌に開拓使庁を開設し、函館の七重勧業試験場で繁殖用牛、馬、豚の払い下げ、貸与を開始(8月)。
	開拓農場を東京府下3カ所に開設(9月)。
	前田留吉は、築地の牛馬会社を辞め、東京・芝区西久保桜川町10番地に専業牧場、牛乳搾取所を開く(11月)。
1872(明5)	京都府は愛宕郡吉田村聖護院領に用地を求め、勧業基金3,299円余をもって、京都府牧畜所を創設、搾乳、ボートル(バター)、粉乳、テッキミルクを製造、販売(2月8日)。
	東京芝増上寺境内に開拓使仮学校(札幌農学校の前身)を開設(4月)。
	旧会津藩士の広沢安任は、青森県三沢に2名の英国人を雇い、わが国最初の洋式牧場を開く(5月)。
	山口県出身の国学者である近藤芳樹は、『牛乳考・屠畜考』(日新堂)を著し、牛乳の普及に努める(6月)。
	京都府は役所として初めて牛乳の宣伝・飲用の布達を出す(7月11日)。
	大蔵省において、東京府豊多摩郡の内藤頼直邸を買収して、内藤新宿試験場を開設、雉子橋の御厩で飼養する牛馬羊豚などを移管する(敷地9万5,000余坪、現在の新宿御苑)(10月)。
	勧農局、杉山安親の著す『牧牛説』(同人社)を配布。この本は、オランダのエンクラールの『農業全書』を杉山安親が翻訳したものであり、乳牛飼養に関する最初の専門書である。
1873(明6)	東京府は人家の稠密な場所での牛豚の飼養を禁ずる。ただし、牛乳を搾取するものは、この限りでないと布告(5月15日)。
	牛疫が流行、4万2,297頭が斃死(7月)。
	東京府は、牛乳取締りに関する最初の法令「牛乳搾取人心得規則」を公布。内容は、第1条が豢場不潔穢無之様注意可致事、第2条が牡牝頭数及生犢の員数記載致し願出へき事、など(10月19日)。
	「北辰社」は榎本式揚、大鳥圭介らにより東京神田で創業、牛乳を搾乳販売。
	『絵入子供育草(巻之上・下)』F・H・ゲッセル著、村田文夫訳述、汪彫楼＝刊行 母乳の代用品として、汚れが確認しやすいガラス製哺乳瓶「硝子《びいどろ》壜《とくり》」による哺乳法について詳述した初期の翻訳育児書。
1874(明7)	黒田清隆開拓使長官に就任。
	宮内省大膳職の村上光保、東京麹町に洋菓子店「開新堂」を開設し、アイスクリームを販売。
1875(明8)	政府は全国の牛馬羊を繁殖して、その良種を全国へ配布する目的で下総国(千葉県)印旛、植生の両郡にまたがる旧幕時代の佐倉牧場とその付近の土地を合わせ1,225町5反、1畝11歩の地を香取種畜場として開墾。繁殖事業を開始(5月)。
	北海道開拓使顧問として米国人エドウィン・ダン(着任明治6年)が北海道開拓指導のため七重官園に着任、七重で乳製品加工場で擬乳酵素(レンネット)を使ったチーズを試作。また、バターの製造を開始する。翌明治9年に札幌官園に移る。明治16年の任期満了まで、種畜改良のため北海道に米国式農業、真駒内牧牛場の建設を指導し、七重から乳牛を移し、バターを製造開始。
	『母親の心得　上』ケレンケ、ハルトマン著、近藤鎮三＝刊行

西暦 (和暦)	できごと
	原書はドイツ語の書籍。母親や乳母の哺乳にあずかれない小児のための牛乳哺育法が収録される。また、安全性を考慮し、牛乳の購入先の吟味についての注意もみられる。
1876 (明9)	下総種畜場では、英国人教師リチャード・ケイを雇用、煉乳の製造を担当させる。下総種畜場の乳製品主任・井上謙造は、リチャード・ケイ指導のもと煉乳製造用の釜を開発する(6月)。
	札幌農学校(北海道大学の前身)設立。
	京都府は農牧学校を丹羽に設立、米国人ゼームス・オースタン・ウィードに畜牛繁殖、搾乳、開塾の教育を行わせる。
	『牛乳採乳方』川村重固著、文部省=刊行 英国人ウィルレム・チャブル著『百科全書』の家畜編(牛及採乳方)を翻訳したもので、牛の種類、牛の飼育、搾乳法、乳製品の製造法(バター・チーズなど)、乳業機械などを解説している。
1877 (明10)	第1回内国勧業博覧会を東京上野公園で開催。開拓使は乳油(バター)、煉乳、牛酪(粉ミルクを固めたもの)を出品し、褒章を受ける。民間では美濃国(岐阜県)の奥住宗助などが煉乳600ポンド、乾酪(チーズ)を出品(8月21日)。
	政府は「洋種牝牛貸与規則」を公布(10月)。
	勧農局、農事修学場を目黒駒場野に移し、駒場農学校と改称(東大農学部の前身)(12月1日)。
1878 (明11)	東京両国「凮月堂」がアイスクリームを販売(7月)。
	札幌農学校にエアシャー種7頭を英国から輸入。
1879 (明12)	わが国最初の家畜市場が広島県尾道に開設される。
1880 (明13)	勧農局は牛馬の改良を図るため去勢の奨励を各地方へ通達(7月)。
1881 (明14)	農商務省を設置。農務局に牧畜獣医掛を置く(4月7日)。
	前田喜代松、東京麹区飯田町に搾乳専業牧場を開設。
	北辰社(東京麹町)が東京九区内で牛乳配達を開始。
1882 (明15)	真駒内種牛場は札幌に出張所を設け、飲用牛乳の販売を始める(3月)。
	『農業捷軽』関澄蔵著、中近堂=刊行 ドイツの実用農学書および農学化学書を翻訳した168頁に及ぶ農業全般の書籍である。わが国で初めて「酪農」の語彙を造語して「酪農トハ、搾乳、乳汁ノ取扱、酪脂、酪乳、乾酪ノ製造法等ヲ司トルモノナリ」とある。
1883 (明16)	静岡県出身の依田勉三により開拓結社「勉成社」結成。
	『育児の糧』桜井郁治郎校閲、矢守言一編、矢守言一=刊行 哺乳法に重点を置いた育児書。牛乳哺育に関する章を設け、管理法や稀釈法のみならず、衛生面の配慮から管を短くした哺乳瓶「吸乳《ちちすひ》壜《とくり》」についても紹介している。
1884 (明17)	農務局は、酪農・製乳指導を目的とした『重脩牧牛手引草』(加藤懋、桂弥市編)を刊行(3月)。嶺岡牧場における教科書として利用される。
	房州海陸社の根岸新三郎は、山野井与惣右衛門の斡旋で、大山村金束に煉乳工場を設立(5月)。
	東京下谷の市乳業者・辻村義久は、村岡典安と共に、余乳をもって煉乳製法の試験を始め、東京・浅草に東京煉乳会社を設立(5月)。
	畜産諮詢会を設置、官民一堂に集まり、畜産振興について協議(畜産振興審議会の最初)(11月1日)。
	駿州(静岡県)の仁田大八郎、川口秋平らは短角種による搾乳業を始め、三島で牛乳販売を行う。
1885 (明18)	警視庁は「牛馬取締規則」を制定(1月31日)(明治19年2月1日より実施)。
	下総種畜場は宮内省の所管となり、「下総御料牧場」と改称される(6月)。
	浅草小島町の村瀬六太郎、野口義一ら共同で煉乳を製造、藤井煉乳所で販売。
	津田出(東京麴町)がホルスタイン乳牛を輸入。
	興農社(東京小石川)の前田喜代松が、フランスからバター製造分離機を輸入。
	静岡県三島の花島兵右衛門、牛乳業を始める。
1886 (明19)	東京三田育種場でわが国最初の乳牛共進会が開催される(3月19日)。
	『日本牧牛家實伝』金田耕平著、丸屋善七=刊行(3月) 明治初期に搾取業で活躍した13名の牧畜家の牛乳に関する想いと履歴などが写真入りで紹介されている貴重な書籍である。
	東京府下牛乳搾取販売営業組合設立を認可、搾取販売業者110名、総代筆頭前田留吉(5月7日)。
	『酪農提要』ユーアット著、知識四郎訳、前田喜代松(北辰社)=刊行(12月) わが国で初めて「酪農」という語彙を使用した書籍であり、鹿児島県士族の知識四郎が英国

西暦(和暦)	できごと
	のウイリアム・ユーアットの農業書を抜粋翻訳したもの。
	真駒内種牛牧場を種畜場と改称、エアシャー種牛を輸入。
	「獣類伝染病予防規則」(省令第11号)「同心得」(告示18号)公布。
	「乳楽軒」は岩淵利助により札幌で創業し、初めて瓶詰めの殺菌乳を発売。
	チチヤス乳業設立(広島)。
1887(明20)	長野県の神津邦太郎は、群馬県北甘楽郡下仁田志賀高原の国有原野の借用を許可され、12月にわが国初の西洋牧場を開牧する(神津牧場)(10月)。
	鳥取県は和牛改良のためショートホン種牝牛を導入する。
	ミルクホール「千里軒」、嶋田善四郎により東京銀座で創業。
	『牧畜全書(上・下)』ウキルリヤム・ユアット著、押川則吉ほか訳、有燐堂＝刊行 英国の畜産書を底本に翻訳したもので、上巻は畜牛の種類および繁殖・牛乳・乳製品製造法、下巻は農具・牧草などを解説している。翻訳に苦労したらしく現在の慣用語に定着するまでの基礎になっている。
1888(明21)	東京本駒込千駄木町の牧田義雄、東京衛生試験所から自家製の煉乳分析告示書を受け、わが国初の商品煉乳となる。
1889(明22)	札幌農学校はホルスタイン、ガンジー種を輸入(1月)。
	東京警視本署は「牛乳営業取締規則」を改正(2月)。
	群馬県の神津牧場でバターの商品化に成功(3月)。
	『ははのつとめ(親の巻・子の巻)』三嶋通良著、博文館＝刊行 著者は「日本の学校衛生の生みの親」三嶋通良。牛乳と人乳の比較を試みながら、牛乳での哺乳を「人工養育法」と称し、解説している。
1890(明23)	日本畜産協会創立(10月25日)。
	東京衛生試験所で、市販の煉乳を分析、その結果を発表。
	花島兵右衛門は静岡三島で花島煉乳所を設立し、煉乳事業を開始。井上釜で加糖煉乳を製造販売。
	凮月堂、銀座でアイスクリームを売り出す。
1891(明24)	岩手県に小岩井農場創設(1月)。
	北海道の宇都宮仙太郎は、札幌で宇都宮牧場を創業し、牛乳、バターの製造販売を行う(9月27日)。
	山口県玖珂郡広瀬村の隈猪太郎が煉乳製造を開始。
	『育児談』足立寛著、日本赤十字社＝刊行 日本赤十字社出版の育児書。牛乳哺育の解説に努めながらも、与えすぎが小児の肥満の原因になるとの注意を促している。
1892(明25)	ハードタイプヨーグルトがわが国で初めて発売される。
	『乳牛及製乳新書』原田清太郎著、牧畜雑誌社＝刊行 英国および米国の学術書を翻訳したもので、1篇では、乳牛の種類・飼養・育種繁殖・搾乳および牛乳成分、2篇では、乳製品製造(煉乳・粉乳・バター・チーズ)・検査器具についてまとめ、解説している。
	『市乳警察論』津野慶太郎著、東京獣医新報社＝刊行 津野慶太郎が上梓したもので五版が出版されるなど牛乳についての画期的な書籍とされる。緒論、市乳警察の義解及びその原則、市乳警察法、警察的牛乳検査法、化学的牛乳検査法、牛体及び牛舎検査法、乳汁及製乳検査法、などで構成されている。
1893(明26)	東京西ガ原(北区・滝野川)に農事試験場を開設(9月27日)。
1894(明27)	第1回畜産品評会が東京で開かれ、花島兵右衛門が煉乳を出品し入賞(4月13日)。
	農務局は家畜の奨励品種として、牛は短角、エアシャー種と決める。
	『育児必携　乳の友(寸珍百種第47編)』進藤玄敬著、博文館＝刊行 医師・進藤玄敬による育児書。牛乳哺育を肯定しながらも、安全面への徹底を強調し、掃除器具付き「哺乳器」を提案している。
1895(明28)	隅猪太郎は、大がかりなバキュームパン(真空釜)を完成させ、微細結晶の良質を得る(4月)。
	青森県の山県牧場が煉乳の製造販売を行う。
	静岡県でフクロイ乳業設立。
1896(明29)	花島兵右衛門は、義弟の工学博士小田川金三の設計により、わが国最初の自家製煉乳製造用バキュームパンを完成させ、煉乳を市販。煉乳の金鶏印を商標登録する(9月11日)。
	北海道トラピスト修道院設立、オランダ産乳牛を飼育(10月)。
	隅猪太郎、独自設計の真空釜で煉乳を製造。
1897(明30)	乳牛は雑種牛時代を経て、ホルスタイン種、エアシャー種の全盛時代を迎える。
	ミルクホールが東京神田に創業、これを機に各地に広がる。
	千葉県で藤井煉乳創業。
	『牛乳論』神津虎治郎著、大日本實業会＝刊行

西暦（和暦）	できごと
	明治20年代に米国・カナダで修得した牛乳の発酵学について解説したものである。理学的研究と発酵学的研究に基づいて構成されていて、牛乳の細菌による判別と発酵食品の応用事例を紹介している。
1899（明32）	札幌市に札幌煉乳合資会社設立。
	政府は輸入煉乳に課税、煉乳事業の国内育成に努める。
	銀座「富士屋」、アイスクリームの販売を開始。
	阪川牛乳店、殺菌乳を販売。
	『牛乳飲用の栞』角倉邦彦著、角倉邦彦＝刊行 愛光舎による正しい牛乳の見極め方に関する指南書。附録では、無菌牛乳として注目されていた愛光舎牛乳の特色や価格についても言及している。
1900（明33）	広島県比婆郡に七塚原種牛牧場創設、エアシャー、シンメンタール、ブラウンスイスを飼養（3月）。
	内務省は省令第15号をもって、「牛乳営業取締規制」を公布（7月1日実施）。同規則により搾乳所の構造を改正し、牛乳容器がガラス瓶に統一される（4月）。
	トラピスト修道院でバターの製造を開始。
1901（明34）	政府は「砂糖消費税法」を公布。煉乳原料の砂糖価格が上昇する（3月30日）。
	新潟県で塚田牛乳が設立される。
	『牛乳消毒法及検査法』津野慶太郎著、成功社＝刊行 牛乳の消毒法（殺菌）と牛乳検査法をまとめ解説したもので、著者は乳肉衛生に関する研究を行い、衛生学の学術化ならびに応用化に成果を上げた。今日の衛生行政および検査技術と安心・安全の基礎をつくった。
	『産牛大鑑』ヴエルナア著、勝島仙之助、津野慶太郎訳、朝香屋書店＝刊行 原書は1892年発刊、ドクトル・ジェルナァ著『リンデル、ツクト』の大書であり、勝島仙之介と津野慶太郎が共訳して『産牛大鑑』（上巻・下巻）としたのもの。上巻は、動物学上の分類、欧羅巴の家畜牛の歴史、牛種論、身体構造論、蕃殖論、下巻は、飼養法、利用論（乳業・蕃殖業・牛の肥育・牛の力用）で構成されている。
	『普通育児法』弘田長校閲、木村鉞太郎著、金港堂＝刊行 小児科医・木村鉞太郎による育児書。校閲に医学博士の弘田長が携わっている。牛乳哺育の推奨に加え、ソキスレート氏の育児用牛乳消毒器の図解説明が掲載されている。
1902（明35）	この年煉乳原料の砂糖暴騰。
	小岩井農場製乳所（岩手）で発酵バターの製造開始。

西暦（和暦）	できごと
1903（明36）	『小児養育の心得』佐多愛彦序、長浜宗佶著、長浜宗佶＝刊行 蒸気殺菌がほどこされ、無菌牛乳として評価された人工哺乳用牛乳（発案者は小児科医・佐多愛彦）に関する記述が確認できる。
	『食道楽』村井弦斎著、報知社出版部＝刊行 報知新聞に明治36～37年の1年間連載された料理小説を春・夏・秋・冬の4巻として報知社出版部から出版されたもの。きわめて多種類の洋風料理、栄養の知識、食育論などを掲載、西洋料理、乳製品を普及させる。
1904（明37）	マリー・ゼアン・ボアンが函館、湯の川カトリック修道院天使園（女子修道院）にて国内初のチーズ（ソフトチーズ・ゴーダチーズ）の製造を開始（6月）。
	極東煉乳（後の明治乳業）の沖本佐一、米国より輸入したフリーザーでわが国初のアイスクリームの工業生産を開始。
1905（明38）	森永製菓株式会社の初代社長森永太一郎が米国より帰国、東京・赤坂区溜池2番地に洋菓子工場を開設（8月）。
	政府はホルスタイン種、シンメンタール種を奨励品種に決定。
	東京の乳製品問屋が、マーガリン、バターの製造を初めて行う。
	『牛乳中毒論』高橋逸馬著、後凋閣＝刊行 明治末期は牛乳の普及啓蒙を行う書籍が多い中、本書のように牛乳を肯定している書物は珍しい。本書では、特に牛乳中に含まれるカリュームを指摘するなどの解説をしている。
1906（明39）	政府は北海道札幌郡に月寒種牛牧場を創設、エアシャー、シンメンタール、ブラウンスイスを繁養（6月）。
	農商務省、月寒種畜牧場でのバター、チーズ、煉乳の製造を開始。
	滋賀県で高木牧場が設立。
1907（明40）	北海道大学教授の橋本左五郎は、煉乳製造を阻害する乳糖結晶の生成の謎を解決する（5月）。
	千葉県で君津牛乳が設立。
	『牛乳衛生警察』津野慶太郎著、長隆舎＝刊行 津野慶太郎が15年前に出版した『市乳警察論』を参考に、当時の学説と政策を論述し、さらに発明または実験で証明した学説を追加し、牛乳衛生警察論として著述したもの。
1908（明41）	「煉乳原料砂糖戻税法」（法律第27号）公布（3月26日）。
	日本帝国ジェルシー種牛協会発足、ジャージーの登録を始める。
	オランダから導入された乳牛フリージア種が、その積出港であるホルスタイン島の呼称

西暦(和暦)	できごと
	を継承して、ホルスタイン種として呼称が統一される。
	『牛乳とその製品』鈴木敬策著、天知堂＝刊行 牛乳・乳製品を家庭の食事に取り入れることを奨励していて、牛乳、乳製品（煉乳・バター・チーズ）および牛乳の成分解説をはじめ、牛乳の歴史、牛乳の需要、牛乳の安全性などを紹介しながら解説している。
	『牛乳論』澤村眞著、興文社＝刊行 牛乳は養分に富み消化がよく同時に滋養に優れていることを解き、牛乳の歴史、牛乳の成分、牛乳の性質および組成、牛乳の検査法、バター・チーズの製造法について解説している。
	『育児法』加藤照麿述、羽仁もと子編、家庭之友社＝刊行 牛乳哺育に懐疑的であった小児科医・加藤照麿による育児書。「牛乳の与へ方」という章を設けながらも、母乳哺育を絶対的に評価している。アンチミルク論争の嚆矢ともいえる書籍。
1909(明42)	明治製菓、東京両国にアイスクリーム工場を建設、本格的に製造開始。
1910(明43)	大分県速見郡に大分種牛所設置（6月）。
	左近彦四郎、札幌煉乳場開設（6月）、11月より製造開始。
	松田小弥太、橋本佐五郎、農科大学教授指導のもと真空濃縮釜の製造に成功。
	北海道製酪販売組合連合会（後の雪印乳業）、北海道の札幌中央工場にてアイスクリームの製造・販売開始。
	函館のトラピスト修道院（男子修道院）においてチーズを製造。
	『牛乳及製品論』池田貫道著、成美堂＝刊行 米国に渡航し大学で酪農学科を専攻した池田貫道が、英米の学者の著書をはじめ、各地の試験場の報告書や専門雑誌を参考にし、海外の試験、製造器具および牛乳成分などを紹介する、当時わが国になかった米国の実例を記述して上梓したもの。
1911(明44)	種牛調査会、ブラウンスイス種、シンメンタール種の外国購買を見合わせ、ホルスタイン種とエアシャー種の2種とすることを決める（4月）。
	ホルスタイン（蘭牛）種の登録のため、西川勝蔵らによって日本蘭牛協会が設立され（5月）、登録が開始される（6月18日）。
	『日本之産牛』望月瀧三著、大日本畜牛改良同盟＝刊行 本書での産牛とは乳牛を指すもので、畜牛の挿絵15点が挿入されている。内容は産牛業の趨勢、産牛経済、産牛共進会などの解説。統計資料も多く、産牛の事蹟概要、各都道府県別酪農事情を紹介している。
1912(大1)	東京の阪川牛乳商店が「滋養霊品ケヒール（馬乳酒）」を発売（3月）。
	静岡県磐田郡で、太田清次郎が大田煉乳所を開設（10月）。
	福島県で木村ミルクプラントが設立。
	株式会社森永商店を森永製菓株式会社と改称。
	北海道宇都宮牧場、初めて米国型畜舎を建設（後に北海道農家に一般的様式として普及）。
	ネスレ・アングロ・スイス煉乳会社が、英国ロンドンの極東輸出部の管轄で、横浜に日本支店開設。
	『農産製造原論』澤村眞著、興文館＝刊行 農産物33種類を上げ、その中からバターおよび煉乳の項に、バターの成分、クリーム製法（遠心分離法）、理論、バターチャーンなど図解で解説している。煉乳も同様に成分や製造法が解説されている。
1913(大2)	農商務省、人造バター表示を告示（5月2日）。
	新たに煉乳製造事業を開始する者に対し所得税免除の特典を与える（5月）。
	全国家畜共進会、東京で開催（11月25日）。
	宇都宮仙太郎が北海道でチーズをつくる。
1914(大3)	大正博覧会を機に全国畜産家大会が東京で開かれる（6月1日）。
	橋本左五郎の主唱により古谷辰四郎らによって、北海道煉乳会社が札幌市苗穂町に設立される。加糖煉乳の乳糖結晶の微細化に成功、国産煉乳製造技術を確立。後に大日本乳製品株式会社と商号を変更（明治製菓株式会社と合併）（9月27日）。
	第一次欧州大戦で、輸入乳製品途絶、国産煉乳騰貴。
1915(大4)	中央畜産会、設立。
	北海道畜産連合会、創立。
	中央畜産会、岡山市で第1回全国畜産大会を開く。
	池田鉄工所が真空釜を国産化し、煉乳の工場生産が可能となる。
	『牛乳検査法実験』津野慶太郎著、長隆舎＝刊行 著者が上梓した『牛乳衛生警察』が絶版になったため、海外の文献から得た新しい知見をまとめて出版。衛生警察的市乳検査法、理化学的牛乳検査法、顕微鏡的及び細菌学的検査法、生物学的検査法に分類して細部にわたり解説している。
1916(大5)	玉川煉乳所と滝田煉乳所を合併し、千葉県大山に房総煉乳株式会社を設立。大正6年4月、明治製糖の出資を得る（9月）。
	兵庫県三原郡の酪農組合長山口恒雄はバター製造を開始（10月）、続いて翌大正6年4月か

西暦（和暦）	できごと
	ら煉乳を製造する（後に藤井煉乳淡路工場とし、大正8年5月には藤井煉乳株式会社と改めた）。
1917（大6）	東京赤坂公会堂で全国の煉乳製造業者は大日本煉乳同盟会（日本乳製品協会の前身）を結成。煉乳販売上の問題、原料（ブリキ、砂糖等）の共同購入について協議（1月）。 東京・神田の和光堂は、わが国で初めての育児用調製粉乳である「キノミール」を製造（3月）。 森永製菓株式会社は千葉県安房郡の愛国煉乳合資会社を買収し、日本煉乳株式会社（森永乳業の前身）を創立（9月）。 三島海雲は東京・渋谷区にてラクトー株式会社を創立。ライトキャラメルを製造販売する（10月）。 静岡県花島煉乳所と、札幌の札幌煉乳所が主体となって、極東煉乳株式会社（現在の株式会社明治の前身）を設立（12月21日）。 高橋銀太郎は千葉県安房郡に房南煉乳株式会社を創立（12月）（昭和3年11月から東京に市乳原料乳の輸送を開始、昭和12年7月明治製菓に合併）。 東京菓子が房総煉乳株式会社を創立。 藤井煉乳所淡路工場（兵庫）開設。 町村農場（北海道）創業。 広島合資ミルク会社（明治19年創業、後のチチヤス）が、わが国で初めてヨーグルトを発売。 『牛乳の飲み方（子安叢書第四編）』三浦謹之助校閲、原馨著、子安農園＝刊行 育児用ならびに病者用の牛乳の使用法について説いた専門書。また「第四章　理想の牛乳」では、優良な牛乳を得るための牧場管理から酪農にいたるまでの注意事項が収載されている。
1918（大7）	守山甲子太郎は、神奈川県中郡に守山商会製酪所を設立、バターの製造を開始（2月）。 仁科広告は静岡県志太郡に志太煉乳株式会社を創立（8月）。 北海道畜産連合会、乳牛能力検定開始。 守山乳業設立（神奈川）。
1919（大8）	煉乳製造業者による大日本煉乳協会（大正12年4月社団法人大日本製乳協会と改称）結成（1月1日）。 静岡県賀茂郡下の酪農振興を目的とし、地元酪農家による東洋煉乳株式会社設立（4月）。 森永製菓株式会社は関西煉乳株式会社を設立（12月）、ついで日本煉乳株式会社に合併、翌大正9年7月15日には森永製菓に吸収合併、畜産部とされ、ついで煉乳部となる。 東京市内の牛乳業者30名の発起により日本均質牛乳株式会社設立。 冨士煉乳と駿東煉乳（沼津）が合併。 山形県で日本製乳株式会社創立。 ラクトーが酸乳をベースにした日本初の乳酸菌飲料「カルピス」を販売。 『乳産品製造法』高屋鋭著、長隆舎＝刊行 牛乳（分泌・性質、異常乳）、加工（牛乳の管理、乳製品）、牛乳検査（比重、脂肪、酸度、加水有無、汚物定量、異物検査法）など詳細に解説している。 『乳肉衛生』津野慶太郎著、長隆舎＝刊行 牛乳衛生と食肉衛生の合本。前者は市乳警察法（市乳警察沿革、市乳警察綱領）、市乳衛生（変敗乳、有毒乳）で編集され、その他に牛乳の歴史、牛乳営業取締規則についても詳細に解説している。
1920（大9）	札幌酪農信用販売購買生産組合設立（5月27日）。 森永ドライミルク製造開始（11月）。 株式会社明治商店設立（資本金50万円）（11月）。 東京製菓株式会社は房総煉乳株式会社を合併、製乳事業開始（12月）。 明治乳業が房南煉乳を合併。明治乳業煉乳部として、煉乳、バター、チーズ、カゼイン、クリーム、渣乳、乳ミルクを製造発売（12月）。 冨士食料品工業（後の冨士乳業）は米国よりフリーザーを輸入し、東京深川にアイスクリーム工場を建設。アイスクリームの工業生産を開始。
1921（大10）	森永製菓が森永ドライミルク（育児用粉乳）を発売、日本初の機械設置による粉乳製造（11月）。 極東煉乳（後の明治乳業）の沖本佐一、米国より輸入したフリーザーでわが国初のアイスクリームの工業生産開始。
1922（大11）	「家畜伝染病予防法」（法律29号）公布（4月10日）。 中央畜産会主催「市乳調査会」により官民協議（12月6日）。 デンマーク人ラーセンらが来道、札幌近郊にて模範農場経営を開始。
1923（大12）	デンマーク農法の研究を目的として、宇都宮仙太郎、黒澤酉蔵、佐藤善七が北海道畜牛研究会設立（12月）。 極東煉乳株式会社、東京へ市乳の輸送を開始。 ラクトー株式会社、カルピス製造株式会社と改称。 種子島牧場でチーズ製造。
1924（大13）	静岡県森永三島工場で、全国煉乳技術者大会開かれる（1月）。 東京博物館で文部省主催「乳の展覧会」開催（5月11日）。

西暦（和暦）	できごと
	全国畜産家大会開かれ、乳製品関税引き上げを決議（11月25日）。
	北海道畜牛研究会は道庁でデンマーク農法の講習会実施、『デンマークの農業』として上梓。
	『牛乳及加工學』高屋鋭著、長隆舎＝刊行 牛乳（分泌・性質・異常乳）、乳製品（バター・チーズ・煉乳・粉乳・アイスクリーム・酸乳）、牛乳検査法、細菌検査法、定量分析、乳牛および鑑別などの製造技術全般を解説している。
1925（大14）	農商務省を改組、農林省、商工省に分立。農林省に畜産局を置く（畜政、畜産、衛生の三課とする）（4月1日）。
	北海道の畜産農家が結集しバター、チーズの加工販売会社である有限責任北海道製酪販売組合を設立（雪印乳業の前身）。組合長理事は宇都宮仙太郎（5月17日）。翌大正15年「雪印」を商標。北海道製酪販売組合は、札幌市外上幌出納農場製酪所を借り入れ、バターの製造販売を行う。翌年に北海道製酪販売組合連合会を発足（略称、酪連）。
1926（大15）	煉乳・粉乳の関税引き上げ実施（4月1日）。
	「獣医師法」公布（4月7日）。
1927（昭2）	明治製菓、東京両国にアイスクリーム工場を建設、本格的に製造開始（1月）。
	東京牛畜産組合、東京牛乳商同業組合、共催で牛乳デーを開き、牛乳の宣伝を行う（4月23日）。
	森永製菓から分離独立して、森永煉乳株式会社設立（9月15日）。
	「牛乳営業取締規則」が改正される。販売および消毒についても厳格な規則であり、牧場も根本的な改造が強いられ、近代的なミルクプラント設備を奨励される（11月1日）。
	興真乳業設立（千葉）。
	東京不正牛乳事件、多くの牧場が自らツベルクリン注射を打つ「畜牛結核病予防法」違反の疑いで摘発される。
1928（昭3）	スイスのネスレ社と大日本乳製品株式会社との合同仮契約で業界騒然、反対運動起こる（9月30日）。
	政府は大日本製乳協会の乳製品販売拡張事業に補助金交付（12月20日）。
	農林省畜産試験場で牛の人工授精の研究開始。
	北海道製酪販売組合連合会（後の雪印乳業）、北海道の札幌中央工場にてアイスクリームの製造・販売を開始。
1929（昭4）	東京ミルクプラント協会創立（6月1日）。
	株式会社守山商会は、日本最初のエバポレートミルク（無糖煉乳）の開拓に成功、「富士エバポレートミルク」を発売（7月）。
	牛乳共同処理奨励金交付（1道3府32県、207件、金額165万5,122円）により弱小工場が統合（9月）。
	東京市乳協会、牛乳畜産組合、牛乳商同業組合により全国牛乳業者大会開催（10月19日）。
1930（昭5）	金輸出解禁により外国産バターの輸入増、北海道産バターの投げ売り（1月11日）。
	各地の乳製品工場で乳価値下げ、受乳拒否が行われ、畜産物価暴落、農業恐慌深刻、乳製品関税引き上げ運動活発化。
	代田稔が「ラクトバチルス　カゼイ　シロタ株」（乳酸菌飲料ヤクルトの菌株）を分離。
1931（昭6）	有限責任北海道製酪販売組合、上海、香港市場に5万ポンドのバターを輸出（3月）。
	ネスレ社と、北海道製酪販売組合連合会との資本提携問題で、乳業界は再び大波乱、北海道農民がネスレ進出大反対運動を展開（6月）。
	東京赤坂で開催の全国酪農民大会で、外資導入の反対決議（9月17日）。
	満州事変勃発により豆、麦類は軍用となり、飼料事情が悪化（9月18日）。
1932（昭7）	日本バター組合設立（5月28日）。
	東京ミルクプラント協会が大東京ミルクプラント同業組合に改称（7月21日）。
	大日本乳製品株式会社は明治製菓株式会社と合併（7月）。
	北海道産牛組合は北海道乳価評定委員会を創設（10月7日）。
	乳業統制会設立（初代会長に古谷精一）（11月18日）。
	米国のカーネーション社、兵庫、静岡に進出を策す。乳業界、酪農界あげて反対運動起こす。
	明治製菓がスイスよりプロセスチーズ製造機器一式を導入、本格的にチーズ製造開始。
1933（昭8）	北海道製酪販売組合連合会は農村の実際的な酪農指導のため北海道酪農義塾を開設（後の酪農学園短期大学）（2月）。
	森永煉乳株式会社は市乳部門を分離独立させ、森永牛乳株式会社を創立。社長は松崎半三郎（5月1日）。
	明治製菓株式会社は牛乳の処理、販売を目的として明治牛乳株式会社を設立。代表取締役は小出義男（6月3日）。
	大日本乳業協会創立（7月18日）。
	北海道製酪販売組合連合会は、北海道遠浅にチーズ工場を設けて製造を開始、昭和9年には年間12万ポンドの製造を行う（8月）。
	ネッスル・アンド・アングロ・スイス煉乳会社は、北海道進出が不調に終わったため、兵庫県三原郡広田村の藤井煉乳株式会社（社長

西暦（和暦）	できごと
	藤井長次郎）との提携を試み、ワシ印商標を貼付して販売することなどを内容とする合意にいたる。兵庫淡路島で「藤井乳製品」を設立。ネスレ煉乳の国内生産を開始（9月）。
	明治製菓、森永煉乳、極東煉乳、大日本乳製品、新田煉乳の5社が国産煉乳共同販売組合設立。共同マークで商品を販売（10月1日）。
	明治製菓株式会社が朝日牛乳株式会社を設立（10月18日）。
	内務省は「牛乳営業取締規則」（省令第37号）を公布、根本的な改正を行う。低温殺菌（63～65℃、30分間加熱）または高温殺菌（95℃以上、20分加熱）を制定（10月31日）。
	明治製菓株式会社は大日本乳製品株式会社を合併（12月1日）。
	ネスレ進出の対抗措置として、全国の煉乳製造各社を株主構成とした共同国産煉乳株式会社設立総会が東京で開かれる。社長は松崎半三郎（12月19日）。
	畜産物輸出奨励事業により、バター13万ポンドをロンドン、ドイツ、フィリピンに輸出。
1934（昭9）	東京・丸の内の帝国農会講堂でネスレ進出反対の全国酪農民大会開く（1月26日）。
	警視庁は「牛乳営業取締規則施行細則」を公布し、内務省は「牛乳営業取締規則」の改正を公布（5月）。
	北海道製酪販売組合連合会（現、雪印メグミルク）がプロセスチーズ（1/2ポンド、カートン入り）を発売。
	森永煉乳胆振工場でチェダーチーズの製造開始。
	『乳汁の化学及試験法』里正義、村田喜一著、明文堂＝刊行 乳汁の化学、乳汁に試験法、各種乳汁調整品・乳製品およびその他の試験法の3部構成によって各論をまとめ、さらに附録1に元素および硫酸などの説明、附録2では牛乳の比重など換算表について解説している。
	『牛乳（検査法）』中江利郎著、養賢堂＝刊行 牛乳一般（牛乳の組成など）、市乳供給（牛乳の栄養的価値など）、牛乳及乳製品検査法（牛乳の検査・乳製品の検査）について詳細に解説している。
	『大日本牛乳史』十河一三著、牛乳新聞社＝刊行 日本の乳文化を古代史・中古史・近代史・市乳の起源・煉乳発達史に分類し、当時の様子をみることができる写真および図解にて詳細に解説している。乳業史を知るうえでの貴重な書籍である。
1935（昭10）	共同国産煉乳株式会社が徳島県酪農販売組合連合会と提携（7月24日）。
	明治製菓株式会社、極東煉乳株式会社との資本提携成立（12月16日）。
	代田保護菌研究所（現、ヤクルト）が福岡で代田博士の菌を使用した乳酸菌飲料「ヤクルト」を販売。昭和13年「ヤクルト」を商標登録。
	極東煉乳株式会社が明治製菓株式会社へ経営権譲渡、明治系列化。
	チチヤス乳業、伝熱性能のよい純銀製低温殺菌機を製作。
1936（昭11）	有限責任北海道製酪販売組合、ロンドン市場にバターを輸出（3月）。
	帝国乳牛協会大阪、神戸支部主催による全国乳業大会を開く（10月）。
	北海道ミルクプラント協会設立（11月）。
	極東煉乳株式会社が明治製菓株式会社の傘下に入る（12月）。
	明治製菓、6ポーションタイプのプロセスチーズを発売。
1937（昭12）	東京府畜産組合連合会、乳価調節事業を申請（6月）。
	全国に先駆けて神奈川県「農家生産牛乳配給統制査定規則」を公布（12月）。
	『乳と乳製品の細菌学』斎藤道雄、佐藤泰、小島正秋著、地球出版＝刊行 牛乳を生産および加工するためには細菌学の知識が重要であることから、一般細菌研究法、牛乳細菌研究法、細菌と牛乳衛生、乳製品の細菌学などについて詳細に解説している。
	『畜産製造学（牛乳編）』佐々木林次郎著、地球出版＝刊行 畜産製造学は畜産製造の牛乳の原理が攻究し、その改良発達が必要である。そのために、牛乳の成分・性情・変化および牛乳試験法を論じ、図表を用いて詳細に解説している。
	『煉乳及粉乳』神田八郎著、育生社＝刊行 煉乳および粉乳の定義・製造の歴史について述べ、製造原理、製造工程、製造設備および成分品質を論じ、実際に従事する人のために多くの参考資料を用いて解説している。
1938（昭13）	社団法人大日本バター協会設立（11月10日）。
	『乳業寶典』里正義、村田喜一著、明文堂＝刊行 乳業寶典として牛乳741項目、煉乳173項目、粉乳75項目、アイスクリーム54項目、バター140項目、チーズ24項目、脱脂乳35項目、牛乳・乳製品の鑑定法11項目、牛乳・乳製品151項目、牛乳営業取締規則、牛乳乳製品の処理の各種纂法を解説している。
1939（昭14）	政府提案の「酪農調整法」（生乳生産、乳製品製造の統制）は貴衆両院で満場一致をもって可決（3月24日）。同年8月25日、「酪農業調整法」（法律第27号）施行。
	雪印乳業が「雪印マーガリン」を発売（9月）。植物油とクリームによる混成バター。

西暦(和暦)	できごと
	『乳と乳製品の科学』斎藤道雄著、地球出版＝刊行 乳学および加工学の基礎は化学の応用である。牛乳の化学的組成、バター・チーズ・煉乳・粉乳・アイスクリームの製造概論を解き、牛乳検査法の化学的原理など解説している。著者は乳と乳製品は前述の細菌学、物理学、化学が基礎であると3冊の書籍を上梓している。
1940(昭15)	大日本製酪業組合創立、乳製品の配給統制機関となる（大日本製乳協会は解散）（1月31日）。
	明治製菓株式会社は満州国に満州乳業株式会社を設立（3月20日）。
	阪川牛乳、東京市乳株式会社など12ミルクプラントが現物出資し、「東京合同市乳株式会社」を設立（3月）。
	極東煉乳株式会社は明治乳業株式会社と改称（12月27日）、翌28日、明治製菓株式会社の乳業部門を受託。
	「牛乳及乳製品配給統制規則」（省令第89号）公布（優先配給飲用牛乳、育児用乳製品の切符制確立）。乳製品の全国統一の公定価格を実施し、アイスクリーム販売価格を告示。
1941(昭16)	畜産局廃止（勅令第61号）（畜産の事務三局一部八課に分掌）（1月30日）。
	有限会社北海道興農公社が発足（資本金1200万円）、事業を開始。役員には取締役社長に黒澤酉蔵（酪連）、常務取締役に松山潜蔵（明治製菓）、佐藤貢（酪連）、瀬尾俊三（酪連）、大野勇（森永煉乳）、常任監査役に今野末松（酪連）が就任（4月1日）。
	森永煉乳株式会社は森永牛乳株式会社を合併し、森永乳業株式会社と改称（5月1日）。
	煉乳の商標、全国統一実施。煉・粉乳用のカン型を全国統一。粉乳の商標、全国統一実施。
1942(昭17)	大東亜酪農調査会発足。大東亜共栄圏内の乳製品需給調整を図る（1月17日）。
	「食糧管理法」制定（2月）。
	森永乳業株式会社は、戦時下機構整備から、森永食品工業、東海製菓、森永関西牛乳、森永乳業の4社を親会社の森永製菓に合併、翌昭和18年に森永食糧工業株式会社と改称（10月）。
1943(昭18)	東京市内の15市乳プラントが合併し、東京乳業株式会」が発足。設立の目的は帝都における飲用牛乳の一元的統制を目指すもので、資本金600万円、処理能力は日量870石、社長に有嶋健助が就任（2月）。
	中央農業会発足（帝国畜産会を統合、地方農業会も逐次発足）（9月27日）。
1944(昭19)	牛乳カゼイン緊急増産通達。カゼインを大日本製酪業組合で統制（5月20日）。
1945(昭20)	農林省復活、馬政局廃止、畜産局設置（10月26日）。
	緊急開拓事業実施。群馬、栃木、岩手など酪農による開拓推進（11月9日）。
	連合軍総司令部農民解放を指令（12月9日）。
	農地改革法案成立（12月18日）。
	「戦時農業団令」、「全国農業会令」公布。戦時農業団廃止、全国農業会発足。
1946(昭21)	日本酪農講習所、福島県西白川郡に設立。初代所長は平居芳三郎（6月5日）。
	大日本製酪業組合は日本製酪業組合と名称変更（6月28日）。
	全国ミルクプラント協会結成（10月1日）。翌昭和22年、全国飲用牛乳協会と改称。
	「自作農設特別措置法」（第二次農地改革）、「産業復興営団法」公布（10月21日）。
	全国酪農協会設立（10月22日）。
	岩手県盛岡市で北日本牛乳増産酪農大会開催（10月28日）。
	ガリオア資金により脱脂粉乳が輸入され、文部、厚生、農林3省から「学校給食の普及奨励について」の通達が出された（12月11日）。
1947(昭22)	学校給食開始（1月20日）。
	株式会社北海道興農公社は、株式を公開、名称も北海道酪農協同株式会社と改める。会長は黒澤酉蔵（1月）。
	ララ物資として米国からホルスタイン種牡牛25頭到着（5月9日）。
	グリコ協同乳業株式会社が創立、初代社長は江崎利一（8月）。昭和31年9月から操業開始。
	「保健所法」公布、乳業は保健所の指導監督を受けることとなる（9月5日）。
	農林省は「農業協同組合法」（法律第132号）、「農業団体整理法」（法律第133号）を公布（11月）（同年12月15日施行）。
	「食品衛生法」公布（12月２４日）（翌昭和23年1月1日施行）。
	横浜で森永アイスクリームが販売開始。
	『乳と乳幼児の栄養学』村田喜一、田中儀一著、雄山閣＝刊行 牛乳（乳汁）の化学・物理学的性状を解き、牛乳の栄養について説明を行い、乳児と牛乳について栄養法、人工栄養法を述べ、実験事例を挙げながら、児童の成長と牛乳の効果について解説している。
1948(昭23)	日本乳製品協会設立（1月31日）（翌2月1日、日本製酪業組合は解散）。
	北海道酪農協同株式会社、「過度経済力集中排除法」（集排法）の指定を受ける（2月22日）。同社取締役会、集排法決定指令受諾決議（昭

西暦（和暦）	できごと
	和25年1月20日決定）。 日本ホルスタイン登録協会設立（5月28日）。 ララ物資として米国からブラウンスイス種牛30頭（牡5頭、牝25頭）が寄贈される（8月20日）。 カルピス食品工業株式会社設立（12月24日）。
1949（昭24）	第1回全国乳質改善共励会開催（4月1日）。 森永食糧工業株式会社乳業部を分離独立し、森永乳業株式会社（資本金1,000万円）を設立。代表取締役社長は大野勇（4月13日）。 「獣医師法」公布（大正15年からの旧法は廃止）（6月1日）。 全国酪農販売農業協同組合連合会設立〔全国酪農業協同組合連合会（全酪連）の前身〕。会長は遠藤三郎（10月24日）。 ユニセフから脱脂粉乳の寄贈を受け、ユニセフ給食が開始（10月1日）。 社団法人全国畜産会設立（12月20日）。 大手メーカーを中心とする業界団体、東京アイスクリーム協会設立。
1950（昭25）	「家畜保健衛生所法」公布（3月18日）。 米国からホルスタイン種牡牛の精液空輸（5月10日）。 集中排除（「独占禁止法」）の適用で、北海道酪農協同株式会社は、北海道バター株式会社と雪印乳業株式会社に二分割される（6月10日）（その後、昭和33年8月27日に再合併）。 財団法人日本乳製品技術協会設立。理事長に中江利郎就任（8月16日）。 明治乳業が国内で初めて工業的に生産された「明治ハネーヨーグルト（100mLガラス瓶入り）」発売。 雪印乳業が「雪印ブルーチーズ」発売。 酪農学園短期大学設置。
1951（昭26）	デーリィマン出版協会創立、月刊誌『デーリィマン』発行（1月）。 第1回全日本ホルスタイン共進会、神奈川県平塚市で開催、出品頭数157頭（3月24日）。 日本アイスクリーム協会連合会発足（8月25日）。 厚生省は「乳及び乳製品の成分規格等に関する省令」（乳等省令）（食品衛生法に基づく厚生省令第52号）公布（12月27日）。（翌昭和27年1月1日施行）。 雪印乳業がビタミン入り育児用粉ミルク「雪印ビタミルク」を発売。 ナチュラルチーズの輸入自由化。 『牛乳及乳製品の科学』日本乳製品協会＝刊行 酪農の起源、牛乳（組成・成分、微生物など）、市乳（殺菌処理）、煉乳、粉乳、バター、アイスクリーム、チーズ、牛乳および乳製品の試験法、牛乳衛生などについて解説している。
1952（昭27）	牛乳・乳製品の農林規格制定（4月3日）（同年5月2日施行）。 日本製酪協同組合設立（8月1日）。 農林省畜産局に経済課新設。牛乳・乳製品の事務取扱を開始（8月1日）。 明治製菓が明治食品、明治食糧合併。 明治乳業、わが国で初めてAPV社よりプレート式熱交換器を輸入。
1953（昭28）	農林省、集約酪農地域建設を計画（1月19日）。 「有畜農家創設特別措置法」（法律第260号）公布（9月1日）。 集約酪農地域用にジャージー種牛大量輸入。牛貸付事業着手（600頭）（10月2日）。 雪印乳業株式会社と第一牛乳株式会社との提携により、関東地区で市乳事業開始（10月）。 協同乳業株式会社設立。会長に吉田正、社長に横井広太郎が就任（12月12日）。 農林省畜産試験場で凍結精液の研究開始。 全国的に牛乳争奪戦激化、酪農ブームを呼ぶ。 和光堂が、育児用粉乳にβ乳糖添加、カゼインの一部をアルブミン置換、脂肪の一部をリノール酸置換、たんぱく質のソフトカード化、ホエーのイオン交換樹脂による脱塩などの技術開発。 オハヨー乳業設立（岡山）。 江崎グリコ、東京工場でアイスクリームの製造開始。
1954（昭29）	「学校給食法」公布施行。同年中に学校給食法施行令、同施行規則、同実施基準等制定。学校給食の実施体制が整備される（6月3日）。 横尾惣三郎は、関東各県の酪農組合に働きかけ、牛乳消費普及協議会を結成。1合当たり10円のいわゆる「10円牛乳」の運動に乗り出す（10月）。 農林省畜産局は「学校給食に国産牛乳・乳製品の供給について」都道府県に通知（12月）。 協同乳業、名糖バター発売（12月）。 農林省は「酪農振興法」（法律182号）を公布。酪農審議会（政令第267号）が発足し、集約酪農地域設定、草地改良促進。農林省はジャージー種乳牛を導入する4地区（北海道、青森、静岡、岡山）を決定発表。さらに、集約酪農地域向けにジャージー種を輸入し、全国的に希望県に配分。第1号は長野県八ヶ岳地域。その後岡山、熊本など一部地域のみに定着。 雪印乳業（現、雪印メグミルク）が、マーガリンに発酵乳を添加した「ネオマーガリン」発売。
1955（昭30）	主婦連合会（主婦連）は全酪連とタイアップして、「10円牛乳」を売り出す（1月）。 東京都内小学校で雪印乳業八雲工場製の脱脂

西暦（和暦）	できごと
	粉乳による集団食中毒事件発生（3月1日）。
	日本酪農政治連盟（酪政連）が発足し、「政治資金規正法」に基づく政治団体として認可（3月）。
	協同乳業がわが国初のアイスクリームバー製造機による生産開始。「ホームランバー」の発売（3月）。
	協同乳業がわが国初のカッテージチーズである「名糖チーズ」発売（3月）。
	全酪連、東京工場「主婦連牛乳」の供給を行う（6月）。
	処理業者全国大会の議決により、植垣弥一郎を設立委員長として全国飲用牛乳協会の改組に着手（7月）。この日付で、社団法人として認可された（社団法人全国牛乳協会の創立記念日7月1日）。
	関西地区で森永乳業徳島工場製ドライミルクによるヒ素中毒事件発生（8月24日）。
	「乳等省令」改正、煉粉乳の添加物の規制強化（8月30日）。
	畜産局に酪農課、草地改良課を新設（10月5日）。
	世界銀行からの融資による北海道・根釧パイロットファーム建設決定（10月）。
	日本学校給食会が発足（10月）。
	社団法人中央畜産会設立（12月1日）。
	集約酪農地域に全国31カ所を指定（第1次）（12月10日）。
	『乳学（乳汁編）』里正義著、明文堂＝刊行 乳汁（牛乳）編として牛乳乳製品に関する一般性状質及び製造方法を記述したもので、乳汁（牛乳）の生理的考察、理化学的考察、成分性質変化、酵素、細菌的内容を論じ、人乳および各種動物乳の成分や一般性質などを解説したものである。
1956（昭31）	日本乳製品技術協会、育児用粉乳に検査証添付開始（1月1日）。
	日本ヨーグルト協会設立（3月15日）。
	「学校給食法」の一部が改正（3月30日）。学校給食が中学校にも適用。同年6月20日、夜間課程を置く高等学校にも学校給食が適用。
	北海道・根釧のパイロットフアーム開拓事業開始。第1陣58戸別海町床丹第2地区に入植。以降9年間で361戸入植（4月）。
	日本国際酪農連盟設立（6月12日）。
	日本ジャージー登録協会設立（8月10日）。
	集約酪農地域指定（第2次20地区）（9月21日）。
	グリコ協同乳業株式会社設立（10月24日）。
	協同乳業は、スウェーデンより牛乳の紙包装（テトラパック）充填機を輸入。日本初の紙包装牛乳の生産を開始（12月）。
	茨城県でトモエ乳業が設立。
	根釧原野パイロットファームの入植、別海村から開始。
1957（昭32）	集約酪農地域指定（第3次）（2月2日）。
	牛乳・乳製品普及会発足（2月）。
	財団法人日本乳製品技術協会を財団法人日本乳業技術協会と改称（3月13日）。
	北海道バター株式会社はクロバー乳業株式会社に社名変更（6月1日）。
	農林大臣、酪農審議会に牛乳、乳製品の安定対策を諮問（9月10日）（9月13日答申）。
	「寒冷地農業振興対策要綱」（省令第47号）公布（牝牛の無償貸付など）（10月3日）。
	「学校給食用牛乳供給事業実施要綱」通達（11月19日）。
	大分県で九州乳業が設立。
	UHT（ultra high temperature）殺菌機が導入される。
	『乳学（乳汁処理編）』里正義著、明文堂＝刊行 乳汁（牛乳）処理編として、乳の生産、乳の処理、ミルクプラント（施設・配置・機械・作業順序）、牛乳の殺菌法について解説している。
	『乳の化学』佐々木林次郎、津郷友吉著、地球出版＝刊行 牛乳利用の歴史および加工法の発達、牛乳の成分、牛乳の性状、牛乳の変化、牛乳の処理（殺菌法）、牛乳の試験法について、原理および機械器具を用いて解説している。
1958（昭33）	日本産の牛乳・乳製品の使用が始まり、牛乳の学校給食実施（1月8日）。
	『日本酪農経済通信』創刊（2月1日）。
	「酪農振興基金法」（法律第73号）公布（4月22日）（同年5月16日施行、同年11月10日発足）。
	「乳及び乳製品の成分規格等に関する省令の一部を改正する省令」公布（6月30日）（同年10月1日施行）。
	農林省「酪農安定対策要綱」発表（9月11日）。
	農林省主催、第1回全国牛乳週間（11月1日）。
	雪印乳業株式会社、クロバー乳業株式会社（旧北海道バター）の両社が合併（11月1日）。
	国営の補助事業として高度集約牧野造成事業が開始。
1959（昭34）	日本乳製品協会主催による「世界チーズ展」が東京・日本橋三越デパート本店で開かれる（3月3日）。
	農林省は「学校給食供給事業実施要綱」を公布、学校給食用牛乳の供給開始（6月15日）。
	第1回ジャージー乳牛大会開催（10月13日）。
	厚生省は「乳等省令」を改正。母乳の類似した組織の粉乳について「特殊調製粉乳」の規定が

西暦(和暦)	できごと
	設けられる(12月28日)。
1960(昭35)	酪農電化センター神奈川県に設立(2月3日)。 農林省に酪農問題研究協議会設置(5月9日)。 酪農振興審議会、農林省がまとめた乳価安定制度要綱を検討(11月5日)。 牛乳自動販売機売り出される(11月11日)。 ナチュラルチーズの輸出入自由化。 南日本酪農協同設立(宮崎)。 『日本乳業史(一巻)』日本乳製品協会＝刊行 明治初年の酪農史、明治時代からの煉乳史、近代企業としての煉乳事業、外資侵入に対する防衛運動、昭和時代の煉乳会社、食料品配給公団から日本乳製品協会の変遷など煉乳の歴史について解説している。
1961(昭36)	全国乳酸菌協会設立(2月8日)。 森永乳業がインスタント粉末クリーム「クリープ」を発売(4月)。 日本飲用牛乳協同組合設立(5月1日)。 農林省は「農業基本法」(法律第127号)を公布、酪農、園芸の選択的拡大が図られる(6月12日)。 農林省は「畜産物の価格安定等に関する法律」(畜安法)(法律第183号)を公布し(11月1日)、価格安定の執行機関として同年12月1日、畜産振興事業団(畜産物売買、畜産物在庫補助など)が発足した。 「酪農振興基金法」廃止、「農業近代化資金助成法」制定(11月10日)。 家畜改良増殖審議会発足(12月28日)。 香川綾が「4つの食品群」を提唱。第1群：魚・肉、豆、第2群：野菜、芋類、第3群：牛乳、卵、第4群：穀物、砂糖、油脂、栄養的な特性によって分類。
1962(昭37)	全国飲用牛乳協会は全国牛乳協会と改称(4月17日)。 「生乳取引調整事業実施要綱」制定(中央、都道府県酪農会議設立について)(7月11日)。 日本国際酪農連盟創立(7月13日)。 社団法人中央酪農会議が発足し、設立総会が東京・丸の内の東京会館で開かれ、定款、事業計画などが決められる。初代会長は荷見安(8月8日)。 木次乳業が島根雲南で創業。低温保持殺菌牛乳を発売(8月)。 全国乳質改善協会創立(10月4日)。 日本テトラパック株式会社設立(10月26日)。 畜産振興事業団、学校給食用牛乳供給事業の補助業務を開始(11月1日)。 畜産振興事業団、初めて指定乳製品(全脂れん乳、脱脂粉乳)の買い入れ実施を通達(総額18億6,500万円)(12月22日)。 農林省、家畜増殖目標公表、昭和46年度における目標頭数乳用牛290万頭(12月28日)。
1963(昭38)	文部省が飲用牛乳の学校給食を、中学校生徒まで対象拡大(4月1日)。 日本チーズ協会発足(5月8日)。 雪印乳業、テトラ牛乳を販売(6月1日)。 農林省は畜産局経済課を牛乳乳製品課と食肉鶏卵課に分け、それぞれ新設(7月18日)。 乳製品を非自由化品目に指定(8月1日)。 国産牛乳給食推進全国協議会発足(10月4日)。 東京・九段で国産牛乳学校給食制度推進全国大会開催(10月21日)。 学校給食に大手乳業4社製造のプロセスチーズが全国各地で採用される。
1964(昭39)	九州乳業株式会社設立(3月30日)。 生乳共販施設、牛乳共同保管施設事業開始(クーラーステーション、ミルクタンクローリー等)検査施設、生乳冷蔵施設等の助成(4月25日)。 東京アイスクリーム協会、5月9日を「アイスクリームの日」に制定。東京アイスクリーム協会主催で「アイスクリームデー」を開く(5月9日)。 「乳等省令」改正、アイスクリーム表示「乳成分3%以上」が「乳脂肪分3%以上」に。細菌数規格も改定(5月27日)。 農林省酪農振興計画発表(9月21日)。 全国アイスクリーム協議会発足(11月25日)。 森永乳業がゲーブルトップ(屋根型)の紙容器包装牛乳を発売。
1965(昭40)	新乳価制度等酪農3法が成立。「加工原料乳生産者補給金等暫定措置法」(不足払い法)(法律第112号)公布(翌年4月1日施行)、同時に「酪農振興法及び土地改良法の一部改正」、「農地開発機械公団法の一部改正」公布(6月1日)。 農林省乳用牛の集団育成事業奨励に着手(6月7日)。 財団法人家畜改良事業団設立(8月1日)。 農林省「酪農振興法」に基づく「酪農近代化基本方針」を公表(10月12日)。 不足払い法施行令、同施行規則公布(10月20日)(翌年4月1日施行)。 「共同利用模範牧場設置事業実施要綱」制定(11月16日)。 『日本酪農史』窪田喜照著、中央公論＝刊行 酪農に関する中央行政機構および政府施設の変遷、主要酪農関係制度、事業概要、酪農団体の活動状況、統計資料などのわが国酪農乳業の歴史事項を814頁にまとめ解説している。

西暦(和暦)	できごと
1966(昭41)	農林省、全国牛乳商業組合連合会(全乳連)設立認可(2月1日)。
	不足払い法に基づく昭和41年度の加工原料乳の保証価格、基準取引価格、指定乳製品の安定指標価格告示(3月31日)。
	各都道府県に指定生乳生産団体が発足(4月1日)。
	乳価要求で戦後最大の全国酪農民大会開く(6月17日)。
	第1回飲用牛乳流通問題会議開催(7月7日)。
	日本アイスクリーム協会発足。厚生省は、社団法人日本アイスクリーム協会の設立を認可(7月)。
	厚生省、140℃ 2秒間の蒸気吹き込みによる加工乳超高温瞬時殺菌を認可する(12月)。
	『畜産発達史(本編)』農林省畜産局編、中央公論=刊行 酪農業の進展、和牛の発達、馬産事業の形成、養豚の発展、緬羊飼育の変遷、山羊の発達、養鶏業の発達、養兎の変遷、養蜂の生成、牧野飼料作物の発達、食肉需給の発展、家畜保健衛生事業の進歩など畜産全般を1843頁にまとめ解説している。
1967(昭42)	北海道協同乳業株式会社設立(よつ葉乳業株式会社の前身)(1月22日)。
	日本チーズ協議会設立(4月6日)。
	公正取引委員会、4月以降の市乳値上げで独禁法違反の疑いがあるとして大手乳業4社、全国牛乳協会など全国20カ所に立ち入り検査(4月13日)。
	日本乳業協議会設立(9月11日)。
	全国乳質改善協会設立(11月1日)。
	『畜産発達史(別編)』農林省畜産局編、中央公論=刊行 序説で日本畜産の総観、畜産経営の展開、畜産物市場構造の変遷、補論畜産技術の進歩について986頁にまとめ解説している。
1968(昭43)	四国乳業株式会社設立(3月28日)。
	厚生省は「乳等省令」を改正。乳(生乳および生山羊乳)の表示が、販売曜日から製造年月日に改められ、紙またはアルミニウム箔で、密栓した容器については、製造日の表示でよいとされる(7月30日)。
	社団法人全国牛乳協会は、コーヒー牛乳やフルーツ牛乳等乳飲料の名称を、一般から募集した「ラクト○○」とすることを決定。消費者団体からの変更要請による(8月17日)。
	社団法人全国飲用牛乳公正取引協議会設立。委員長に大野勇が推挙される(12月)。
1969(昭44)	厚生省は合成牛乳について通達(牛乳、加工乳に乳糖、カゼイン、具種脂肪の混入の禁止など)。農林省も同様の通達を行う(6月)。
	ナチュラルチーズ輸入での新制度(国産ナチュラルチーズを生産したメーカーに対してはその2倍の輸入ナチュラルチーズの関税を無税とする)導入(8月5日)。
	厚生省は人工甘味料チクロの使用禁止を通達(10月29日)。
	外資審議会は森永乳業株式会社から申請のあったエムケーチーズ株式会社設立を認可(11月18日)。
	農林省はナチュラルチーズの関税特別措置を発表(11月)。
	『日本乳製品小史』野村泰三著、有燐堂=刊行 牧畜民族と乳製品、日本における乳製品、奈良平安時代の乳製品、江戸時代の乳製品、明治以降の乳製品、乳酸菌飲料など歴史的変遷をまとめ解説している貴重な書籍である。
1970(昭45)	農林省は学校給食用牛乳200cc基本方針を通達。牛乳瓶容器が180mLから200mLに切り替えられる(2月9日)。
	大手乳業メーカーは牛乳の200cc化に踏み切る(2月17日)。
	厚生省食品衛生調査会は牛乳中に農薬BHCの残留があると発表(4月21日)。
	ホクレン生乳長距離輸送準備会を開き検討を開始した(6月24日)。
	乳業メーカー、生産者団体に対し抗生物質混入の原料乳受け入れ停止を申し入れ(10月23日)。
	全国酪農青年婦人会議結成(11月6日)。
	『日本乳業の夜明け』諏訪義種著、乳業懇話会=刊行 いわゆる牛乳事件、空前の牛乳宣伝、新庁舎による難問題、ミルクプラント制の開幕、乳質改善、省令の画期的改正、牛乳・乳製品の消費宣伝など乳業史の中で起きた内容をまとめ解説している。
1971(昭46)	厚生省が提示したBHC、DDT=0.3ppm、EPN=0.1ppmの残留許容量により、厚生省はBHC、生乳検査を行い汚染、残留があるものは受乳を拒否するよう指導通達を出す。農林省もBHCなど「有機塩素系農薬の販売禁止及び制限を定める省令」を公布(3月4日)。
	厚生省はアイスクリームの成分規格を改正(乳脂肪8%以上)(4月19日)。
	「乳等省令」改正(同年6月1日施行)。乳脂肪分と全固形分により、アイスクリーム類をアイスクリーム、アイスミルクおよびラクトアイスに分類し、成分規格等が設定。氷菓は別分類に規制(4月23日)。
	全国農協乳業プラント協議会発足(6月4日)。
	乳業メーカーが牛乳にパーム油を混入させていた異種脂肪事件発覚。厚生省は、累種脂肪

西暦（和暦）	できごと
	混入について「一部業者による牛乳中の異種脂肪の混入の疑いについて、消費者の不信感が強まりつつあり、不正行為の排除に当たるよう、乳業メーカーの監視、取締りを強化するよう」都道府県に通達（6月9日）。 チーズ公正取引協議会設立（7月20日）。 外資審議会はナチュラルチーズ1/3使用の条件で自由化を認めた（7月29日）。 北海道協同乳業は道産牛乳の本州試験輸送を実施（10月2日）。 明治乳業が米国ボーデン社と共同開発し、高級アイスクリーム「レディーボーデン」を発売。価格、容器の大きさ、パッケージデザインなど、業界の常識に挑戦（10月）。 北陸乳業株式会社設立（11月13日）。 東京都は昭和47年4月から細菌数400万以上の生乳は規制する方針を明らかにする（12月28日）。
1972（昭47）	明治ボーデン株式会社設立（1月24日）。 雪印乳業が申請中のオーストラリアにマレーゴールバーンスノー社の設立につき日本銀行から許可された（1月29日）。 全国農協牛乳直販株式会社設立（1月31日）。 雪印乳業、協和醗酵工業と食品部門での提携を発表（3月8日）。 酪農白書発表される（3月25日）。 全国農業協同組合連合会（全農）が発足。全農は全国農協牛乳直販を牛乳販売会社として設立。国内初の成分無調整牛乳「農協牛乳」を首都圏で販売（3月30日）。 衆院社会労働委員会、「食品衛生法一部改正」に当たり、加工乳の生乳混入割合を70%とする旨の付帯決議を行う（6月16日）。 北海道協同乳業株式会社は北海道農協乳業株式会社に社名を変更（10月29日）。 サツラク農協は住友商事と提携して「サツラク牛乳」の東京直送を開始、都内サミットストアで一斉発売（11月13日）。 ロッテ、アイスクリーム事業に進出。
1973（昭48）	雪印スノーピア株式会社設立（2月13日）。 厚生省は「乳等省令」の一部を改正し、食品添加物等の規格基準を改正。人工甘味料サッカリンの使用禁止を告示（3月31日）。 全国農協牛乳直販株式会社と北海道農協牛乳株式会社が共同で、北海道産牛乳の東京輸送を決定（6月28日）。 チーズ普及協議会設立（11月1日）。 全国牛乳流通改善協会設立。北海道・根室地区に新酪農村建設をスタート（11月20日）。 明治乳業がプレーンヨーグルト「明治ブルガリアヨーグルト」を発売。
1974（昭49）	公正取引委員会（公取委）は牛乳値上げに独禁法違反の疑いがあるとして、乳業大手5社および全乳連、全国牛乳協会、販売業者など18カ所の立ち入り検査を行う（1月29日）（4月17日値上げ決定破棄勧告、5月2日応諾、5月22日審議の執行と命令）。 森永ミルク中毒被害者の恒久救済事業を行う財団法人ひかり協会が認可され（4月25日）、27日正式に発足（5月24日損害賠償の訴訟取り下げ）。 全国農協牛乳直販株式会社が全国農協直販株式会社に社名変更（8月25日）。 東京都は「牛乳用原料生乳の成分に関する乳質改善について」通達（12月25日）。①乳脂肪3.0%以上、無脂乳固形分8.0%以上のものとし、これ以外のものは牛乳として使用しないこと、②実施は昭和50年1月1日から行うこと。
1975（昭50）	全国牛乳商業組合連合会主催の全国牛乳販売者危機突破大会は代表約6,000名を集め東京千駄ヶ谷の明治公園で開かれた（3月26日）。 東京市乳圏指定団体協議会と関東地区酪政連協議会は東京地区の大手乳業5社に対し、出荷乳量の3害カットの実力行使に入った。生乳投棄もみられた（7月8日）。 生・処・販一体で飲用牛乳消費拡大部会発足（8月2日）。 アイスクリーム公正取引協議会が発足（11月1日）。 全国牛乳協会は学校給食牛乳の円滑な供給を図るため、中小乳業メーカーを主体とした全国学校給食牛乳協議会設立を決めた（12月11日）。 ロングライフミルク（LL牛乳）許可。翌昭和51年市販開始（低温流通）。昭和60年に常温流通認可（「乳等省令」）。 北海道共和町で西村チーズ工房立ち上げ。横市（芦別）、近藤（瀬棚町）が追従。戦後初めてのチーズ農家。 『日本乳業の戦中戦後』諏訪義種著、乳業懇話会＝刊行 市乳・乳製品の統制、原料・資材の欠乏、敗戦占領行政、酪農推進に官民協力、飼料輸入・復興に急伸、新法令の連発、学校給食の今昔など業界で起きた事実を解説している。
1976（昭51）	日本テトラパック株式会社は社名をテトラパック株式会社に変更（1月1日）。 「学校給食法施行規則等の一部を改正する省令」公布（2月10日）。米飯を学校給食制度上に位置づけ。当時の代表的な献立としては、カレーライス、牛乳、スープ、果物など。 株式会社酪農総合研究所創立（3月15日）。 農林省は昭和60年度を目標とする酪農近代化基本方針を発表（3月29日）。

西暦(和暦)	できごと
	生産者、乳業メーカーなど関係団体で構成する生乳広域需給調整協議会発足(5月10日)。
	小岩井乳業株式会社創立(6月1日)。
	牛乳PR協議会設立(7月7日)。
	中央酪農会議と大手乳業首脳の間でLL牛乳に関し現状凍結を確認(9月17日)。
	高梨乳業はわが国初の低脂肪牛乳「高梨ローファット」を発売。表示は乳飲料(10月21日)。
	中央酪農会議は「ロングライフミルクに反対する生産者の見解」をまとめた(11月15日)。
	宮城野協同乳業「ロングみやぎ野牛乳」を発売(12月1日)。
	サツラク農協「サツラク・ローファット1.5」を新発売(12月25日)。
	『日本畜産史』加茂儀一著、法政大学出版局＝刊行 肉食史と乳酪史に構成され、後者の概略は、古代および平安時代の牛乳と蘇、徳川時代における牛乳と酪、明治初年における牛乳と酪、北海道における初期酪農についてまとめ、詳細に解説している。
1977(昭52)	農林省は生・処の代表からLL牛乳について事情聴取した結果「LL3原則」を確認した(1月28日)。
	東京都衛生局は「乳類の取扱い要綱」(牛乳の日付)を施行(2月1日)。
	北海道農協乳業「よつばローファット」を新発売(3月25日)。
	クラフト社がエムケーチーズ社から撤退、持ち株を森永乳業株式会社に移譲(3月)。
	中央酪農会議は「牛乳を見なおそう」消費拡大特別運動の実施を決めた(5月7日)。
	日本畜産機械施設協会発足(5月28日)。
	森永乳業が発酵乳「森永ビヒダス」(ビフィズス菌入りヨーグルト)を発売(6月)。
	赤城酪連、榛名酪連、吾妻酪連、利根沼田酪連、関東製酪の共同出資による群馬酪農牛乳直販株式会社を設立、「3.2尾瀬牛乳」を発売(7月1日)。
	全国牛乳協会は19社発売の低脂肪乳について「一部から批判の出ているローファットは、牛乳の消費拡大の目的にそった新製品と考えている」旨の見解を発表(7月29日)。
	中央酪農会議は「ローファット飲料に関する全国牛乳協会の見解に対する反論」を取りまとめ発表(8月4日)。
	生産者・乳業者で構成するロングライフミルク協議会が発足し、座長に井上幸吉(全国牛乳協会専務)を選出した(8月16日)。
	全乳連幹部会は「①環境整備を早急に行うこと②値上げは現状では反対③飲用乳価決定のルール化の確立」を決議、乳業関係方面に要請(8月23日)。
	雪印乳業「雪印ローファット」を新発売(9月6日)。明治乳業は関西地区でローファット「明治ビューライン」を新発売(9月14日)。
	熊本県酪連は熊本明治牛乳株式会社、九州森永株式会社に対し出荷スト、群馬県牛乳販売農業協同組合連合会(販連)は128tの生乳を北軽井沢などに廃棄した(9月18日)。
	全国生乳生産者団体対策協議会(全乳対)の指令で雪印乳業の関東4工場(栃木、東京、千葉、日野)、近畿2工場(大阪、神戸)、九州2工場(福岡、都城)に対し生乳の全量出荷停止が実施される。その後、農林省の5項目の斡旋案に合意、全乳対は出荷停止解除を指令(9月)。
	農林省は全国牛乳流通改善協会から申請のあった社団法人認可を承認(10月1日)。
	公取委は同委員会審判廷で、「醗酵乳、乳酸菌飲料の表示に関する公正競争規約案」のほか、コーヒー飲料等、殺菌乳酸菌飲料の表示に関する規約案について公聴会を開催(10月26日)。
	公取委は明治、雪印両乳業者に対し、育児用粉ミルクの取り引きに関し「1店1帳合制」は「独禁法」第19条に違反するとの審決を下し両者に通知した(11月28日)。
	全国牛乳協会等が申請していた「はっ酵乳乳酸菌飲料の表示に関する公正規約」について公取委はこれを認定し告示した(12月24日)。
1978(昭53)	農林省は、畜産振興事業団が昭和52年度末までに国産脱粉1万4,000tを8年ぶりに買い上げると発表(2月24日)。
	日本ホルスタイン登録協会で実施してきた血液型検査業務を家畜改良事業団に移管(4月1日)。
	農林省は農林水産省と改称(7月5日)。
	乳用牛の飼養動向発表、乳牛が204万3,000頭と初めて200万頭の大台を突破(9月29日)。
	小岩井乳業の小岩井工場が稼動開始(10月2日)。
	PR牛乳協議会はPRの標語を「牛乳ってすばらしい」と決定(10月13日)。
	東北グリコ乳業は社屋、新工場竣工、披露式を挙行(11月4日)。
	全国牛乳普及協会が発足(12月12日)。
	飲用牛乳多様化懇談会は東京・麻布台の畜産振興事業団で初の小委員会(12月13日)。
	全国牛乳普及振興会(仮称)の設立発起人会を開き、設立総会により、全国牛乳普及協会を設立した(12月)。
	雪印乳業(現、雪印メグミルク)が乳糖分解乳「雪印アカディ(現、おなかにやさしく)」を発売。
	『日本乳業史(二巻)』日本乳製品協会＝刊行 明治初期から100年間を酪農乳業概史、乳業

西暦（和暦）	できごと
	復興時代、酪農基盤整備時代、経営基盤拡充時代、低安定成長時代に分類して特徴的事項をまとめ解説している。
1979（昭54）	農林水産省（農水省）畜産局長、文部省体育局長連名で「学校給食における牛乳飲用の促進について」各都道府県教育委員会に通達（1月31日）。
	飲用牛乳の多様化懇談会はローファットの販売は普通牛乳の消費拡大に障害にならないとの合意に達し、厚生省に「乳」として位置づけるよう「乳等省令」の改正を要請することとした（2月14日）。
	厚生省は「乳及び乳製品の成分規格等に関する省令」の一部を改正（4月16日）。
	雪印乳業は山梨県小淵沢町の同社チーズ研究所の落成披露式を行う（5月12日）。
	テトラパック株式会社は御殿場テトラパック株式会社と改称するとともに、新たに日本テトラパック株式会社、西神テトラパック株式会社を創立（6月1日）。
	全農直販株式会社は、首都圏、中京圏で、1.8L大型紙容器入り「農協牛乳」の発売を開始（6月15日）。
	熊本県酪連はミルクマン制度の実施を決定（4月14日）したが、熊本市酪農協など13組合は県酪連刷新協議会を結成、県酪連にミルクマン制度の撤回を要請（6月28日）。
	中央酪農会議は特別余乳処理対策を決定（7月3日）。
	農水省は事務次官依命で「生乳需給調整対策の推進について」地方農政局、都道府県等に通達（7月28日）。
	全国農協乳業株式会社の創立総会、東京 大手町の農協ビルで開催（10月17日）。
	雪印乳業は愛知工場の新築落成式を行う（10月23日）。
	全酪連は東京・三越で第1回全国酪農祭を開催（10月30日）。
	全国農協乳業株式会社の設立総会が開かれ、会社設立申請を23日行い、同日を設立記念日とした。取締役会長に宮崎貴（全農専務理事）、代表取締役社長に清水繁次（全農酪農部長）（10月）。
	全農はフランスの農協系組織ソジマ社と技術提携に契約調印（11月6日）。
1980（昭55）	全乳連は各都道府県知事等に対し「飲用牛乳の消費拡大と牛乳商業組合の設立」について要請（1月7日）。
	全国牛乳普及協会は料理コンクール全国大会を東京・駿河台の主婦の友センターで開催、最優秀賞は北陸の辻恵子さんの「牛乳おから」（1月26日）。

西暦（和暦）	できごと
	農水省は昭和55年度の全国牛乳普及協会に対する生・処・販の拠出金の裁定案を提示（2月12日）。
	日本学校給食会と日本学校安全会を統合し日本学校健康会を新設することを閣議決定（2月15日）。
	全国牛乳普及協会は法人創立発起人会、創立総会を開き法人組織となる（3月7日）。
	農水省畜産局は「乳製品在庫調整経費特別助成事業」として通常在庫を超える民間在庫乳製品に対する金利、保管料、入出庫料相当額を畜産振興事業団が助成すると発表（3月25日）。
	四国乳業はチーズ工場落成式を愛媛県重信町の現地で挙行（5月27日）。
	くみあい乳業株式会社設立総会を開く（5月30日）。
	鵜牧場牛乳処理株式会社は創立30周年記念と合わせ新社屋の落成披露式を行う（7月9日）。
	農水省は「国産ナチュラルチーズ製造工場設置案の骨子」を発表（7月15日）。
	中央酪農会議は第1回国産ナチュラルチーズ振興対策委員会を開く（7月30日）。
	全国乳質改善協会は無脂乳固形分配分基準作成調査委員会を開催（8月27日）。
	中央酪農会議「国産Nチーズ振興対策に関する生産者の反応」を発表（10月16日）。
	全国学校給食牛乳推進協議会設立（10月27日）。
	農政審議会は「80年代の農政の基本方向」を発表（10月31日）。
	味の素ダノン株式会社は味の素株式会社とフランスのダノン社が提携し設立。「ダノン」の発酵乳を生産発売開始（10月）。
	全国牛乳普及協会が東京・市谷の江上料理学院で牛乳利用料理全国大会を開催（11月11日）。
	財団法人食品産業センター創立10周年記念式典を行う（11月11日）。
	日本乳製品協会は「国産ナチュラルチーズ振興策に対する見解と対応」を発表、実施見合わせを結論（11月17日）。
1981（昭56）	社団法人北海道生乳検査協会は設立総会を開く（2月9日）。
	全国飲用牛乳消費拡大部会は全国酪農乳業安定会議と名称変更（2月20日）。
	文部省、農水省は「学校給食用牛乳供給事業実施要綱一部改正」を通達（3月3日）。
	全国農協乳業総合基幹工場（千葉県富里村）の披露パーティ（3月6日）。
	政府は調製食用脂輸入について4月1日から事前確認制とすることを告示（3月28日）。
	全国学校給食用牛乳供給事業推進協議会の設立総会、農協ビルで開催（7月9日）。

西暦（和暦）	できごと
	公取委、広島県と四国地方の指定団体と大手乳業支店など17カ所を「独禁法」違反の疑いで立ち入り検査（9月3日）。農水省はスーパー等の牛乳乱売を是正するため生・処が「独禁法」に抵触しない共同行為についてガイドラインを示した（10月9日）。
	牛乳流通等制度化推進協議会の設立総会、東京・一番町の東條会館で開催（10月15日）。
1982（昭57）	日本経済団体連合会（経団連）は「わが国農業、農政の今後のあり方」と題する提言を発表（1月19日）。
	指定団体会長会議は「全国生乳需給調整機構の設置・運営基本大綱」等を決定（3月9日）。
	愛媛県酪連、京都工場落成式（5月4日）。
	公取委は千葉県松戸市内で1L牛乳の廉売合戦を昭和56年7月から4カ月余にわたって行っていたスーパー「マルエツ」と「ハローマート」2社に対し不公正な取引方法として排除勧告を出した（5月11日）。
	自民党の飲用牛乳流通問題小委員会（吹田委員会）初会合（5月18日）。
	北海道立衛生研究所は「LL牛乳を常温流通させても食品衛生上問題はなく安全」と発表（7月27日）。
	北海道農協乳業チーズ工場落成記念式（帯広市）（10月19日）。
	全国農協乳業茨城工場竣工披露式（茨城県玉里村）（10月20日）。
	19年ぶりに日本食品標準主成分表を改訂（10月26日）。
	農水省は北海道農業対策室を設置、雪印・森永乳業は北海道に対し道農協乳業東天北工場の建設反対を表明（11月16日）。
1983（昭58）	輸入自由化・枠拡大阻止全国農林漁業者総決起大会を日本武道館で開催、1万名参加（1月12日）。
	レトリ共同株式会社創立総会（福岡市博多の日本食堂）（3月15日）。
	吹田委員会は「飲用牛乳流通の混乱の要因と解決の方向」と題する検討結果を自民党農林部会に提出（3月22日）。
	厚生省は「LL牛乳に関する研究報告等概要」を公表し「常温流通しても食品衛生上問題ない」との最終判断を示した（4月7日）。
	「酪農及び肉用牛生産の振興に関する法律」（昭和29年法律第182号）、「家畜改良増殖法」（昭和25年法律第209号）公布（5月20日）。
	酪政連は6、7月を「安売り牛乳撲滅月間」として運動展開を発表（5月25日）。
	横路北海道知事は道農協乳業の宗谷工場建設を認可（6月4日）。
	雪印乳業受精卵移植研究所（北海道長沼町）開

西暦（和暦）	できごと
	設披露式（7月1日）。
	低温処理牛乳協議会設立総会（東京・丸の内の日本工業倶楽部）（7月16日）。
	自民党吹田委員会のもと生・処・販・量販店各団体代表で構成する飲用牛乳流通問題等協議会の初会合（7月29日）。
	農水省は飲用牛乳の消費拡大、飲用乳市場の正常化など酪農対策事業の実施要綱を決め事務次官通達（8月19日）。
	農水省は畜産局長名による「飲用牛乳の流通に関する取扱指針について」、経済局長 構造改善局長・畜産局長連名による「乳業施設の新増設について」局長通達（9月9日）。
	「酪農振興法施行令の一部を改正する政令」は閣議で了承（8日施行）（10月4日）。
	農水省は農業生物資源研究所、農業環境技術研究所を新設。雪印乳業が分割卵で受胎させたコピ牛第1号が北海道中標津町で誕生（12月1日）。
1984（昭59）	農水省と文部省は「学校給食用牛乳供給事業実施要綱の一部改正について」「学校給食用牛乳供給事業に係る供給事業者の選定について」を都道府県知事に通達（2月24日）。
	道農協乳業宗谷工場の落成式（6月6日）。
	ハーゲンダッツジャパンを設立（8月）。11月ハーゲンダッツショップ青山店（国内1号店）が東京青山で開店。高脂肪・低オーバーランのスーパープレミアムアイスクリームの販売開始。
	全国農協乳業プラント協議会は「当日付け牛乳廃止運動」を決議（9月16日）。
	全国生乳需給調整農業協同組合連合会の設立総会（10月8日）。
1985（昭60）	札幌牛乳搾取業組合（4日会）の創立90周年記念祝賀会（1月7日）。
	公取委は不当景品数および不当表示防止法第3条の規程に基づき「アイスクリーム類および氷菓業における景品数の提供に関する事項の制限」の制定を告示（1月10日）。
	厚生省は生活衛生局乳肉衛生課長名をもって「牛乳の処理体制の正常化について」を通知した。これは各都道府県衛生部主管部（局）長に「Dゼロ牛乳」の自粛を徹底するよう指導したもの（1月）。
	全国農協乳業株式会社と全国農協直販株式会社は対等合併し、新たに全国農協直販株式会社として発足した（4月1日）。
	全国飲用牛乳公正取引協議会は飲用乳の賞味期間表示について、禁止を取り消すという「解禁宣言」（4月16日）。
	佐藤守良農林水産大臣は全国生乳農協連の設立を認可（4月26日）。

西暦 （和暦）	できごと
	農水省は「LL牛乳の取扱いについて」（四原則）を公表した。①わが国の飲用牛乳はフレッシュ牛乳を基本とする、②LL牛乳は国内生産で供給、③LL向け生乳価格は、フレッシュ牛乳向けと同様に扱う、④LL牛乳販売に当たっては、従来の販売組織を活用しつつ、衛生的取り扱いを確保（6月）。 また、厚生省はLL牛乳常温流通に伴い「乳及び乳製品の成分規格等に関する省令の一部を改正する省令」（厚生省第29号）を公布（7月8日）。
	農水省畜産局主催の第1回LL牛乳協議会（8月1日）。
	全国飲用牛乳流通連絡協議会設立（9月13日）。
	明治乳業は同社100％出資による育児関連商品の通信販売会社として株式会社ナイスディを設立（10月1日）。
	農水省は都道府県に対し「学校給食用牛乳供給事業の指導の強化について」の牛乳乳製品課長通知を出した（11月29日）。
	森永乳業と旭化成は合弁会社、株式会社アムフレッシュを設立（12月16日）。
1986 （昭61）	全国飲用牛乳公正取引協議会はLL製品の常温流通を控え「規約施行規則」の一部を改正（1月22日）。
	森永乳業はインドネシアのエンセバル社に育児用粉ミルクの製造技術供与の契約を締結（2月15日）。
	中央酪農会議は指定団体長会議を開催、昭和61年度は史上初の3.1％減産を決定（2月20日）。
	厚生省は9社18工場から申請されていたLL牛乳の製造、常温流通を認めた（3月18日）。
	鹿児島県の鎌田要人知事は、米国穀物メジャー、カーギル社の日本法人カーギル・ノースエイジア社の配合飼料工場建設を正式に認めると発表（4月9日）。
	全国農協乳業プラント協会の設立総会が東京・虎ノ門の東京農林年金会館で開催（6月17日）。
	農水省畜産局は「乳業合理化調査委員会報告書」を公表（6月20日）。
	政策構想フォーラムは「牛乳不足払い制度の改革案」を発表（7月16日）。
	GATT（ガット）の定例理事会がジュネーブで開かれ、日本の農産物12品目の残存輸入制限問題で、パネル（紛争処理委員会）の設置を決めた（10月27日）。
	第1回国産ナチュラルチーズフェアが東京日本橋、三越デパートで開かれ、30社が出品（10月28日）。
	北海道農協乳業株式会社はよつ葉乳業株式会社に社名変更（10月）。
	「乳等省令」一部改正、添加物等の名称統一、無糖煉乳の国際規格化（11月2日）。
	農政審議会は「21世紀へ向けての農政の基本方向」を取りまとめ、中曽根首相に答申（11月28日）。
1987 （昭62）	中央酪農会議は指定団体長会議を開催、2年連続の減産決定。62年度は1.4％減（2月20日）。
	農水省は10日付で農政局、都道府県に対し酪農安定特別対策事業実施要綱（チーズ原料乳の生産者に対し、5年間で170億円の奨励金を交付する事業）で農水事務次官依命通達を出す（3月10日）。
	雪印、明治、森永の大手乳業3社と中央酪農会議は農水省立ち会いのもとに、生乳取引基準の乳脂肪率3.2％から3.5％に引き上げることで合意（3月11日）。
	農水省は国産全粉、脱粉の需要を拡大するため、ココア調整品について国産品1に対し輸入品2.5を使う場合、現行関税率25％をゼロにする関税制当制度（TQ）を導入すると発表（4月22日）。
	ホクレンは、62年度のチーズ向け乳価はハード系30円/kg、ソフト系50円/kg、加重平均で31円30銭/kgとすることを決定（8月19日）。
	GATTのパネルは日本の農産物12品目のうち雑豆と落花生を除く乳製品など10品目はGATT違反と裁定、自由化を勧告（10月30日）。
	乳製品などの関税分類が昭和63年1月1日からCCCN（関税協力理事会品目表）からHS（ハーモナイズド・システム）方式に移行（12月21日）。
1988 （昭63）	全国農業協同組合中央会（全中）が実施している輸入自由化反対全国署名運動は2,908万147名に達し、目標達成率は99.6％となった。これを受けて、日本酪農政治連盟は東京・日比谷の野外音楽堂に5,000人の酪農民を集め、自由化阻止全国酪農民総決起大会を開催（1月10日）。さらに、全中と消費者団体も、東京・日比谷公会堂に2,000人が参加して自由化反対で合同総決起大会を開く（1月11日）。
	GATT理事会はジュネーブで開かれ、日本は10品目の自由化を勧告するパネル報告書の採択に応じるものの、うち乳製品とでん粉は数量制限を撤廃しないとの条件付きで採択を表明（2月2日）。
	日本乳製品協会は「酪農・乳業体質強化への提言」をまとめ公表（3月5日）。
	農水省はブルーチーズの製造ではフランス最大手のプレス・ブルー社の工場建設を認可（4月11日）。
	明治乳業はイングランド・ウェールズ・ミルク・マーケティング・ボード（MMB）と乳製品製造技術の供与で合意書を交した。その第

西暦(和暦)	できごと
	一弾として英国等の有名デパート、スーパーでヨーグルトを発売(6月2日)。
	農水省の調べでは、わが国の一人当たり年間チーズ消費量は1.09kgと1kgを突破(6月21日)。
	農水省幹部は乳製品で自由化するのは、プロセスチーズ、加圧容器入りホイップドクリーム、フローズンヨーグルト、アイスクリーム、乳成分入りパスタ、栄養補助食品のタンパク濃縮物の7品目であることを明らかにする(7月19日)。
	明治乳業はフィリピン最大の総合食品メーカーであるサンミゲル・コーポレーションとの間で合弁会社サンミゲルジャパンを設立(7月19日)。
	日米農産物12品目問題事務レベル協議が決着(7月21日)。
	厚生省は食品添加物の表示改正を通知、食品添加物347品目の表示必要に(7月27日)。
	グリコ協同乳業は米国フロリダ州にグリコ・フーズUSA・カンパニーを設立したと発表(10月17日)。
	森永乳業はフランスの乳業会社サンチュベール社とビヒダスヨーグルト技術のライセンス事業を行う合弁会社・モベール社の年内設立で合意(11月3日)。
	森永乳業は台湾で合弁会社を設立、1989年1月から育児用粉ミルクを直接販売すると発表(11月4日)。
	雪印乳業は東京・広尾にチーズショップとチーズ&ワインアカデミーを設立(11月18日)。
1989(平1)	元号「平成」と改められる(1月8日)。
	明治乳業はタイのチャロン・ポカパン・グループと合弁会社を設立し、タイ国内で牛乳、乳飲料、乳酸菌飲料、ヨーグルトを製造販売すると発表(1月19日)。
	雪印乳業は米国のドール・パッケージ・フーズ社と合弁会社設立で調印、4月から「ドール」ブランド100%ジュースを発売(1月25日)。
	ホクレンは平成元年4月1日から乳業者との特定乳製品取引を成分取引に移行することを決めた(2月1日)。
	日本輸入チーズ普及協会設立(5月12日)。
	協同乳業は韓国ヘテ製菓にフローズン技術を供与(8月29日)。
	全国乳業協同組合連合会(野村慶一会長)設立(10月12日)。
	学校給食100周年記念大会(事務局・全国学校給食会連合会)開催(11月24日)。
	GATTウルグアイ・ラウンドの農業交渉がスイス・ジュネーブで開かれ、わが国は輸入国としての立場を打ち出した「農業交渉グループ日本提案」を示す(11月27日)。
	「乳等省令」一部改正、化学的合成品か否かにかかわらず、使用添加物すべて表示(11月28日)。
	日本乳品貿易と日本乳業技術協会が株式会社大京と共同で建設を進めていた「紀尾井町ビル」の落成披露が行われる(12月4日)。
	全酪連が埼玉県川越市に建設していた全酪連東京デザート工場が完成、操業開始(12月5日)。
1990(平2)	第1回日本・豪州酪農品需給情報交換会議開かれる(1月23日)。
	雪印乳業は米国ハーシーフーズ社と提携、また片岡物産とも提携(1月25日)。
	総務庁統計局は平成元年の家計調査結果を発表、牛乳購入量は年計で1世帯当たり111.41本(1L本数)で史上最高(3月5日)。
	明治乳業が40%出資しているタイのCP-MEIJI株式会社の市乳工場(タイ・サラブリ県)が完成し、殺菌牛乳類の販売を開始(6月2日)。
	明治乳業は米国ボーデン社と締結している技術援助契約を期間満了日以降更新しないことで両者が合意したと発表(6月2日)。
	株式会社オールインワンは韓国の韓一飼料工業株式会社とノウハウ提供によるロイヤリティー契約を締結(6月4日)。
	「製造物責任法」(PL法)が衆議院本会議で可決、成立(6月22日)。平成7年7月1日から施行。
	日清食品はヨーク本社の株式75%を買収、東食も持ち株比率を25%に引き上げる(7月5日)。
	森永乳業は西ドイツの合弁会社・ミライ社に異性化乳糖ラクチュロースの製造技術輸出を行うと発表(7月17日)。
	明治乳業は中堅医薬品メーカーの大蔵製薬を買収(8月28日)。
	ボーデン・ジャパン株式会社、日本リーバ株式会社とコーン・マーガリンの製造に関し、長期契約を結んだと発表(9月17日)。
	森永乳業は「おいしいをデザインする」を新しい企業スローガンにすると発表(11月2日)。
	森永乳業は株式会社グリーンパルを設立、フラワービジネス分野に参入(11月2日)。
	明治乳業は日本農産工業、三菱商事と共同で畜産バイテク企業である英国のABC社に50万ポンド(約1億3,000万円)を出資(11月25日)。
	社団法人酪農ヘルパー全国協会の設立総会が開かれ、会長に檜垣徳太郎を選出(11月28日)。
	厚生省は牛乳、はっ酵乳の容器包装について「乳等省令」の一部改正を告示(12月1日)。
	カルピス食品工業と味の素は業務提携の一環として平成3年2月1日から、味の素の飲料事業をカルピス食品工業に移管・統合すると発

西暦（和暦）	できごと
	表（12月10日）。
	平成3年度学乳予算は、一律助成方式を見直し、学校ごとの供給日数に応じた助成方式を導入することが次官折衝で決まる（12月27日）。
	厚生省は加工食品の日付表示を従来の製造年月日から期限表示へと変更を告示（12月27日）、平成7年4月1日から施行。
1991（平3）	雪印乳業は4月中にオランダ・フロニンゲン市に雪印ヨーロッパ研究所株式会社を設立することを発表（1月28日）。
	雪印乳業は合同酒精に資本参加すると発表（1月30日）。
	カルピス食品工業は全国で「カルピスウォーター」新発売（2月1日）。
	平成2年度の北海道の生乳および飲用乳移出量が初めて40万tを超える（2月17日）。
	総務庁統計局は平成2年の家計調査結果を発表、全国・全世帯の平均牛乳購入量は112.91本（L）で最高記録を更新（3月4日）。
	中央酪農会議は生産者と消費者を結ぶミルククラブの設立を決定（3月12日）。
	農水省は乳質向上対策として1円/kgを交付する「緊急特別対策」を決める（3月28日）。
	チーズ公正取引協議会は平成3年度末を目標にチーズ賞味期間表示を任意表示として実施することを決める（5月15日）。
	雪印乳業はシンガポールに現地法人雪印シンガポール有限会社を設立すると発表（5月26日）。
	森永乳業はボーデン・アイスクリームの国内物流を三井物産から代行受託することになったと発表（6月5日）。
	長崎県の雲仙・普賢岳で発生した火砕流によって、島原地区の酪農家68戸、乳牛1,796頭が安全地区への移転を余儀なくされる（6月8日）。
	3、6、9をミルクの日として、全国牛乳普及協会が各地で消費拡大イベントを展開（6月9日）。
	雪印乳業はバター、マーガリン、チーズなど家庭用乳食品144アイテムに賞味期間表示を実施（7月1日）。
	農水省は乳用種雄子牛について、初の不足払いの実施を告示（7月25日）。
	牛乳の紙パックの再利用法などを検討する牛乳容器環境問題検討会の第1回会合が開かれる（8月2日）。
	コーシン乳業と保証乳業が合併で新会社・保証乳業を設立（10月1日）。
	国際酪農連盟の第75回年次会議が東京で関かれる（10月14日）。
	明治乳業はHIVに抵抗するM-HDAを発見したと発表（10月15日）。
	明治乳業は明治乳業ブランドによるチーズの製造、販売を行う新会社「明治フロマージュ」を設立（10月16日）。
	雪印乳業はタイ国に合弁会社「Osothsapha Snow Co.,Ltd」を設立（11月7日）。
	全日本食品労働組合連合会（食品労連）、全国食品産業労働組合同盟（全食品同盟）、全日本たばこ産業労働組合（全たばこ）、その他食品産業労働組合を統一した食品連合の結成大会が開かれ、初代中央執行委員長に田村憲一（雪印乳業労組）が選出される（11月15日）。
	赤保谷農水省畜産局長は大手乳業3社の社長を個別に呼び、飲用乳価交渉を早期妥結するよう、異例の行政指導（12月6日）。
	雪印乳業は中国、香港向けに育児用調製粉乳、フォローアップミルクを新発売（12月20日）。
	森永乳業はフランス国内にナチュラルチーズ製造の合弁会社「フロマージュ・ロレーヌ・ドゥ・ベズリーズ」を設立したと発表（12月26日）。
1992（平4）	明治乳業が「KIHON」シリーズを発表、缶飲料市場に本格参入（1月20日）。
	総務庁統計局は平成3年の家計調査結果を発表、全国・全世帯の牛乳購入量は113.59Lで最高記録を更新（3月2日）。
	よつ葉乳業東京工場が完成、操業開始（3月31日）。
	全酪連の釧路飼料工場が竣工。全国供給のネットワーク完成（4月23日）。
	チーズ普及協議会と日本輸入チーズ普及協会は11月11日を「チーズの日」と制定（5月18日）。
	農水省が全中、中央酪農会議を通じ実施した酪農全国基礎調査が報告される（6月25日）。
	ホクレンは生乳の道外出荷施設の不足分に対応するため、釧路クーラーステーションを新設すると発表（8月10日）。
	農水省は北海道の乳牛滞留防止策として初任牛の流通に17億円の助成措置を決める（9月16日）。
	乳製品・でん粉の輸入枠に関する日米合意が3年間延長され、拡大することが閣議で了承される（9月18日）。
	カルピス食品工業、味の素、フランスBSNグループの3社は「カルピス味の素ダノン」を設立すると発表（9月22日）。
	森永乳業は北海道保証乳業と業務提携すると発表（9月29日）。
	雪印乳業は香港に現地法人雪印香港有限会社を設立（10月1日）。
	よつ葉乳業東京工場が完成、落成祝賀会開かれる（10月16日）。
	雪印乳業のタイの現地法人オソサファスノー

西暦（和暦）	できごと
	が生産開始（11月10日）。
	雪印乳業はオーストラリアにスノーブランド・タチウラ・デーリーズを設立すると発表（12月17日）。
1993（平5）	森永乳業はスイスのセントラルスイス社と業務提携。ブランドは「エミー（EMMI）」（1月23日）。
	厚生省は森永乳業が販売している「低リンミルク・L・P・K」をわが国初の特定保健用食品として認可（6月1日）。
	ネスレ日本は大塚製薬と提携し、海外の系列工場で生産した粉ミルクを発売（6月1日）。
	北海道から首都圏へ生乳を運ぶ「ほくれん丸」が就航（7月2日）。
	雪印流通グループ5社合併による新会社、雪印アクセス発足（10月1日）。
	四国乳業は愛媛県川内町の同社本社工場建設地で同工場起工式を行う（10月7日）。操業開始は平成7年2月。
	政府はドゥニー調整案の受け入れを決定しUR交渉が終結、乳製品の関税化受け入れ（12月14日）。
	厚生省は食品衛生調査会に対し、食品の日付表示に品質保持期限を導入すると正式に諮問（12月27日）。
1994（平6）	厚生省は「乳等省令の一部を改正する省令」を告示（4月8日）。
	日本生クリーム普及協会発足（5月19日）。
	ロッテはボーデン社からアイスクリーム製造、営業、ブランド使用の権利をロッテ冷菓が取得したと発表（5月20日）。
	ホクレンは乳代精算に細菌・体細胞の衛生的要素を加え、新たな精算方式に切り替えることを明らかにする（6月9日）。
	明治乳業は四国地域の子会社4社を合併し、新会社、四国明治乳業に統合すると発表（7月1日）。
	森永乳業は中国国営企業の哈爾濱（ハルピン）総合乳品廠および三井物産と、中国で育児用粉乳事業を行う哈爾濱森永乳品有限公司を設立すると発表（7月14日）。
	明治乳業は中国広東省広州市でアイスクリームの製造・販売を合弁で行う広東四明燕塘乳業有限公司を設立すると発表（9月28日）。
	北海道東方沖地震が発生、釧路は震度6の烈震を記録（10月4日）。北海道総務部によると10月20日現在の農業被害額は29億5,680万円に。
	英国の新しい生乳集荷販売組織「ミルクマーク」が業務を開始（11月1日）。
	中央酪農会議は乳成分等評価取引推進委員会を開き、平成7年4月から飲用向け生乳について無脂乳固形分を導入した取り引きを実施

西暦（和暦）	できごと
	することを決める（12月5日）。
	中央酪農会議は平成9年3月までの2年間、生産者と乳業が飲用向け生乳を対象に25銭/kgずつ拠出し、50億円の財源で飲用牛乳の消費拡大事業を行うことを決める（12月5日）。
	厚生省は「食品衛生法施行規則」および「乳及び乳製品の成分規格等に関する省令」の一部を改正し告示。これにより加工食品の日付表示が従来の製造年月日から期限表示に改められ、平成7年4月1日から施行されることとなった（12月27日）。
1995（平7）	戦後最大級といわれる阪神・淡路大震災が発生。被災地に向けた酪農・乳業各団体の牛乳乳製品などの無償提供が相次ぐ（1月17日）。
	畜産振興事業団と蚕糸砂糖類価格安定事業団の統合が決定（2月14日）。統合は平成8年10月1日。
	厚生省は牛乳等の日付表示などの「乳等省令の一部改正」を告示（2月17日）。
	国産飲用牛乳消費拡大推進協議会が発足（3月13日）。
	平成7年度畜産物価格関連対策で「飲用乳価は現行水準の確保に向けて……」と言及、飲用乳価は据え置きで事実上決着（3月30日）。
	「製造物責任法」（PL法）が施行（7月1日）。
	牛乳・乳製品類の日付表示の製造年月日表示から期限表示への切り替えがスタート（11月1日）。移行期間は平成9年3月まで。
	厚生省は食品衛生調査会に対し、乳と乳製品、食肉製品について「総合衛生管理製造過程およびその承認基準」を諮問（11月16日）。
	よつ葉乳業はコーシン乳業に委託していた飲用乳の製造を自社東京工場での製造に切り替える。原乳は全量北海道産（12月6日）。
	畜産振興審議会企画部会は平成17年度を目標とする「新酪農肉用牛近代化基本方針」を農相に答申。国内生乳生産量は1,010万tと見通す。新家畜改良増殖目標案ではホルスタインの年間乳量は8,100kgに（12月20日）。
	平成17年度を目標年次とする「農産物の需要と生産の長期見通し」が閣議で決定。生乳の自給率は77%と平成4年度の81%を下回る見通し（12月26日）。
1996（平8）	畜産振興事業団と蚕糸砂糖類価格安定事業団の統合にかかわる「農畜産業振興事業団法案」が閣議で了承、国会に提出される（2月6日）。統合は10月1日。
	全酪連長岡工場が平成5年5月から加工乳を成分無調整として製造・出荷していたことが判明（3月10日）。3月29日には同連宮城工場でも同様の事実が判明。両工場とも営業禁止処分に。逮捕者も出る事件に発展。

西暦（和暦）	できごと
	ホクレンは理事会で通称「第2ほくれん丸」の就航を正式議決（3月29日）。
	米国の酪農産業が一体となった新機構「アメリカ乳製品輸出協会」が発足（5月27日）。
	乳業再編整備等対策事業の第1号が誕生。秋田県農協乳業で工場稼動（8月1日）。
	日本草地協会と山地酪農協会が合併した社団法人日本草地畜産協会が発足（8月8日）。
	札幌で第9回世界ホルスタイン・フリージアン会議が開幕。アジアでは初の開催（9月11日）。
	畜産振興事業団と蚕糸砂糖価格安定事業団が合併し、農畜産業振興事業団が発足（10月1日）。
	全酪連は理事会を開き、乳業事業の新会社「ジャパンミルクネット株式会社」の発足を正式に決定（11月27日）。
	行政改革委員会の規制緩和小委員会は規制緩和推進に関する報告書を発表。指定団体制度について「酪農者の創意を活かすべく、制度を弾力化」するよう求め、99通達について「廃止するべき」と報告（12月5日）。
	農水省畜産局は行政改革委員会規制緩和小委員会報告を受け、畜産局長の私的検討会として「指定団体制度の在り方に関する検討会」を設置することを決める（12月15日）。12月19日に第1回検討会開催。
1997（平9）	明治乳業がオーストラリアに設立した合弁会社MEIJI-MGC Dairy Co.,Pty Ltdが商品の生産・販売を開始（2月1日）。
	新農業基本法検討のための食料・農業・農村基本問題調査会の第1回会合が開かれる（4月18日）。
	雪印乳業は中国・上海に同社100%出資の現地法人雪印貿易上海有限公司を設立（9月1日）。
	中央酪農会議主催のAll Japan Cheese Contest創設（9月）。
	農水省産局は第8回指定団体の在り方に関する検討会を開き、検討会報告を了承（10月20日）。
	明治乳業はインドネシア・サリムグループ、三菱商事と合弁会社PT INDOMEIJI DAIRY FOODを設立し、アイスクリーム事業を展開すると発表（10月24日）。
	中央酪農会議は理事会で指定団体制度検討会の報告を受け、同会議内に自らが実施すべき改善方向について検討する場を設置することを決める（10月27日）。
	政府の行政改革委員会規制緩和小委員会は指定団体の在り方に関する検討会が出した報告を肯定的に受け止めるなどの最終報告をまとめる（12月4日）。
1998（平10）	厚生省生活衛生局乳肉衛生課はHACCP（総合衛生管理製造過程）の承認制度に基づき、第1弾となる177件を承認（1月19日）。
	全酪連は組織整備推進本部の設立委員会を開き、原則1県1酪農協への支援策を推進することを決める（3月14日）。
	「加工原料乳生産者補給金等暫定措置法施行令」の一部が改正され、都道府県知事が行う加工原料乳の数量算出方法について、一定区域内に同一乳業者が複数の工場を有する場合の特例措置が設けられることになる（4月1日）。
	農水省畜産局は「指定団体の広域化の推進について」局長通達。平成12年度末までに広域化するよう促す。また「指定団体が行う生乳受託販売の弾力化」についても局長通達。ミニプラント、プレミアム乳価で細則例など示す（4月16日）。
	酪農教育ファーム推進委員会の設立（7月）。
	食料・農業・農村基本問題調査会は最終答申案をまとめ、小渕内閣総理大臣に報告（9月17日）。
	自民党は「農政改革大綱」を正式に了承、あわせて「農政改革プログラム」も策定（12月8日）。
1999（平11）	自民党は不足払い制度の見直しを柱とする「新たな酪農・乳業対策大綱」を了承（3月3日）。
	雪印乳業はオーストラリアの現地法人3社を合併させ雪印オーストラリア社を設立したと発表（3月9日）。
	農水省新基本法農政推進本部は「新たな酪農・乳業対策大綱」を正式決定（3月15日）。
	農水省は乳製品・加工原料乳制度等検討委員会を始動、制度部会と流通・消費部会を設置（4月23日）。
	全国農協乳業プラント協会は通常総会で名称を全国農協乳業協会に変更することを決める（6月16日）。
	地域交流牧場全国連絡会の設立（7月1日）。
	乳製品パイロット市場運営機構が事務所開設、業務開始（7月5日）。
	日本スーパーマーケット協会発足（7月12日）。
	食料・農業・農村基本法が衆議院（6月3日）、参議院（7月12日）でそれぞれ可決。
	自民党は「中山間地域等直接支払制度」を了承、13日には農水省が検討会の最終報告を発表（8月11日）。
	茨城県東海村の民間ウラン加工施設で国内初の臨界事故発生、施設圏内の酪農家の生乳出荷が自粛に（9月30日）。
	九州生乳販売農協連が創立総会（11月30日）。
	関東生乳販売農協連が創立総会（12月20日）。
	乳製品．加工原料乳制度等検討委員会の第6回制度部会が開かれ「乳製品・加工原料乳制度の改革骨子」最終報告をまとめ、農水省畜

西暦（和暦）	できごと
	産局長に報告。昭和41年施行の不足払い法が35年ぶりの改正へ（12月21日）。
2000（平12）	NPO法人チーズプロフェッショナル協会設立（2月1日）。
	全国乳業協会、日本乳製品協会、日本乳業協議会の3団体が統合した社団法人日本乳業協会が設立（2月9日）。
	食料・農業・農村基本政策審議会が示した、総合食料自給率目標を2010年までにカロリーベースで45％などとする「食料・農業・農村基本計画」が閣議決定される（3月24日）。
	世界関税機関HS委員会はハイファットクリームチーズを「チーズではなくバター類似の乳製品に分類すべき」と採決（4月4日）。
	衆議院が「加工原料乳生産者補給金等暫定措置法」の一部改正案を可決（5月11日）。
	雪印乳業大阪工場が製造した低脂肪乳による食中毒事故発生。最終的に発症者は1万3,420人。大樹工場製脱脂粉乳が原因（6月27日）。
	雪印乳業の食中毒事故で、厚生省が原因究明調査の最終報告書全文を発表（12月25日）。
	東北生乳販売農協連、東海酪農業協同組合連合会、北陸酪農業協同組合連合会、近畿生乳販売農協連、中国生乳販売農協連、四国生乳販売農協連がそれぞれ創立。
2001（平13）	ハイファットクリームチーズの関税分類が、変更される。関税率29.8％に加え985円/kgの従量課税を付与（3月1日）。
	酪農乳業情報センターが第1回事業推進委員会を開き実務を始動。正式発足（4月27日）。
	農水省が農林水産政策評価を初めて実施し、平成12年度の結果を公表。酪農乳業生産対策は最低ランク（7月4日）。
	栃木県内6酪農協が合併した酪農とちぎ農協発足。生乳生産量21万tで全国一の酪農協に（8月1日）。
	農水省は千葉県の酪農家が飼養している乳牛1頭からBSE（牛海綿状脳症）の罹患を疑う知見が得られたと緊急発表（9月10日）。
	農水省はBSE疑似患畜を日本初の「BSE患畜」と断定。英国獣医研究所の鑑定結果を受けたもの。このBSE問題で、武部勤農水大臣がBSE感染源を媒介するとされる肉骨粉等の輸入、国内生産、流通を全面禁止する緊急対策を発表。また坂口厚生労働大臣・武部勤農水大臣が国会内で「新たなBSE検査体制」確立の共同記者会見。事実上の“BSE安全宣言”となる。なお、BSE問題に絡み、日本獣医師会が「狂牛病」の俗称是正を報道機関に求める声明を発表（9月21日）。
	厚生労働省が薬事・食品衛生審議会食品衛生分科会乳肉水産部会を開き、「乳等省令」の脱粉製造基準の見直しを検討（10月30日）。
2002（平14）	畜産・酪農危機突破全国代表者会議が東京で開かれ、約1,000人がBSE問題で被った経営被害に国の救済を強く要望（1月2日）。
	雪印食品関西ミートセンターがBSE緊急対策の1つ牛肉在庫緊急対策保管事業を悪用し、事業対象外のオーストラリア産牛肉を「国産」に偽装のうえ、同事業の助成金を不正受給したことが明らかに。この雪印食品の牛肉偽装表示事件で、岩瀬弘士郎社長は同社を任意整理することを表明（1月23日）。
	雪印乳業が新たに経営再建計画を発表（3月28日）。資本提携先は筆頭株主に全農、さらに伊藤忠商事株式会社を加えた2者を中心に複数企業・団体と進め、乳業本体は乳食品・業務用乳製品に経営資源を集中し、他の事業は外部と提携または売却する。市乳事業は全農、全酪連との統合を検討し、雪印乳業・全農・全酪連との市乳事業統合で3者が共同会見。平成15年1月1日の市乳新会社発足で基本合意したと発表。
	武部勤農水大臣が消費者に軸足を移した農林水産行政への転換に向けた「食と安全の再生プラン」を発表（4月11日）。
	雪印乳業の再建に絡む市乳統合で、雪印乳業と全農、全酪連、全農直売、ジャパンミルクネットが会見し、統合新会社の名称を日本ミルクコミュニティ株式会社と発表、初代社長に全農・前常務の杉谷信一の就任が決まる。その後、ジャパンミルクネットは臨時株主総会を開き、日本ミルクコミュニティ発足に伴う市乳部門分割を承認。翌29日には雪印乳業が臨時株主総会、全農直販が臨時総会でそれぞれ承認（8月22日）。
	酪農乳業情報センターは3月に廃止したパイロット市場を正式に継承し、インターネットによる入札を実施することを決定（10月10日）。
	食品関連企業の労働組合組織である食品連合、食品労協らが新組織・フード連合に移行。正規加盟組織237、10万3,000人に（11月19日）。
	全国はっ酵乳乳酸菌飲料協会は創立40周年記念式典を開催（11月27日）。
2003（平15）	日本ミルクコミュニティ設立（1月1日）。資本金142億円、従業員2,000人。
	兵庫県酪連が近畿生乳販連に加入。これにより、旧指定団体はすべて広域指定団体へ移行（4月1日）。
	消費者の健康保護を第1義とする「食品安全基本法」が施行。内閣府に食品安全委員会が設置されたほか、農水省は消費・安全局を設置（7月1日）。
	農水省は指定団体・用途別の生乳価格を指数化した「生乳地域別生乳用途別取引価格指数」の公表を開始（9月10日）。
	酪農乳業情報センター、牛乳の売り上げ動向

西暦(和暦)	できごと
	の変化を示す牛乳DIの提供開始(11月11日)。
	中央酪農会議、広域指定団体の機能強化に係わる中期計画を決定(12月2日)。
2004(平16)	雪印乳業と伊藤忠商事、各種技術のライセンス事業を海外で展開する会社を設立(2月3日)。
	農水省統計部、牛乳乳製品統計の分類を変更。業務用や成分調整牛乳などを新設(4月1日)。
	全普協、酪農乳業情報センター、学乳事業協3団体統合により社団法人日本酪農乳業協会(略称、Jミルク)が発足(4月1日)。
	日本国際酪農連盟は、乳業技術協会と組織統合、国際酪農連盟日本国内委員会に(5月10日)。
	農水省消費・安全局、産地表示に関連し生鮮食品品質表示基準を改正(5月26日)。
	小岩井乳業はキリンビバレッジ社からチルド事業の譲渡を受け営業契約締結(12月13日)。
2005(平17)	食料・農業・農村審議会は平成27年度を目標とする新基本計画の原案を承認し、農林水産大臣に答申(3月9日)。
	農産物の輸出推進を図るため、政府・関係省庁、食品産業、財界、都道府県知事などによる全国協議会が設立(4月27日)。
	栄養教諭制度の導入(4月)。
	「食育基本法」成立(6月)。
	加工原料乳生産者経営安定対策事業(ナラシ事業)が制度創設後、初めて発動される(8月1日)。
	第12回全日本ホルスタイン共進会・第4回全日本ジャージー共進会が栃木県壬生町で開幕。6日までの期間中、入場者68万9,000人(11月3日)。
2006(平18)	ホクレンは処理能力を超えた生乳892tを北海道苫小牧市の産業廃棄物施設で廃棄(3月18日)。
	「食育基本法」(平成17年7月15日施行)に基づく初の食育推進基本計画が決定される(3月31日)。
	森永乳業は酪農部の飼料販売業務を分離し、飼料販売会社の森永酪農販売株式会社を設立(4月1日)。
	北海道デンマーク会が総会を開き解散を決議(7月4日)。発足は昭和35年3月。
	乳酸菌による免疫効果などの研究者である上野川修一・東大名誉教授は国際酪農会議で、酪農乳業の団体で最高位の国際賞となる「IDF賞(IDF AWARD)」をアジア人として初めて受賞(10月19日)。
2007(平19)	兵庫県の三原郡酪農農協と洲本酪農協の合併で淡路島酪農農協が発足(1月1日)。
	熊本県酪連は「LL大阿蘇牛乳」(1L紙パック)の香港への輸出を開始(2月12日)。

西暦(和暦)	できごと
	日本酪農乳業協会と日本貿易振興機構(JETRO)共催の牛乳・乳製品フェアin上海が、中国・上海市で16日間開かれる(3月10日)。
	酪農にいがた農協が発足。新潟県酪農協、西蒲原郡酪農協、柏崎酪農協の3酪農協が対等合併した(4月1日)。
	ふくおか県酪農協が発足。糸島地方、久留米地方、甘木朝倉、筑豊地区、八女地方、福岡、南粕、南筑の10酪農協が対等合併した(4月1日)。
	酪農専門農協として鹿児島酪農協が発足。鹿児島県酪農協、大隅酪農協、曽於郡酪農協、志布志酪農協の5酪農協が対等合併した(4月1日)。
	日本の乳酸菌研究の権威で東大名誉教授の光岡知足が、モスクワで開かれた国際酪農連盟の会合で、はっ酵乳研究への優れた業績を讃える「メチニコフ賞」を受賞(5月17日)。
	農水省は第1回農水省国産農林水産物・食品輸出促進本部の会合を開き、平成25年度までに輸出額1兆円達成のための輸出戦略をまとめた(5月23日)。
	味の素がカルピスを完全子会社にすることで両社が合意(6月11日)。
	農水省は平成18年度食料需給表を発表。食料自給率はカロリーベースで39%と13年ぶりの40%割れ(8月10日)。
	厚生労働省は牛乳のPET容器の使用などを新たに容認する乳等省令の改正を公示(10月30日)。
	雪印乳業はチーズ生産ための受乳能力を25万tに増強したなかしべつ工場の竣工披露式を開催(10月31日)。
	よつ葉乳業はオホーツク北見工場内に建設した生乳処理能力が合計27万tの乳製品加工施設竣工披露式を開催(11月29日)。
2008(平20)	明治乳業はチーズ生産能力が生乳換算20万tの十勝工場の竣工披露を行う(2月23日)。
	森永乳業はチーズ向け生乳処理量を15万tに増強した別海工場チーズ新棟の竣工披露式を開催(5月12日)。
	日本酪農乳業協会が6月1日を「牛乳の日」と制定して初めてのイベントが酪農・乳業・販売中央7団体が主催して、東京・有楽町駅周辺で行われ、PR活動を展開する(6月1日)。
	福岡県内の酪農専門協、総合農協、酪農任意団体が一本化し、新生のふくおか県酪農業協同組合が事実上発足(6月2日)。
	「学校給食法」改正(6月)。
	農水省は19年度食料需給表を発表。食料自給率がカロリーベースで40%と13年ぶりに上昇(8月5日)。
	明治乳業と明治製菓は平成21年4月1日付で共同持株会社明治ホールディングスを設立する

西暦(和暦)	できごと
	ことを決め統合契約書を締結する(9月11日)。
2009(平21)	熊本県酪連は香港、台湾に続き中国本土として初めてとなる上海へのLL牛乳輸出の開始を記念する「出発式」を行う(2月24日)。
	全国酪農協会は1年前に設置し、検討を重ねてきた酪農研究会の最終答申「日本酪農の持続的発展のための提言」を了承(3月26日)。
	明治乳業と明治製菓の企業統合に伴う両社の共同持株会社明治ホールディングスが発足。初年度業績予想は売上高1兆1,400億円(4月1日)。
	生乳生産量37万t、単一農協としては全国一のJA道東あさひ(北海道別海町)が発足。JAべっかい、JA上春別、JA西春別、JA根室が合併(4月1日)。
	農水省牛乳乳製品統計によると、5月の牛乳生産量が前年同月比10.1％減と昭和41年度の指定団体制度移行後、初の2ケタ減に(6月25日)。
	雪印乳業と日本ミルクコミュニティの共同持株会社雪印メグミルクが正式に発足(10月1日)。
	鳩山政権が設置した行政刷新会議は、無駄な事業と必要な事業を精査する「事業仕分け」の対象事業を発表。牛乳乳製品課所管事業では乳業再編、学乳などが対象に(11月9日)。
	明治乳業は新ブランド発表会で、仏・ヨーグルト大手のヨープレイ(yoplait)グループとの提携と、両社による新ブランド「meiji yoplait」(明治ヨープレイ)の旗揚げを発表(11月18日)。
2010(平22)	よつ葉乳業は100％出資子会社よつ葉テクノサービスを設立(4月1日)。
	六甲バターと神戸市、神戸みのりの公社は「六甲山QBBチーズ館」を22年ぶりに大規模改修しリニューアルオープン(4月3日)。
	森永乳業はアイス事業におけるメーンブランド「エスキモー」を10月以降、森永乳業ブランドに変更すると発表(7月23日)。
	中央酪農会議は10月から始動する「MILK JAPAN」のキャンペーン概要を発表(8月25日)。
	宮崎県は家畜移動等の制限区域をすべて解除。東国原英夫知事は口蹄疫の終息を宣言(8月27日)。患畜・疑似患畜、ワクチン接種により殺処分された家畜は28万8,643頭、うち酪農家は51戸・2,542頭にのぼった。宮崎県での口蹄疫発生で殺処分した約29万頭の口蹄疫慰霊碑除幕式が、福島県の家畜改良センターで行われる(11月29日)。
	明治ホールディングスは、同社傘下の明治乳業・明治製菓の事業再編を発表、平成23年4月に株式会社明治とすることを明らかにした(9月14日)。
	キリンホールディングス、キリンビバレッジ、小岩井乳業の3社は小岩井乳業をキリンHD直轄の事業会社とすることで合意(9月28日)。
	菅直人内閣総理大臣が所信表明演説で、環太平洋パートナーシップ協定(TPP)交渉への参加検討に初言及(10月1日)。
	雪印メグミルクは、同社傘下の雪印乳業日本ミルクコミュニティを平成23年4月1日に吸収合併すると発表(10月14日)。
	内閣府、農水省、経済産業省(経産省)は、TPP参加による農業を中心とした国内経済、工業品目の対外輸出に及ぼす影響の試算値を公表。農業の影響は4兆1,000億円の生産減少、酪農の影響額は約4,600億円とし、現在の生乳生産額の過半を失う見込みを示す(10月27日)。
	日本酪農政治連盟が全国酪農民代表者緊急集会で、TPP交渉参加に断固反対する緊急要請を満場一致で決議(11月9日)。
	協同乳業がサッポロHDと業務提携を発表(11月18日)。
	平成23年度の農林水産関係予算案が臨時閣議で総額2兆2,712億円、前年度当初予算対比1.4％減と決定。牛乳乳製品課の所管事業は、「チーズ向け生乳供給安定対策事業」が満額の87億6,800万円、チーズ対策単価は「14円60銭/kg」、対象数量「60万t」に。チーズ対策を含む「酪農経営安定対策」の総額は430億6,500万円を措置(12月24日)。
2011(平23)	午後2時46分、三陸沖を震源にM9.0の大規模地震(東日本大震災)が発生。10m超の大津波が東日本の太平洋岸を襲い、岩手、宮城、福島の東北3県を中心とした太平洋岸に広範かつ激甚な被害をもたらし、東京電力福島第1原子力発電所では国内初の「炉心溶融」が発生。酪農乳業界は情報通信の寸断や、停電、断水、物流停止で東日本を中心に酪農乳業システムが概ね2週間～2カ月間にわたる深刻な機能不全にいたる(3月11日)。
	厚生労働省(厚労省)は酪農界の強い要請を受け、被災者支援の「炊き出し」に煮沸した生乳の供給を初めて容認(3月17日)。
	政府は福島県川俣町の酪農家で採取した原料乳から、食品衛生法の暫定基準値を超える放射性物質「ヨウ素131」を検出と発表。福島県ではいわき市、国見町、新地町、飯舘村の4市町が暫定基準値を超過(3月19日)。
	厚労省は福島県産生乳に広範な放射性物質汚染が確認されたことで「原子力災害対策特別措置法」に基づく内閣総理大臣指示で「福島県産原料乳」の出荷自粛を指示(3月21日)。
	東京都は東京・葛飾区の金町浄水場の水道水から、乳児の暫定基準値を超える「ヨウ素131」の検出を発表(3月23日)。
	日本乳業協会は、14日から開始した東日本大

西暦（和暦）	できごと
	震災被災地への育児用粉ミルク支援提供量が合計5万712缶に達したと発表（3月31日）。
	雪印メグミルク、日本ミルクコミュニテイ、雪印乳業の3社が合併し、新総合乳業、雪印メグミルクがスタート（4月1日）。
	明治HDが事業子会社の明治乳業と明治製菓を再編。明治HD傘下に株式会社明治とMeiji Seicaファルマ株式会社を並立する新体制に（4月1日）。
	石川県の北陸乳業と小松乳業が統合しアイ・ミルク北陸株式会社発足（4月1日）。
	政府は福島県産生乳の出荷自粛指示のうち、会津地区7市町村の自粛措置を解除（4月8日）。
	政府は茨城県全域の生乳出荷自粛規制を解除（4月10日）。
	政府は福島県北部6市町村と県中部10市町村、県南部8市町村の生乳出荷自粛指示を解除（4月16日）。
	政府は復旧・復興対策を中心にした総額4兆153億円の平成23年度第1次補正予算案を閣議決定。公共事業含む農林水産関係総額は3,817億円。畜産関係は「配合飼料緊急運搬事業」に11億円、「被災農家円滑処理・関連業種再開支援事業」に6億円を措置（4月22日）。
	飲料大手の伊藤園がチチヤスの子会社化を発表（4月25日）。
	明治HDは、中国に株式会社明治の100％子会社明治乳業（蘇州）有限公司設立を発表（4月27日）。
	文部科学省は「原子力損害賠償紛争審査会」が原子力損害賠償の第1次指針を決定。原乳の出荷制限や廃棄費用に加え、避難指示による営農停止や、警戒区域外への家畜搬出などが賠償対象に（4月28日）。
	政府は福島県南相馬市と川俣町の各一部農家の生乳出荷自粛規制を解除（5月1日）。
	森永乳業は東日本大震災で被災の東北森永乳業仙台工場で5月20日から一部生産再開を発表（5月11日）。
	文部科学省の「原子力損害賠償紛争審査会」が風評被害の賠償範囲を定めた原子力損害賠償の第2次指針を決定。福島・茨城2県生産の全畜産物や、牧草の給与制限、代替飼料経費も賠償対象に（5月31日）。
	北海道農政部調査の平成23年1月末の道内生乳出荷戸数は6,974戸で7,000戸の大台割れ（6月1日）。
	日本酪農乳業協会が東京に全国の酪農乳業関係者らを集め、震災からの復興・再生を共に目指す酪農乳業の集いを開く（7月13日）。
	畜産関係団体・消費者団体計102団体が参加する日本の畜産ネットワーク（事務局・中央畜産会）は鹿野道彦農相と鉢呂吉雄民主党経済連携PT座長にTPP参加反対署名計15万1,280人分の結果を報告、酪農畜産会の総意としてTPP参加反対を要請。
	日本酪農乳業協会（Jミルク）は同協会としてTPPに反対する立場を正式に確認。また、JA全中はTPP交渉参加反対署名1,166万8,809人分を首相官邸に届ける。 JA全中と中央酪農会議など9団体は、日比谷野外音楽堂で3,000人規模、東京・両国の国技館で約6,000人規模の大規模集会、TPP交渉参加に反対し、日本の食と暮らし・いのちを守る全国決起集会開催（10月19日）。
	日本乳業協会は「TPPに関する乳業界の基本的考え方」と題した業界の統一的見解を公表。あわせて、乳業界独自の「影響試算」を公表し、平成21年度ベースの市場規模比較で「6,896億円、31.7％減少」する見方を示した（10月24日）。
	TPPを考える国民会議は東京・有楽町のイトシア前で、TPPを考える国民会議街頭演説会を開催、演説会終了後、約1,800人が日比谷公園から霞ヶ関官庁街、首相官邸、国会前をめぐる大規模デモ行進に参加（11月5日）。
	民主党経済連携PTは、TPP交渉参加問題に関する政府への「提言」をまとめ、全会一致で合資した。「提言」では、政府に「慎重な判断」を求めた（11月9日）。
	野田佳彦内閣総理大臣はTPP交渉参加方針を発表する予定だったこの日の首相会見の延期を突然発表（11月10日）。翌日の夕刻の会見で「TPP交渉参加に向けて関係国との協議に入る方針」を明らかにした。さらに、11月13日に米国・ハワイで開かれたAPEC首脳会合で「TPP交渉参加に向けて関係国との協議に入る」日本の方針を正式に表明した。
	厚労省薬事・食品衛生審議会放射性物質対策部会が放射性物質の新たな規制値の食品分類として「一般食品」「飲料水」「乳児期食品」「牛乳」の4分類にすることを了承。新たな規格基準案として「牛乳」「乳児用食品」は1kg当たり50ベクレルとする提案を行い、了承された（11月24日）。翌年4月1日より「新基準値」が導入された。
2012（平24）	農水省が発表した23年度チーズ需給動向によると、チーズの総消費量は28万4,382tで初の28万t台に乗せた（6月5日）。
	アサヒグループホールディングスはカルピス株式会社の発行済株式の取得手続きを同日完了し、完全子会社化したと発表（10月1日）。
	福島の酪農NPO法人FAR-Netがダノングループと福島県酪農協の共同出資で設立したミネロファームが生乳出荷を正式に開始（10月5日）。
	日本酪農乳業協会・乳の学術連合を構成する牛乳食育研究会が設立総会を開く（10月8日）。

西暦（和暦）	できごと
	食品安全委員会は国内のBSE検査対象月齢を現行の「21カ月齢以上」から「31カ月齢以上」へ緩和するとした厚労省の諮問を是認する答申を下す方針を決定（10月22日）。
	雪印メグミルクと協同乳業が資本・業務提携の基本合意書を締結。雪印メグミルクが協同乳業の普通株式の20％を、平成24年度内を目途に取得することに（11月13日）。
2013（平25）	安倍晋三内閣総理大臣が官邸で記者会見し、TPP交渉に参加すると公式に表明。農水省の試算によると、全関税を撤廃した場合、牛乳乳製品全体の生産額が「2,900億円」減少することが明らかに（3月15日）。
	日本酪農乳業協会は新公益法人に移行し一般社団法人Jミルクに改称（4月1日）。
	参議院農林水産委員会が「TPP協定交渉参加に関する決議」を賛成多数で決議（4月18日）。
	衆議院農林水産委員会が「TPP協定交渉参加に関する決議」を賛成多数で決議（4月19日）。
	アサヒホールディングスは100％子会社のカルピスが持つ国内飲料事業と営業部門をアサヒ飲料に9月1日付で移管統合すると発表（5月8日）。
	日本記念日協会が6月1日の「牛乳の日」を協会認定の記念日として新規認定し、記念日登録証をJミルクに授与（5月29日）。
	農水省が発表した「畜産統計」（25年2月1日現在）によると、全国の酪農家戸数は1万9,400戸で2万戸割れに（7月2日）。
	ワールド・ディリー・サミット（WDS）が横浜市みなとみらい地区で閉幕、11月1日までの期間中、56カ国2,226人が参加（10月28日）。
	自民党は畜産酪農対策本部を開き、昭和62年度以降、補給金の対象から外れていたチーズを復帰させる方針を示す（12月19日）。
	食料・農業・農村政策審議会畜産部会は「加工原料乳生産者補給金単価」等の諮問を妥当と答申したほか、限度数量の名称を「交付対象数量」に変更。チーズ向けの補給金単価等は政令改正後に同部会の答申を得ることに（12月19日）。
2014（平26）	厚労省は省内で薬事・食品衛生審議会食品分科会乳肉水産食品部会を開き、「乳等省令」の「成分規格」「はっ酵乳の規格基準等」の見直し案を示す（2月5日）。「乳等省令」の改正は放射性物質の新基準値対応を図った平成24年3月15日、容器包装規格の改正に伴う平成25年3月12日以来。
	農水省は食料・農業・農村政策審議会畜産部会に平成26年度チーズ向け生乳への補給金単価を「15円41銭/kg」、交付対象数量を「52万t」と諮問、審議会は原案通りに答申した（3月24日）。

西暦（和暦）	できごと
	厚労省は食品安全委員会に生乳等の比重および酸度、はっ酵の成分規格等に関する乳等省令の改正案を諮問、委員会が了承する（3月31日）。
	安倍晋三内閣総理大臣は東京・元赤坂の迎賓館でオーストラリアのトニー・アボット首相と首脳会談、平成19年4月の交渉開始から7年が経過した日豪EPA交渉の「大筋合意」に達する。同日深夜に会見した森重樹牛乳乳製品課長らが牛乳乳製品関係の合意内容を発表。「バター、脱脂粉乳」は将来の見直し、「プロセスチーズ・シュレッドチーズ・原料用ナチュラルチーズ・無糖ココア調製品」は関税割手の導入、「ブルーチーズ」は関税削減など。外務省は品目数ベースでの日本の自由化率は約88％と発表（4月7日）。
	オーストラリアを訪問中の安倍晋三内閣総理大臣はトニー・アボット首相と首脳会談し、日豪EPA協定に正式に署名（7月8日）。
	農水省は乳業施設の設置規制緩和を主旨とする「酪農及び肉用牛生産の振興に関する法律（酪肉振興法）施行規則の一部を改正する省令」を官報で告示、同日付で施行（11月4日）。
	参議院本会議で「経済上の連携に関する日本国とオーストラリアとの間の協定について承認を求める件」を賛成多数で可決（11月7日）。衆議院本会議は10月31日に可決。これにより、日豪EPA協定の国会批准が成立。11月12日の参議院本会議で関税措置法の一部改正など日豪EPA関連法案が可決され、協定締結に必要な国会手続きがすべて完了。
2015（平27）	日豪EPA協定が発効（1月15日）。
	明治が愛知県稲沢市に建設していた明治愛知工場を竣工披露、同社市乳工場でも最大級・最新鋭の工場に。総工費は約200億円（3月13日）。
	ホクレンが発表した平成27年2月の用途別販売実績によると、2月末の受託戸数は5,993戸で6,000戸割れに（3月13日）。
	政府は平成37年度を目標年度とする新「食料・農業・農村基本計画」を閣議決定。農水省は新「酪農及び肉用牛生産の近代化を図るための基本方針」（酪肉近）の省内手続きを終了。食料自給率目標はカロリーベースで「45％」、生乳は「65％」。酪肉近の生乳生産努力目標は「750万t」（3月31日）。
	雪印メグミルクが雪印メグミルク阿見工場・阿見総合物流センター竣工披露式を開催。総投資額は275億円（5月19日）。
	全国農協乳業協会は平成27年度定時総会を開き、平成28年度から「任意団体」に移行することを決定（6月10日）。
	自民党畜産・酪農対策小委員会が農水省に対する提言「今後の生乳流通・取引体制等のあり方」を了承、その後正式に党の方針として

西暦（和暦）	できごと
	決定される（7月9日）。
	参議院本会議で「農業協同組合法等の一部を改正する等の法律案」が可決、成立（8月28日）。
	江崎グリコと、同社100％連結子会社となるグリコ乳業の吸収合併契約が発効。親会社の江崎グリコを存続会社に、グリコ乳業は解散（10月1日）。
	福島第1原発事故で避難・休業を余儀なくされた福島・浜通り地方の酪農家5人が経営に参画する株式会社フェリスラテが運営する復興牧場フェリスラテで導入牛第1陣となる初妊牛60頭が到着（10月2日）。
	農水省はTPP交渉の大筋合意内容の追加発表を行う。乳製品関係では全粉乳、加糖練乳、無糖練乳のほか、調整食用油（PEF）、無糖ココア調製品、バターミルクパウダーなどの交渉結果が明らかに（10月8日）。
	農水省はTPP大筋合意内容の再追加発表を行い、農林水産物の全2,328品目（HSコード2007年版ベースのタリフライン数）について全容を明らかに。乳製品は全199タリフラインのうち、157が関税撤廃の例外、31で関税が撤廃されることに（10月20日）。
	森永乳業は九州地区での販売体制を再編し、森永乳業九州支店とデイリーフーズ九州支店を統合した森永乳業九州株式会社を平成28年1月上旬に設立すると発表（12月9日）。
	森永乳業はシンガポールに新会社Morinaga Nutritional Foods（Asia Pacific）Pte. Ltd. を設立（12月22日）。
2016（平28）	食品安全委員会は厚労省が諮問した「脱脂濃縮乳の規格基準に関する乳等省令の改正案」を了承（1月12日）。
	TPP協定の署名式がNZオークランドで行われ、交渉参加全12カ国が署名。これにより、TPP協定は米国と日本の批准なしには発効し得ないことも確定（2月4日）。
	明治は子会社の四国明治乳業株式会社と、菓子部門の製造子会社、四国明治株式会社を経営統合すると発表（2月16日）。四国明治乳業を存続会社に吸収合併、社名は四国明治株式会社に。4月1日付。
	兵庫県下全域を事業区域とする兵庫県酪農協が事業開始。県内5酪農協と4農協の酪農部門を統合（4月1日）。
	淡路島農協の牛乳工場が淡路島牛乳株式会社として事業運営を開始（4月1日）。
	雪印メグミルクグループのビーンスターク・スノー株式会社が雪印ビーンスターク株式会社に社名変更（4月1日）。
	カバヤ・オハヨーグループは日本カバヤ・オハヨーホールディングス株式会社を持株会社とする持株会社制に移行（4月1日）。
	午後9時26分頃、熊本県熊本地方を震源地とする最大震度7の「平成28年熊本地震」が発生。酪農・乳業関係でも生乳廃棄、製造停止など広範に大きな被害が発生（4月14日）。
	規制改革会議は安倍晋三内閣総理大臣出席の下、会合を開き、指定団体制度改革を含む「規制改革に関する第4次答申～終わりなき挑戦～」を安倍総理大臣に手渡す。懸念された「制度廃止」の文言は削除され、「指定団体制度の是非」「現行の補給金の交付対象の在り方」を含めた抜本的改革を平成28年秋までに検討・結論を迫る内容（5月19日）。
	北海道乳業株式会社は取締役会で日本ハム株式会社と資本業務提携契約を締結することを決議し、同日付で締結（8月9日）。
	農水省と農畜産業振興機構は「乳製品需給等情報交換会議」を初めて開催。バター需給などの共通認識醸成がねらい。基本的に月1回程度の開催に（8月25日）。
	国分グループ本社株式会社は倉島乳業株式会社の株式の20％を取得し持分法適用会社とすることで合意したと発表（8月29日）。
	明治経営企画部・酪農部などが東京・京橋の京橋エドグランに移転（11月7日）、品質保証部などは11月14日移転、コミュニケーション本部は12月26日、監査部などは29年1月23日に明治京橋ビルに移転。
	協同乳業が本部を東京都板橋区板橋に移転（11月28日）。
	森永乳業は平成29年1月にパキスタンの現地法人と育児用調製粉乳の製造・販売の会社を設立すると発表（12月27日）、事業開始は平成30年4月の予定。
2017（平29）	森永乳業は米国でヨーグルト事業を開始することを明らかに。販売する商品は「アロエ葉肉入りヨーグルト」で、販売開始は7～9月の予定（3月2日）。
	参議院本会議で畜安法改正法案が可決。現行の「加工原料乳生産者補給金等暫定措置法」は平成30年3月末をもって、施行から51年間にわたる制度が終わる（6月9日）。

著者紹介（五十音順）　◉＝編者

宇都宮　由佳（うつのみや　ゆか）

学習院女子大学国際文化交流学部准教授
一般社団法人Jミルク・乳の学術連合乳の社会文化ネットワーク会員

大妻女子大学大学院修士課程修了・博士課程（単位取得退学）、博士（学術）。専門は食文化・生活文化。主な業績に、日本家政学会奨励賞（2005年）、日本情報教育学会奨励賞（2010年）、日本家政学会食文化研究部会石川松太郎食文化研究奨励賞（2013年）受賞。著書に『文化を食べる　文化を飲む―グローカル化する世界の食とビジネス』（共著）ドメス出版（2017年）、『流れと要点がわかる調理学実習』（共著）光生館（2015年）。論文に「正月行事と食―年末年始の実態調査」『会誌食文化研究』14（2018年）、「タイ北部における山地民のモチ食文化―カレン、ラフ、リス、アカ族」『日本家政学会誌』第61巻（3）、137〜146頁（2010年）、「ポルトガル伝統菓子Fios de ovosのアジアへの伝播―ゴア（インド）、タイ、日本の調査をとおして」『会誌食文化研究』6、21〜30頁（2010年）がある。

◉ 江原　絢子（えはら　あやこ）

東京家政学院大学名誉教授
一般社団法人Ｊミルク・乳の学術連合乳の社会文化ネットワーク幹事

お茶の水女子大学家政学部食物学科卒。教育学博士（名古屋大学）。専門は、食文化史、食教育史、調理学。主な業績に、日本風俗史学会「江馬賞」受賞（1998年）。著書に『家庭料理の近代』吉川弘文館（2012年）、『高等女学校における食物教育の形成と展開』雄山閣出版（1998年）、『食材別料理書集成全5巻』（編集・解説）クレス出版（2017年）、『新版日本の食文化　「和食」の継承と食育』（編著）アイ・ケイコーポレーション（2016年）、『和食とは何か―和食文化ブックレットユネスコ無形文化遺産に登録された和食』（共著）思文閣出版（2015年）、『日本の食文化史年表』（共編）吉川弘文館（2011年）などがある。

篠原　久枝（しのはら　ひさえ）

宮崎大学教育学部教授

東京大学大学院医学系研究科保健学専門課程修了（博士、学術）。専門は、栄養学、食生活論。著書に『新・スポーツ栄養学』（編集）嵯峨野書院（2016年）、論文に「家庭科教育における小・中連携の授業実践―合同授業による調理実習の検討」『宮崎大学教育文化学部紀要教育科学』第29巻、1〜10頁（2013年）、「小学校―高等学校家庭科教科書における「乳」に関する記載の変遷」『宮崎大学教育学部附属教育協働センター研究紀要』第25巻、69〜90頁（2017年）、「附属学校を活用した土曜講座についての一考察―体験型「おいしさのひみつ」より」『宮崎大学教育学部紀要』第91巻、102〜122頁（2018年）、「フィンランドインクルーシブ保育における給食の時間についての一考察」『児童学研究』43、54〜62頁（2019年）などがある。

布川　美穂（ぬのかわ　みほ）

千代田区立富士見小学校栄養教諭

十文字学園女子大学大学院修士（栄養学）。専門は、栄養教育。著書に『交響して学ぶ』（共著）東洋館出版社（2014年）。論文に「学校給食の牛乳に関する小学生の嗜好に関する研究」（共著）『日本食育学会誌』第12巻（2）、167～172頁（2018年）、「Comparison of School Lunch Menus in Vietnam and Japan」（共著）『*Asian Journal of Dietetics*』1（2）, 29-33.（2019）、「月刊学校の食事」（共著）2007年7月号、2012年2月号、2014年2月号、2007年特集、「2年2組「食育」（第2学年「給食を食べるときの気持ち」授業研究）」『児童教育』22、69～72頁（2012年）がある。

橋爪　伸子（はしづめ　のぶこ）

同志社大学経済学部非常勤講師
京都府立大学京都和食文化研究センター共同研究員
一般社団法人Jミルク・乳の学術連合乳の社会文化ネットワーク会員

奈良女子大学大学院家政学研究科修士課程修了、博士（学術）。専門は、食文化史。主な業績に、日本風俗史学会第13回研究奨励賞（2007年）、日本家政学会食文化研究部会石川松太郎食文化研究奨励賞（2011年）、一般社団法人Jミルク乳の社会文化ネットワーク平成27年度「乳の社会文化」学術研究最優秀賞（2016年）。著書に『地域名菓の誕生』思文閣出版（2017年）、上田純一編『京料理の文化史』（共著）思文閣出版（2017年）、江原絢子・石川尚子編著『新版日本の食文化　「和食」の継承と食育』（共著）アイ・ケイコーポレーション（2016年）。論文に「近代京都における乳食文化の受容と菓子―南蛮菓子と西洋菓子」『会誌食文化研究』13（2017年）などがある。

東四柳　祥子（ひがしよつやなぎ　しょうこ）

梅花女子大学准教授
一般社団法人Jミルク・乳の学術連合乳の社会文化ネットワーク会員

国際基督教大学大学院アーツ・サイエンス研究科（博士、学術）。専門は、食文化史、比較文化論。主な業績に、日本家政学会食文化研究部会石川松太郎食文化研究奨励賞（2012年）、一般社団法人Jミルク乳の社会文化ネットワーク「乳の社会文化」学術研究最優秀賞（2015年）受賞。著書に『近代料理書の世界』（共著）ドメス出版（2008年）、『日本食物史』（共著）吉川弘文館（2009年）、*Japanese Foodways Past & Present*（共著）University of IllinoisPress（2010年）、『日本の食文化史年表』（共編）吉川弘文館（2011年）、『地域社会の文化と史料』（共著）同成社（2017年）、『日本の食文化第四巻―魚と肉』（共著）吉川弘文館（2019年）、『料理書と近代日本の食文化』同成社（2019年）などがある。

◉平田　昌弘（ひらた　まさひろ）

帯広畜産大学教授
一般社団法人Jミルク・乳の学術連合乳の社会文化ネットワーク会員

京都大学大学院農学研究科博士（農学）。専門は、生態人類学、牧野生態学。主な業績に、日本沙漠学会学術論文賞（2009年、2019年）、日本酪農科学会賞（2012年）。著書に『生態資源―モノ・場・ヒトを生かす世界』（共編著）昭和堂（2018年）、『デーリィマンのご馳走―ユーラシアにまだ見ぬ乳製品を求めて』デーリィマン社（2017年）、『人とミルクの1万年』岩波書店（2014年）、『公開シンポジウムの記録家畜化と乳利用：その地域的特質をふまえて―搾乳の開始をめぐる谷仮説

を手がかりにして』(編著)(2015年5月16日・17日公開シンポジウム事務局(2016年)、『ユーラシア乳文化論』岩波書店(2013年)、*Milk Culture in Eurasia-Constructing a Hypothesis of Monogenesis-Bipolarization-*, Springer, 2020がある。

細野　明義(ほその　あきよし)

信州大学名誉教授
一般社団法人Jミルク・乳の学術連合乳の社会文化ネットワーク会員。

東北大学農学部卒。専門は、畜産物利用学。主な業績に日本農学賞、読売農学賞、日本酪農科学会賞受賞。著書に『畜産加工』(共著)朝倉書店(1997年)、『畜産食品の事典』(共編著)朝倉書店(2002年)などがある。論文多数。

前田　浩史(まえだ　ひろふみ)

一般社団法人Jミルク専務理事

宮崎大学農学部卒。著書に『酪農生産の基礎構造』(共著)農林統計協会(1995年)、『先進国の生乳生産調整計画』(共著)酪農総合研究所(1995年)、『フードシステムの展開と政策の役割—フードシステム学全集第7巻』(共著)農林統計協会(2003年)、『不足払い法の制度前史と政策構造』農林水産政策情報センター(2004年)。論文に「TPP大筋合意の影響に関する論点と国内対策の課題」『フードシステム研究』第23巻(2)、75〜86頁(2016年)がある。

百木　薫(ももき　かおる)

東北森永乳業株式会社常務取締役

帯広畜産大学畜産学部草地学科卒。森永乳業株式会社酪農部担当部長、森永酪農販売株式会社代表取締役、一般社団法人Jミルク事務局長などを歴任し、現職。

矢澤　好幸(やざわ　よしゆき)

日本酪農乳業史研究会会長

日本大学農獣医学部(現、生物資源科学部)卒。全国酪農業協同組合連合会、全国農協乳業協会などを歴任し現職。『乳の道標』酪農事情社(1988年)ほか乳文化史に関する論文多数。

◉ 和仁　皓明(わに　こうめい)

西日本食文化研究会主宰
一般社団法人Jミルク・乳の学術連合乳の社会文化ネットワーク幹事

米国メリーランド州立大学大学院修士課程卒。農学博士(東京農業大学)。専門は、比較食文化史、酪農乳業産業史。主な業績に、日本食品低温保蔵学会賞(1991年)、日本家政学会食文化研究部会名誉会員(2006年)。著書に『乳利用の民族誌』(共編著)中央法規出版(1992年)、『離乳の食文化—アジア10か国からの調査報告』中央法規出版(1999年)、『健康・機能性食品の基原植物事典—食薬区分(非医):写真で見る形態と食経験』(共著)中央法規出版(2016年)、『ヒトは何故それを食べるのか—食経験を考える63のヒント』(共著)中央法規出版(2017年)、『牧野のフロントランナー—日本の乳食文化を築いた人々』デーリィマン社(2017年)などがある。

索　引